OCEAN ROBBINS

DIE 31 -TAGE

FOOD

REVOLUTION

Dieses Buch ist einer Welt gewidmet, in der für jeden, der isst, gesunde,
ethisch unbedenkliche und nachhaltige Nahrungsmittel
zur Verfügung stehen.

Anmerkung des Autors

Trees for the Future

Für jede verkaufte Ausgabe von *Die 31-Tage Food Revolution*
leistet Ocean Robbins eine Spende an „Trees for
the Future" und ermöglicht es der gemeinnützigen
Organisation auf diese Weise, in einer einkommensschwachen Gemeinde
einen weiteren Bio-Obstbaum oder einen weiteren
Bio-Nussbaum zu pflanzen.

OCEAN ROBBINS

DIE 31-TAGE
FOOD
REVOLUTION

Den Darm heilen,
unnötige Pfunde verlieren,
Krankheiten vorbeugen und
nebenbei den Planeten retten

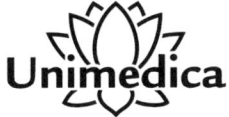

Unimedica

Ocean Robbins
Die 31-Tage-Food Revolution
Den Darm heilen, unnötige Pfunde verlieren,
Krankheiten vorbeugen und nebenbei den Planeten retten

1. deutsche Auflage 2021
ISBN 978-3-96257-202-0
© 2021, Narayana Verlag GmbH

Titel der Originalausgabe:
The 31-Day-Food Revolution:
Heal Your Body, Feel Great, and Transform Your World
Copyright © Ocean Robbins 2019

Übersetzung aus dem Englischen: Bärbel und Velten Arnold
Layout und Satz: Narayana Verlag
Coverlayout und Satz: Linda Brummack
Coverabbildung: © Alex Rockheart, © vectorkat, © paseven

Abbildungen im Buch: © vectorkat, © paseven

Herausgeber:
Unimedica im Narayana Verlag GmbH,
Blumenplatz 2, D-79400 Kandern
Tel.: +49 7626 974 970-0
E-Mail: info@unimedica.de
www.unimedica.de

Die Empfehlungen in diesem Buch wurden von Autor und Verlag nach bestem
Wissen erarbeitet und überprüft. Dennoch kann eine Garantie nicht übernommen
werden. Weder der Autor noch der Verlag können für eventuelle Nachteile oder
Schäden, die aus den im Buch gegebenen Hinweisen resultieren, eine Haftung
übernehmen.

Inhaltsverzeichnis

TEIL VIER: TRANSFORMATION

REZEPTE FÜR DIE GESUNDHEIT

ANHANG

Vorwort

von Dr. Joel Fuhrman

Als ich erfuhr, dass Ocean Robbins ein Buch schreibt, war ich begeistert, denn seine Stimme wird in diesen Zeiten dringend benötigt. Sie können dem, was Ocean sagt, vertrauen. Er ist ein angesehener Wortführer einer Ernährungsbewegung, der es sich zur Lebensaufgabe gemacht hat, andere und die anfällige, problembeladene Welt, in der wir leben, auf einen besseren Weg zu bringen.

Wir sehen uns einer Ernährungskrise gegenüber, deren Tentakeln alle Aspekte unserer Gesellschaft tief durchdringen. Dies betrifft nicht nur unsere eigene Gesundheit, sondern auch die Probleme künftiger Generationen. Die Entscheidungen, die wir heute treffen, könnten tatsächlich den Ausschlag dafür geben, ob die Menschheit die kommenden hundert Jahre überlebt. Es ist dringend geboten, dass wir uns der sich anhäufenden Beweise bewusst werden und Maßnahmen ergreifen.

Viele Leute wissen, dass Herzerkrankungen, Schlaganfälle, Demenz und Krebs überwiegend die Folge schlechter Ernährungsentscheidungen sind. Doch die meisten Leute wissen nichts über den Zusammenhang zwischen industriell verarbeiteten Lebensmitteln, verminderter Intelligenz[1] und psychischen Erkrankungen.[2] Sie mögen sich auch nicht dessen bewusst sein, dass stark verarbeitete industriell hergestellte Lebensmittel bei der heute verbreiteten Ernährungsweise einen Großteil der Kalorien liefern und Essstörungen und emotionales Überessen fördern, was es schwer machen kann, selbstzerstörerische Essgewohnheiten wieder abzulegen. Sie mögen entsetzt sein zu erfahren, dass Fast-Food Sucht und der Verzehr von Junkfood das Risiko erhöhen, drogenabhängig oder sogar kriminell zu werden.[3] Schlechte Ernährungsgewohnheiten bewirken zudem Veränderungen unserer DNA, die, wenn wir sie an unsere Kinder weitergeben, das Risiko erhöhen, dass diese unter Autismus, Lernschwierigkeiten oder Geburtsfehlern leiden oder an Krebs im Kindesalter erkranken.[4] Es ist dringend geboten, dass Sie sich mit diesen Erkenntnissen vertraut machen, damit Sie sich selbst und Ihre Angehörigen vor unnötigen Tragödien bewahren können.

Kalorienreiche, industriell verarbeitete Lebensmittel erhöhen ungeachtet Ihres Körpergewichts Ihr Risiko, an Krebs zu erkranken. Von einigen Krebsarten nimmt man an, dass sie mit dem Körpergewicht in Zusammenhang stehen, was bedeutet, dass zusätzliches Körperfett das Risiko erhöht, an diesen Krebsarten zu erkranken. Dabei handelt es sich unter anderem um Dickdarmkrebs, Bauchspeicheldrüsenkrebs, Gebärmutterkrebs, Eierstockkrebs, Leberkrebs, Nierenkrebs, Gallenblasenkrebs und postmenopausalen Brustkrebs.[5] Doch vor Kurzem kamen Wissenschaftler, die einen Zusammenhang zwischen Fettleibigkeit und Krebserkrankung untersuchten, zu einem nicht erwarteten Befund: einem erhöhten Risiko von Frauen, an einer dieser Krebsarten zu erkranken, die nicht übergewichtig waren, sich jedoch mit nährwertarmen kalorienreichen Lebensmitteln ernährten.[6] Selbst wenn Sie nicht fettleibig sind, schädigt Junkfood Ihre Gesundheit. Diese Erkenntnis wurde durch eine im Rahmen der Women's Health Initiative durchgeführten Studie bestätigt, bei der 92.000 postmenopausale Frauen über einen Zeitraum von 15 Jahren beobachtet wurden.

Selbst ein moderater Verzehr von Fast Food oder industriell hergestelltem Gebäck verdoppelt das Risiko, an einer Depression zu erkranken[7], und der Verzehr von nur einer einzigen Portion Pommes frites wöchentlich erhöht wissenschaftlichen Erkenntnissen zufolge das Brustkrebsrisiko bei Frauen um 27 Prozent.[8] Langfristig können sogenannte „Frankensteinfoods", stark verarbeitete gentechnisch veränderte Nahrungsmittel, tödlich sein. Fast Food ist wie Asbest vor 20 Jahren: ein weitverbreiteter stiller Killer.

Das Geheimnis, das einem langen, nicht von krankheitsbedingten Leiden beeinträchtigten Leben zugrunde liegt, ist eine Ernährung, die reich an Nährstoffen und eher kalorienarm ist. Dies ist die Quelle meiner Gesundheitsgleichung: G=N/K (Gesundheit = Nährstoffe/Kalorien). Die Aufnahme vieler Mikronährstoffe im Verhältnis zu den konsumierten Kalorien bildet die Grundlage einer gesunden Ernährung.

Das Risiko, das mit dem Verzehr ungesunder Nahrungsmittel einhergeht, wird durch die medizinischen Versorgungssysteme nochmals erhöht – und durch den weitverbreiteten Glauben, dass die Einnahme von Medikamenten gegen zu hohen Blutdruck, zu hohe Cholesterinwerte und zu hohe Blutzuckerwerte die beste Möglichkeit ist, die Folgen unserer Ernährungsdummheiten zu bekämpfen. Die medizinische Versorgung ist aufgrund medizinischer Irrtümer die dritthäufigste Todesursache in den USA.[9] Außerdem lässt es die Verabreichung von Medikamenten zudem so erscheinen, als ob die Menschen, die sie einnehmen, auf der sicheren Seite wären, weil sie bei bestimmten Messungen und Tests niedrigere Werte haben. Diese Testergebnisse erlauben es den Leuten, sich ihr selbstzerstörerisches Essverhalten schönzureden (und es fortzusetzen). Schlimmer noch: Diese unverdienten „guten" Testergebnisse schwächen die Motivation, die Essgewohnheiten zu ändern und die Gesundheit dadurch zu fördern. Wenn es überhaupt keine Medikamente gäbe, die man verbrechen könnte, würden die Ärzte und Gesundheitsexperten ihren Patienten vielleicht unnachgiebig und erfolgreich lebensrettende Änderungen ihrer Ernährungsweise nahebringen. Bei den meisten chronischen Krankheiten ist eine umfassend gute Ernährung hundertmal wirksamer als die Einnahme von Medikamenten, und es ist die einzige Möglichkeit, sich nachhaltig vor Herzerkrankungen, Schlaganfällen, Demenz und sogar Krebs zu schützen.

Wenn Sie den Weg gehen, der in diesem Buch beschrieben wird, und sich auf eine Weise ernähren, die sich durch eine hohe Menge und eine große Vielfalt an Mikronährstoffen und Phytonährstoffen auszeichnet, werden Sie nicht nur langsamer altern, sondern auch die Fähigkeit Ihres Körpers erhöhen, Sie vor chronischen Krankheiten zu schützen. Sie machen Ihren Körper gesünder und verleihen Ihrem Leben mehr Schwung.

Ocean Robbins' Buch *Die 31-Tage-Food-Revolution* wird Ihnen dabei helfen, diese Ziele zu erreichen. Sein Wissen, sein Urteilsvermögen, seine Motivierungsfähigkeit und sein Mitempfinden kommen in diesem fantastischen Buch zum Tragen, das Sie dazu animieren kann, ein besseres Leben zu leben und an einer besseren Welt mitzuarbeiten.

Ocean wird Ihnen zeigen, wie Sie sich die Macht der Nahrungsmittel zunutze machen können, um Ihren Darm in Ordnung zu bringen, überschüssige Pfunde zu verlieren und Ihr Risiko, krank zu werden, dramatisch zu senken. In diesem Buch werden Sie herzerwärmende Geschichten, fundierte wissenschaftliche Erkenntnisse und wohlbegründete Inspirationen finden. Diese werden Ihnen dabei helfen zu verstehen, welche Wirkung und welchen Einfluss Ihre Entscheidungen tatsächlich haben. Sie werden Sie dazu animieren, diese entscheidenden Einsichten Ihrer Gesundheit und Ihrem Wohlergehen zuliebe in die Tat umzusetzen.

Wir brauchen eine Ernährungsrevolution. Ich hoffe, Sie werden daran teilnehmen. Ich hoffe es für Sie selbst, für Ihre Kinder und für uns alle.

Dr. Joel Fuhrman
Vorsitzender der *Nutritional Research Foundation*
Autor von *Eat to live, Fastfood kann tödlich sein*
und fünf weiteren Bestsellern der New York Times

DIE 31-TAGE
-**FOOD**-
REVOLUTION

Einleitung

Nennen wir das Kind beim Namen: Wir leben in einer toxischen Esskultur.

Diese Esskultur hat uns epidemische Raten von Fettleibigkeit, Herzerkrankungen, Krebs, Diabetes Typ 2 und Alzheimer beschert. Die Lage ist so schlimm geworden, dass die meisten Menschen es für normal halten, ein paar Extrapfunde auf den Hüften zu haben, immer stärker von dem stetig wachsenden Angebot an verschreibungspflichtigen Medikamenten abhängig zu sein und mit jedem verstreichenden Jahr etwas mehr Gedächtnis und Bewegungsfähigkeit zu verlieren.

Das mag man ja aus der Sicht der Betroffenen als normal ansehen, aber es muss ganz sicher nicht für normal gehalten werden.

Man muss Nahrungsmittel zu sich nehmen, aber man muss sich nicht damit abfinden, unter Gedächtnisverlust zu leiden, mit einer stetig schlechter werdenden Gesundheit zu leben und sich mies zu fühlen. Tatsache ist: Genau in diesem Moment leiden Hunderte Millionen von Menschen unter Krankheiten, die sich bei ihnen gar nicht erst hätten entwickeln müssen.

Bei unserer Versorgung mit Lebensmitteln hat es in den vergangenen 25 Jahren gefährliche Veränderungen gegeben, die sich auf den Anbau, die Herstellung und die Verarbeitung unserer Nahrungsmittel ausgewirkt haben – und darauf, wie bedenklich oder unbedenklich deren Verzehr ist. Der gegenwärtige Zustand der Nahrungsmittelproduktion drängt Kleinbauern aus dem Markt, zwingt Tiere dazu, unter erbärmlichen Bedingungen leben zu müssen, und liefert im Ergebnis Nahrungsmittel, die uns krank machen.

Die Pharmaindustrie und die Lebensmittelindustrie verdienen in einem System, das Leben zerstört und sogar die Zukunft unseres Planeten bedroht, Billionen von Dollar.

Ich habe es mir zur Aufgabe gemacht, dazu beizutragen, diesen Irrsinn zu beenden, indem ich die Wahrheit über Nahrungsmittel verbreite und den Konsumenten dabei helfe, aktiv zu werden und Maßnahmen zu ergreifen. Aus diesem Grund habe ich das Food Revolution Network mit mehr als 500.000 Mitgliedern gegründet und das Buch geschrieben, das Sie in den Händen halten.

In gewisser Hinsicht mag ich als ein ziemlich fragwürdiger Ernährungsrevolutionär erscheinen. Immerhin hat mein Großvater Irvine Robbins zusammen mit seinem Schwager Burt Baskin im Jahr 1953 die Eiscafé-Kette Baskin-Robbins gegründet, die 31 Eissorten anbot.

Falls es irgendjemandem auf diesem Planeten entgangen sein sollte: Wir wissen inzwischen ganz genau, dass Eiscreme kein gesundes Nahrungsmittel ist. Doch in den 1950er-Jahren, als mein Opa dutzendweise köstliche Eisaromen kreierte, wusste man noch nicht viel über den Zusammenhang zwischen Nahrung und Gesundheit. Bis dahin schienen die meisten Leute sich mit drei Geschmacksrichtungen zufriedenzugeben: Vanille, Schokolade und Erdbeere. Mein Großvater war durch und durch Unternehmer und verschrieb sich mit ganzem Herzen seinem Ziel, sehr viel mehr Varianten anzubieten – 31, um genau zu sein, für jeden Tag des Monats eine andere.

Mein Vater John wuchs mit einem Swimmingpool auf, der wie ein Eishörnchen geformt war. Manchmal bestand sogar sein Frühstück aus Eiscreme. Er wurde von klein auf darauf vorbereitet, eines Tages das Familienunternehmen zu leiten. Eine der Kreationen meines Vaters während seiner Jugend war das Aroma Jamoca Almond Fudge (bis heute eine der kultigsten Geschmackssorten der Firma). Außerdem führte er in sämtlichen Filialen den berühmten rosa Löffel ein, mit dem Kunden die verschiedenen Eissorten gratis probieren können.

Doch im Jahr 1967 wurde der Schwager und Geschäftspartner meines Großvaters Burt Baskin schwer krank. Seine Ärzte teilten ihm mit, dass er unter einer Herzerkrankung leide, an der er sterben werde. Ich habe meinen Großonkel Burt nicht kennengelernt, weil er kurz danach gestorben ist, sechs Jahre vor meiner Geburt. Aber ich weiß, dass er einer der erfolgreichsten Unternehmer in der Geschichte der USA war. Er war unglaublich reich, hatte Spaß an seiner Arbeit und eine Familie, die er liebte. Er aß jede Menge Eiscreme. Und am Ende wurde er krank und starb mit 54.

Großvater Irv musste sich entscheiden: Er konnte die Firma für sehr viel Geld verkaufen oder sie im Familienbesitz behalten und meinen Vater als Geschäftspartner hinzuziehen, dessen zwanzigster Geburtstag damals kurz bevorstand.

Großvater Irv entschied sich, seinen Sohn einzuladen, mit an Bord zu kommen. Doch mein Vater schlug das Angebot aus, verließ Baskin-Robbins und verzichtete auf jeglichen Zugang zum Reichtum der Familie, von der er sich nicht abhängig machen wollte. Für ihn war es eine moralische Entscheidung, und ich habe diese Entscheidung immer respektiert.

Mein Vater hatte gesehen, dass Eiscreme vielen Menschen ein Lächeln aufs Gesicht zaubern konnte. Aber er wusste auch, dass ungesunde Nahrungsmittel verheerende Folgen haben können. Daher wollte er sein Leben nicht damit verbringen, ein Produkt zu verkaufen, das womöglich dazu beitrug, dass Menschen litten und vorzeitig starben. Er verließ einen Pfad, der praktisch mit Gold – und Eiscreme – gepflastert war, und folgte seinem eigenen „steinigen Weg".

Mein Vater war in jungen Jahren an Kinderlähmung erkrankt und als Kind oft müde und krank. In den 1960er-Jahren verliebte er sich in Berkeley in meine Mutter, und die beiden begannen gemeinsam, ein gesundes Leben zu leben. Sie hörten auf, industriell verarbeitete Lebensmittel zu essen. Sie aßen keine Eiscreme mehr. Und sie stellten ihre Ernährung auf eine Kost um, die im Wesentlichen aus Gemüse und natürlichen Vollwertprodukten bestand.

Als mein Vater wieder gesund wurde und zu Kräften kam, zogen er und meine Mutter auf eine kleine Insel vor der Küste British Columbias in Kanada. Dort zimmerten sie sich eine Einraum-Blockhütte, bauten die meisten Nahrungsmittel, die sie verzehrten, selbst an, praktizierten jeden Tag einige Stunden lang Yoga und meditierten und nannten ihr Kind Ocean.

Sie haben mir erzählt, dass sie mich beinahe Kale – Grünkohl – genannt hätten. Ich bin froh, dass sie sich in diesem Fall für die nicht ganz so innovative Variante entschieden haben.

Aber ungeachtet dessen aßen wir jede Menge Kohl – wie auch Möhren, Zwiebeln, Brokkoli, Rüben, Mangold und viele andere Gemüsesorten, die meine Eltern anbauten. Außerdem gab es Vollkornreis, Sprossen, Buchweizen und Bohnen. Als Leckerei gab es ganz selten mal ein paar Tropfen Bio-Endmelasse. Ich glaube, eine Flasche reichte bei uns ein Jahr.

Obwohl meine Kost während meiner Kindheit spartanisch war und meine Familie von sehr wenig Geld lebte, fühlte ich mich, während ich aufwuchs, sehr gesund. Ich wurde ein guter Langstreckenläufer und absolvierte meinen ersten Marathonlauf mit 10 Jahren.

Mein Vater befasste sich weiterhin damit, welchen Einfluss die Ernährung auf die Gesundheit hat, und teilte seine Erkenntnisse einer breiteren Öffentlichkeit mit. Seine bahnbrechenden Bestseller, unter anderem *Ernährung für ein neues Jahrtausend*, inspirierten Millionen von Menschen und trugen dazu bei, die moderne Bewegung für gesunde Ernährung zu beflügeln. Die Medien waren von der Geschichte eines potenziellen Eiscreme-Imperium-Erben, der zu einem Verfechter gesunder Ernährung geworden war, elektrisiert und nannten ihn den „Rebellen ohne Eishörnchen“ und den „Propheten des Gemeinnützigen“.

Zehntausende Menschen schickten meinem Vater Briefe, oft handgeschrieben, und teilten ihm mit, wie seine Arbeit ihr Leben verändert – und manchmal sogar gerettet – hatte. Eines der Leben, die durch die Arbeit meines Vaters beeinflusst wurden, war, wie das Schicksal es wollte, das Leben meines Großvaters Irv.

Mein Großvater war ziemlich verärgert gewesen, als mein Vater der Eiscreme-Firma den Rücken gekehrt hatte. Er und mein Vater sprachen jahrelang kein Wort mehr miteinander. Doch dann passierte etwas Bemerkenswertes.

Im Jahr 1989 litt Großvater Irv, der zu jener Zeit Anfang siebzig war, unter Diabetes und Herz- und Gewichtsproblemen. Er hatte immer die typisch westliche Kost zu sich genommen und dem Ganzen mit zwei großen Kugeln Eis noch täglich eins draufgesetzt. Sein Kardiologe sagte ihm, dass er nicht mehr lange zu leben habe – es sei denn, er stelle seine Ernährung um. Und dann drückte der gute Arzt ihm eine Ausgabe des Buchs meines Vaters, *Ernährung für ein neues Jahrtausend,* in die Hand. Falls der Kardiologe meines Großvaters gewusst haben sollte, dass der unorthodoxe Sohn seines Patienten das Buch geschrieben hatte, ließ er das nicht durchblicken. Er gab meinem Großvater einfach nur das Buch und riet ihm, die dort empfohlenen Ernährungsricht- linien zu befolgen. Und Großvater Irv sparte sich die Mühe, seinem Arzt zu erzählen, dass er den Autor kannte.

Doch bemerkenswerterweise ging mein Großvater dazu über, weniger ver- arbeitete Lebensmittel und weniger Fleisch zu essen. Er verzichtete auf Zucker und erstaunlicherweise sogar auf Eiscreme. Er fing an, deutlich mehr Gemüse, Obst und Vollwertprodukte zu essen.

Und er erzielte Ergebnisse.

Nach kurzer Zeit hatte Großvater Irv knapp 14 Kilogramm abgenommen. Er setzte seine Diabetes- und Blutdruckmedikamente komplett ab. Er fühlte sich so energiegeladen wie seit Jahrzehnten nicht mehr. Er prahlte damit, dass er sich beim Golfspielen um sieben Schläge verbessert habe. Er machte Morgenspaziergänge mit seinem Hund und dehnte seine Runden bald auf etliche Kilometer täglich aus. Trotz der düsteren Prognose seines Arztes lebte er noch weitere 19 Jahre bei bester Gesundheit.

Eines Morgens, als wir meine Großeltern in ihrem Haus in Rancho Mirage, Kalifornien, besuchten, brach mein Großvater zu seinem üblichen Morgen- spaziergang auf. Mein Vater und ich trainierten gerade für einen Marathon, und Großvater Irv feuerte uns an, als wir an ihm vorbeiliefen. Ich werde mich immer an jenen Morgen erinnern – als ein anschauliches Beispiel dafür, wie wichtig Nahrungsmittelentscheidungen für ein gesundes Leben sind, und zwar in jedem Alter.

Mit 16 gründete ich eine gemeinnützige Organisation mit dem Namen Youth for Environmental Sanity (YES!). Dazu hatten mich die Erfahrungen meiner Familie und das von den beiden Generationen vor mir vorgelebte Beispiel, Führung zu übernehmen, inspiriert. Unser Ziel war es, junge Menschen dazu zu bringen, „Ja" zu Formen des Lebenswandels zu sagen, die ein gesundes Leben und einen gesunden Planeten fördern.

Während der folgenden 20 Jahre sammelte ich Spendengelder, baute eine internationale Organisation auf und leitete in mehr als 65 Ländern Workshops und Schulungsprogramme, an denen Hunderttausende Aktivisten aus der Graswurzelbewegung teilnahmen.

Während ich die Welt bereiste, genoss ich das Privileg, zu den unterschied- lichsten Menschen aller möglichen gesellschaftlichen Schichten nach Hause eingeladen zu werden. Ich aß mit Beduinen in der Wüste des Nahen Ostens Hummus, mit Indioführern in Peru Quinoa, mit Dorfbewohnern in Thailand schwarzen Reis, mit weißen Farmern in Indiana Kartoffeln und süßen Mais und mit Afroamerikanern im ländlichen Alabama Blattkohl mit Schwarzaugenbohnen.

Überall, wohin ich kam, tauschte ich mich mit Anführern und Veränderern aus und arbeitete mit ihnen zusammen. Und überall war das Essen eine Kraft, die uns zusammenbrachte. Ich traf auf der ganzen Welt Menschen, die etwas Gutes wollten, und das oft unter extrem schwierigen Bedingungen. Ihre Geschichten haben mich geprägt und mich demütig gemacht, und sie haben meine tiefe Überzeugung beflügelt, mich für gesunde Nahrung stark zu machen.

Eines der Dinge, die mich im Zusammenhang mit natürlicher Kost am meisten stören, ist, was für eine elitäre Angelegenheit das Ganze sein kann. Die meisten Menschen mühen sich ab, irgendwie über die Runden zu kommen. Sie haben weder die Zeit noch das Geld, um sich darüber Gedanken zu machen, welches MTC-Öl das Beste für ihren Kaffee ist, oder welche alte Tomatensorte am meisten Lycopen enthält. Wenn es ihnen kaum gelingt, ihre Kinder mit ausreichend Kalorien zu versorgen, wäre es auch ein Wunder, wenn sie sich über so etwas Gedanken machen würden.

Das können Sie vielleicht verstehen.

Die Sache ist die, dass es nicht so laufen muss. Man muss die Gaben, die Mutter Natur uns beschert, nicht in Fabriken verarbeiten, ihnen ihre Ballaststoffe, Vitamine und Mineralstoffe entziehen, sie in einen Haufen Plastik verpacken, sie Tausende Kilometer weit transportieren und Millionen Dollar für Werbespots im Fernsehen ausgeben, in denen sie als Produkte angepriesen werden, die billiger sind als reale, natürliche, regional produzierte Nahrungsmittel. Aber wir haben Regierungen und eine Ernährungspolitik, die die Massenproduktion von Junkfood effektiv subventionieren und die Preise solcher Produkte dadurch künstlich senken.

In der entwickelten Welt gibt es nicht nur einen starken Zusammenhang zwischen Armut und Hunger, sondern auch zwischen Armut, Übergewicht und Fettleibigkeit. So widersinnig es auch erscheinen mag – je weniger Geld man zur Verfügung hat, desto höher ist die Wahrscheinlichkeit, dass man mit Gewichtsproblemen zu kämpfen hat. Sie brauchen nur in irgendeiner großen Stadt in einen x-beliebigen Laden zu gehen, um zu sehen, wie viele Menschen sich von Produkten wie Chips, Schokoriegeln und Limonade abhängig fühlen. Die brutale Realität ist, dass Armut es einem schwer macht, seine Familie überhaupt irgendwie zu ernähren, geschweige denn mit realen, gesunden Nahrungsmitteln. Statistisch gesehen gilt: Je ärmer Sie sind, desto höher ist die

Wahrscheinlichkeit, dass Sie an einer durch die Ernährungsweise ausgelösten Krankheit wie Krebs, einem Herzleiden, Alzheimer oder Diabetes Typ 2 sterben.

Die Menschen, die es sich am wenigsten leisten können, krank zu werden, sind zugleich diejenigen, die am wahrscheinlichsten eine chronische Krankheit entwickeln und daran sterben. Das ist keinesfalls so, wie ich es mir wünsche.

Ich glaube, es ist nichts Elitäres daran, sich für reale Produkte zu entscheiden oder Kleinbauern zu unterstützen, die ihr Land, ihre Tiere und ihre Beschäftigten gut behandeln. Was elitär ist, ist ein perverses Subventionssystem (mehr darüber in Kapitel 30), das dazu führt, dass Getreide unter Verwendung von Giften angebaut und zu Junkfood verarbeitet wird, das billiger ist als alle anderen Produkte. Und die Armen werden unterm Strich dazu verdammt, sich auf diese Weise zu ernähren, die, was den Nährwert angeht, ein Desaster ist.

Mit Menschen zusammenzuarbeiten, die oft im Kampf gegen äußerst widrige Umstände darum ringen zu leben und ihre Kinder auf eine gute Weise großzuziehen, hat mich inspiriert und ein Feuer in mir entfacht. Nahrungsmittel sind nicht nur ein Mittel, das einen Weg zur Gesundheit weist. Nahrungsmittel können auch ein Mittel sein, das einen Weg zu einer gesunden Welt weist. Das Thema Ernährung ist etwas Persönliches. Und etwas Politisches. Es verbindet uns mit Menschen, Grundsätzen und Praktiken rund um den Globus.

Ich habe so viel von Menschen gelernt, für die Hunger und Mangelernährung nicht nur in einer Statistik der UNICEF vorkommen, sondern für die beides tägliche Realität ist. Einige dieser Menschen haben Kriege durchlitten oder ihre Familien durch sinnlose Gewalt verloren und sind bis zum heutigen Tag dankbar, wenn sie irgendetwas haben, womit sie ihren Magen füllen können. Diese Menschen haben von Grund auf lokale, robuste Wirtschaftsformen aufgebaut, die dazu beitragen, Armut zu lindern und Gesundheit zu fördern.

Ich habe das Glück gehabt, von Tashka Yawanawá, dem Häuptling des Stamms der Yawanawá im brasilianischen Amazonasregenwald, zu lernen. Er hat mir die Augen dafür geöffnet, was für verheerende Folgen der globale Fleischkonsum für die Heimat seines Volkes hat, weil Viehzüchter den Regenwald abbrennen, damit Europäer und Nordamerikaner sich in Fast-Food-Restaurants billige Burger kaufen können. Ich habe Tashka dabei unterstützt, Spendengelder zu sammeln, damit die Yawanawá Flugzeuge kaufen konnten, um in ihrem Wald, der ihre Heimat ist, nach Anzeichen für illegalen Bergbau und illegale Viehzucht Ausschau zu halten – und dadurch dazu beizutragen, die tropischen Regenwälder zu schützen.

Ich hatte das Privileg, in Detroit, Michigan, wo im Jahr 2017 der Preis für ein mittleres Haus 30.000 Dollar betrug, wo es Tausende von freien Baugrundstücken gibt und viel zu viele mittellose Menschen, mit Gemeinwohl-Initiativen zusammenzukommen. Im Jahr 2008 betrug die Arbeitslosenrate dort 28 Prozent.[1] Eine Studie der Yale University ergab, dass im Jahr 2010 mehr als die Hälfte der Bewohner Detroits in Gegenden wohnten, in denen sie nur sehr begrenzt Zugang zu gesunden Nahrungsmitteln hatten. Dies erhöhte die Wahrscheinlichkeit, „dass sie vorzeitig an mit der Ernährungsweise im Zusammenhang stehenden Krankheiten sterben".[2] Doch inmitten dieser extremen Armut – trotz oder in gewisser Weise vielleicht auch wegen der gewaltigen Herausforderungen im Hinblick auf die Ernährung und die Gesundheit, mit denen sich Detroit konfrontiert sah – begannen die Initiativen Keime der Hoffnung zu säen. Im Jahr 2015 war Detroit mit mehr als 1.400 urbanen Farmen und Gemüsegärten, die die Lebensmittelwüsten mit Nahrungsmitteln versorgen und nun dazu beitragen, das zerstörte Gefüge der Stadt zu reparieren, weltweit zur führenden Stadt der gemeinschaftlichen Gartenbewegung geworden.[3]

Als ich auf die 40 zuging, gelangte ich an einen Scheideweg. So sehr ich meine Arbeit auch liebte und so gerne ich auch Organisatoren von Graswurzelprojekten unterstützte und ihnen half, fühlte ich mich doch dazu berufen, größere Visionen zu verwirklichen. Das globale Ernährungssystem stößt immer noch Produkte aus, die mit Chemikalien, Pestiziden, Hormonen, Antibiotika und anderen Substanzen gespickt sind, die nicht in den menschlichen Körper gehören. Überall in der Welt lähmt Alzheimer unsere älteren Mitmenschen, während unsere Kinder von der Aufmerksamkeitsdefizit-/Hyperaktivitätsstörung (ADHS), Diabetes und Fettleibigkeit heimgesucht werden. Es sind unsere Kinder und unsere älteren und armen Mitmenschen, die den höchsten Preis für das brutale toxische Lebensmittelsystem zahlen.

In vielen Ländern sinkt die Lebenserwartung derzeitig – auch in den USA. Tiere leben nach wie vor unter erbärmlichen Bedingungen in Massentierhaltungsbetrieben. Industrialisierte Landwirtschaft beschleunigt Wüstenbildung, Dürre, eine Destabilisierung des Klimas und Entwaldung, und all das bedroht ernsthaft die Fähigkeit künftiger Generationen, sich zu ernähren.

Im Jahr 2012 beschloss ich, dass ich am meisten würde bewirken können, wenn ich zusammen mit meinem Vater (der inzwischen mein Kollege ist) die Online-Organisation Food Revolution Network an den Start bringe und so über gesunde Ernährung informiere. Seitdem hatte ich das Privileg, eng mit den weltweit kundigsten und besten Ernährungsexperten zusammenzuarbeiten (einige von ihnen haben Rezepte zu diesem Buch beigetragen).

Das Wichtigste aber ist vielleicht: Ich hatte die Gelegenheit, mit einer Gemeinschaft von mehr als einer Million Menschen aus 180 Ländern, die an unseren Online-Food-Revolution-Summits teilgenommen haben, zusammenzuarbeiten, von ihr zu lernen und sie zu unterstützen.

Ich höre immer wieder von Menschen, die die Nase voll haben von toxischen Lebensmitteln, die es leid sind, sich krank zu fühlen, und die sich, was den Status Quo angeht, keinen Illusionen mehr hingeben. Was so viele Menschen frustriert, ist, dass sie nicht wirklich wissen, ob es Lösungen gibt – und falls es welche gibt, wie es gelingen kann, diese umzusetzen, um eine nachhaltige Veränderung zu bewirken.

Kommt Ihnen das bekannt vor? Wahrscheinlich wissen Sie, dass es auf der Welt jede Menge ungesunde Nahrungsmittel gibt, und Sie versuchen sich davon fernzuhalten. Aber in einer Gesellschaft, deren Brennstoff sozusagen aus Junkfood besteht, kann es sich so anfühlen, als ob Sie ständig in die falsche Richtung gezogen werden. Die Familie, Gewohnheiten, sozialer Druck, die Preise, Verwirrung und Stress verschwören sich miteinander, um es schwerer zu machen, sich gesund zu ernähren, als es eigentlich sein sollte.

Ich habe dieses Buch geschrieben, weil ich all das für Sie ändern will. Und ich möchte Sie bitten, dabei mitzumachen und noch einen Schritt weiterzugehen.

Wenn Sie nicht nur für sich selbst gesunde Nahrungsmittel wollen, sondern auch für Ihre Lieben und für Ihr Umfeld, habe ich eine Herausforderung und ein Angebot für Sie.

Das ist meine Herausforderung: Fangen Sie heute an. Ich lade Sie ein, sich mindestens 31 Tage lang als Teilnehmer der Food Revolution zu betrachten und sich gemeinsam mit mir für gesunde, ethische, nachhaltige Nahrungsmittel für jeden (Sie eingeschlossen!) einzusetzen.

Und mein Angebot ist einfach. Mit diesem Buch werde ich Ihnen zeigen, dass es leichter, erfreulicher und leckerer ist, als Sie gedacht haben. Ich werde Ihnen zeigen, wie Sie durch Ihre Ernährungsweise Krankheiten wie Krebs, Diabetes Typ 2, Herzerkrankungen, Fettleibigkeit und anderen chronischen Erkrankungen vorbeugen (und diese vielleicht sogar rückgängig machen) können. Ich werde Ihnen zeigen, wie Sie Freunde und Angehörige zusammenbringen können, um die Unterstützung zu erhalten, die Sie für Ihren Erfolg brauchen. Somit werden auch die Menschen, die Ihnen wichtig sind, von dem profitieren, was Sie herausfinden. Und ich werde Ihnen zeigen, wie Sie auf sinnvolle Weise an einer Welt mitwirken können, die wir mit Stolz an unsere Enkelkinder weitergeben können.

Ich interessiere mich für Lösungen, die tatsächlich funktionieren, und zwar in der realen Welt. Das Interesse an Elfenbeinturm-Theorien, die nur für wenige Privilegierte funktionieren, habe ich vor langer Zeit verloren. Zu viele Leben stehen auf dem Spiel.

Ich bin ein Mann, der weiß, was es heißt zu versuchen, gutes Essen auf den Tisch zu bringen, während meine Frau und ich beide 60 Stunden pro

Woche arbeiten. Und trotz des Reichtums meiner Großeltern bin ich nicht reich aufgewachsen.

Ich bin auch Vater von Zwillingen mit besonderen Bedürfnissen, die aus Gründen, die die moderne Medizin nicht erklären kann, zu früh geboren wurden. Heute geht es ihnen erstaunlich gut, aber ich weiß nicht, ob sie jemals ein eigenständiges Leben führen werden. Sie benötigen erhebliche ständige Unterstützung. Noch mehr als die meisten Teenager hassen sie es, wenn man ihnen sagt, was sie tun – und was sie essen – sollen. Wenn diese Lösungen für mich und unsere Familie funktionieren, dann könnten sie auch für Sie und Ihre Familie funktionieren.

ZUR BENUTZUNG DIESES BUCHES

So könnte das Ganze aussehen: Für die nächsten 31 Tage lade ich Sie ein, bei der Food Revolution mitzumachen.

In Teil eins, **Entgiftung**, werde ich Ihnen helfen, Giftstoffe aus Ihrem Leben zu verbannen und sich mit den Systemen und der Umgebung vertraut zu machen, die Sie für Ihren Erfolg benötigen. Wir alle wissen, dass Gesundheit unbezahlbar ist. Fragen Sie einfach jemanden, der krank ist. Deshalb geht es in erster Linie um Ihr eigenes Wohlbefinden. Ich zeige Ihnen, wie Sie die Voraussetzungen dafür schaffen können, dass Nahrung die wahre Grundlage für ein gesundes Leben ist.

In Teil zwei, **Ernährung**, werden wir Verwirrung zerstreuen und dafür sorgen, dass Sie die Nahrungsmittel, die Ihr Gehirn, Ihr Herz, Ihre Zellen und Ihre Muskeln zum Gedeihen brauchen, auf erschwingliche und köstliche Weise genießen können. Sie werden herausfinden, wie Sie sich an warmem Frühstücksbrei, cremigen Smoothies, herzhaften Sandwiches, beruhigenden Aufläufen, pikanten Wok-Gerichten und Currys und anderen fabelhaften Speisen erfreuen können, die Ihren Geschmacksnerven ebenso guttun wie Ihrer Gesundheit.

In Teil drei, **Netzwerk**, werde ich Ihnen helfen, sich in der Sozial- und Familiendynamik zurechtzufinden und eine Gemeinschaft und ein Netzwerk von Unterstützern aufzubauen, die Sie auf Ihrer Reise begleiten. Einige Ihrer Lieben werden Sie bei diesem Abenteuer begeistert begleiten, andere werden sich hartnäckig widersetzen. Wenn Ihre Familie so ist wie meine, wird es vielleicht sogar einige Familienmitglieder geben, die anfällig dafür sind, sich ab und zu wie Trottel zu verhalten. Sie können nicht kontrollieren, was andere tun. Aber ich werde Ihnen helfen, Ihre Lieben dazu zu bringen mitzumachen, Verbündete zu finden und sich durch das Geflecht der sozialen Beziehungen hindurchzumanövrieren.

Und in Teil vier, **Transformation**, werden Sie erfahren, wie Sie reale, dauerhafte Veränderungen auf diesem Planeten bewirken können. (Wichtiger Hinweis: Das kann überraschend einfach sein, weil Sie viel mächtiger sind, als Sie denken!)

Der „Food-Revolution"-Plan funktioniert gut, wenn Sie sich jeweils eine Woche lang einen der vier Teile vornehmen und umzusetzen versuchen. Aber Sie können in jedem beliebigen Tempo mitmachen und dieses Buch auf jede Weise nutzen, die Ihnen hilft, das Gelernte anzuwenden. Wenn Sie mögen, können Sie das ganze Buch auch erst einmal komplett durchlesen und alle vier Phasen im Laufe des folgenden Monats auf einmal umsetzen.

Ich hoffe, Sie können diese Ernährungsrevolution an mindestens 31 aufeinanderfolgenden Tagen umsetzen. Wenn Sie das schaffen, werden Sie gewaltige Resultate erleben – und ich hoffe, dass Sie nie wieder zu Ihrer alten Ernährungsweise zurückkehren. Aber wenn Sie mal den Pausenknopf drücken müssen, wenn Sie Besuch von Verwandten haben oder im Urlaub oder einfach nicht voll bei der Sache sind, ist es in Ordnung, wieder zurückzukommen und dort weiterzumachen, wo Sie aufgehört haben. Ob Sie 31 Tage, drei Tage oder drei Jahre brauchen, ist nicht der Punkt. Entscheidend ist, dass Sie dabei sind und mitmachen.

In jedem Kapitel werden Maßnahmen mit jeweils drei Optionen vorgestellt. Wählen Sie die, die für Sie am meisten Sinn ergeben. Wenn Ihnen einige der vorgeschlagenen Maßnahmen nicht zusagen, ist das okay. Ich feiere trotzdem jede Maßnahme, die Sie befolgen. Fünf der Maßnahmen zu befolgen, kann einen deutlichen Unterschied ausmachen. Zehn Maßnahmen zu befolgen, kann eine grundlegende Veränderung bewirken. Wenn Sie alle befolgen, wird Ihre Welt nie mehr die sein, die Sie gekannt haben.

Das Entscheidende ist, dass Sie handeln. So erzielen Sie Ergebnisse. Die Wahrheit ist, dass Krebs, wie jede andere mit der Lebensweise in Zusammenhang stehende Krankheit, sich nicht darum schert, wie viel Sie wissen. Aber sie schert sich in einem großen Maße darum, was Sie essen und wie Sie leben. Krebs, Herzerkrankungen, Diabetes und Fettleibigkeit wollen allesamt, dass Sie Dinge essen, die Ihre Lebensfreude und Ihre Lebenskraft aushöhlen. Ich möchte etwas sehr viel Besseres für Sie.

Also, was sagen Sie? Werden Sie mich in den kommenden 31 Tagen bei dieser heilenden Ernährungsrevolution begleiten?

Sollen wir loslegen?

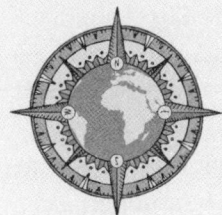

TEIL EINS

ENTGIFTUNG

Ich werde oft gefragt, was die beste Art und Weise ist, um den Körper zu entgiften. Ob ich ein Fan von Infrarotsaunen bin oder von der Chelat-Therapie, um Schwermetalle auszuleiten. Was ich von Intervallfasten, Kaffee-Einläufen, Reinigungsdiäten, Epsom-Salzbädern oder Megadosen Vitamin C halte.

Einige dieser Maßnahmen können durchaus ihre Berechtigung haben. Aber wenn Sie sich entgiften wollen, sollten Sie als Erstes aufhören, Ihrem Körper Gifte zuzuführen. Und der Ort, an dem Sie damit beginnen sollten, ist das Essen auf Ihrem Teller.

In der entwickelten Welt erfreuen wir uns inzwischen der fragwürdigen Auszeichnung, die am stärksten süchtig machenden und die adipogensten (Fettleibigkeit verursachenden) Lebensmittel zu haben, die es im Laufe der Menschheitsgeschichte je gab. Die bloße Anzahl der chemischen Lebensmittelzusätze, die heute verwendet werden, ist schwindelerregend, und die ärgerliche Wahrheit ist, dass viele dieser Zusätze nur von den Firmen, die sie produzieren, als unbedenklich eingestuft wurden, ohne von behördlichen Einrichtungen getestet oder kontrolliert worden zu sein.

Die Lebensmittelindustrie erzählt uns oft etwas von Produkten, die „gut für Sie" sind oder deren Verzehr „Freude und Genuss bereitet", und dass es vor allem darum gehe, ein gesundes Gleichgewicht einzuhalten. Aber es ist erstaunlich, wie oft gerade diese Nahrungsmittel, die „Freude und Genuss bereiten", sich als Produkte erweisen, die Leiden, Krankheit und Sucht begünstigen.

Ich hatte meine eigenen Erlebnisse mit ungesunden Produkten, deren Verzehr einen nach immer mehr davon verlangen lässt und der weder für mich noch für meine Familie besonders gut war.

Als meine Zwillingsjungen River und Bodhi neun waren, hatte ich mit Bodhi (dem sechs Minuten älteren Zwilling) Auseinandersetzungen wegen Kartoffelchips. Ich will ehrlich sein: Es war meine Schuld, dass wir überhaupt Kartoffelchips zu Hause hatten. Kartoffelchips sind eine meiner Schwächen. Irgendetwas an dem salzigen Geschmack und der Knusprigkeit hat es mir wirklich angetan. Die einzigen Chips im Haus waren Bio-Chips, aber es waren dennoch frittierte Kartoffelscheiben.

Bodhi mochte auch gerne Kartoffelchips. Aber da ich wusste, dass frittierte Nahrungsmittel voller freier Radikale sind und die meisten Chips absolut keine

Vitamine und Mineralstoffe enthalten, fühlte ich mich dafür verantwortlich, seinen Chipskonsum zu begrenzen.

Wann immer Bodhi eine Tüte Kartoffelchips entdeckte, erlaubte ich ihm, sich fünf Chips zu nehmen, doch er nahm zehn oder zwanzig. Wenn ich ihm sagte, dass das nun aber reiche, bekam er einen Wutanfall oder schnappte sich die Tüte, rannte in sein Zimmer, schloss die Tür hinter sich zu und verputzte die ganze Tüte.

Egal wie gut ich meinen Stoff auch versteckte, Bodhi schien ihn immer zu finden. Er schnüffelte in Schreibtischschubladen, Geschirr- und Wäscheschränken und fand die Chips einmal sogar unter meinem Bett. An dem Tag setzte er ein besonders zufriedenes Grinsen auf, nachdem er die Beute geraubt hatte.

Und wenn wir zusammen einkaufen gingen, verlangte Bodhi, dass wir in Gang 4 begannen, damit er sich eine Tüte Sie-wissen-schon-was schnappen konnte, um sie zu verputzen, während wir durch den Laden schlenderten und unsere Einkäufe zusammensuchten. Wenn ich „Nein" sagte, löste sich seine Bereitschaft, mir beim Einkaufen zu helfen, in Luft auf. Öfter als einmal erntete ich von verdrossenen Kunden finstere Blicke, wenn mein Sohn laut schreiend auf dem Boden saß.

Ich bat Bodhis Mutter (meine seit 24 Jahren – und es werden noch weitere dazukommen – angebetete Frau Phoenix) um Rat. Sie schlug vernünftigerweise vor, dass ich aufhören sollte, Kartoffelchips zu kaufen. Wenn keine mehr im Haus wären, würde Bodhi irgendwann aufhören, nach ihnen zu suchen. Und natürlich würde er dann auch aufhören, sie zu essen.

Es klang einfach. So einfach, dass ich kaum glauben konnte, dass ich nicht selber darauf gekommen war. Doch dann fiel bei mir der Groschen: Ich musste auch aufhören, Kartoffelchips zu essen.

Und das war's. Elterliche Liebe zwang mich, meine Gewohnheiten zu ändern. Ich hörte auf, Chips zu kaufen. Als Bodhi kapiert hatte, dass seine Durchsuchungen des kompletten Hauses vergeblich waren, hörte er auf zu suchen. Und nach einigen Wochen verlangte er nicht einmal mehr, im Supermarkt in Gang 4 zu gehen.

Na gut, ich gebe es zu. Ich genehmige mir immer noch hin und wieder Kartoffelchips – wenn ich auf Reisen oder bei anderen Leuten zu Besuch bin. Aber ich bringe sie nicht mehr mit zu uns nach Hause.

Wenn Ihr Ess-Umfeld mit Dingen gefüllt ist, von denen Sie wissen, dass ihr Verzehr nicht gut für Sie ist, kann sich das so anfühlen, als ob Sie permanent gegen den Strom schwimmen würden. Meine Absicht in dieser Phase der Entgiftung ist, Ihnen dabei zu helfen, klar Schiff zu machen und sich zu Hause ein Umfeld zu schaffen, in dem Sie Stress minimieren und sich auf die Erfolgsspur setzen können.

In den folgenden Kapiteln werden Sie lernen, was die Wissenschaft wirklich über Ernährung und Gesundheit zu sagen hat und welche Ernährungsmuster erwiesenermaßen Millionen von Menschen gutgetan haben. Sie werden lernen, auf die Weisheit Ihres Köpers zu hören, damit Sie sich auf eine Weise ernähren können, die für den einzigartigen Menschen, der Sie sind, Sinn ergibt. Ich werde Ihnen beibringen, wie Sie schlechte Gewohnheiten ablegen und Ihr Zuhause und Ihr Leben so einrichten, dass die gesunde Ernährung Ihnen so automatisch und leicht von der Hand geht wie das tägliche Zähneputzen. Und ich werde Ihnen einige versteckte Gefahren aufzeigen, die wahrscheinlich genau in diesem Moment in Ihrer Küche lauern (jede Wette, dass einige dieser Gefahren Sie überraschen dürften!) –, und wie Sie erschwingliche unbedenklichere Alternativen hinzufügen können.

Wenn Sie sich mit anderen Leuten die Küche teilen, die nicht auf der gleichen Reise sind wie Sie, kann das zu Komplikationen führen. Doch Sie können Ihre Umgebung dennoch in der bestmöglichen Weise gestalten. (In Teil drei gehen wir näher darauf ein, wie Sie sich durch soziale Dynamiken hindurchmanövrieren und einen positiven Einfluss auf Ihr Umfeld und Ihre Lieben nehmen können.)

Legen wir los damit, Gifte zu entfernen und Raum für das Leben zu schaffen, das Sie verdienen.

Füllen Sie den Fragebogen aus: Wie giftig ist Ihre Ess-Umgebung?

Welche dieser Produkte befinden sich gegenwärtig in Ihrer Küche?

Verpackte und frittierte Chips (wie Maischips oder Kartoffelchips)
    0. Jede Menge   1. Mindestens eine Tüte   2. Gar keine

Fleisch, Eier oder Milchprodukte von nicht wilden oder nicht auf Weiden gehaltenen Tieren
    0. Jede Menge   1. Ein wenig   2. Gar keine

Produkte mit zugefügtem Zucker oder zugefügten Süßungsmitteln (aus Agaven, Honig, Zuckerrüben, Zuckerrohr, Kokosnuss, Ahornbäumen oder industriell hergestellten Produkten wie Glucose-Fructose-Sirup, Aspartam oder Sucralose)
    0. Jede Menge   1. Zwischen einem und neun   2. Gar keine

Haben Sie gereinigtes/gefiltertes Wasser ohne Chlor oder andere Schadstoffe, das nicht in Plastikflaschen geliefert wird?

    0. Nein   1. Ja, aber ich traue ihm nicht ganz   2. Ja

Mit Teflon beschichtetes oder anderes antihaftbeschichtetes Kochgeschirr, dessen Oberfläche nicht ausdrücklich aus Keramik, Emaille, rostfreiem Stahl oder Gusseisen besteht

    0. Ja   1. Einiges   2. Alles

Bio-Lebensmittel

    0. Gar keine   1. Einige   2. Alle

Plastikbehälter für die Aufbewahrung von Lebensmitteln

    0. Jede Menge   1. Einige   2. Gar keine

Wenn Sie die Punkte zusammenzählen, wird Ihr Ergebnis zwischen 0 und 14 liegen. Je höher die Zahl, desto besser. Wenn Sie den Fragebogen online ausfüllen wollen, gehen Sie auf den Link www.31dayfoodrevolution.com/quiz1. (Alle Online-Angebote des Autors sind nur in englischer Sprache verfügbar.) Vergleichen Sie Ihr Ergebnis mit dem Ergebnis von anderen, die den Fragebogen ausgefüllt haben.

    Ungeachtet Ihres Ergebnisses garantiere ich Ihnen eines: Bei der Food Revolution geht es nicht darum, an irgendein perfektes Ziel zu kommen und dort das Lager aufzuschlagen. Es geht darum, dort loszulegen, wo Sie sich befinden, und Schritte in die richtige Richtung zu gehen. Und es geht darum, dass wir anderen Menschen und unserer Welt dazu verhelfen, Sie dabei zu begleiten.

KAPITEL I

✂ Der Food-Revolution-Ernährungsplan

Eric Adams ist ein ehemaliger Senator des Bundesstaates New York, der heute als Bezirksbürgermeister von Brooklyn amtiert. Im Jahr 2017 wurde Eric von einer Diabetes-Typ-2-Diagnose aufgeschreckt. Er litt unter kribbelnden Händen und Füßen. Die Ärzte sagten ihm, dass er den Rest seines Lebens Medikamente würde nehmen müssen und eine große Wahrscheinlichkeit bestünde, dass er erblinden werde oder ihm Körperteile amputiert werden müssten.

Alles andere als resigniert und keinesfalls bereit, sich mit seinem Schicksal abzufinden, stellte Eric eigene weitere Recherchen an und stieß dabei auf das Buch *How Not to Die* von Dr. Michael Greger. Er befolgte die in dem Buch beschriebenen Empfehlungen und stellte seine Ernährungsweise, die sein ganzes Leben lang aus industriell verarbeiteten Lebensmitteln und viel Fleisch bestanden hatte, auf eine überwiegend aus Gemüse, Bohnen, Vollkornprodukten und Obst bestehende pflanzenbasierte Vollwertkost um.

Nach drei Wochen hörte das Kribbeln in Erics Händen und Füßen auf, nach einigen Monaten hatten sich seine Blutzuckerwerte normalisiert und sein Diabetes war erfolgreich geheilt. Keine Amputationen. Keine Erblindung. Keine Medikamente mehr, die er seinem Arzt zufolge bis ans Ende seiner Tage hätte nehmen müssen.

Inzwischen nutzt Eric sein politisches Amt, um anderen dabei zu helfen, ebenfalls in den Genuss der Vorzüge einer pflanzenbasierten Ernährung zu kommen. Dank seiner Vorgaben müssen bei allen Veranstaltungen in der Brooklyn Borough Hall auch pflanzenbasierte Gerichte angeboten werden. Und er macht sich für eine Regelung stark, die alle Krankenhäuser in Brooklyn dazu verpflichten soll, über eine Abteilung mit gut ausgebildeten Mitarbeitern zu verfügen, die für eine pflanzenbasierte Ernährungsweise wirbt. Den Ärzten würde diese Regelung vorschreiben, ihre Patienten über die Rolle der Ernährung bei der Entstehung von Krankheiten zu informieren.

Viele Menschen wissen, dass die Ernährung eine wichtige Rolle spielt, aber sie wissen nicht, was genau sie essen sollten.

Wir haben heute zu mehr Informationen über die Zusammenhänge zwischen Ernährung und Krankheiten Zugang als jede Bevölkerungsgruppe, die je gelebt hat. Wir können uns die Erkenntnisse Zehntausender Studien, die in fachlich geprüften Artikeln medizinischer Zeitschriften veröffentlicht wurden, auf jeden Laptop und auf jedes Smartphone holen. Jedes Jahr werden Tausende Ernährungs- und Diätratgeber veröffentlicht und auf Milliarden von Websites wird einem mitgeteilt, was man essen sollte und was nicht.

Leider sind viele der dort erteilten Ratschläge falsch.

Ich habe gesehen, dass verschiedene sogenannte Experten absolut widersprüchliche Dogmen vertreten. Einige raten den Leuten, Hülsenfrüchte und Acai-Beeren zu meiden, andere raten, sämtliche Kalorien innerhalb von zwei Stunden zu sich zu nehmen. Weitere Ratschläge lauten: niemals länger als drei Stunden zu wandern, ohne etwas zu essen; nichts miteinander Vermischtes zu essen; nur miteinander Vermischtes zu essen; sich ausschließlich von Rohkost zu ernähren; ausschließlich Gegartes zu verzehren; Öl zu meiden oder darauf zu achten, dass 90 Prozent der aufgenommenen Kalorien aus Fett stammen. Es gibt Leute, die einem raten, möglichst viel Fleisch zu essen, andere schwören auf vegane Kost. Wieder andere sagen: vor 12 Uhr mittags nur Obst.

Wenn ich all diese widersprüchlichen Informationen höre, muss ich an den altbekannten Spruch denken: „Ein Mann mit einer Uhr weiß, wie spät es ist. Ein Mann mit zwei Uhren ist dauernd im Zweifel.“

In einem Meer der Verwirrung obsiegt allzu oft der Status quo. Wenn Sie keinen Weg haben, der eindeutig nach vorne führt, sind Sie am ehesten dazu geneigt, den Weg des geringsten Widerstands zu gehen. In einer toxischen Ernährungskultur wissen wir, wohin dieser Weg führt.

Die Wahrheit ist, dass die meisten Ernährungs- und Gesundheitsforscher keinesfalls ahnungslos sind, was die grundlegende Gesundheitspflege und die Ernährung von Menschen angeht. In der modernen medizinischen Wissenschaft herrscht weitgehend Klarheit darüber, welche Ernährungsmuster bei der großen Vielzahl der Fälle dazu beitragen können, den chronischen Erkrankungen unserer Zeit vorzubeugen oder dafür zu sorgen, dass diese sich zurückentwickeln.

DIE OPTIMALE ERNÄHRUNG FÜR MENSCHEN (MEISTENS)

In seiner Studie über die von ihm sogenannten „Blauen Zonen“ identifiziert der Forscher und Mitarbeiter von National Geographic Dan Buettner die fünf Regionen auf der Welt, in denen die Menschen nicht nur am längsten, sondern auch am gesündesten leben. Seine Studien konzentrieren sich auf Sardinien, Italien; Loma Linda, Kalifornien; die Halbinsel Nicoya, Costa Rica; Ikaria, Griechenland und die Inseln von Okinawa, Japan.

Buettner beschreibt, wie er eine 102 Jahre alte Frau auf Okinawa fragte, wie es sich anfühle, ihre Ur-Ur-Urenkelin in den Armen zu halten. Es fühle sich an, „wie in den Himmel zu springen", erwiderte sie.

Die meisten von uns haben Angst davor, alt zu werden. Doch in den Blauen Zonen freuen sich viele Menschen darauf. Vielleicht würde uns das allen so gehen, wenn wir Vorbilder wie Dr. Ellsworth Wareham hätten, einen Chirurgen aus Loma Linda, der seine Arbeit im Operationssaal im Alter von 95 Jahren immer noch liebte und jeden Monat 20 Patienten am offenen Herzen operierte. (Dr. Wareham setzte sich im Jahr 2009 zur Ruhe, aber während ich dieses Buch schreibe, lebt er mit seinen inzwischen 103 Jahren immer noch glücklich und zufrieden.)

Obwohl die Blauen Zonen über die ganze Welt verteilt sind, weisen sie bemerkenswerterweise eine ganze Reihe von Gemeinsamkeiten auf. Die Bewohner dieser Blauen Zonen haben enge soziale und familiäre Beziehungen, niedrige Raucherraten, ernähren sich überwiegend pflanzenbasiert (wenn auch oft nicht ausschließlich) oder vegetarisch und sind durchgängig in moderater Weise körperlich aktiv.

Angetrieben von dem Wunsch, die übergreifenden Prinzipien zu erkunden, die diesen positiven Resultaten zugrunde liegen, stellte der Gründungsdirektor des Yale-Griffin Prevention Research Centers Dr David Katz eine Gruppe von Experten aus allen möglichen Ländern zusammen, die sogenannte True Health Initiative. Ich bin selbst Mitglied dieser Gruppe und befinde mich damit in Gesellschaft von mehr als 450 führenden Ärzten, Wissenschaftlern, Forschern, Klinikern und Gesundheitsförderern. Unser Ziel ist es, die Ergebnisse eines sich herausbildenden Konsenses zu präzisieren und zu kommunizieren, nämlich dass es eine Ernährungs- und Lebensweise gibt, die Langlebigkeit, Vitalität und allgemeine Gesundheit in einem gewaltigen Maße fördert.

Unsere übergreifende Schlussfolgerung im Hinblick auf die in allen Blauen Zonen zu findenden Befunde wird in Michael Pollans berühmten zehn Worten auf den Punkt gebracht: **„Essen Sie echte Lebensmittel, nicht zu viel und vorwiegend Pflanzen."**

Mit **„essen Sie echte Lebensmittel"** meinen wir, „essen Sie richtige, wahre Lebensmittel", nicht die intensiv verarbeiteten lebensmittelähnlichen Substanzen, die in der modernen Kost der industrialisierten Welt den Großteil der aufgenommenen Kalorien liefern. Bei diesem Punkt gibt es kaum Kontroversen. Es herrscht weltweit unter nahezu allen Wissenschaftlern und allen Forschungseinrichtungen Einigkeit darüber, dass wir frische, vollwertige Produkte verzehren sollten, die nachhaltig angebaut und produziert werden und nur minimal verarbeitet wurden, wenn überhaupt.

Die gute Nachricht ist, dass echte Lebensmittel im Allgemeinen nicht die Eigenschaft haben, dass man nach immer mehr von ihnen verlangt, weil sie eher Nährstoffe liefern als Kalorien. Das bedeutet, dass Sie sich beim Verzehr dieser Produkte schneller absolut satt fühlen und dadurch „**nicht zu viel**" essen.

Und was hat es damit auf sich, „**vorwiegend Pflanzen**" zu essen? Wir wissen inzwischen, dass pflanzliche Nahrungsmittel, insbesondere frisches Obst und Gemüse, die konzentriertesten Quellen vieler Nährstoffe sind, die der menschliche Körper braucht, um sich bester Gesundheit zu erfreuen. Obst und Gemüse liefern Antioxidantien, Phytonährstoffe, Phytosterine, Ballaststoffe, Enzyme, Präbiotika, essenzielle Fettsäuren, Proteine, Vitamine und Mineralstoffe.

Flavonoide, die über einen unglaublichen Nährwert verfügen, sind die Pigmente, die den Pflanzen ihre Farbe verleihen – wie das Dunkelblau der Blaubeeren, das Dunkellila der Weintrauben, das Orange der Kürbisse, das Grün der Blattsalate und das Rot der Tomaten. Grundsätzlich gilt: Je dunkler orange eine Möhre und je dunkler grün ein Salatblatt ist, desto nährstoffreicher und schmackhafter sind sie. Ihnen wird schon mal aufgefallen sein, dass alt werdendes Gemüse verblasst. Das spiegelt einen Verlust an Nährstoffen und Geschmack wider.

Der Wissenschaftler Alec Baxt hat einst ein faszinierendes Experiment durchgeführt. Er testete eine Vielfalt Möhren auf ihre Nährstoffdichte. Dann verteilte er repräsentative Auswahlen der Möhren an freiwillige Verkoster und bat sie, die Möhren nach ihrem Geschmack zu klassifizieren. Die Möhren, die die Verkoster am leckersten fanden und die ihrer Meinung nach am „karottigsten" schmeckten, waren zugleich die Möhren, die die höchste Nährstoffdichte aufwiesen.

Wenn Sie Gerichte mit frischem Obst und Gemüse zubereiten, spricht der Geschmack mit einer ausgeprägten Eleganz und Beherztheit. Eine im Hochsommer gereifte Tomate einer alten Sorte, vielleicht mit ein wenig Meersalz gewürzt, ist ungleich leckerer als eine Fleischtomate, die grün geerntet und dann Tausende von Kilometer mit einem LKW durch die Gegend gefahren wurde. Das Gleiche gilt für einen frisch gepflückten Apfel. Er besitzt eine peppige Süße, die ein erfrischendes Prickeln erzeugt.

Die gute Nachricht, wie Sie in Kapitel 28 erfahren werden, ist: Wenn Sie „**vorwiegend Pflanzen**" essen, hinterlassen Sie einen kleineren ökologischen Fußabdruck, was bedeutet, dass Sie dazu beitragen, Wälder, Mutterboden, Tiere und unser Klima vor Überbeanspruchung, Leiden und Zerstörung zu bewahren.

Was ist mit Fleisch, Fisch, Eiern und Milchprodukten? Sorgfältige Wissenschaftler stimmen grundsätzlich darin überein, dass es den meisten Menschen guttun würde, mehr pflanzliche Produkte und weniger Fleisch zu essen. Ob der optimale Anteil tierischer Produkte bei der menschlichen Ernährung (aus gesundheitlicher Perspektive) im Hinblick auf die aufgenommenen Kalorien 0 oder 5 oder 10 Prozent betragen sollte, ist Gegenstand der Debatte – wahrscheinlich, weil nicht für jeden Menschen das Gleiche gilt. Aber der durchschnittliche US-Amerikaner nimmt 34 Prozent der Kalorien in Form von Fleisch, Milchprodukten und Eiern zu sich, wohingegen weniger als 6 Prozent der Kalorien in Form von Gemüse und weniger als 3 Prozent in Form von Obst aufgenommen werden.[1] In Deutschland nehmen 28 Prozent der Bevölkerung täglich Fleisch und Wurstwaren zu sich, während sich nur 6 Prozent rein vegetarisch ernähren.

Für nahezu alle von uns scheint die optimale Richtschnur klar zu sein: vorwiegend Pflanzen.

ABER WOHER BEKOMMEN SIE IHR PROTEIN?

Jeder, der sich pflanzenbasiert ernährt oder auch nur erwägt, Vegetarier zu werden, wird diese Frage mit besorgniserregender Häufigkeit hören. Aber das ist in Wahrheit nicht das Problem, als das es einige darstellen.

Protein ist ein essenzieller Nährstoff für den Aufbau, den Erhalt und die Reparatur nahezu sämtlichen Gewebes des Körpers. Die Frage ist: Wie viel ist ausreichend – oder gar zu viel?

In den USA wie auch in Deutschland beträgt die offiziell empfohlene Tagesdosis 0,36 Gramm Protein pro Pfund (450 Gramm) Körpergewicht. (Um diesen Wert zu erreichen, würden Sie bei einem Körpergewicht von 72,5 Kilogramm 58 Gramm Protein am Tag zu sich nehmen müssen.) Wenn Sie Sportler sind und versuchen Muskeln aufzubauen oder wenn Sie schwanger sind oder stillen oder wenn Sie unter physischem Stress leiden, lautet die Empfehlung, mindestens 0,45 Gramm Protein pro Pfund (450 Gramm) Körpergewicht aufzunehmen. (Dies bedeutet, dass Sie bei einem Körpergewicht von 72,5 Kilogramm täglich 72 Gramm Protein zu sich nehmen sollten.)

Neuere Forschungsergebnisse haben gezeigt, dass der Proteinbedarf bei älteren Menschen etwas höher ist, weil wir mit zunehmendem Alter Proteine nicht mehr so effizient absorbieren. Dr. Carol Greenwood, eine Spezialistin für geriatrische Ernährung an der University of Toronto, schlägt vor, dass Menschen über 70 täglich mindestens 1 Gramm Protein pro Kilogramm Körpergewicht zu sich nehmen sollten.[2] Das bedeutet, dass ein älterer Mensch, der 72,5 Kilogramm wiegt, mindestens 73 Gramm Protein am Tag zu sich nehmen sollte. Bei einem Körpergewicht von 90 Kilogramm würden wir 90 Gramm Protein am Tag benötigen.

Doch es kommt nur äußerst selten vor, dass Menschen unter Proteinmangel leiden. Die meisten erwachsenen US-Amerikaner nehmen ungefähr 100 Gramm Protein am Tag zu sich, was in etwa der doppelten Menge der für die meisten Menschen empfohlenen Tagesdosis entspricht.[3] Auch die meisten Europäer nehmen sehr viel mehr Protein zu sich, als sie benötigen.[4] So liegt die Proteinzufuhr bei mehr als 85 Prozent der Deutschen über dem empfohlenen Wert. Fleisch und andere tierische Produkte sind zwar in der Regel sehr proteinreich, doch tatsächlich enthalten auch viele vegetarische Nahrungsmittel reichlich Protein. Bei Tempeh, Tofu oder grünen Linsen ist der Kalorienanteil, den das in diesen Produkten enthaltene Protein liefert, zum Beispiel höher als bei Bacon oder Kuhmilch.

Die folgende Aufstellung kann Ihnen dabei helfen, Ihren Proteinbedarf einzuschätzen und zu sehen, welche Quellen Ihnen das für eine pflanzenbasierte Ernährung benötigte Protein liefern können. Sie wurde von der New-York-Times-Bestsellerautorin Kris Carr erstellt, die sich für eine gesündere Lebensweise stark macht.

Ihr Proteinbedarf

1. Bestimmen Sie ihren persönlichen „P"-Wert
    Kinder zwischen 4 und 13 = 0,43
    Jugendliche zwischen 14 und 18 = 0,39
    Erwachsene zwischen 19 und 64 = 0,36
    Ältere Menschen über 65 = 0,44 bis 0,52
2. Um Ihren persönlichen Proteinbedarf zu ermitteln, multiplizieren Sie Ihr Gewicht Ihrer mageren Körpermasse (in Pfund, 1 Pfund = 450 Gramm) mit Ihrem „P"-Wert, um zu bestimmen, wie viel Gramm Protein täglich für Sie empfohlen werden. (Wenn Sie deutlich übergewichtig sind, sollten Sie einen Wert ansetzen, den Sie für ein gesundes Körpergewicht erachten.)
3. Nehmen Sie viele der im Folgenden aufgeführten pflanzlichen Proteinquellen zu sich und kalkulieren Sie, wie sich Ihr Proteinbedarf aus ihnen befriedigen lässt. Halten Sie sich vor Augen, dass Sie Ihren Proteinbedarf nicht komplett aus einer Quelle decken müssen. Praktisch alles, was Sie zu sich nehmen, trägt zu Ihrer Gesamtproteinaufnahme bei. Viele Tropfen füllen einen Eimer.
    Tempeh (113 Gramm): 20 Gramm
    Linsen, gekocht (75 Gramm): 18 Gramm

Schwarze Bohnen, gekocht (180 Gramm): 14,5 Gramm
Hanfsamen (3 Teelöffel): 10 Gramm
Quinoa, gekocht (210 Gramm): 9 Gramm
Tofu – sehr fest (85 Gramm): 9 Gramm
Mandeln, roh (30 Gramm): 8 Gramm
Sonnenblumenkerne – roh (35 Gramm): 7 Gramm
Haferflocken, gekocht (16 Esslöffel): 6 Gramm
Chiasamen (2 Teelöffel): 6 Gramm
Brokkoli, zerkleinert (70 Gramm): 3 Gramm

Auf der Grundlage der verfügbaren wissenschaftlichen Erkenntnisse gelten diese Empfehlungen für die Erhaltung der allgemeinen Gesundheit, die Vorbeugung von Krankheiten und die Erhöhung der Wahrscheinlichkeit, lange zu leben. In speziellen Fällen, zum Beispiel bei Leistungssportlern oder Gewichthebern, existieren auch wissenschaftliche Erkenntnisse, denen zufolge es ratsam sein kann, mehr Protein zu sich zu nehmen.

Wenn Sie Ihre Proteinzufuhr stark erhöhen wollen, sollten Sie vielleicht geschälte Hanfsamen, Leinsamen oder Chiapulver in Betracht ziehen, um dadurch in den Genuss sämtlicher Nährstoffe zu kommen, die in diesen Vollwertprodukten enthalten sind. Wenn Sie erwägen, ein eher verarbeitetes Protein-Supplement zu nehmen, seien Sie gewarnt: Als die gemeinnützige Organisation Clean Label Project im Jahr 2018 die bekanntesten angebotenen Proteinpulver testete, fanden Wissenschaftler heraus, dass praktisch alle der 134 getesteten Produkte nachweisbare Mengen mindestens eines Schwermetalls enthielten. In 55 Prozent der getesteten Proben konnte sogar Bisphenol A (BPA) nachgewiesen werden.[5] Die pflanzenbasierten Proteinpulver und die Bio-Proteinpulver waren nicht besser – sie schnitten in vielen Fällen am schlechtesten ab. Aber die gute Nachricht ist: Solange Sie sich abwechslungsreich und vollwertig ernähren und insgesamt ausreichend Kalorien zu sich nehmen, stehen die Chancen gut, dass Sie sowieso keinen Bedarf haben, auf Protein-Supplemente zurückgreifen zu müssen.

Für die Hunderte Millionen von Menschen auf dem Planeten, die nicht genug zu essen haben, kann Proteinmangel ein ernstes und sogar lebensbedrohliches Problem sein. Aber Proteinmangel kann auch für „Junkfood-Veganer", die keine tierischen Produkte, dafür aber jede Menge industriell verarbeitete Lebensmittel zu sich nehmen, ein Problem werden. Denn Zucker oder abgefüllte Öle enthalten kein Protein und Pommes frites oder Chips nur sehr wenig.

Doch in der industrialisierten Welt, in der Hunger ein sehr seltenes Phänomen ist, kommt es nur äußerst selten vor, dass Menschen nicht ausreichend

Protein erhalten. Wenn Sie 2.400 Kalorien zu sich nehmen und 15 Prozent der von Ihnen aufgenommenen Kalorien aus Protein stammen, nehmen Sie 90 Gramm Protein zu sich.

Und so überraschend es auch klingen mag, wir erkennen allmählich, dass viele Menschen womöglich daran leiden, zu *viel* Protein zu sich zu nehmen.

Eine Metaanalyse des International Scholary Research Networks, bei der 31 Studien untersucht wurden, ergab, dass eine übermäßige Aufnahme von Protein mit höheren Raten von Krebs, Osteoporose, Nierenerkrankungen, Leberfunktionsstörungen sowie koronaren und arteriellen Erkrankungen assoziiert war.[6]

Dr. Valter Longo, Direktor des Longevity Institute an der University of Southern California, leitete eine im Jahr 2014 veröffentlichte Studie, bei der die Ernährungsgewohnheiten von 6.381 über 50 Jahre alten Erwachsenen über einen Zeitraum von nahezu 20 Jahren verfolgt wurden. Die Studie ergab, dass zwischen 50 und 65 Jahre alte Teilnehmer, die eine proteinreiche Kost zu sich nahmen (definiert als eine Kost, bei der 20 oder mehr Prozent der aufgenommenen Kalorien von Protein geliefert werden), im Vergleich zu jenen Teilnehmern der Studie, die eine proteinarme Kost zu sich nahmen (bei der weniger als zehn Prozent der aufgenommenen Kalorien von Protein geliefert werden) mit einer viermal höheren Wahrscheinlichkeit an Krebs starben.[7] Die Erhöhung des Krebsrisikos, die mit einer 20 Jahre langen proteinreichen Kost assoziiert wurde, entspricht der Erhöhung des Krebsrisikos durch 20 Jahre Rauchen von täglich 20 Zigaretten.

Bei den über 65 Jahre alten Teilnehmern der Studie ging die Sterberate durch Krebs zurück, was darauf hindeutet, dass eine proteinarme Kost bei Menschen über 65 keine erkennbare krebsbekämpfende Wirkung hat. Doch in jedem Alter wiesen die Teilnehmer der Studie, die sich proteinreich ernährten, im Vergleich zu denjenigen, die eine proteinarme Kost zu sich nahmen, ein fünfmal höheres Risiko auf, an Diabetes zu sterben. Insgesamt ergab die Studie, dass die Teilnehmer, die sich proteinreich ernährten, im Vergleich zu denjenigen, die eine proteinarme Kost zu sich nahmen, im Laufe der 20 von der Studie erfassten Jahre mit einer 74 Prozent höheren Wahrscheinlichkeit aus irgendeinem Grund starben.

Was wäre, wenn sich die Situation genau andersherum stellt, als viele denken? Ist es wirklich möglich, dass die meisten von uns in Wahrheit zu viel Protein zu sich nehmen? Dr. Longo glaubt das. All seine Erkenntnisse zusammenfassend kommt er zu dem Schluss, dass die Studie „überzeugende Hinweise dafür liefert, dass eine proteinreiche Kost – insbesondere wenn das Protein aus tierischen Produkten stammt – für die Gesundheit nahezu genauso schädlich ist wie zu rauchen.“

Aber wie verhält es sich mit der Vielfalt und der Kombination von Nahrungsmitteln? Müssen sich insbesondere Menschen, die sich pflanzenbasiert ernähren, Sorgen darüber machen, die richtige Mischung aus Aminosäuren zu sich zu nehmen? Also, das Ganze funktioniert so: Das, was wir *Protein* nennen, besteht tatsächlich aus 21 Aminosäuren. 12 dieser Aminosäuren kann der Körper selbst herstellen, doch 9 werden „essenzielle" Aminosäuren genannt, weil man sie mit der Nahrung aufnehmen muss. Solange Sie eine Vielfalt vollwertiger natürlicher Produkte verzehren und insgesamt ausreichend Kalorien und Protein aufnehmen, sollte Ihr Bedarf an allen 9 essenziellen Aminosäuren problemlos gedeckt werden.

DER PLAN, DEN ICH EMPFEHLE

Ich habe vier Kernprinzipien entwickelt, die ich den Food-Revolution-Ernährungsplan nenne. Anders als bei anderen Diäten, von denen Sie sonst hören, sind diese Prinzipien flexibel. Es geht bei ihnen mehr darum, in eine Richtung zu weisen, als auf einem festgelegten Ziel zu beharren.

Ich habe viel zu viel Respekt vor der biochemischen Einzigartigkeit eines jeden Menschen und der Vielfalt der Lebenserfahrungen und -umstände, um jedem genau vorzuschreiben, was er oder sie essen sollte. Doch es gibt übergeordnete Prinzipien, deren Befolgung so ziemlich für jeden von Vorteil ist:

Die vier Prinzipien des Food-Revolution-Ernährungsplans sind:

1. **Essen Sie weniger verarbeite Nahrungsmittel.** Unser Körper ist nicht darauf angelegt, Zucker, weißes Mehl, abgefüllte Öle oder Chemikalien aufzunehmen.
2. **Essen Sie weniger tierische Produkte.** Moderne Fleisch- und Milchprodukte – vor allem in der Massentierhaltung produzierte – sind die hauptsächlichen Treiber für Herzerkrankungen, Krebs, Diabetes und Fettleibigkeit und zugleich schuld an weitverbreiteter Umweltzerstörung.
3. **Essen Sie mehr pflanzliche Vollwertprodukte.** Obst, Gemüse und andere pflanzliche Vollwertprodukte liefern Ihnen eine Fülle an Vitaminen, Mineralstoffen, Antioxidantien, Flavonoiden und anderen Phytonährstoffen, die Ihr Hirn, Ihre Lunge, Ihr Immunsystem und Ihre Zellen benötigen, um sich bester Gesundheit zu erfreuen.

4. **Kaufen Sie bewusst ein.** Wenn Sie mehr Bio-Produkte, nicht gentechnisch veränderte Lebensmittel, lokale und Fairtrade-Produkte kaufen, machen Sie sich für Ihre Gesundheit und für Ihren Planeten stark und unterstützen zugleich lokale Landwirte, die das Richtige tun.

Um eins unmissverständlich klarzustellen: Ich fordere Sie nicht auf, einen Reinheitspakt zu unterzeichnen oder sich regelmäßigen Kontrollen durch die Ernährungspolizei zu unterziehen. Wenn Sie hin und wieder Lust haben, sich mit Pizza vollzustopfen oder sich gelegentlich ein Eis gönnen, mag ich Sie immer noch (und ich hoffe, dass Sie sich auch noch mögen). Nicht das, was Sie hin und wieder tun, zählt am meisten. Langfristig bestimmen Ihre tagtäglichen Entscheidungen und Ihre festen Gewohnheiten den Lauf Ihres Schicksals.

RHONDAS GESCHICHTE

Im Jahr 2014 erhielt Rhonda Hogan aus Tepe, Arizona, die Diagnose, unter einer chronischen Nierenerkrankung im Stadium 3 und Knochenmarkkrebs im Bauchraum zu leiden. Sie war Mutter und Großmutter. Ihre Familie war von ihr abhängig. Und jetzt fürchtete sie um ihr Leben.

Ich lernte Rhonda kurz danach kennen, als sie sich in einen Kurs über gesunde Ernährung einschrieb, den wir über unser Food Revolution Network organisierten. Ihre Lebenslust hat mich schwer beeindruckt. Sie wollte nicht sterben und war bereit, große Veränderungen in ihrem Leben vorzunehmen.

Rhonda befolgte die Prinzipien des Food-Revolution-Ernährungsplans. Ihre neue Ernährungsweise sparte ihr nicht nur Zeit und Geld – womöglich hat sie ihr auch das Leben gerettet. Heute ist Rhonda krebsfrei und ihre Nierenerkrankung hat sich zurückentwickelt. Anstatt sich zu fragen, ob sie im nächsten Jahr noch lebt, freut sie sich jetzt darauf, auf den Hochzeiten ihrer Enkel zu tanzen.

Die übergeordneten Prinzipien gesunder Ernährung sind ziemlich klar, aber jeder Mensch ist anders. Im nächsten Kapitel werden wir uns ansehen, warum es sehr wichtig ist, dass Sie Ihre Einzigartigkeit verstehen und auf die Signale und die Weisheit Ihres Körpers hören, um die Gewohnheiten zu etablieren, die für Sie richtig sind.

MAßNAHMEN:

Option 1: Legen Sie in dieser Woche einen fleischfreien Tag ein.

Option 2: Verzichten Sie eine Woche lang auf alle tierischen Produkte (Fleisch, Milchprodukte und Eier) und essen Sie mehr Gemüse.

Option 3: Essen Sie in dieser Woche nichts aus einer Verpackung, auf der mehr als sieben Zutaten aufgeführt sind.

Am Ende der köstlichen Rezepte im hinteren Teil des Buches finden Sie einen großartigen auf fünf Tage angelegten Ernährungsplan. Wenn Sie einen auf 31 Tage angelegten Ernährungsplan mit Vorschlägen fürs Frühstück, Mittagessen, Abendessen und für die Zwischenmahlzeiten suchen, können Sie sich glücklich schätzen! Laden Sie sich den Plan unter dem Link www.31dayfoodrevolution.com/mealplan herunter. Dies ist eine der zahlreichen Online-Ressourcen, die ich erstellt habe, um Ihnen dabei zu helfen, das Beste aus unserer gemeinsamen Reise zu machen. Sie können unserer virtuellen Gemeinschaft von Freunden, Lesern und Ernährungsrevolutionären beitreten, sich an Diskussionen beteiligen und Tipps, Rezepte und bahnbrechende neue Erkenntnisse mit anderen teilen.

 Finden Sie heraus, was für Sie das Richtige ist

Es gibt viele Dinge, in denen wir uns unterscheiden. Von unserer ethnischen Zugehörigkeit über unsere Religion bis hin zu unserer Kochweise und unseren

> *Erinnere dich immer daran, dass du einzigartig bist. Genau wie jeder andere.*
>
> —Margaret Mead

politischen Ansichten gleicht keiner von uns einem anderen. Manchmal gibt es sogar innerhalb von Familien gewaltige Unterschiede, und wie man mit diesen unterschiedlichen Ansichten und Verhaltensweisen umgeht, ist von entscheidender Bedeutung für die Ausprägung einer Familienkultur.

Ich weiß aus persönlichen Erfahrungen ein bisschen was darüber, wie das ist. Meine Frau Phoenix und ich sind Eltern von zwei hinreißenden, mit Liebe erfüllten eineiigen Zwillingen. River und Bodhi wurden im Jahr 2001 geboren, neun Wochen zu früh. Sie sind zu wunderbaren, gutherzigen jungen Männern herangewachsen. Und sie sind Autisten.

Sie haben beide ein unglaubliches Gedächtnis und lassen Arten von Intelligenz erkennen, die einzigartig sind. Und sie haben es sehr viel schwerer als ihre neurotypischen Altersgenossen, normal zu funktionieren und viele Lebensaufgaben zu bewältigen, die die meisten von uns für alltäglich halten dürften.

Warum sind sie Autisten? Ich wünschte, ich wüsste es! Während der letzten Generation sind die Autismusraten exponentiell gestiegen. Einige schieben das auf Impfungen, gentechnisch veränderte Lebensmittel, Umweltverschmutzung, religiöse Ansichten oder schlechte Ernährung, aber seriöse Wissenschaftler wissen, dass es im Hinblick auf kausale Zusammenhänge keine gesicherten Erkenntnisse gibt. Und wahrscheinlich spielen bei der Entstehung von Autismus mehrere Faktoren eine Rolle.

Ich bin ziemlich sicher, dass der Autismus unserer Kinder nicht auf Impfungen oder gentechnisch veränderte Lebensmittel zurückzuführen ist oder darauf, dass sie direkt Pestiziden ausgesetzt waren. Sie sind in einer außerordentlich nicht-toxischen Umgebung aufgewachsen und wurden vor der Diagnose, dass sie unter dieser neurologischen Störung leiden, nicht geimpft. Ich glaube, dass bei Autismus genetische Faktoren eine Rolle spielen.

Die im Jahr 2011 an Zwillingen durchgeführte California Autism Twins Study ergab: Wenn von eineiigen Zwillingen einer unter Autismus leidet, liegt die Wahrscheinlichkeit, dass der andere Zwilling auch Autist ist, bei 70 Prozent.[1] Eine groß angelegte Studie, in deren Rahmen 300.000 Kinder untersucht wurden, ergab, dass die Kinder, deren Väter einen IQ von mehr als 111 hatten, mit einer um 31 Prozent höheren Wahrscheinlichkeit Autisten waren als die Kinder von Vätern mit einem IQ unter 111.[2] Eine andere Studie ergab eine signifikante und deutliche genetische Gemeinsamkeit zwischen Kindern mit einem Ausnahmetalent und autistischen Kindern.[3]

Autismus ist unter anderem eine Form neurologischer Vielfalt. Ich glaube, dass die Gehirne autistischer Menschen anders funktionieren, als es der Norm entspricht. Genau die Faktoren, die dafür sorgen, dass Autisten auf einigen Gebieten brillant sind, machen sie zugleich überaus anfällig für die Chemikalien, Pestizide und all die anderen Schadstoffe, die unsere Welt immer stärker verunreinigen.

So sehr wir uns auch bemühen, unsere Kinder so wenigen Umweltgiften auszusetzen wie nur irgend möglich – es gibt viele Faktoren, die sich unserer Kontrolle entziehen.

Die Eizelle, aus der einmal River und Bodhi werden sollten, bildete sich zum Beispiel, als ihre Mutter, meine geliebte Frau Phoenix, sich im Jahr 1975 in der Gebärmutter ihrer Mutter Diane befand. Zu jener Zeit lebte Rivers und Bodhis Großmutter Diane in Michigan, dem Bundesstaat, der gerade einmal zwei Jahre zuvor Schauplatz der größten Landwirtschaftskatastrophe der USA gewesen war.[4] Zehn bis zwanzig Säcke der hochgiftigen und stark wirksamen als Flammenschutzmittel verwendeten Chemikalie Polybromierte Biphenyle (PBB) gelangten versehentlich in Viehfutter, was dazu führte, dass 90 Prozent der Bewohner Michigans dem Gift ausgesetzt wurden und letztendlich Zehntausende Rinder getötet werden mussten. Es besteht kaum ein Zweifel, dass Diane dem Gift ausgesetzt war, und Studien legen nahe, dass die Aufnahme von PBB lebenslange Folgen haben und sich vielleicht sogar auf künftige Generationen auswirken kann. Großmutter Diane hat zudem eine Zeit lang Fisch aus dem Lake Michigan gegessen. Wir wissen heute, dass dieser Fisch schwer mit PCB (einer anderen giftigen Chemikalie) belastet war und dass die Aufnahme dieses Giftes in den 1970er-Jahren eindeutig mit Hirnschädigungen bis hin zu Geburtsfehlern in der nachkommenden Generation assoziiert war.[5] Und da hört es noch nicht auf. Bahnbrechenden Forschungsergebnissen des Biologen Michael Skinner zufolge zeigt sich die Wirkung der Aufnahme von toxischen Substanzen auch noch in der zweiten oder sogar dritten nachfolgenden Generation.[6]

Wir wissen nicht, was möglicherweise dazu geführt hat, dass River und Bodhi zu früh geboren wurden und Autisten sind, und werden es vielleicht auch nie erfahren.

Aber eins weiß ich: Rivers und Bodhis Vater zu sein, hat mich demütig gemacht und mich viel darüber gelehrt, wer ich bin und was im Leben wirklich zählt. Das Leben beschert uns mehr als unseren gerechten Anteil an Belastungen und Herausforderungen. Ich glaube, wie wir auf diese Herausforderungen reagieren, bestimmt unter anderem darüber mit, wie wir uns als Menschen definieren.

UNSER AUTISMUS-DURCHBRUCH

Während River und Bodhi aufwuchsen, probierten wir Abertausende Ernährungspläne und therapeutische Herangehensweisen aus. Doch selbst im Alter von 10 Jahren machten unsere Kinder noch in die Hosen. Sie hatten oft heftige Wutanfälle und so gut wie keine sozialen Interaktionen mit Gleichaltrigen.

Dann stießen wir auf eine Herangehensweise, die sich Son-Rise-Program nennt. Anstatt darauf abzuzielen, das Verhalten zu ändern, zielt das Son-Rise-Program darauf ab, Beziehungen aufzubauen. Es basiert auf der Annahme, dass es autistischen Menschen an der Fähigkeit mangelt, die Reizeinströmung zu filtern, und sie infolgedessen durch eine Überstimulation überfordert werden. Deshalb scheuen sie Kontakte und suchen Zuflucht in vertrauten, wiederkehrenden Verhaltensweisen, um sich sicher und geborgen zu fühlen.

Bei der Herangehensweise des Son-Rise-Programs versucht man nicht, die Autisten in unsere Welt zu zerren, sondern wir lernen, uns in ihre Welt zu begeben. Indem wir zu ihren Bedingungen Kontakt zu ihnen aufnehmen, freunden wir uns mit ihnen an und mit der Zeit können wir ihnen dann die Tür nach draußen weisen, in unsere Welt.

Zum Beispiel hatten River und ich während seiner ersten zehn Lebensjahre kein einziges Mal einen bedeutungsvollen Blickkontakt. Manchmal schweifte sein Blick an meinem vorbei, aber ich hatte nie das Erlebnis, das wir uns wirklich in die Augen sahen. Es war eines der Dinge, die ich am meisten vermisste.

Doch das sollte sich ändern.

Mit 11 hatte River eine Phase, in der er ausgerechnet für Barbiepuppen eine begeisterte Leidenschaft entwickelte. Er liebte es, mit den Puppen zu spielen, ihre Kleidung zu wechseln, ihre Füße in den Mund zu stecken und auf ihnen herumzukauen. Eines Tages kaute River an dem Fuß einer Barbiepuppe herum und starrte ins Leere.

Ich machte mir Sorgen, was für Gifte möglicherweise in Rivers Körper eindringen mochten. Ich begann auch zu fürchten, dass mein Sohn nie ein Date würde haben können, wenn er daran festhielte, an Füßen von Barbiepuppen zu kauen. Ich war versucht, ihm die Puppe aus dem Mund zu ziehen.

Doch stattdessen versuchte ich die Son-Rise-Herangehensweise. Ich nahm mir auch eine Barbiepuppe und kaute ebenfalls an ihrem Fuß herum. Anstatt Rivers Verhalten als krankhaft zu betrachten, sah ich es als eine Art Spiel an und machte mit.

Zu meiner Überraschung kam River ein Stück weit aus seiner kauenden Trance heraus, sah mich an und grinste. Ich konnte ihn beinahe denken hören: „Oh mein Gott! Es gibt also doch intelligentes Leben auf diesem Planeten!"

Nach einer Minute oder so, die sich für mich anfühlte wie eine herrliche Ewigkeit, bedeutete River mir, näher an ihn heranzurücken. Er lud mich ein, an dem anderen Fuß seiner Barbiepuppe zu kauen. Und so fand ich mich sieben Zentimeter vor Rivers Gesicht dabei wieder, ihm, auf dem Fuße einer Barbiepuppe kauend, in die Augen zu strahlen.

Dies war einer der glücklichsten Momente meines Lebens.

WAS DAS BEDEUTET

River hat sich ziemlich gut entwickelt. Er weiß inzwischen, wie man die Toilette benutzt (jedenfalls meistens). Er hat immer mehr Freunde unterschiedlichen Alters. Er zeigt tiefes Mitgefühl und Anteilnahme für andere. Und er hat seit Jahren nicht mehr auf dem Fuß einer Barbiepuppe herumgekaut. Er und sein Bruder haben es immer noch schwer, aber für mich sind sie beide lebende Wunder.

Inzwischen sehen wir uns jedes Mal, wenn wir etwas miteinander machen, in die Augen und lächeln uns an. Und ausnahmslos jedes Mal schmilzt in solchen Momenten ein Teil meines Herzens.

Und was hat das alles mit der Ernährungsrevolution zu tun? Eine Menge.

Nicht nur Ihr Gehirn ist einzigartig. Ihre Hormone, Ihr Herz-Kreislauf-System, Ihr neurologischer Zustand, Ihr Verdauungssystem, ja sogar Ihr psychologisches und emotionales Befinden haben einen Einfluss darauf, wie Sie auf die Aufnahme von Nahrung und auf alles andere, mit dem Sie zu tun haben, reagieren.

Wenn wir uns der Illusion hingeben, dass wir irgendjemanden (uns selber eingeschlossen) verstanden haben, und wenn wir versuchen, Leute dazu zu bringen, sich so zu ernähren und so zu verhalten, wie wir es für richtig halten, laufen wir Gefahr, nicht mehr aufmerksam zu sein und nicht mehr zuzuhören.

River hat mich gelehrt, wie wichtig es ist, ihm auf der Ebene zu begegnen, auf der er sich befindet, und bereit zu sein, auf unerwartete Weise neue Dinge zu lernen, statt von ihm zu erwarten, dass er sich meiner existierenden Weltsicht anpasst.

Das gleiche Prinzip gilt für Ihre Ernährungsweise. Wenn Sie sich Ihrem Körper und der Art und Weise, wie Sie sich ernähren wollen, mit unvoreingenommener Neugier nähern, schaffen Sie die Bedingungen, unter denen reales Lernen möglich ist. Und durch diese Lernbereitschaft können Sie es im Laufe der Zeit zu einem gewissen Grad an Weisheit bringen.

SIE SIND EINZIGARTIGER, ALS SIE DENKEN

Braucht ein Großvater oder eine Großmutter die gleiche Nahrung wie ein Kind? Braucht ein Büroangestellter, der seine Arbeit im Sitzen verrichtet, die gleiche Kost wie ein Sportler?

Die Antwort lautet eindeutig „nein". Wenn wir uns einer Ernährungsdoktrin oder einer Herangehensweise verschreiben, nach der für alle das Gleiche gilt, leugnen wir unsere Individualität.

Eine groß angelegte, im Jahr 2015 in der Zeitschrift *Cell* veröffentlichte Studie ergab, dass Menschen die gleichen Nahrungsmittel auf sehr unterschiedliche Art und Weise verstoffwechseln.[7] Um zu messen, wie bestimmte Nahrungsmittel verdaut werden, untersuchten die Wissenschaftler bei 800 Teilnehmern der Studie, wie diese 46.898 Gerichte aufnahmen. Während der Studie waren die Teilnehmer angehalten, jeden Bissen, jeden Schluck, jede sportliche Betätigung, jeden Stuhlgang und jeden Schlaf minutiös in eine Handy-App einzutragen. Durch ein am Körper getragenes Messgerät wurden bei den Teilnehmern alle fünf Minuten die Blutzuckerwerte gemessen, und sie gaben regelmäßig Stuhlproben ab, anhand derer die Darmbakterien analysiert wurden. Außerdem gaben sie Blutproben ab und aßen zum Frühstück alle das Gleiche.

Als die Wissenschaftler den Berg an Daten analysierten, waren sie verblüfft, wie unterschiedlich die Teilnehmer auf verschiedene Nahrungsmittel reagierten. Bei einem der Teilnehmer stieg der Blutzuckerwert nach dem Verzehr von Sushi stärker als nach dem Verzehr von Eis. Bei einer anderen Teilnehmerin, die vermeintlich Gesundes aß – Tomaten –, schnellte der Blutzuckerspiegel in die Höhe. Bei einigen stieg der Blutzuckerwert nach dem Verzehr von frischem Obst, nicht jedoch nach einem Glas Bier, bei anderen war genau das Gegenteil der Fall.

Einigen Teilnehmern bekam ein herzhaftes, proteinreiches Frühstück am besten, anderen war eher damit gedient, am Morgen nur etwas Leichtes wie etwas Obst oder einen Smoothie zu sich zu nehmen. Und was für den Körper am besten ist, kann sich im Laufe der Zeit ändern.

DER UNTERSCHIED ZWISCHEN HEISSHUNGER UND HUNGER

Manchmal habe ich Heißhunger auf eine Scheibe Brot oder einen Happen von meinem veganen Lieblings-„Käse". Jetzt, da ich keine Chips mehr esse (zumindest nicht zu Hause), sind das meine bevorzugten Naschereien geworden. Mein Heißhunger überfällt mich meistens, wenn ich lange aufbleibe – über den Zeitpunkt hinaus, zu dem mein Körper vielleicht hätte schlafen wollen. Wenn ich mich über die natürlichen Signale meines Körpers hinwegsetze, merke ich, dass ich das Bedürfnis nach einer oralen Stimulation verspüre, die mir Freude und ein Sinneserlebnis verschafft.

Aber ich weiß auch, dass sich Spätesser eher zu den Nahrungsmitteln hingezogen fühlen, die am wenigsten gesund sind, und dass Essen vor dem Schlafengehen schlecht für die Verdauung und den Stoffwechsel sein kann und die Wahrscheinlichkeit erhöht, Pfunde anzusetzen. Ich genehmige mir spät am Abend hin und wieder ein oder zwei Scheiben Brot oder veganen Käse, versuche jedoch darauf zu achten, daraus keine Gewohnheit werden zu lassen.

Viele Menschen verwechseln emotional ausgelösten Heißhunger oder physiologische Abhängigkeit mit tatsächlichem Hunger. Physische Hungersignale kommen normalerweise aus Ihrem Magen und werden von einem Knurren und einem Gefühl der Leere begleitet - oder aus Ihrem Gehirn und gehen mit Benebeltsein, Konzentrationsmangel, Kopfschmerzen oder Müdigkeit einher. Emotional ausgelöster Heißhunger hingegen kann die Form eines unwiderstehlichen Verlangens nach bestimmten Dingen annehmen – und meistens handelt es sich dabei um Dinge, die nicht gut für Sie sind.

Es ist hilfreich, nach der eigentlichen Ursache zu suchen. Viele Heißhungerattacken werden durch Stress ausgelöst. Um Stress zu mindern, könnte man unter anderem ein heißes Bad nehmen, einen Spaziergang machen, Entspannungstechniken oder Yoga praktizieren oder mit dem Partner schmusen. Manchmal haben Sie in Wahrheit vielleicht einfach nur Durst, wenn Sie glauben, Hunger zu haben. Dann kann es helfen, ein Glas Wasser zu trinken. Wenn der Heißhunger andauert, versuchen Sie etwas Gesundes zu essen, zum Beispiel frisches Obst (ich liebe einen in Scheiben geschnittenen Apfel oder Pfirsich oder eine Birne oder Orange) oder Gemüsesticks (es kann tatsächlich Spaß machen, Möhrensticks, geschälte Selleriestreifen und Gurken- oder Yambohnenscheiben zu knabbern).

Heather Fleming aus San Diego in Kalifornien versucht gerne zu ergründen, was ihren Heißhungerattacken zugrunde liegt – und findet oft eine tiefere Ursache dafür. An einem Osterfeiertag lechzte sie nach einem Donut. Sie forschte unvoreingenommen tief in sich nach und fragte sich, wonach sie wirklich ein Verlangen verspürte. Dann erinnerte sie sich daran, wie sie als Kind nach dem Kirchbesuch mit ihren Eltern und ihren Großeltern immer einen Donut gegessen hatte. Ihr wurde bewusst, dass sie sich in Wahrheit nach einem Gefühl der Verbundenheit mit ihrer Familie sehnte. Heather goss sich eine Tasse Tee ein, rief ihre Mutter an, und erstaunlicherweise verschwand der Heißhunger auf einen Donut.

Heißhunger auf bestimmte Dinge kann durch emotionale, psychologische und physische Faktoren ausgelöst werden. Einige Menschen sind aufgrund biochemischer Mechanismen süchtig nach bestimmten Dingen, und diesen Menschen wird es auch mit noch so starker Willenskraft oder psychologischem Geschick nicht gelingen, sich dauerhaft von der Sucht zu befreien. Doch es gibt Methoden und Hilfsmittel, die nachweislich helfen können (mehr darüber in Kapitel 5).

WIE KÖNNEN SIE ERKENNEN, OB IHR KÖRPER NOCH ETWAS MEHR BRAUCHT?

Es gibt einige Nährstoffe, die die meisten von uns, selbst dann, wenn wir uns vollwertig ernähren, im Auge behalten sollten. Das gilt insbesondere für die Vitamine B_{12}, D_3 und K_2 sowie für Zink und Omega-3-Fettsäuren. Wenn Sie unsicher sind, wie es um Sie im Hinblick auf die soeben genannten wichtigen Nährstoffe bestellt ist, können Sie Ihren Arzt bitten, Ihnen Bluttests zur Bestimmung der wichtigen Nährstoffe zu verschreiben.

Einige Menschen kommen besser mit kleinen Mengen Wildfisch und/oder anderen Tierprodukten aus kontrollierter Herkunft zurecht, während andere sich am gesündesten dabei fühlen, auf Fleisch und Milchprodukte komplett zu verzichten und sich stattdessen von einer Vielfalt anderer Nahrungsmittel zu ernähren. Wie wir später sehen werden, erfreuen sich viele Menschen bester Gesundheit, wenn sie ausreichend Vollwertprodukte und Hülsenfrüchte zu sich nehmen. Aber das gilt nicht für alle.

Einige Menschen, die es gewohnt sind, Süßigkeiten oder raffinierte Lebensmittel zu sich zu nehmen, mögen den Verzehr geringer Mengen solcher Produkte als psychologisch entspannend und angenehm empfinden. Doch bei anderen kann der Verzehr von etwas Süßem Heißhungerattacken auslösen, die zu einem Suchtzyklus und Abhängigkeit führen können. Unterm Strich gilt zwar, dass eine vielseitige Vollwertkost letztendlich für jeden von uns am besten ist, aber es gibt immer Möglichkeiten, noch etwas zu verbessern.

Wenn Sie sich bereits vollwertig und überwiegend pflanzenbasiert ernähren und trotzdem immer noch unter Beschwerden wie Entzündungen oder Verdauungsproblemen leiden, sollten Sie es vielleicht mit einer Eliminationsdiät probieren. Dabei werden bestimmte problemverursachende Produkte identifiziert, indem zunächst alle Nahrungsmittel weggelassen werden, die im Verdacht stehen, die Beschwerden auszulösen. Dann wird ein Nahrungsmittel nach dem anderen wieder aufgenommen. Bei vielen Eliminationsdiäten meidet man zwei oder drei Wochen lang die bekannten allergieauslösenden Nahrungsmittel, unter anderem Nüsse, Mais, Soja, Milchprodukte, Zitrusfrüchte, Nachtschattengewächse (Tomaten, Kartoffeln, Paprika und Auberginen), Gluten (das unter anderem in Weizen, Roggen und Gerste enthalten ist), Produkte vom Schwein, Eier und Meeresfrüchte. Bei Verdauungsproblemen werden bei einigen Eliminationsdiäten auch Hülsenfrüchte gemieden. Wenn die Beschwerden verschwinden, können Sie bestimmte Produkte oder Nahrungsmittelkategorien systematisch wieder zu sich nehmen und darauf achten, ob die Beschwerden wieder auftreten.

Die medizinische Wirkung des Placebo-Effekts ist allgemein bekannt. Wenn Sie davon überzeugt sind, ein bestimmtes Nahrungsmittel nicht gut zu vertragen, riskieren Sie jedes Mal, wenn Sie dieses Nahrungsmittel zu sich nehmen, unter Verdauungsbeschwerden, Benommenheitsgefühlen oder anderen Beschwerden zu leiden, die eher durch Ihre Erwartungen ausgelöst worden sein könnten als durch die physiologische Reaktion Ihres Körpers. Eine Möglichkeit, etwas Objektivität in die Angelegenheit zu bringen, ist das Führen eines Tagebuchs. Schreiben Sie genau auf, was Sie, wie lange Sie schlafen und sich körperlich betätigen, wie Sie sich fühlen und wie viel Energie Sie haben. Beobachten Sie das Ganze über einen gewissen Zeitraum hinweg und stellen Sie fest, ob Sie irgendwelche Trends erkennen können.

Eins habe ich von meinem Sohn River gelernt: Wenn wir etwas, das wir nicht verstehen, verurteilen oder für krankhaft befinden, verlieren wir in unserer Beziehung die Verbindung zu dem, was wir nicht verstehen. Wenn Sie also unter Beschwerden leiden oder Dinge schwierig finden, die in Ihren Augen keinen Sinn ergeben, lautet mein Vorschlag, ihnen mit Neugier und, soweit möglich, gewogen zu begegnen.

Wenn Sie dem, was Sie zu sich nehmen, Ihrem Körper und Ihrer Gesundheit fürsorgliche Aufmerksamkeit schenken, ist das außerordentlich wertvoll. Wenn Sie das tun, werden Sie nahezu sicher neue Dinge erfahren, die die Weisheit Ihrer Entscheidungen prägen.

Wie jeder andere Lebende verdienen Sie absolute und unbedingte Liebe.

MAßNAHMEN:

Option 1: Schreiben Sie eine Sache auf, die einzigartig an Ihnen ist, und eine Sache, die Sie daran schätzen – ein Talent, eine Fähigkeit oder etwas, das dieser Teil von Ihnen möglich macht.

Option 2: Fangen Sie an, ein Tagebuch zu führen. Schreiben Sie auf, was Sie zu sich nehmen, und notieren Sie alles, was Sie sonst noch verfolgen wollen. Sehen Sie, was Sie dabei entdecken.

Option 3: Machen Sie eine Eliminationsdiät und verzichten Sie zwei Wochen lang auf Nüsse, Mais, Soja, Milchprodukte, Zitrusfrüchte, Nachtschattengewächse, Weizen und andere Nahrungsmittel, die Gluten enthalten (wie Roggen und Gerste), Produkte vom Schwein, Eier und Meeresfrüchte. Achten Sie darauf, ob irgendwelche Symptome oder Beschwerden überraschend verschwinden. Wenn dies der Fall ist, gehen Sie langsam und systematisch dazu über, im Abstand von drei Tagen bestimmte Nahrungsmittelgruppen wieder zu sich zu nehmen. Achten Sie mithilfe eines Tagebuchs genau darauf, ob irgendwelche Beschwerden wieder auftreten. Wenn dies der Fall ist, streichen Sie die Nahrungsmittelgruppe, die die Beschwerden verursacht hat, wieder aus Ihrem Ernährungsplan, und fügen Sie diesem alle drei Tage eine weitere Nahrungsmittelgruppe hinzu. Das Ganze kann bis zu sechs Wochen dauern, aber dieser Prozess kann Ihnen dabei helfen, die Schuldigen zu identifizieren.

KAPITEL 3

✗ Lebensmittel, die Sie essen sollten, und Lebensmittel, die Sie meiden sollten

Dorothy Prabhu wuchs in Indien auf. Kurz nachdem sie ihren Mann Mark kennengelernt und geheiratet hatte, zog das Paar in die USA und begann sich auf die moderne, in den Ländern der westlichen Welt übliche Weise zu ernähren. Dorothy bekam diverse gesundheitliche Probleme: Sie litt unter anderem an Nasennebenhöhlenentzündungen, Gebärmuttermyomen und chronischer Erschöpfung. Sie musste sich jeden Morgen mühsam aus dem Bett kämpfen. Dorothys Ärzte verschrieben ihr Medikamente, einige davon hatten starke Nebenwirkungen. Die Ärzte informierten sie nie darüber, dass ihre Ernährung ein Faktor sein könnte, der womöglich etwas mit ihren gesundheitlichen Problemen zu tun haben könnte.

Dorothy spürte instinktiv, dass es eine bessere Lösung geben musste, als Medikamente zu schlucken. Sie begann sich über das Thema Ernährung zu informieren und stellte ihre Kost auf vorwiegend pflanzenbasierte Vollwertprodukte um. Inzwischen hat sie keine Myome mehr und verfügt über mehr physische und mentale Energie denn je. Doch ihr Ehemann Mark folgte ihrem Beispiel nicht. Sie verlor ihn 2016, nachdem er lange unter Diabetes gelitten hatte, aufgrund eines Nierenleidens. Sie waren 36 Jahre zusammen gewesen.

Dorothys weitere Recherchen ergaben, dass sowohl Diabetes Typ 2 als auch Nierenerkrankungen durch eine gesunde Ernährungsweise rückgängig gemacht werden können. Für sie war die moderne industrialisierte Ernährungsweise schuld am Tod ihres Ehemanns. Jetzt lebt sie mit einer verheerenden Lücke in ihrem Leben und zahlt immer noch die Arztrechnungen ihres verstorbenen Ehemanns ab. Aber sie interessiert sich auch brennend dafür, alles nur Erdenkliche über Ernährung zu erfahren. Dorothy will nicht, dass andere leiden. Sie hat einen Beitrag zu diesem Buch geleistet und ist ein wichtiger Einflussfaktor in der Food Revolution Community.

Wir hoffen, dass Sie sich uns anschließen.

Obwohl chronische Krankheiten gegenwärtig so verbreitet sind, dass die meisten Menschen sie für normal halten, muss dies in Wahrheit nicht so sein. Die moderne Art der Ernährung mit industriell gefertigten Produkten und die albtraumhaften Folgen, die sie hervorbringt, sind eine relativ neue Erfindung.

Wir fangen gerade erst an, die immensen Auswirkungen zu verstehen, die diese Ernährungsweise mit sich bringt.

Im Jahr 2013 beendete ein international zusammengesetztes Team von Wissenschaftlern unter der Leitung des an der University of Washington tätigen Institute for Health Metrics and Evaluation die größte Studie über Risikofaktoren für Tod und gesundheitliche Einschränkungen, die in der Geschichte der Menschheit je durchgeführt wurde.[1] Im Rahmen der Studie wurden über einen Zeitraum von 20 Jahren die Auswirkungen von 291 Krankheiten, gesundheitlichen Leiden und Verletzungen sowie 67 verschiedene mögliche Risikofaktoren (wie Ernährung, Bewegung bzw. mangelnde Bewegung und wirtschaftlicher Status) analysiert.

Der aus der Studie resultierende Bericht *Global Burden of Disease* (globale Krankheitslast) kam zu dem Schluss, dass ungesunde Ernährung der Faktor ist, der weltweit am stärksten zu Dutzenden Millionen von Todesfällen und allein in den USA zu mehr als 678.282 Todesfällen jährlich beiträgt.[2] Das bedeutet, dass in den USA *jedes Jahr* mehr Amerikaner an ernährungsbedingten Krankheiten sterben, als im Ersten und Zweiten Weltkrieg, im Korea-Krieg, im Vietnam-Krieg, im Krieg in Afghanistan und in beiden Irak-Kriegen zusammengenommen gestorben sind. Diesmal ist der Feind unsere eigene Entscheidung, wie wir uns ernähren.

Dr. Pat Spensley ist Hausarzt in Newberg, Oregon. Wie die meisten Ärzte lernte er während seines Medizinstudiums sehr wenig über Ernährung. Im Jahr 2013 nahm Dr. Spensley, der an schwerem Asthma und an Fettleibigkeit litt, an einem Food Revolution Summit teil, den mein Vater und ich veranstalteten. Nachdem er seine Ernährung auf eine pflanzenreiche Vollwertkost umgestellt hatte, nahm Dr. Spensley 23 Kilogramm ab und seine Gesundheit und sein Energielevel verbesserten sich dramatisch. Inzwischen verschreibt er nicht mehr nur Medikamente und ordnet Operationen an, sondern spricht mit seinen Patienten darüber, wie die Ernährung dazu beitragen kann, Osteoporose, Krebs, Bluthochdruck, Fettleibigkeit und Herzkrankheiten vorzubeugen.

Ich freue mich auf den Tag, an dem wir mehr Ärzte wie Pat Spensley haben, die die erforderliche Ausbildung erhalten haben, um in der Lage zu sein, gesunde Ernährung als einen elementaren Bestandteil ihrer medizinischen Praxis zu betrachten.

Es liegt an Ihnen, zu entscheiden, was Sie angesichts Ihrer Prioritäten, Ihrer Werte und Ihrer Gesundheitsziele für sinnvoll halten. Aber um Sie zunächst mit einigen Richtlinien zum Food-Revolution-Ernährungsplan auszustatten, habe ich eine Tabelle mit Vorschlägen zusammengestellt, der Sie entnehmen können, welche Lebensmittel Sie reichlich, welche mäßig (wenn überhaupt) und welche Sie nur in sehr geringem Maß oder gar nicht zu sich nehmen sollten.

HINWEISE ZUR BENUTZUNG DIESER TABELLE

Diese Richtlinien basieren auf umfangreichen Daten und medizinischer Forschung, aber sie sind keine universellen Regeln. Auch wenn mehr als 400 Lebensmittel aufgelistet sind, ist die Tabelle notwendigerweise sehr allgemein gehalten. Wie ein Lebensmittel hergestellt und verarbeitet wird, unter Einsatz welcher Pestizide es angebaut oder ob auf Pestizide verzichtet wurde, wie ein Tier behandelt wurde, von dem ein Produkte stammt, und viele andere Faktoren können zu sehr unterschiedlichen Ergebnissen führen. Wie bei allen Dingen sollten Sie auf Ihren Körper und gegebenenfalls auf Ihren Arzt hören und so gut wie möglich Ihrem eigenen Urteilsvermögen vertrauen.

Wenn Sie anfällig für die Anziehungskraft süchtig machender Lebensmittel sind, ziehen Sie scharfe, strikte Grenzen bei Ihren Entscheidungen, was Sie von Ihrem Speiseplan streichen wollen. Denken Sie daran, dass die meisten Alkoholiker es nicht schaffen, „nur einen Drink" zu sich zu nehmen. Wenn Sie an einer ernsten Krankheit leiden, sollten Sie streng und vielleicht sogar ein bisschen dogmatisch sein. Zum Beispiel sollte jemand, der unter Zöliakie oder einer schweren Glutenempfindlichkeit leidet, jegliche Formen von Weizen und anderem glutenhaltigen Getreide meiden. Aber für viele andere Menschen können Weizen, Gerste und Roggen in ihren gesündesten Formen Teil einer guten Ernährung sein – deshalb fallen sie in die Kategorie „Mäßig essen".

Ich kenne Menschen, die geringe Mengen Fleisch von mit Gras gefütterten Rindern essen und berichten, dass der Verzehr dieses Fleisches ihnen guttut. Aber in der medizinischen Forschung herrscht weitgehend übereinstimmend die Erkenntnis, dass der Verzehr von rotem Fleisch für die überwiegende Mehrheit der Menschen mit höheren Raten von Herzkrankheiten, Krebs, Demenz und anderen Krankheiten assoziiert ist. Der Einfachheit halber habe ich daher alle Formen von Rindfleisch in die Kategorie „Minimieren oder eliminieren" eingeordnet.

Durchforsten Sie die Liste nach Lebensmitteln aus den Gruppen „Mäßig essen" oder „Minimieren oder Eliminieren", die derzeitig Bestandteil Ihrer Ernährung sind, auf die Sie aber vielleicht bereit sind zu verzichten.

GEMÜSE	Reichlich essen	Mäßig essen	Minimieren oder eliminieren
	Artischocken		
	Auberginen		
	Blattkohl		
	Blumenkohl		
	Brokkoli		
	Brombeeren		

GEMÜSE	Reichlich essen	Mäßig essen	Minimieren oder eliminieren
	Brunnenkresse		
	Chicorée		
	Chinakohl		
	Gemüse, gefroren	Gemüse, konserviert	
	Grüne Bohnen		
	Grünes Blattgemüse		
	Grünkohl		
	Gurken		
	Karotten		
		Kartoffeln, weiß oder rot (mit Schale)	
	Kohl		
	Kohlrabi		
	Kürbis		
	Lauch		
	Löwenzahnblätter		
	Mangold		
	Okraschote		
	Pak Choi		
	Paprikaschoten		
	Pastinaken		
	Petersilie		
			Pommes frites
	Pilze		
	Rettich		
	Rosenkohl		
	Rübengrün		
	Rübstielgemüse		
	Rucola		
	Salat, Blatt- oder Romanasalat	Salat (Eisberg)	
	Schalotten		
	Schnittlauch		
	Seegras		
	Sellerie		
	Sommerkürbis, alle Arten		
	Spargel		
	Spinat		
	Steckrübe		
	Süßkartoffeln		

GEMÜSE	Reichlich essen	Mäßig essen	Minimieren oder eliminieren
	Tomaten		
	Tomatenmark		
	Tomatensoße		
	Wasserkastanien		
	Winterkürbis, alle Sorten		
	Yambohne		
	Yamswurzel		
	Zwiebeln		
OBST	Reichlich essen	Mäßig essen	Minimieren oder eliminieren
	Ananas	Ananassaft	
		Apfelsaft (naturtrüb)	Apfelsaft (gefiltert)
	Äpfel		
	Aprikosen		
	Avocados		
	Bananen		
	Birnen		
	Blaubeeren		
	Brombeeren		
	Cantaloupe-Melone		
	Cranberrys		
		Datteln	
	Erdbeeren		
	Feigen, frisch	Feigen, getrocknet	
	Früchte, frisch oder gefroren	Früchte, konserviert oder getrocknet (ohne Zuckerzusatz)	Früchte, in Sirup konserviert oder getrocknet (gezuckert)
	Granatäpfel		
	Grapefruit		
	Guaven		
	Himbeeren		
	Holunderbeeren		
		Honigmelone	
	Kirschen		
	Kiwis		
	Limonen		
	Mandarinen		
	Mangos		
	Nektarinen		

	Orangen	Orangensaft, frisch gepresst	Orangensaft aus Konzentrat
	Papayas		
	Persimonen		
	Pfirsiche		
	Pflaumen		
	Quitten		
	Rhabarber		
		Rosinen	
	Sapote		
	Schwarze Johannis-beeren		
	Stachelbeeren		
	Sternfrucht		
	Wassermelone		
	Weintrauben		
	Zitronen		
GETREIDE	**Reichlich essen**	**Mäßig essen**	**Minimieren oder eliminieren**
		Brot und Brotwaren	
			Brötchen
			Brot, gebraten
			Brot und Brotwaren aus weißem Mehl
	Buchweizen		
		Bulgur	
			Cookies
		Couscous	
			Croissants
			Donuts
	Dinkel		
			Farina (Weichwei-zenmehl)
			Gebäck
		Gerste	
			Grieß
	Haferflocken: aus Vollhafer, als Grütze aus ganzem Hafer oder gegart	Haferflocken: Schnellkochmethode oder Instant	
	Hirse		
	Kamut		

GETREIDE	Reichlich essen	Mäßig essen	Minimieren oder eliminieren
		Kleie	
			Kuchen
	Mais*		
	Maismehl, grob*		
		Maismehl*	
		Mehl, 100 % Weizen-vollkornmehl	Mehl, weiß
		Nudeln, Udon	Nudeln, gebraten
		Orzo-Pasta, Vollkorn	
	Pasta aus Hülsen-früchten		
		Pasta aus Vollkorn-reis oder Vollkorn-weizen	Pasta aus Hartwei-zengrieß, weiß
	Polenta*		
	Quinoa		
		Reis, alle Sorten	Reis, gebraten
		Reiskuchen	
		Roggen	
		Sorghum	
	Teff		
		Tortillas, aus Mais* oder Vollkornweizen (mexikanisches Fla-denbrot)	Tortillas aus weißem Mehl (mexikanisches Fladenbrot)
		Weizen	
		Zerealien aus Voll-korn (ohne Zucker)	Zerealien aus raffi-nierten Körnern
HÜLSEN-FRÜCHTE	Reichlich essen	Mäßig essen	Minimieren oder eliminieren
	Bohnen, alle Sorten	Bohnenpüree, mexi-kanisch	
	Bohnensprossen		
	Dal		
	Edamame*		
	Erbsen		
	Kichererbsen		
	Linsen, alle Sorten		
	Miso		
		Sojajoghurt*	
			Sojakäse*

			Sojamayonnaise*
			Sojaprotein*
			Soja Sour Cream*
	Tempeh*		
			Texturiertes Sojaprotein*
	Tofu*	Tofu, gebacken (typischerweise gesalzen und mit Süßstoffen versehen und abgepackt)	Tofu, gebraten

NÜSSE UND SAMEN	Reichlich essen	Mäßig essen	Minimieren oder eliminieren
	Bucheckern		
	Cashewnüsse, roh	Cashewnüsse, geröstet	
	Chiasamen		
	Erdnussbutter*		
	Erdnüsse, roh**	Erdnüsse, geröstet**	
	Hanfsamen		
	Haselnüsse		
	Hickorynüsse		
	Kastanien		
	Kokosnuss		
	Kürbiskerne		
	Leinsamen		
	Macadamianüsse		
	Mandelbutter, roh	Mandelbutter aus gerösteten Mandeln	
	Mandeln, roh	Mandeln, geröstet	
		Mohnsamen	
	Paranüsse		
	Pekannüsse		
	Pinienkerne		
	Pistazien, roh	Pistazien, geröstet	
	Sesamsamen		
		Sojanüsse, leicht geröstet**	Sojanüsse, dunkel geröstet**
	Tahin, roh	Tahin, aus gerösteten Sesamkörnern	
	Walnüsse		

FETTE/ÖLE	Reichlich essen	Mäßig essen	Minimieren oder eliminieren
			Baumwollsaatöl*
			Erdnussöl
		Hanföl	
		Kokosöl, Bioqualität*	
	Leinöl, frisch, nicht erhitzt		
			Maiskeimöl*
	MCT-Öl (mittelketti-ge Triglyceride), nicht erhitzt, aus Kokosöl		
		Olivenöl, nativ extra	
	Omega-3-Öle, aus Algen oder Fisch		
			Palmkernöl
			Palmöl
		Rapsöl, Bioqualität*	
			Safloröl
			Schweineschmalz
			Sesamöl
			Sojaöl
			Sonnenblumenöl
			Teilweise gehärtete Öle, alle*

SÜSSUNGS-MITTEL	Reichlich essen	Mäßig essen	Minimieren oder eliminieren
			Agavendicksaft
		Ahornsirup	
			Brauner Reissirup
		Datteln	
			Erythrit
		Feigen (getrocknet)	
		Gerstenmalz	
		Honig, roh	Honig, pasteurisiert
			Kalorienfreie Süß-stoffe (Splenda, Saccharin, Nut-ra-Sweet, Aspartam* etc.)
		Kokosblütenzucker	
			Mais-Süßungs-mittel*

			Maissirup, mit hohem Fruchtzuckergehalt*
	Marmelade und eingemachtes Obst, 100 % Frucht	Marmelade und Eingemachtes, gesüßt	
		Melasse	
			Sorbitol
		Stevia	
		Xylit	
		Zucker: roher Rohr-Turbinado-Zucker, eingedampfter Rohrzuckersaft	Zucker: weiß
GETRÄNKE	**Reichlich trinken**	**Mäßig trinken**	**Minimieren oder eliminieren**
			Bier
			Cidre
			Cocktails und alkoholische Mixgetränke
		Fruchtsäfte	
	Grapefruitsaft, rot		
			Harter Alkohol
	Kaffee, kalt gebrüht, ungesüßt	Kaffee, heiß gebrüht, ungesüßt	Kaffee, aromatisiert oder gesüßt
		Kaffee, entkoffeiniert	
		Softdrinks: naturbelassen, zuckerfrei	Softdrinks: Cola-Getränke, normal
	Kokoswasser		
		Kombucha	
			Sake
	Sprudelwasser		
	Tee, ungesüßt: schwarzer, grüner, weißer, Kräutertee, Oolong-Tee, Yerba Mate Tee	Tee, gesüßt	
	Wasser		
		Wein, rot	Wein, weiß

KRÄUTER, GE-WÜRZE UND WÜRZMITTEL	Reichlich essen	Mäßig essen	Minimieren oder eliminieren
		Bragg Liquid Aminos* (flüssige Aminosäuren)	
	Brühe, aus Gemüse		Brühe: Rinder- oder Hühnerbouillon
	Essiggurken, unge-süßt		
	Essig: Apfelwein, Rot-wein, Balsamico	Essig: Getreide*, Reis-wein	
	Frische und getrock-nete Kräuter/Gewür-ze: Piment, Basili-kum, Lorbeerblätter, Kümmel, Kardamom, Cayennepfeffer, Sellerieblättchen und –samen, gemah-lene Chilis, Zimt, Nelken, Korian-der, Kreuzkümmel, Curry, Dill, Fenchel, Bockshornklee, Gal-gant, Garam Masala, Knoblauch, Ingwer, Kräuter der Proven-ce, Kaffirlimetten-blätter, Zitronengras, Zitronenpfeffer, Majoran, Minze, Sen-fpulver, Muskatnuss, Oregano, Paprika, Pe-tersilie, Pfeffer, Ros-marin, Safran, Salbei, Estragon, Thymian, Kurkuma		
			Grillsoßen
		Gurkenrelish	
			Ketchup
			Mayonnaise
	Miso		
	Hefeflocken		
		Pfeilwurz	
	Salsa/scharfe Soße		

		Salz	
	Sauerkraut		
		Senf, Würzpaste	
			Sojasoße, kommerziell hergestellt*
		Tamari Sojasoße, natürlich gebraut*	
	Vanilleextrakt		
SNACKS	**Reichlich essen**	**Mäßig essen**	**Minimieren oder eliminieren**
	Cashewkerne, naturbelassen	Cashewkerne, geröstet	
	Chips aus Grünkohl		Chips aus Mais, Kartoffeln, Reis
		Cracker aus Reis- oder Vollkornmehl	Cracker aus Weißmehl
	Guacamole		
	Hummus		
			Käse-Dip
		Kaugummi, mit Xylitol gesüßt	Kaugummi, konventionell gesüßt
	Mandeln, roh	Mandeln, geröstet und gewürzt	
	Pistazien		
	Riegel aus rohen Früchten und Nüssen	Riegel: Nährstoffe/ Gesundheit/ Protein	Riegel Müsliriegel
		Schokolade, dunkel	Schokolade, Vollmilch
	Studentenfutter		
			Süßigkeiten
		Trockenfrüchte	

* Soja, Mais, Baumwollsaat, Zuckerrüben und Raps werden häufig in Form gentechnisch veränderter Sorten angebaut. Ich empfehle daher, bei Lebensmitteln, die aus diesen Kulturpflanzen hergestellt werden, auf Bio Produkte und/oder solche zurückzugreifen, die mit dem Zertifikat „gentechnikfrei" versehen sind. Warum ich dazu rate, gentechnisch veränderte Produkte zu meiden, erläutere ich in Kapitel 25.

** Technisch gesehen eine Hülsenfrucht, wird aber aufgrund ihres nussartigen Aromas und Nährstoffprofils oft als „Ehrennuss" betrachtet.

Ein Wort über Produkte tierischen Ursprungs

Die industrielle Fleisch- und Milchproduktion ist für unseren Planeten zu einem Albtraum geworden. Sie verursacht direkt einen enormen Verbrauch von Frischwasser, eine massive Wasserverschmutzung und die Produktion von mehr Treibhausgasen als alle Autos, Lastwagen, Flugzeuge, Schiffe und Eisenbahnen zusammen.[3] Aus diesen und anderen Gründen meiden viele Menschen tierische Produkte und ernähren sich ausschließlich oder fast ausschließlich von pflanzlichen Produkten. Einige Menschen berichten jedoch, dass sie sich besser fühlen und mehr Energie haben, wenn sie auch einige tierische Produkte zu sich nehmen. Falls Sie zu diesen Menschen gehören sollten und nicht aus ethischen Gründen dagegen sind, dass Tiere getötet werden, um aus ihnen Lebensmittel für Menschen zu produzieren, habe ich die folgende Tabelle erstellt. Sie soll Ihnen zeigen, wie verschiedene tierische Produkte meiner Meinung nach aus streng gesundheitlicher Sicht abschneiden. Ich werde dieses kontroverse Thema in Kapitel 29 eingehender behandeln.

FISCH UND MEE-RESFRÜCHTE***	Reichlich essen	Mäßig essen	Minimieren oder eliminieren
			Aal
		Austern	
		Buntbarsch (Tilapia)	
		Flunder	
		Forelle: Regenbo-gen-, Stahlkopffo-relle	
		Garnelen	
			Hai
			Heilbutt
	Hering		
			Hummer
		Jakobsmuschel	
			Kabeljau
			Kaviar
		Krabben	
			Krake
	Lachs, wild	Lachs aus Aquakul-turen	
		Langusten	
			Mahi Mahi (Gold-makrele)
			Makrele

FISCH UND MEE-RESFRÜCHTE***	Reichlich essen	Mäßig essen	Minimieren oder eliminieren
		Meeräsche	
		Miesmuscheln	
			Mollusken
			Pollack
	Sardellen		
	Sardinen		
		Seezunge: Doverseezunge, kalifornische Scholle	
			Seeteufel
			Schellfisch
			Schnapper
			Schwertfisch
		Shrimps	
			Stör
			Streifenbarsch
			Tintenfisch
			Thunfisch: weißer Thun, Ahi, Blauflossen- und Gelbflossen-Thun
			Torpedobarsch
		Weißfisch	
		Wels	
			Zackenbarsch

*** Fisch kann aus Aquakulturen oder Wildfang stammen. Es gibt viele Zuchtmethoden – bei den meisten sind die Produkte stark mit Giften belastet. Wenn der Fisch aus Wildfang stammt, hängt die Belastung des Fischs vom Verschmutzungsgrad des Wassers ab, in dem er geschwommen ist. Quecksilber und andere Giftstoffe akkumulieren sich tendenziell in der Nahrungskette, und viele Fische stehen an der Spitze sehr langer Nahrungsketten. In dieser Tabelle werden generelle Toxizitätswerte berücksichtigt, außerdem Umweltbelastungen, die Konzentrationen von Omega-3-Fettsäuren und das allgemeine Nährwertprofil. Aber sie ist sehr ungenau, weil es so viele Variablen gibt. Es gibt auch erhebliche ethische und ökologische Faktoren, die beim Verzehr von Fisch zu berücksichtigen sind. Ein Verzeichnis nachhaltiger Fische und Meeresfrüchte finden Sie unter www.wwf.de/fischratgeber

EIER, MILCHPRO-DUKTE UND MILCHERSATZ-PRODUKTE	Reichlich essen	Mäßig essen	Minimieren oder eliminieren
		Butter aus Milch von auf Weiden gehaltenen Kühen	
			Buttermilch
		Butterartige Brotaufstriche: Earth Balance, Nutiva Kokosöl (butteriges Aroma)	Butterartige Brotaufstriche
		Eier von frei laufenden, auf Weiden gehaltenen Hühnern	Eier, normale
			Eiscreme
		Frischkäse aus Nüssen	Frischkäse aus Milch
			Ghee (reines Butterfett)
			Hüttenkäse
FLEISCH UND FLEISCHERSATZ-PRODUKTE	Reichlich essen	Mäßig essen	Minimieren oder eliminieren
	Joghurt, ungesüßt: Mandel- oder Kokosjoghurt	Joghurt: gesüßter Sojajoghurt, ungesüßter Joghurt aus Kuhmilch	Joghurt, gesüßt: Mandel-, Kokos- oder Kuhmilch-joghurt
			Kaffeesahne
	Käse aus Zuchtnuss		Käse aus Milch oder Soja
		Kokosmilch	
			Margarine
	Pflanzliche Milch, ungesüßt: Mandel-, Hanf-, Hafer- oder Sojamilch	Pflanzliche Milch, gesüßt: Mandel-, Hanf-, Hafer-, Reis- oder Sojamilch*, Milch mit Erbsen-proteinen	Milch: Kuhmilch, Ziegenmilch
			Saure Sahne
			Schlagsahne
			Bacon
		Bison, auf Weiden gehalten	Bison, konventionell gefüttert

FLEISCH UND FLEISCHERSATZPRODUKTE	Reichlich essen	Mäßig essen	Minimieren oder eliminieren
			Dörrfleisch
			Dosenfleisch
			Ente
			Frühstücksfleisch
			Geräuchertes oder gesalzenes Fleisch
			Hammel (Schaf)
			Hot Dogs mit Fleisch oder Soja
			Hühnerfleisch
			Kalbfleisch
			Kaninchen
		Karibu, wild	
			Lamm
			Rauchfleisch
		Rehfleisch (Hirsch, Elch)	
			Rind
			Schinken
			Schwein
	Tofu, in Bioqualität*		
			Truthahn
		Veggie-Burger	
			Wachtel
			Wurst (fleischbasiert oder Veggiewurst)

* Meine Empfehlung: Entscheiden Sie sich für Bio-Soja oder zertifiziertes gentechnikfreies Soja. Warum, das erfahren Sie in Kapitel 25.

Eine elektronische Version dieser Tabelle finden Sie unter dem Link www.31dayfoodrevolution.com/chart.

KAPITEL 4

✖ Stimmen Sie mit Ihrem Geld ab

Ich liebe es, Lebensmittel einzukaufen. Irgendwie macht es mir Spaß, durch die Gänge zu schlendern und nach guten Produkten und besonderen Schnäppchen Ausschau zu halten. Vielleicht ist das auf die Geschichte unserer Vorfahren als Jäger und Sammler zurückzuführen oder auf meine Kindheit, in der ich auf einer kleinen kanadischen Insel Wildbeeren gesammelt habe. Oder vielleicht stehe ich auch einfach nur auf Essen.

Als Verfechter natürlicher Nahrungsmittel finde ich es spannend zu sehen, dass die Auswahl an verfügbaren natürlichen Nahrungsmitteln und Bio-Produkten ständig größer wird. Als ich ein Kind war, gab es in den Naturkostläden in unserer Stadt nur eine kleine (und sehr teure) Auswahl an Obst und Gemüse. Die einzigen angebotenen Vollkornbrote schmeckten furchtbar nach Karton. Und ehrlich gesagt waren die meisten Naturkostläden ziemlich schmuddelig.

Wie sich die Dinge geändert haben.

In den zurückliegenden Jahrzehnten sind die Produktion und der Verkauf von natürlichen Nahrungsmitteln und Bio-Produkten zu einem großen Geschäft geworden. Allein in den USA hat sich der Umsatz solcher Produkte seit dem Jahr 2001 fast verdreifacht und übersteigt inzwischen die Summe von 69 Milliarden Dollar.[1] Auch in Europa steigt der Verkauf von Bio-Produkten, der im Jahr 2015 Einnahmen im Wert von 27 Milliarden Euro einbrachte.[2] Alleine in Deutschland sind die Umsätze in den vergangenen Jahren auf 12 Milliarden Euro gestiegen. Gesunde Nahrungsmittel sind nicht mehr nur etwas für Hippies, und die großen Lebensmittelkonzerne fangen an mitzumischen.

Aber im Bio-Land herrscht nicht nur Friede, Freude, Eierkuchen. Einigen Freunden natürlicher Nahrungsmittel behagt die Tatsache nicht, dass die meisten ihrer geschätzten Marken von großen Konzernen aufgekauft wurden.

Clorox hat Burt's Bees gekauft. General Mills hat sich Cascadian Farm und Muir Glen einverleibt. Coca-Cola hat Odwalla und Honest Tea geschluckt. Selbst Kellog's hat sich an dem Kaufrausch beteiligt und beliebte Marken wie Kashi und Gardenburger erworben. In den USA werden angeblich 80 Prozent der Bio-Marken von Riesenkonzernen produziert.[3]

Und im Jahr 2017 kaufte Amazon für angeblich 13,7 Milliarden Dollar Whole Foods Market. Das war die größte Übernahme in der Geschichte der Naturkost-Industrie.[4]

Natürliche Nahrungsmittel erfreuen sich zusehends allgemeiner Beliebtheit und können inzwischen als Mainstream-Produkte gelten, aber der Mainstream nistet sich auch in die natürlichen Nahrungsmittel ein und verändert diese. Die Standards verschieben sich, und eine wachsende Anzahl von Marken natürlicher Lebensmittel bedient sich inzwischen Praktiken und fügt den Produkten Inhaltsstoffe hinzu, die noch vor wenigen Jahren unvorstellbar gewesen wären.[5]

Heißt das, dass es inzwischen zum Beispiel keinen Unterschied mehr zwischen Walmart und Whole Foods Market gibt? Nein, das heißt es bei Weitem nicht.

Whole Foods Market gibt an, bestimmte Inhaltsstoffe in Lebensmitteln als „nicht akzeptabel" zu erachten. Im Jahr 2014 führte Ben Blatt vom Online-Magazin *Slate* eine Studie durch, um zu bestimmen, wie viele Lebensmittelprodukte, die in einem Walmart-Regal ausgelegt sind, in einem Whole Foods Market nicht zu finden sind. Er kam zu dem Schluss, dass bei Whole Foods Market ungefähr 54 Prozent der bei Walmart angebotenen Produkte nicht im Sortiment enthalten sind.[6]

Whole Foods Market mag seine Verkaufsstrategie verändern oder auch nicht, aber bis zum Schreiben dieses Buchs stellt das Unternehmen eine Liste zur Verfügung, auf der 78 Substanzen aufgeführt werden, die als „inakzeptable Inhaltsstoffe von Lebensmitteln erachtet werden".[7] Diese Liste umfasst alle möglichen Substanzen von Maissirup mit hohem Fruchtzuckergehalt über Mononatriumglutamat (MSG) bis hin zu Chemikalien, die die meisten Menschen schwer auszusprechen finden wie zum Beispiel Dimethylpolysiloxan.

Bedeutet das, dass alles, was bei Whole Foods Market verkauft wird, gut ist? Nicht einmal annähernd. Vor Kurzem war ich im Whole Foods Market in Santa Cruz in Kalifornien. In der Backabteilung wurden Dutzende frisch gebackene Brote angeboten. Wie viele der bei „Whole" Foods gebackenen Brote enthielten wohl zu 100 Prozent Vollkorn?

Kein einziges.

Aber ich fand sechs Varianten frisch gebackener veganer, „natürlicher" Donuts, einige sogar glutenfrei. Dabei handelte es sich im Wesentlichen um frittierte Produkte aus Zucker und raffiniertem Mehl mit zugesetztem Aroma. Die Donuts mögen keine der 78 Inhaltsstoffe enthalten haben, die die Lebensmittelkette auf die schwarze Liste gesetzt hat, aber das macht sie kaum zu gesunden Nahrungsmitteln.

Dieses Beispiel zeigt Folgendes: Egal wo Sie einkaufen, sei es in einem großen Einkaufscenter oder in einem Bio-Supermarkt – Sie kommen nicht darum herum, aufmerksam zu sein. Sie können Ihre Gesundheit und Ihre Unversehrtheit nicht für gegeben hinnehmen.

ALTERNATIVE LÖSUNGEN SIND AUF DEM VORMARSCH

In einem großen Lebensmittelsupermarkt einzukaufen, ist nicht die einzige Option. Trotz oder vielleicht auch teilweise aufgrund der Übernahme von Naturkostläden und Bio-Läden durch große Konzerne schießen neue Alternativen aus dem Boden. Und einige dieser Alternativen können Freude bereiten!

Einige Leute bauen selber in Gärten Obst und Gemüse an (mehr darüber in Kapitel 28). Und immer mehr Menschen kaufen auf Bauernmärkten, bei Online-Anbietern oder setzen auf landwirtschaftliche Gemeinschaftsprojekte.

Bauernmärkte

Zwischen 1994 und 2014 hat sich die Anzahl der Bauernmärkte in den USA vervierfacht.[8] In Deutschland haben die 3.300 Wochen- und Bauernmärkte im Jahr 2018 einen Gesamtumsatz von 1,4 Mrd. Euro erwirtschaftet. Die Märkte versorgen die Verbraucher mit frischem Obst und Gemüse, das in vielen Fällen biologisch angebaut und oft am gleichen Tag, an dem es verkauft wird, geerntet wurde. Dadurch, dass die Zwischenhändler und der typische Supermarkt wegfallen, verdient der Bauer mehr an seinen Produkten, während die Verbraucher vielleicht sogar weniger dafür bezahlen müssen. Und das angebotene Obst und Gemüse ist definitiv frischer.

Der neuesten verfügbaren landesweiten Umfrage bei 1.400 Marktmeistern von Bauernmärkten in den USA zufolge steigen der Umsatz sowie die Anzahl der Verkaufsstände und der Kunden auf den Märkten stetig.[9] Außerdem gibt es inzwischen auf mindestens drei Vierteln der Märkte einen Verkaufsstand, an dem Lebensmittelmarken des Supplemental Nutrition Assistance Program (SNAP) akzeptiert werden. Programme wie das SNAP (bei dem Lebensmittelmarken ausgegeben werden) können den Kundenstamm von Bauern erweitern, den Empfängern der Marken Zugang zu gesunden Nahrungsmitteln ermöglichen und den Verkauf von regional angebautem Obst und Gemüse fördern.

Ich liebe es, auf einem Bauernmarkt zwischen den Ständen umherzuschlendern und den Menschen zu begegnen, die das Obst und das Gemüse tatsächlich angebaut haben. Ich kann mit ihnen über ihre Anbaumethoden reden und sie fragen, wie das Wetter ihre Ernte beeinflusst oder welche Pfirsichart in dieser Woche am schmackhaftesten ist. Ich genieße das Gemeinschaftsgefühl, das entsteht, wenn die lokale Bevölkerung zusammenkommt, um unsere Bauern zu unterstützen und von diesen ernährt zu werden.

Landwirtschaftsgemeinschaften

Landwirtschaftsgemeinschaftsprojekte ermöglichen es Verbrauchern, saisonales Obst und Gemüse direkt von vor Ort produzierenden Bauern zu beziehen. Typischerweise bietet ein Bauernhof, der an einem solchen Projekt teilnimmt, „Anteile" an und verpflichtet sich, für die teilnehmenden Mitglieder der Landwirtschaftsgemeinschaft Nahrungsmittel anzubauen. Die Mitglieder der Gemeinschaft erklären sich im Gegenzug bereit, den Hof durch finanzielle Beiträge zu unterstützen, die normalerweise in regelmäßigen Abständen bezahlt werden. Mithilfe der Beiträge der Mitglieder werden Saatgut und Pflanzen gekauft sowie Kosten für das Gewächshaus, für Geräte, Arbeitskräfte und andere für die Arbeiten auf dem Bauernhof erforderliche Dinge gedeckt. Die Mitglieder erhalten wöchentlich oder alle zwei Wochen einen Anteil an den Ernteerträgen. Unterm Strich werden die Mitglieder Anteilseigner an dem Hof, und der Hof hat eine beständige Einnahmequelle.

Das Konzept der Landwirtschaftsgemeinschaften entstand Mitte der 1960er- und in den 1970er-Jahren in Japan als Reaktion der Verbraucher auf den immer stärkeren Einsatz von Pestiziden in der industrialisierten Landwirtschaft. In den 1980er-Jahren verbreitete sich die Idee auf der ganzen Welt.

Seitdem haben viele Höfe und Gemeinschaften das Modell auf ihre jeweiligen Bedürfnisse zugeschnitten. Landwirtschaftsgemeinschaften können unterschiedlich groß sein. Einige beliefern gerade mal ein Dutzend Familien, andere versorgen mehr als Tausend Haushalte mit Nahrungsmitteln. In Frankreich bezogen allein im Jahr 2016 mehr als 400.000 Menschen Produkte von Landwirtschaftsgemeinschaften.[10] In Deutschland gibt es bereits 88 Höfe, die sich zu einer solidarischen Landwirtschaft zusammengeschlossen haben - und die Zahl tendiert weiter nach oben.

Einige Landwirtschaftsgemeinschaften liefern nach Hause, einige verteilen die Anteile an die Mitglieder auf Bauernmärkten, andere lassen die Mitglieder die ihnen zustehenden Produkte auf dem Hof abholen. Die Mitglieder einiger Landwirtschaftsgemeinschaften können jede Woche auswählen, welche Produkte sie haben wollen, während andere die wöchentliche Ernte darüber entscheiden lassen, was jeweils an die Mitglieder verteilt wird.

Unsere Familie ist Mitglied einer Landwirtschaftsgemeinschaft. Wir statten dem Hof jede Woche einen Besuch ab und holen unseren Karton mit dem uns zustehenden Anteil der wöchentlichen Ernte ab. Wir finden es gut, dass das Obst und Gemüse, das wir bekommen, mit der Jahreszeit variiert. Es ist schön, einige Salatsorten im Juni zu bekommen, im Juli dann andere und im Oktober wieder andere.

Phoenix und ich machten ein Familienspiel daraus, immer sämtliche Vorräte zu verbrauchen, bevor der nächste Mittwoch heranrückte und wir unsere neue Ladung abholten. Saftige Aprikosen waren nach wenigen Minuten verputzt. Aber es gab auch Zeiten, in denen wir unseren Karton öffneten und neben allem anderen auch eineinhalb Kilogramm Knollensellerie fanden.

Wenn Sie sich fragen, was Knollensellerie ist, sind Sie nicht allein. Ich bilde mir gerne ein, ein bisschen über verschiedene Gemüsesorten zu wissen, aber ich will ehrlich sein – ich wusste auch nicht, was es war. Unsere Söhne River und Bodhi recherchierten im Internet und erklärten uns, dass Knollensellerie genau genommen die Wurzel der Selleriepflanze ist. Auf einigen Websites wird Knollensellerie als „die hässliche Wurzel", ein „Abfallprodukt des Sellerieanbaus" oder sogar als „Schweinefutter" bezeichnet.

Im ersten Moment war ich verärgert. Ich stellte mir vor, dass unsere lokalen Bauern ihren Sellerie geerntet hatten und versuchten, Wurzeln loszuwerden, die niemand haben wollte. Und schlimmer noch: Aufgrund unseres Familienspiels mussten wir irgendeine Möglichkeit finden, das Zeug zu essen.

River und Bodhi retteten uns den Tag. Sie googelten nach Knollensellerierezepten, und es dauerte nicht lange, da schälte und hackte ich den Knollensellerie pfundweise, damit wir ihn Suppen, Gemüsepfannengerichten und Salaten hinzufügen konnten.

Die Herausforderung, neue Gemüsesorten zu verarbeiten, brachte Kreativität und Abenteuerlust in unsere Familie. Erst später erfuhr ich, dass Knollensellerie eines der gesündesten Nahrungsmittel ist, die es gibt. Knollensellerie werden positive Eigenschaften für die Verdauung, die Herzgesundheit, die Knochen und sogar für das Immunsystem zugeschrieben.[11]

Ich finde es großartig, dass unsere lokale Landwirtschaftsgemeinschaft uns eine neue Erfahrung und eine neue Beziehung zu gesunden Nahrungsmitteln beschert hat. Mitglied einer Landwirtschaftsgemeinschaft zu sein, verbindet unsere Familie mit der lokalen Umgebung und mit den Jahreszeiten, reduziert den Transport von Lebensmitteln, unterstützt den lokalen Handel und verschafft Bauern finanzielle Sicherheit. Und manchmal, mit ein bisschen Glück, wird das Ganze auch noch mit einem Hauch Abenteuer gewürzt. All das gefällt mir.

Manchmal stellt man, wenn man mit einem neuen Gemüse Bekannt-schaft macht, sogar fest, dass man am Ende eine neue Lieblingsspeise hat. Sarah Medlicott aus Santa Cruz, Kalifornien, erfuhr von der Freewheelin' Farm, einer Landwirtschaftsgemeinschaft, die ihren Mitgliedern das Obst und Gemüse per Fahrrad ausliefert. Sie wurde Mitglied und lernte auf An-hieb die Gaumenfreuden kennen, die einem der Delicata-Kürbis bereiten kann. Bis dahin kannte sie diese köstliche Kürbisart gar nicht, doch nun entdeckte sie alle möglichen Arten der Zubereitung. Unter anderem briet und buk sie ihn und pürierte ihn zu einer Suppe. Es dauerte nicht lange, da war Sarah als die Delicata-Queen bekannt, die diese vegetarische Köst-lichkeit zu zahlreichen geselligen Zusammenkünften mitbrachte.

Wenn Sie in den USA leben, finden Sie auf der Website localharvest.org/csa Informationen über Landwirtschaftsgemeinschaften. In Deutschland können Sie sich beispielsweise beim Netzwerk solidarische Landwirtschaft (www.soli-darische-landwirtschaft.org) informieren (Anm. d. Verlags).

Online einkaufen

Immer mehr Menschen kaufen Nahrungsmittel im Internet. Diese Art des Einkaufens unterstützt nicht den lokalen Handel, aber sie ist bestechend bequem. Die Lastwagen, mit denen die bestellten Produkte geliefert werden, belasten zwar zweifellos die Umwelt, doch das wird durch die Einsparungen ausgeglichen, die dadurch entstehen, dass die Kunden nicht mit dem eigenen Auto zum Supermarkt fahren und die Einzelhändler keine hell erleuchteten und klimatisierten Ladenflächen für ihren Geschäftsbetrieb bereithalten müssen.[12] Gelieferte Nahrungsmittel kommen in Kartons, und einige Men-schen haben Bedenken wegen der Belastungen durch all das Verpackungs-material. Aber in Supermärkten werden die Produkte auch in unglaublich vielen Kartons geliefert. Diese Kartons sehen die Kunden nur nie.

Amazon legt sich mächtig ins Zeug, um beim Online-Verkauf von Lebens-mitteln die Nummer eins zu sein, aber der Konzern sieht sich einer starken Konkurrenz von Thrive Market gegenüber, einem anderen Online-Händler mit anderen Verkaufszielen. Amazon will ein „Allesverkäufer" sein. Thrive Mar-ket hingegen wurde mit einem grundlegend anderen Ziel gegründet - jedem gesunde Nahrungsmittel zu erschwinglichen Preisen verfügbar zu machen.

Thrive Market verwendet ein mitgliederbasiertes Online-Modell, um mehr als 4.000 nicht verderbliche natürliche, nicht gentechnisch veränderte Pro-dukte sowie Bio-Produkte zu Großhandelspreisen zu verkaufen. Indem die Kernoperationen von den Mitgliederbeiträgen finanziert werden, ist Thrive Market in der Lage, den Mitgliedern die angebotenen Produkte zu sehr günstigen Preisen zur Verfügung zu stellen. Die Möglichkeit, die angebotene Produktpalette nach bestimmten Kriterien wie Bio, glutenfrei, sojafrei, roh, vegan oder Paleo zu filtern, erleichtert es dem Konsumenten, gezielt nach dem zu suchen, was man haben möchte, ohne in Versuchung zu geraten, etwas zu kaufen, das eigentlich nicht den eigenen Ernährungsprioritäten entspricht. Da Thrive Market kein frisches Obst und Gemüse anbietet, handelt es sich nicht um einen E-Commerce-Händler, der alles aus einer Hand anbietet, aber Thrive Market ist eine gute Ergänzung zu einer Landwirtschaftsgemeinschaft, einem Bauernmarkt oder einem eigenen Gemüsegarten.

Im Einklang mit dem selbst gesetzten Ziel, den Zugang zu gesunden Nahrungsmitteln für Bevölkerungsgruppen mit niedrigem Einkommen oder für Menschen, die in „Nahrungsmittelwüsten" leben, zu demokratisieren, ermöglicht Thrive Market mittels eines Programms namens Thrive Gives für jedes zahlende Mitglied einer Person mit niedrigem Einkommen eine kostenlose Mitgliedschaft.

Sharon, eine alleinerziehende Mutter von drei Kindern, ist Mitglied bei Thrive Gives. Sie arbeitet in Vollzeit als ausgebildete Krankenschwester. Ihr inzwischen 12 Jahre alter Sohn erlitt, als er klein war, eine Gehirnverletzung und bedarf seitdem besonderer Pflege, was es Sharon erschwert, ihre vierköpfige Familie aus eigener Kraft über die Runden zu bringen. Doch Thrive Gives hat es ihr ermöglicht, sich gesunde Bio-Produkte leisten zu können. Das ist für ihren Seelenfrieden und das Wohlergehen ihrer Familie sehr wichtig.

Bisher liefert Thrive Market nur in den USA. Unter dem Link 31dayfoodrevolution.com/thrive finden Sie weitere Informationen und können eine kostenlose Testmitgliedschaft ausprobieren.

MAßNAHMEN:

Option 1: Erstellen Sie eine Liste aller Orte, an denen Sie Lebensmittel kaufen. Ordnen Sie sie danach, wie viel Sie von dem Ihnen insgesamt zur Verfügung stehenden Budget an jedem dieser Orte ausgeben. Denken Sie darüber nach, ob die Liste mit Ihren Werten und Ihren Zielen im Einklang steht.

Option 2: Machen Sie mindestens ein Lebensmittelgeschäft ausfindig, das Sie bisher noch nicht besucht haben (z. B. einen Naturkostladen, einen Bauernmarkt oder einen Online-Lebensmittelhändler), und kaufen Sie dort etwas Gesundes.

Option 3: Werden Sie Mitglied in einer Landwirtschaftsgemeinschaft (oder helfen Sie mit, eine solche zu gründen) und sorgen Sie dadurch für einen regelmäßigen Nachschub an gesunden Nahrungsmitteln in Ihrem Leben.

KAPITEL 5

Gewöhnen Sie sich gesunde Essgewohnheiten an

Als Josh LaJaunie aus Thibodaux, Louisiana, vor nicht allzu langer Zeit auf dem Weg in einen Familienurlaub war, wurde ihm mitgeteilt, dass das kleine Flugzeug, in dem er sich befand, aufgrund seines Umfangs nur sicher fliegen könne, wenn er sich weiter nach vorne setze. Als er nach Hause kam, ging Josh auf die Waage und erhielt eine Fehlermeldung, weil das Gerät nur bis zu einem Höchstgewicht von 180 Kilogramm messen konnte.

Da Fettleibigkeit und Herzerkrankungen in seiner Familie verbreitet waren, wurde Josh klar, dass er sich auf einem gefährlichen Lebenspfad befand. Er stellte sein Leben grundlegend um und ersetzte Hamburger durch Gemüse. Es dauerte nicht lange, und Josh hatte fast 105 Kilogramm abgenommen. Und erstaunlicherweise wurde er ein Ultramarathonläufer. Im Jahr 2016 nahm Josh an einem 100-Meilen-Lauf teil und landete auf der Titelseite des Laufmagazins *Runner's World*. Heute ist Josh in seiner Stadt in Louisiana eine lokale Berühmtheit und ein leidenschaftlicher Verfechter gesunder Lebensgewohnheiten.

Aber wir wissen alle, dass die Erkenntnis allein nicht ausreicht, um alte Gewohnheiten zu ändern. Wollten Sie je mit Begeisterung etwas anders machen oder eine Entscheidung umsetzen – bloß um Monate später zurückzublicken und feststellen zu müssen, dass Sie das, was Sie sich fest vorgenommen hatten, doch nicht gemacht haben? Haben Sie sich je vorgenommen, etwas Bestimmtes nicht mehr zu essen oder regelmäßig Sport zu treiben oder aufzuhören zu naschen – und dann feststellen müssen, dass die Macht der alten Gewohnheiten Sie besiegt hat?

Gewohnheiten verfestigen sich, wenn man lange an ihnen festhält. Und sie können sehr mächtig sein. Wie der stetige Wasserstrom, der im Laufe der Jahrtausende den 1,6 Kilometer tiefen Grand Canyon in das Gestein gegraben hat.

DAS VERSAGEN DER DIÄT-INDUSTRIE

In keinem Lebensbereich mag es einem so schwerfallen, Gewohnheiten zu durchbrechen, wie wenn man abnehmen will. Hunderte Millionen Menschen fühlen sich von Gewohnheiten und suchtähnlichen Schwächen gefangen, die sie daran hindern, den passend geformten Körper zu haben, den sie gerne hätten.

Vor Kurzem habe ich auf einer Veranstaltung in San Francisco einen Vortrag gehalten. Danach kam eine Frau namens Jen zu mir. Sie war Mitte fünfzig und glaubte, sich seit 23 Jahren gesund zu ernähren. Dennoch kämpfte sie mit Gewichtsproblemen. Sie hatte Dutzende Diäten, Entschlackungen, Supplemente und Ernährungspläne ausprobiert, landete jedoch immer wieder da, wo sie angefangen hatte: Sie hatte immer noch Übergewicht, litt genauso häufig unter Heißhungerattacken, und ihre Hoffnung schwand dahin.

Jens Geschichte ist nur allzu typisch.

Mehr als die Hälfte der Europäer und mehr als zwei Drittel der US-Amerikaner sind übergewichtig oder fettleibig.[1] Genau in diesem Moment machen mehr als 108 Millionen US-Amerikaner eine Diät.[2] Trotzdem führen weniger als 1 Prozent der Diäten zu einem erfolgreichen und dauerhaften Gewichtsverlust.[3] In Deutschland macht ein Drittel der Menschen jedes Jahr eine Diät - um danach wieder an Kilos zuzulegen.

Gibt es irgendeinen anderen Lebensbereich, in dem so viele Menschen sich so oft so sehr anstrengen und dennoch so wenige positive Ergebnisse erzielen?

WARUM WILLENSKRAFT NORMALERWEISE NICHT AUSREICHT

Viele Jahre glaubte ich – und viele glauben das nach wie vor –, dass Gewichtsprobleme eine Folge mangelnder Willensstärke sind. Ich dachte, wenn die Leute wüssten, was sie tun müssten, und daran festhielten, würden sie ihre Gewohnheiten ändern und ihre überschüssigen Pfunde würden dahinschmelzen.

Doch bei Menschen, die zu bestimmten Esssüchten neigen, ist für einen dauerhaften Gewichtsverlust sehr viel mehr erforderlich als Willensstärke und der Wunsch abzunehmen. Viele Probleme können durch den Einsatz von Intelligenz, Ambition, Motivation und Ausdauer gelöst werden. Doch wenn es darum geht abzunehmen, trifft das leider oft nicht zu. Halten Sie sich Folgendes vor Augen: Jedes Jahr müssen sich weltweit eine Million Diabetiker einer Gliedamputation unterziehen, weil sie es nicht schaffen, ihre Ernährung so umzustellen, dass ihre Erkrankung sich zurückentwickeln könnte.[4]

Die *New-York-Times*-Bestseller-Autorin Dr. Susan Peirce Thompson, Hirnforscherin und Kognitionswissenschaftlerin und Lehrbeauftrage an der University of Rochester, verbrachte zwei Jahrzehnte mit dem Studium der Ursachen, die der Fettleibigkeitsepidemie zugrunde liegen. Sie kam zu dem Schluss, dass die meisten gängigen Abnehmprogramme mangelhaft sind, weil sie zu einem großen Teil auf Willenskraft beruhen. Diese Herangehensweise sei zum Scheitern verurteilt, erklärte sie, weil die meisten von uns nur ein sehr begrenztes Reservoir an Willenskraft haben, aus dem wir schöpfen können. Jeder durchschnittliche Mensch trifft im Hinblick auf das, was er zu sich nimmt, viele Dutzend Entscheidungen am Tag. Wenn Sie allein auf Ihre Willenskraft setzen, um all diese Entscheidungen erfolgreich richtig zu treffen, sind Sie zum Scheitern verurteilt.

Gerade wenn Sie müde sind, auf Autopilot funktionieren oder unter starkem Stress leiden, sind Sie am anfälligsten für Heißhungerattacken und die Befriedigung von Esssüchten. Wenn es darum geht, ungesunde Gewohnheiten zu durchbrechen, kommt es vor allem darauf an, wie Sie sich in den schwierigsten Momenten verhalten. Denn es dauert nur einen Moment, schwach zu werden, und schon stehen Sie möglicherweise wieder da, wo Sie angefangen haben.

ES KOMMT DARAUF AN, WIE
IHR HIRN VERNETZT IST

Wie Dr. Jordan Gaines Lewis erklärt, wissen Neurowissenschaftler, dass unser Gehirn Dinge wie uns um andere zu kümmern, zu essen und uns zu reproduzieren als angenehm empfinden muss, damit wir diese Verhaltensweise wiederholen. Das ist so, damit wir als Spezies überleben.[5]

Wenn Sie etwas Angenehmes tun, zum Beispiel ein Stück Schokolade essen, schüttet Ihr Gehirn den Neurotransmitter Dopamin aus, insbesondere in bestimmten Regionen des Gehirns, dem sogenannten Nucleus acccumbens und dem präfrontalen Cortex. Der präfrontale Cortex steuert viele Ihrer komplexeren Gedanken und Entscheidungen – zum Beispiel die Entscheidung, ob Sie sich noch ein Stück von dieser köstlichen Schokolade in den Mund stecken oder nicht. Die Ausschüttung des Dopamins etabliert in Ihrem Gehirn den Zyklus, nach dem Angenehmes belohnt wird, und erinnert Sie daran, das als angenehm empfundene Verhalten zu wiederholen. Jetzt weiß Ihr Körper, dass die Schokolade wirklich gut schmeckt – und wird Sie in der Zukunft an diese wichtige Tatsache erinnern.

Das Gehirn ist außerordentlich gut darin, Sie davon zu überzeugen, das zu tun, was es infolge der Art und Weise, wie es vernetzt ist, für das Beste für Sie hält.

Wenn Sie mal testen wollen, wie das funktioniert, stellen Sie sich vor, dass ich Ihnen 1000 Dollar biete, wenn Sie es schaffen, zwei Minuten lang die Luft anzuhalten. Am Anfang wird Ihnen das ziemlich leichtfallen. Aber zwei Minuten ohne Luft sind entsetzlich lang. Das bringt niemanden um, aber wenn Sie länger als eine Minute durchgehalten haben, werden Sie vermutlich von beklemmenden Gefühlen geflutet.

Ihr Überleben ist nicht bedroht. Ihr Körper hat wahrscheinlich mehr als genug Sauerstoff gespeichert, damit Sie eine weitere Minute überleben können. Aber die tief unter ihrem Bewusstsein liegende evolutionsgeschichtliche Vernetzung Ihres Gehirns sendet Signale lebensbedrohlicher Dringlichkeit. Wenn Sie noch ein bisschen länger durchhalten, werden Sie spüren, dass die Intensität dieser Signale exponentiell zunimmt.

Die Sache ist die, dass es sich mit dem Essen genauso verhält wie mit dem Atmen. Sie sind so programmiert, dass Ihnen signalisiert wird, dass Sie es tun müssen. Und früher oder später wird Ihr Gehirn Sie auf die eine oder andere Weise davon überzeugen, etwas zu essen.

Die meisten von uns ziehen süße Nahrungsmittel bitteren vor, weil das menschliche Gehirn im Laufe der Evolution gelernt hat, dass Süßes eine gesunde Quelle für schnelle Energie liefert. Wenn unsere Vorfahren Beeren suchten, bedeutete sauer „noch nicht reif" und bitter bedeutete oft „giftig". Süßes schmeckte nicht nur gut, sondern es sorgte auch für einen rasanten Anstieg des Blutzuckerspiegels, was unser Hirn wiederum dazu stimulierte, Dopamin auszuschütten. Und dieser Mechanismus funktioniert heute immer noch genauso.

DIE MODERNE WELT HAT ALLES VERÄNDERT

In der heutigen Zeit besteht die Herausforderung darin, dass wir weit über den Verzehr reifer Beeren hinaus sind. Der durchschnittliche US-Amerikaner nimmt pro Jahr mehr als 35 Kilogramm zugesetzten Zucker zu sich.[6] In Deutschland liegt der jährliche Pro-Kopf-Verbrauch bei 34,8 Kilogramm. Und die meisten Menschen in anderen entwickelten Ländern sind nicht weit davon entfernt; sie konsumieren jährlich mehr als 22 Kilogramm zugesetzten Zucker.

Unsere Evolutionsgeschichte hat uns nicht im Geringsten auf den Ansturm der hirnstimulierenden genussvollen Reize vorbereitet, die die industriell hergestellten Lebensmittel liefern.

Beim Entstehen einer Zuckersucht wird der Belohnungspfad im Gehirn auf sehr ähnliche Weise gekapert wie durch Kokain, Heroin oder Alkohol. Aber es gibt dabei einen entscheidenden Unterschied. Die meisten von uns fangen nicht schon als Kinder damit an, Kokain, Heroin oder Alkohol zu sich zu nehmen, wohingegen die meisten von uns ihre Kinder praktisch vom ersten Tag ihres Lebens an mit zugesetztem Zucker füttern. Einige Mütter geben ihren

Babys Cola in Nuckelflaschen. (Verschiedene Cola-Hersteller verkaufen Nuckelflaschen für Babys, auf denen auffällig das jeweilige Firmenlogo prangt.) Die Suchtreaktion wird im Hirn der Kleinen verankert, bevor sie auch nur sprechen können.

Inzwischen entdecken Neurowissenschaftler, dass bei der Entstehung von suchtartigem Verlangen nach bestimmten Lebensmitteln nicht nur Zucker problematisch ist.[7] Auch Mehl spielt eine zweifelhafte Rolle. Der schlichte Akt des Mahlens von Getreide sorgt für eine exponentielle Vergrößerung der Partikeloberfläche. Das bedeutet, dass Mehl – selbst Vollweizenmehl – sehr schnell verdaut werden kann und beinahe sofort in Zucker umgewandelt wird. Eine gesunde Insulinreaktion versetzt den Körper in die Lage, sich darauf einzustellen – aber nicht, bevor das Gehirn Dopamin ausgeschüttet und die Nachricht gesendet hat: „Ja. Das ist super! Mehr davon!" (Mehle, die protein- oder fettreicher und kohlenhydratärmer sind, wie Mehl aus Hülsenfrüchten, Mandeln oder Kokosnuss, weisen ein Stück weit das gleiche Problem auf, jedoch in deutlich geringerem Ausmaß.)

Starke Suchtauslöser werden durch eine Gesellschaft gefördert, die Geburtstage und Hochzeiten mit Torten feiert und Kinder mit Donuts und Süßigkeiten belohnt. Vom Beginn unseres Lebens an werden wir darauf konditioniert, Junkfood mit Vergnügen, Selbstfürsorge und Feiern zu assoziieren.

MEINE ERSTE ZUCKERGESCHICHTE

Als ich sieben Jahre alt und in der zweiten Klasse war, brachten meine Mom und mein Dad mich erstmals zu Geburtstagsfeiern meiner Schulkameraden, und auf diesen Feiern gab es Dinge zu essen, die es bei uns zu Hause normalerweise nicht gab.

Eines Tages beschloss ich, ein Stück von der Schokoladentorte zu probieren, die meine Freunde verputzten, und entdeckte überrascht, wie köstlich sie schmeckte.

Ich hatte ein bisschen Angst, es meinem Vater zu erzählen, weil ich nicht wusste, wie er darauf reagieren würde. Doch später an jenem Tag nahm ich meinen ganzen Mut zusammen und beichtete ihm mit leicht bebender Stimme, was ich gegessen hatte.

Er sagte mir, dass er mich immer lieben werde, ganz egal was ich äße, und dass er es mir immer danken werde, wenn ich ihm die Wahrheit erzählte. Durch diese Reaktion ermutigt, wagte ich, einen Schritt weiter zu gehen und fügte hinzu, dass die Torte ziemlich lecker geschmeckt habe.

Mein Vater erwiderte, dass er nur zu gut wisse, wie lecker Süßes schmecke, denn schließlich hatte er während seiner Kindheit vermutlich mehr Eiscreme verputzt als jedes andere Kind, das je gelebt hatte. Er schlug mir vor, ein Experiment zu starten. Bei meiner nächsten Geburtstagseinladung könne ich ja mal beobachten, wie das Kuchenessen die Stimmung jedes anwesenden Kindes beeinflusse, und darauf achten, ob es zu irgendeiner Veränderung des Verhaltens führe. Ich fühlte mich ein bisschen wie ein verdeckter Ermittler und willigte ein.

Das nächste Mal, als ich zu einer Geburtstagsfeier eingeladen wurde, hatten alle viel Spaß. Nun wurde die Torte aufgetragen, und alle Kinder hauten rein.

Doch dann fiel mir etwas auf. Innerhalb von 10 Minuten brachen diverse Streitereien aus. Nathan und Jeremy spielten Tischtennis und wollten keinen anderen spielen lassen, was dazu führte, dass Susan und Penny auf sie einschrien. Es wurde darüber gestritten, wer wie viel Torte bekommen hatte und wer Seths Chewbacca Actionfigur zerbrochen hatte. Einige Kinder weinten, und es brach ein allgemeines Chaos aus.

Ich wiederholte dieses Experiment noch einige Male bei den Geburtstagsfeiern anderer Kinder und machte immer die gleichen Beobachtungen. Die wissenschaftliche Erklärung mochte gelautet haben, dass bei meinen Klassenkameraden der Blutzuckerspiegel rasch anstieg und dies eine Insulinreaktion auslöste, die eine Stimmungsinstabilität bewirkte. Doch als Siebenjähriger fasste ich das Phänomen in sechs Worten zusammen: „Torte essen bringt Zank und Streit."

BRIGHT LINE EATING – EINE LÖSUNG

Im Jahr 2014 entwickelte Dr. Susan Peirce Thompson das sogenannte Bright Line Eating. Seit 2015 hatte ich das Privileg, mit ihr zusammenzuarbeiten und ihre Botschaft weltweit zu verbreiten. Wir haben etliche „Boot Camp" genannte achtwöchige Online-Seminare durchgeführt, die Susan geleitet und in deren Verlauf sie 7.000 Menschen dabei geholfen hat, insgesamt mehr als 45.000 Kilogramm abzunehmen.

Am bemerkenswertesten ist jedoch, dass die meisten Teilnehmer ihr Gewicht auch nach dem Boot Camp hielten und weiter abnahmen. Tausende berichten, dass sie nicht nur weiter abnehmen, sondern auch ihre Diabetes- und Blutdruckmedikamente absetzen konnten, ihre LDL-Cholesterinwerte und ihre Triglyceridwerte sanken und sie sich energiegeladener fühlen.

Einer dieser Menschen ist Jen, die, wie Sie sich vielleicht erinnern, nach meinem Vortrag in San Francisco zu mir kam, um sich zu bedanken. Aber wie sich herausstellte, teilte sie mir nicht nur mit, was für Schwierigkeiten sie hatte, sondern sie berichtete mir auch von einem gewaltigen Erfolg. Jen hatte von mir von Susans Ernährungsprogramm erfahren und sich für eines ihrer Online-Seminare angemeldet. Innerhalb von zwei Jahren hatte sie 23 Kilogramm abgenommen und alle Heißhungerattacken und Essgelüste überwunden, von denen sie geglaubt hatte, sie nie abschütteln zu können. „Ich habe mein Leben wieder", sagte sie mir. „Und Sie können sich gar nicht vorstellen, wie viel mir das bedeutet."

Was ist die Schlüsselbotschaft des Ernährungsplans, den Susan verficht? Im Wesentlichen geht es darum, sich einzugestehen, dass man, wenn man besonders anfällig für die suchtartige Anziehungskraft ungesunder Nahrungsmittel ist, wahrscheinlich ein paar „klare Grenzen" im Hinblick auf seine Essgewohnheiten benötigt, die niemals überschritten werden dürfen – so wie Drogensüchtige klare Grenzen brauchen, was den Konsum der Droge angeht, von der sie abhängig sind. Die wichtigsten Grenzen, die Susan ihre suchtanfälligen Klienten zu ziehen ermuntert, lauten:

1. Kein Zucker
2. Kein Mehl
3. Nur zu den geplanten Mahlzeiten essen (keine Snacks zwischendurch)
4. Nur einen gut gefüllten Teller essen, keine Nachschläge

Viele Menschen, insbesondere solche, die für eine suchtartige Beziehung zu ungesundem Essen anfällig sind, empfinden es nicht als eine Einschränkung, sich an klare Grenzen zu halten, sondern eher wie ein Stück Freiheit. Nach Susans achtwöchigem Boot Camp berichten 97 Prozent der Teilnehmer, dass sie gar keine Heißhungerattacken mehr verspüren und wenn doch, dann nur noch leichte oder selten. 88 Prozent der Teilnehmer sagen, dass sich ihre Harmonie und ihre Abgeklärtheit im Hinblick auf ihr Essverhalten verbessert hat, und 86 Prozent sagen, dass sie zuversichtlich sind, ihre sich selbst gesteckten Ziele letztendlich zu erreichen und daran festhalten zu können.

Um mehr über Susans Arbeit zu erfahren oder ihren Online-Fragebogen zu beantworten, um herauszufinden, wie anfällig Sie für suchtartiges Essverhalten sind, gehen Sie auf den Link www.31dayfoodrevolution.com/foodquiz.

Nach Jahren immer wieder neuer Diäten, der Selbstsabotage und stetiger Gewichtszunahme fand sich Angela D'Amico aus Syracuse, New York, dabei wieder, fast 182 Kilogramm zu wiegen. Sie war gefangen in einem Körper, der es ihr schwer machte zu atmen, sich zu bewegen oder zu schlafen. Überfordert, überarbeitet und überlastet sah Angela sich mit der Tatsache konfrontiert, dass sie ein lebensbedrohliches suchtartiges Essverhalten entwickelt hatte. Sie beschloss, ihr Problem anzugehen, ihre Ernährung auf eine „reine" Kost umzustellen, auf Zucker zu verzichten und nie wieder zu essen, wenn sie wütend, einsam oder müde war.

Es erforderte Disziplin, sich ein neues Essverhalten anzugewöhnen und klare Grenzen einzuhalten, doch als sie das erst einmal geschafft hatte, fiel es Angela leichter, daran festzuhalten. Wenn heute eine Heißhungerattacke in ihr aufsteigt, geht sie sofort dazu über, sich körperlich zu betätigen. Bewegung lenkt sie von dem suchtartigen Verlangen ab und steuert ihr Gehirn in eine positive Richtung um. Bisher hat sie schon mehr als 68 Kilogramm abgenommen, und auch wenn sie noch einen langen Weg vor sich hat, ist sie froh, auf der richtigen Spur zu sein.

Was für Gewohnheiten auch immer Sie zu verändern versuchen – klare Regeln und Grenzen und positive Alternativen können dabei helfen. Einige Menschen befolgen zu Hause andere Regeln, als wenn sie auf Reisen sind. Ich habe zum Beispiel einen Freund, der sich zu Hause zu 100 Prozent vegan ernährt, aber wenn er auswärts in einem Restaurant isst, bestellt er sich manchmal Fisch. Eine Freundin kauft ausschließlich Bio-Produkte und nicht gentechnisch veränderte Nahrungsmittel, aber wenn sie bei Freunden zum Essen eingeladen ist, isst sie (fast) alles, was auf den Tisch kommt.

Verschaffen Sie sich Klarheit über die Regeln, die Sie einhalten wollen, und befolgen Sie diese Regeln dann konsequent.

Ginny Trierweiler aus Denver, Colorado, brachte gut 30 Kilogramm zu viel auf die Waage, als sie beschloss, komplett auf Zucker, Mehl und Alkohol zu verzichten. Da sie wusste, dass dies eine große Herausforderung für sie werden würde, suchte sie einen Hypnotherapeuten auf, der ihr auf ihre Bitte hin half, diese Dinge als etwas Schlechtes zu betrachten. Im Wesentlichen trainierte Ginny ihr Gehirn, diese Nahrungsmittel als giftig und ekelig anzusehen.

Und es funktionierte! Ginny nahm zwei Jahre lang keinen Zucker, kein Mehl und keinen Alkohol zu sich. Sie nahm 30 Kilogramm ab, ihre Kleidungsgröße ist von 44 bis 46 auf 34 geschrumpft, eine Kleidergröße, die ihr zum letzten Mal gepasst hatte, als sie noch auf der Highschool war. Ihre Lebensfreude und ihr Selbstvertrauen sind enorm gewachsen – und sie geht sogar wieder mit Männern aus.

Nicht jeder ist bereit, einen Hypnotherapeuten aufzusuchen. Aber Ginnys Geschichte zeigt auf eindrucksvolle Weise, über welche Macht das Gehirn verfügt, wenn es darum geht, dauerhafte Änderungen von Gewohnheiten zu unterstützen (oder zu unterdrücken).

Wege zu einer positiven Änderung der Gewohnheiten

- Organisieren Sie Ihre Umgebung um und entfernen Sie alles, was Sie in Versuchung führen könnte. Das könnte bedeuten, bestimmte Nahrungsmittel aus Ihrem Zuhause zu entfernen oder bestimmte Aktivitäten zu unterbinden. Minimieren Sie Ihrem Ziel zuwiderlaufende Einflüsse.
- Verpflichten Sie sich, unmissverständliche klare Regeln zu befolgen und Grenzen einzuhalten. Es kann Ihnen leichter fallen, wenn Sie sie aufschreiben oder einem Freund mitteilen, dass Sie sich die Einhaltung dieser Regeln vorgenommen haben. Können Sie einen ganzen Tag lang auf Zucker und Mehl verzichten? Wie wäre es mit einer Woche? Oder einem Monat?
- Bitten Sie Ihre Angehörigen, Sie bei der Einhaltung der Regeln zu unterstützen (oder Ihre Selbstverpflichtung zumindest zu respektieren). Bedienen Sie sich unaufdringlicher Formulierungen, um die Regeln, die Sie sich gesetzt haben, zu kommunizieren. Sie können zum Beispiel sagen: „Ich habe mich entschieden, nichts zu essen, das Zucker enthält."
- Verpflichten Sie sich, 31 Tage lang an Ihrem Plan festzuhalten. Viele Neurowissenschaftler glauben: Wenn Sie es schaffen, einen Monat lang an einer neuen Gewohnheit festzuhalten, wird diese anfangen, sich in Ihrem Leben zu verwurzeln.
- Hinterlassen Sie an markanten Stellen Notizen, die Sie auf bestimmte Dinge, an die Sie erinnert werden wollen (oder die Sie meiden wollen), hinweisen, oder lassen Sie sich mehrmals an Tag von Ihrem Smartphone-Kalender erinnern.
- Verbringen Sie Zeit mit Menschen, die Sie nachahmen wollen. Wenn Sie sich mit Vorbildern umgeben, werden diese Sie auf Ihrem Weg mitziehen.

- Wenn Sie fettleibig sind oder mit Esssüchten zu kämpfen haben, sollten Sie erwägen, an einem der von Dr. Susan Peirce Thompson angebotenen Programme teilzunehmen. Sie finden dort nicht nur einen Plan, an den Sie sich halten können, sondern auch eine große Gemeinschaft anderer Betroffener, die sich gegenseitig unterstützen.

MAßNAHMEN:

Option 1: Identifizieren Sie eine „schlechte" Gewohnheit, die Sie ändern wollen. Wenden Sie das in diesem Kapitel Gelernte an, um eine Strategie für die Umsetzung der Änderung zu entwickeln.

Option 2: Verzichten Sie 24 Stunden lang auf jegliche Produkte, die zugesetzten Zucker oder Mehl enthalten. *(Achten Sie darauf, wie Sie sich fühlen. Grippeähnliche Symptome sind manchmal ein Zeichen von Entzugserscheinungen, die durch diese stark unterschätzte Sucht hervorgerufen werden können.)*

Option 3: Verzichten Sie für einen bestimmten Zeitraum komplett auf Mehl und Zucker. Wenn Sie wirklich Resultate wollen, empfehle ich einen Zeitraum von 31 Tagen. *(Wenn Sie glauben, das nicht zu schaffen, sollten Sie Susans Online-Fragebogen unter dem Link www.31dayfoodrevolution.com/foodquiz ausfüllen, um zu sehen, ob Sie ein suchtartiges Essverhalten aufweisen.)* Horchen Sie am Ende Ihrer zucker- und mehlfreien Periode auf Ihren Körper. Wenn Sie nach zucker- oder mehlhaltigen Produkten lechzen, deutet das darauf hin, dass Sie die zucker- und mehlfreie Phase verlängern müssen. Oder Sie sind jemand, der Mehl und Zucker in vernünftigen Maßen zu sich nehmen kann, ohne in den Kaninchenbau der Sucht hinabgezogen zu werden.

KAPITEL 6

✗ Sie verdienen ein giftfreies Zuhause

Wir wissen alle, dass in vielen heutzutage produzierten Lebensmitteln Gifte lauern. Aber es gibt auch andere heimtückische Quellen, aus denen jeden Tag Gifte in Ihren Mund gelangen könnten. Sie können aus Ihren Töpfen, Pfannen, Aufbewahrungsbehältern für Lebensmittel und sogar aus Ihrem Wasser stammen.

ANTIHAFTBESCHICHTET BEDEUTET NICHT UNGIFTIG

Antihaftbeschichtetes Kochgeschirr ist sehr beliebt geworden, weil darin zubereitete Speisen nicht daran kleben bleiben, wodurch es sehr benutzerfreundlich und einfach zu reinigen ist. Aber wussten Sie, dass die meisten der weitverbreiteten antihaftbeschichteten Töpfe und Pfannen giftige Dämpfe ausscheiden, wenn sie überhitzt werden?

Auf den Herstelleretiketten werden die Verbraucher oft darauf hingewiesen, beim Kochen und Braten mit Kochgeschirr, das mit Teflon oder anderen Antihaftbeschichtungen versehen ist, große Hitze zu meiden.[1] Aber von der Verbraucherschutzgruppe Environmental Working Group in Auftrag gegebene Tests haben ergeben, dass beim Kochen oder Braten mit Kochgeschirr, das mit Teflon oder anderen Antihaftmaterialien beschichtet war, bereits nach zwei bis fünf Minuten Verwendung auf einem typischen Herd Temperaturen überschritten werden konnten, bei denen die Beschichtung sich zersetzte und infolgedessen giftige Partikel und Gase freigesetzt wurden.[2]

Tierärzte wissen schon seit Jahrzehnten, dass viele Varianten antihaftbeschichteten Kochgeschirrs, eingeschlossen mit Teflon beschichtete Pfannen und Töpfe, Dämpfe entweichen lassen können, die für als Haustiere gehaltene Vögel gefährlich sind.[3] Bereits im Jahr 1986 nannte ein in der Gegend von Chicago tätiger Experte die sogenannte „Teflon-Toxikose" eine „Haupttodesursache bei als Haustieren gehaltenen Vögeln" und schätzte, „dass jedes Jahr Hunderte als Haustiere gehaltene Vögel durch Dämpfe und Partikel sterben, die aus mit Teflon beschichteten Produkten entweichen."[4]

Haben Sie schon mal von dem „Kanarienvogel in der Kohlengrube" gehört? Vögel reagieren viel empfindlicher auf gefährliche Gase als Menschen, aber wenn etwas für einen Vogel tödlich ist, gelangt ein Grubenarbeiter schnell zu der Vermutung, dass es für ihn oder Sie oder mich wahrscheinlich auch nicht gut ist.

Kochgeschirr aus Aluminium kann auch problematisch sein. Studien haben ergeben, dass Metallpartikel in die Speisen abgegeben werden können, insbesondere beim Kochen von Tomatenprodukten oder anderen säurehaltigen Nahrungsmitteln.

Was ist die Alternative?

Um etwas zu dünsten oder zu kochen, braucht man eigentlich keinen antihaftbeschichteten Topf. Und zum Braten gibt es einige Optionen, die deutlich unbedenklicher sind als Teflonpfannen oder viele der anderen gängigen Antihaftpfannen.

Einige Leute schwören auf Kochgeschirr aus Edelstahl, aber nach meiner Erfahrung kleben die zubereiteten Speisen an Edelstahlpfannen fest, egal wie viel Öl man auch nimmt. Andere bevorzugen gusseiserne Pfannen. Wenn Sie zu diesen Menschen gehören – super! Aber Gusseisenpfannen sind schwer und bedürfen einer gewissen Pflege. Und während es durchaus gut ist, mit dem Essen eine gewisse Menge Eisen aufzunehmen, bekommen viele Leute, die ihre Speisen mit gusseisernen Pfannen zubereiten, zu viel davon, was zu einem Problem werden kann.[5]

Es kommen ständig neue Typen von Antihaftpfannen auf den Markt. Meine Favoriten sind mit Emaille beschichtete Gusseisenpfannen und mit Keramik beschichtetes Kochgeschirr. Beide Varianten vermeiden sehr effektiv, dass die zubereiteten Speisen festkleben, ohne dass dabei die Gifte entstehen, die beim Verwenden der meisten Antihaftpfannen entweichen können.

WIE VERHÄLT ES SICH MIT AUFBEWAHRUNGSBEHÄLTERN FÜR LEBENSMITTEL?

Reste von Speisen aufzubewahren ist wunderbar. Aber leider sind die meisten Küchen mit Aufbewahrungsbehältern aus Kunststoff (und Plastikwasserflaschen) ausgestattet, die Bisphenol A (BPA) abgeben.[6]

BPA ist ein bekannter endokriner Disruptor und wurde mit Fettleibigkeit, Diabetes, Herz-Kreislauf-Erkrankungen, Asthma, Krebs, Unfruchtbarkeit, einer niedrigen Spermienzahl, Leberproblemen und ADHS in Verbindung gebracht.[7]

Als sich die Nachrichten über die Gefahren von BPA verbreiteten, begannen viele Hersteller, diese hässliche Chemikalie aus ihren Produkten zu entfernen. Das schien im ersten Moment eine gute Nachricht zu sein. Doch dann finanzierten die National Institutes of Health Studien über BPA-freie Kunststoffe.[8] Die Studien ergaben, dass „nahezu alle" getesteten Kunststoffe synthetische Östrogene abgaben – selbst dann, wenn sie nicht Bedingungen ausgesetzt waren, die dafür bekannt sind, potenziell schädliche Chemikalien freizusetzen, wie zum Beispiel der Hitze einer Mikrowelle, dem Dampf einer Spülmaschine oder den ultravioletten Strahlen der Sonne. Den Erkenntnissen dieser Studien zufolge gaben einige BPA-freie Produkte synthetische Östrogene ab, die noch stärker wirkten als BPA.

Momentan gibt es keine vertrauenswürdigen Kunststoffbehälter zur Aufbewahrung von Lebensmitteln. Wenn Sie Kunststoffbehälter verwenden müssen, rate ich davon ab, darin stark säurehaltige Lebensmittel wie Tomatenprodukte aufzubewahren oder sie mit warmen Speisen zu füllen. Außerdem gehören sie nicht in die Spülmaschine und sollten niemals direkt dem Sonnenlicht ausgesetzt werden.

Unsere Familie hat immer gerne Kunststoffbehälter zur Aufbewahrung von Lebensmitteln verwendet, aber meine Frau und ich wollten keinen von uns synthetischen Östrogenen aussetzen. Also bissen wir eines Tages in den sauren Apfel und warfen bis auf einige wenige, die wir als Reserve behielten, alle Kunststoffbehälter weg. Stattdessen bestellten wir Aufbewahrungsbehälter aus Glas und aus Edelstahl, und ich bin froh, dass wir das gemacht haben.

Vielleicht ist heute genau der Tag, an dem Sie das auch tun sollten.

Wir bewahren die meisten Lebensmittel in Glasbehältern mit durchsichtigen Plastikdeckeln mit Schnappverschlüssen auf. Auf Reisen bevorzuge ich luftdicht verschließbare Behälter aus Edelstahl mit Schnappverschlüssen mit Silikondichtung, weil sie leichter und bruchsicherer sind als Glasbehälter. Aber wenn man nicht Superman ist und über einen Röntgenblick verfügt, kann man durch diese Behälter nicht hindurchsehen, weshalb ich zu Hause Glasbehälter bevorzuge, denn es ist leichter, Ordnung im Kühlschrank zu halten, wenn man die Speisen, die man dort aufbewahrt, sehen kann.

GEHEN SIE BEI WASSER AUF NUMMER SICHER

Viel sauberes Wasser zu trinken, gehört zu den besten Dingen, die Sie und ich tun können, um unserer Gesundheit Gutes zu tun. Doch Hunderte Millionen Menschen haben keinen Zugang zu einer ausreichenden, sicheren Wasserversorgung.

Für viele Menschen in Entwicklungsländern ist das größte Problem, dass ein Großteil des Wassers mit pathogenen Bakterien verunreinigt ist. Weltweit verursacht verunreinigtes Wasser mehr als eine Million Tote pro Jahr, überwiegend infolge von Durchfallerkrankungen.[9]

Viele Städte und entwickelte Regionen verfügen über Wasseraufbereitungsanlagen, bei denen das Trinkwasser gechlort wird. Historisch gesehen sorgte das Versetzen des Trinkwassers mit Chlor für einen schnellen Rückgang von Krankheiten und anderen Leiden, die auf den Konsum von verunreinigtem Wasser zurückzuführen waren. Die Chlorung erleichterte es Städten und Gemeinden, Trinkwasser zu reinigen und trug dazu bei, die allgemeine Gesundheit der Bevölkerung aufrechtzuerhalten.

Es ist besser, wenn das öffentliche Trinkwasser mit Chlor versetzt ist, als eine weitverbreitete Verunreinigung mit Bakterien zu riskieren. Aber der massive Einsatz von Chlor bei der Trinkwasseraufbereitung hat auch eine dunkle Seite.[10] In der Zeitschrift *Environmental Health Perspectives* veröffentlichten Forschungserkenntnissen zufolge sind die Abbauprodukte, die bei der Chlorung von Trinkwasser entstehen, mit einem erhöhten Risiko assoziiert, an Blasen- oder Mastdarmkrebs zu erkranken.[11] Eine im Jahr 2008 durchgeführte Studie, die auf einer Analyse des Gesundheitszustands von fast 400.000 Säuglingen in Taiwan basierte, ergab, dass die neugeborenen Kinder von Frauen, die chloriertes Wasser getrunken hatten, ein erhöhtes Risiko hatten, unter Herzproblemen, einer Gaumenspalte oder schweren Hirnfunktionsstörungen zu leiden.[12] Wieder andere Studien haben einen möglichen Zusammenhang zwischen gechlortem Wasser und erhöhten Raten von Herzerkrankungen gefunden.[13]

Ich wünschte, ich könnte Ihnen sagen, dass Chlor in der industrialisierten Welt die größte Gefahr im Trinkwasser ist. Aber das ist leider nicht so.

Im Jahr 2015 dominierte die Stadt Flint in Michigan auf einmal die Nachrichten mit Schlagzeilen über hohe Konzentrationen von Blei im Trinkwasser.[14] Die Aufnahme von Blei kann Hirnzellen schädigen, den IQ senken und bei Kindern zu Lernschwierigkeiten und Verhaltensproblemen führen.

Auch wenn sich alle Aufmerksamkeit auf Flint richtete – es ist nicht die einzige Gegend mit einem Bleiproblem im Trinkwasser. Bei Weitem nicht. Einer im Jahr 2016 in der *Washington Post* veröffentlichen Untersuchung zufolge „zeigen Berichte der Environmental Protection Agency, dass das Trinkwasser überall in den USA mit Blei belastet ist."[15] In dem Bericht wurde geschätzt, dass 20 Prozent des von den Versorgern zur Verfügung gestellten Trinkwassers mit überhöhten Bleikonzentrationen belastet sind. Unter anderem ergaben Wasseranalysen an 350 Kindertagesstätten und Schulen zwischen 2012 und 2015 in 470 Fällen ein Überschreiten der zulässigen Bleikonzentrationen. Allein in New Jersey wies das Trinkwasser in 11 Städten gefährlich höhere Bleikonzentrationen auf als das Wasser in Flint.

Tritt dieses Problem nur in den USA auf? Nein. Einer im Jahr 2014 in der *Irish Times* veröffentlichten Geschichte zufolge wurden im Trinkwasser in Dublin Bleikonzentrationen gemessen, die den zugelassenen Wert bis um das Achtzigfache überstiegen.[16] Und geschätzt 40 Prozent der Häuser im Vereinigten Königreich sind durch Bleirohre an die Wasserversorgung angeschlossen, die Blei an das öffentliche Trinkwasser abgeben.[17] Für Deutschland liegen keine Zahlen vor. Aber bis in die 1970er Jahre hinein wurden Bleirohre im Norden und im Osten des Landes verbaut.

Chlor und Blei sind nicht die einzigen Schadstoffe, über die wir uns Sorgen machen müssen. Jüngere Analysen haben ergeben, dass das Wasser, mit dem 200 Millionen US-Amerikaner versorgt werden, mit Chrom(VI) belastet ist, jener krebsverursachenden Chemikalie, die es in dem Film *Erin Brockovich* zu Berühmtheit gebracht hat.[18] Trotz dieser Testergebnisse hat die Lobbyarbeit der Industrie und der Versorgungsunternehmen strengere Vorschriften verhindert, die dafür sorgen könnten, die Chrom(VI)-Konzentrationen so weit abzusenken, dass sie unbedenklich sind.

Als ob die Belastung mit Chlor, Blei und Chrom (VI) nicht schon schlimm genug wäre, haben Studien ergeben, dass unser Trinkwasser darüber hinaus eine Vielzahl anderer giftiger Chemikalien enthalten kann, unter anderem Rückstände von Medikamenten wie Antibiotika, Antidepressiva, Hormonen von Antibabypillen und Schmerzmitteln.[19]

Wollen Sie Ihr Leitungswasser testen, um zu erfahren, welche Schadstoffe es enthält? Sie können Ihre lokale für die Wasserversorgung zuständige Behörde anrufen und fragen, ob man Ihnen dort ein vertrauenswürdiges unabhängiges Labor empfehlen kann. Lokal ansässige Labore können Sie vielleicht darauf hinweisen, worauf das Wasser angesichts bestimmter bekannter Belastungen in Ihrer Wohngegend getestet werden sollte. Wenn Sie eine gründliche einmalige Analyse haben durchführen lassen, haben Sie eine Grundlage, auf der Sie entscheiden können, auf welche Schadstoffe Ihr Trinkwasser künftig regelmäßig analysiert werden sollte (wenn dies erforderlich sein sollte.)

IN FLASCHEN ABGEFÜLLTES WASSER

Eine der beliebten Lösungen ist, in Flaschen abgefülltes Wasser zu kaufen. Weltweit kaufen Konsumenten jede Sekunde mehr als 20.000 Flaschen Wasser und geben dafür pro Jahr mehr als 170 Milliarden Dollar aus.[20]

Aber abgefülltes Wasser ist nicht immer so unbedenklich, wie wir gerne denken. In einigen Fällen handelt es sich einfach nur um teures Leitungswasser in Plastikflaschen. Und abgefülltes Wasser zu trinken, wird teuer. Wer am Tag acht Gläser abgefülltes Wasser trinkt, gibt dafür jedes Jahr zwischen 400 und 1.600 Dollar aus.

Und was ist mit den Plastikflaschen, in die das Wasser gefüllt wird? Bei der Herstellung von Kunststoffen werden Tausende chemischer Zusatzstoffe (oft auch BPA) verwendet. Wenn die Kunststoffe, aus denen die Plastikflaschen hergestellt werden, erhitzt werden, was passieren kann, wenn sie mit warmem Wasser gewaschen oder in einem aufgeheizten Auto liegen gelassen werden, können einige dieser Chemikalien abgegeben werden.[21] Abgefülltes Wasser wird oft über weite Strecken transportiert und passiert dabei unterschiedliche klimatische Bedingungen, weshalb die Möglichkeit, dass es während dieser Reise irgendwann erhitzt wird, sehr real ist.

Die Entsorgung von Plastikflaschen stellt zudem ein Problem für die Umwelt dar. Weniger als die Hälfte der im Jahr 2016 gekauften Plastikflaschen wurden wieder eingesammelt, um recycelt zu werden, und nur aus 7 Prozent dieser für das Recycling bestimmten Flaschen wurden neue Plastikflaschen hergestellt.[22] Die meisten Plastikflaschen landeten auf Mülldeponien, in Müllverbrennungsanlagen oder, noch schlimmer, in den Meeren.

WAS IST DIE LÖSUNG, UM SAUBERES WASSER ZU ERHALTEN?

Ein System zur Versorgung von Milliarden Menschen mit wirklich unbedenklichem, sauberem Wasser zu schaffen, ist schwierig. Auch wenn Wasser an seiner Quelle sauber ist und in einer Wasseraufbereitungsanlage perfekt gereinigt wird, kann es auf dem oft viele Kilometer langen Weg durch die Rohre in ein Zuhause leicht Schadstoffe aufnehmen. Aus diesem Grund ist es normalerweise am besten, das Wasser direkt zu Hause zu filtern, um sich und seine Lieben zu schützen.

Eine vertrauenswürdige Quelle für sauberes Wasser einzurichten, ist eine der besten Maßnahmen, die Sie Ihrer Gesundheit zuliebe ergreifen können. Bei uns zu Hause verwenden wir ein Filtersystem, das nach dem Prinzip der Umkehrosmose arbeitet. Aber es gibt auch starke Argumente (und leidenschaftliche Verfechter) für Aktivkohlefilter, für Destillationsfilter und für viele andere Wasserfiltervarianten. Einen Bericht mit meinem Überblick über verfügbare Wasserfilteroptionen finden Sie unter dem Link www.31dayfoodrevolution.com/wateroptions.

Bei uns zu Hause haben wir einen Vorrat an Trinkflaschen aus Edelstahl, sodass wir jedes Mal, wenn wir irgendwohin gehen oder fahren, eine Flasche

Wasser, Tee oder ein anderes Getränk mitnehmen können. Persönlich trinke ich am liebsten Wasser mit Kohlensäure, und zwar so gerne, dass ich mir einen Trinkwassersprudler gekauft habe. Mit dem Gerät kann ich mir mein „Sprudelwasser" für einige Pennys pro Liter selber herstellen. Sprudelwasser mit Eis und ein paar Spritzern frischem Zitronensaft oder einem Schuss rotem Traubensaft ist eins meiner Lieblingsgetränke zum Essen.

Aber was ist mit den 700 Millionen Menschen auf der Welt, die keinen Zugang zu sauberem Wasser oder schlicht und einfach gar keinen Zugang zu Wasser haben? Anstatt zu arbeiten oder die Schule zu besuchen, müssen viele Frauen und Mädchen jeden Tag viele Stunden lang zu Fuß irgendwohin gehen, um ihren Familien in Tonnen und Fässern schmutziges Wasser zu holen.

Im vergangenen Jahr hat das Food Revolution Network mehr als 50.000 Dollar Spendengelder gesammelt, um wohltätige Wasserversorgungsprojekte zu finanzieren, zum Beispiel zum Bau von Brunnen. Die Versorgung mit sauberem Wasser hilft dabei, Gemeinschaften vor Krankheiten zu bewahren und aus der Armut zu holen. Sie rettet dadurch Millionen von Leben, befreit Mädchen von der Aufgabe, Wasser herbeischaffen zu müssen und ermöglicht es ihnen, in die Schule gehen und sich später den Lebensunterhalt verdienen zu können. In den nächsten Jahren haben wir vor, noch sehr viel mehr Spendengelder zu sammeln. Weitere Informationen über die inspirierende Geschichte dieser Organisation finden Sie unter dem Link www.31dayfoodrevolution.com/charitywater. Wenn Sie mögen, machen Sie doch auch mit.

MASSNAHMEN (DIESE KÖNNEN SIE ALLE UMSETZEN!)

Option 1: Entledigen Sie sich all Ihres Kochgeschirrs, das mit Teflon oder anderen herkömmlichen Antihaftbeschichtungen versehen ist. Ersetzen sie es durch gusseisernes, mit Emaille beschichtetes gusseisernes oder mit Keramik beschichtetes Kochgeschirr.

Option 2: Werfen Sie alle Plastiktrinkflaschen und Kunststoffbehälter für die Aufbewahrung von Lebensmitteln weg, und ersetzen Sie diese durch Flaschen und Behälter aus Glas oder aus Edelstahl. (Ein weiser Rat: Legen Sie sich eine gute Flaschenbürste zu, um Ihre Flaschen immer gut reinigen zu können!)

Option 3: Kaufen Sie sich ein gutes Wasseraufbereitungssystem, das Sie sich leisten können, und verschaffen Sie Ihrer Familie dadurch einen konstanten Nachschub an köstlichem Wasser, dem Sie trauen können. Meinen Überblick über verfügbare Wasserfilteroptionen können Sie sich unter dem Link www.31dayfoodrevolution.com/wateroptions herunterladen.

KAPITEL 7

✖ Wie Sie Ihre Küche zu einem gesunden Ort der Freude machen

Soweit ich mich zurückerinnern kann, habe ich Essen immer geliebt. Als ich zehn war, ging ich so weit, dass ich bei uns zu Hause meine eigene Bäckerei eröffnete. Ich nannte sie Ocean's Bäckerei, und ich habe Brot und Gebäck aus natürlichen und Bio-Zutaten verkauft. Nach der Schule habe ich jeden Tag Kleiemuffins, Bananenbrot, Möhrenkuchen, Vollweizenbrot oder andere Leckereien gebacken. Dann habe ich meine Ware zusammengepackt, bin mit meinem kleinen roten Wagen von Tür zu Tür gezogen und habe sie in unserem Viertel verkauft. Ich hatte mehr als 100 Kunden und habe es sogar auf die Titelseite unserer Lokalzeitung, die *Santa Cruz Sentinel*, gebracht. Die Schlagzeile lautete: „Der Junge ist nicht gerade reich, aber mit Mehl macht er Knete."

Als Mann und Vater von Zwillingssöhnen war ich immer der Ansicht, dass das Zubereiten von Nahrungsmitteln nicht ausschließlich eine Domäne von Frauen sein sollte. Männer können auch kochen und ihre Familien ernähren. Ich glaube sogar, wenn mehr Männer und Jungen lernen würden zu kochen, würden wir stärkere und enger zusammenhaltende Familien haben.

Wir leben in einer Zeit, in der sexuelle Belästigung von Frauen, die viel zu lange für normal gehalten wurde, endlich bloßgelegt und angegangen wird. Manchmal ist dieser Prozess ziemlich unschön, aber meiner Meinung nach sind die Bewegung, die sich für ein Ende der sexuellen Belästigung einsetzt, und eine Versachlichung des Ganzen von entscheidender Bedeutung.

Die geschlechtsspezifische Rollenverteilung in der Küche ist ein weiterer Lebensbereich, in dem unsere Gesellschaft ein überfälliges Betätigungsfeld für Veränderungen hat. Ich habe Freunde, die so tun, als ob Kochen etwas Unmännliches wäre. Aber was ist männlich daran, nicht zu wissen, wie man Essen zubereitet? Egal ob Sie Mann oder Frau sind – zu wissen, wie Sie sich und Ihre Familie mit guter, gesunder Kost ernähren, kann aufbauend sein. Und in einer toxischen Esskultur kann es sogar eine essenzielle Fähigkeit sein, um zu überleben.

UND ES KOSTET ZEIT

Eine Sache, die dieser Tage ungeachtet des Geschlechts und des Alters für jeden knapp bemessen ist, ist Zeit. Die meisten wünschen sich mehr Zeit zum Schlafen und mehr Zeit, um mit ihren Kindern spielen oder mit ihren Angehörigen zusammen sein zu können. Und überraschend viele Menschen wünschen sich, mehr Zeit zum Kochen zur Verfügung zu haben.

Aber es kann anstrengend sein, wenn man sich schon davon gestresst fühlt, zu versuchen, mit den bloßen Erfordernissen des Alltags zurechtzukommen. Einige Tage fühlen sich an wie eine nie enden wollende Serie von Reaktionen auf die Anforderungen von Menschen und Umständen, über die man keine Kontrolle hat.

Es ist erstaunlich, wie oft gesunde Ernährung in einem Leben, das davon geprägt ist, ständig die gerade anstehenden Dinge zu priorisieren, eines der ersten Opfer ist. Wenn wir damit konfrontiert sind, zu viel tun zu müssen und zu wenig Zeit zu haben, um alles erledigen zu können, neigen wir dazu, in alte Gewohnheiten zurückzufallen. Da wir in einer Esskultur leben, die oft toxisch ist, kann das Zurückfallen in alte Gewohnheiten im Zusammenhang mit unserer Ernährungsweise regelrecht gefährlich sein.

Wenn Sie nicht zufällig reich sind, macht unser industrialisiertes Lebensmittelsystem es einem nicht gerade leicht, das Beste für seine Gesundheit oder die Gesundheit seiner Familie zu tun. Die meisten unserer „Fastfoods" und unserer Fertigprodukte und Schnellgerichte sind Junkfood.

Es gibt natürlich teure Optionen für Leute, denen es egal ist, eine Stange Geld für Fertigprodukte und Schnellgerichte auszugeben. Manch einer tut sich an Gemüsecrackern und gekeimten Samen gütlich, für die man in meinem lokalen Naturkostladen für ein 150-Gramm-Tütchen 11 Dollar hinblättern muss. (Für die Mathecracks: Das sind mehr als 35 Dollar für ein Pfund.) Aber davon ausgehend, dass Sie wie die meisten Menschen in der Welt sowohl über begrenzte Geldmittel als auch über wenig Zeit verfügen, ist es wichtig, dass Sie Ihr Leben effizient gestalten und so, dass Sie es sich leisten können. Auf diese Weise muss Ihre Gesundheit, egal wie sehr Sie auch anderweitig in Anspruch genommen werden, nicht leiden.

Ich habe im Laufe der vergangenen 25 Jahre gesehen, wo Leute stecken bleiben. Und ich habe auch einfache Lösungen kennengelernt, die Zeit und Geld sparen. Im Folgenden meine Lieblingslösungen. Wenden Sie sie bereits an?

VIEL IST GUT

Wenn Sie Grundnahrungsmittel in großen Mengen kaufen, müssen Sie nicht so oft einkaufen. Nur zweimal in der Woche einzukaufen statt jeden Tag, kann Ihnen Zeit sparen, die Sie nicht damit verbringen müssen, zum Laden zu fahren, zu parken und in der Schlange an der Kasse anzustehen. (Um große Mengen einzukaufen, braucht man normalerweise ein Auto. Wenn Sie keins haben, können Sie sich eins leihen, auf ein Carsharing-Angebot oder auf einen Wagen von Uber zurückgreifen oder am Einkaufstag ein Taxi nehmen.)

Bereiten Sie auch Gerichte in großen Mengen zu, vielleicht am Wochenende, damit Sie im Kühl- oder Gefrierschrank Speisen haben, die nur warm gemacht werden müssen. Bewahren Sie einzelne Rationen in Edelstahl- oder Glasbehältern auf, dann haben Sie immer schnell ein Mittag- oder ein Abendessen bereit. Wenn Sie eine Suppe oder einen Auflauf machen, können Sie größere Mengen zubereiten, ohne dass dies anschließend den Putzaufwand erhöht. Der Vorteil ist, dass ausreichend übrig bleibt, um noch tagelang satt zu werden.

Ginny aus Colorado bereitet zweimal in der Woche Salatrationen für drei oder vier Tage zu und am Wochenende gebratenes Gemüse für die ganze Woche. Ihre Salate bestehen aus Kopfsalat, Möhren, Sellerie, Radieschen, Paprika, Rotkohl, klein geschnittenen Tomaten, Gurken, Rote Bete und Nüssen (normalerweise Pistazien). Sie brät Rosenkohl, Rote Bete, Möhren, Pastinaken und Butternut-Kürbis. Sie liebt es, mittags jeden Tag einen großen bunten Salat zu essen, und wenn sie abends nach Hause kommt, köstliches gebratenes Gemüse.

Und jetzt noch ein Wort zu Speiseresten. Viele halten sie für minderwertig. Aber köstliche Speisen, die richtig im Kühlschrank oder im Gefrierschrank aufbewahrt werden, können sehr gesund sein. Man kann sie sich wie eine Art „Vorauszahlung" vorstellen oder so, als ob man Geld auf ein Sparkonto einzahlt. Sie beweisen vorausschauende Planung, auf die Sie später, mitten in einer hektischen Woche, zurückgreifen können.

BEREITEN SIE DAS FRÜHSTÜCK UND DAS MITTAGESSEN ZU, BEVOR SIE ZU BETT GEHEN

Ich weiß nicht, wie es bei Ihnen ist, aber bei uns geht es morgens immer ziemlich hektisch zu. Nach dem Aufstehen ist es tagtäglich ein regelrechtes Rennen, alle satt zu bekommen und dazu zu bringen, sich fertig zu machen, unter die Dusche zu springen, etwas zu essen für den Tag zusammenzupacken und sich auf den Weg zur Arbeit zu machen.

Jede Wette, dass Sie Ihren Morgen auch nicht damit verbringen, träge herumzuhängen und den Vorhängen beim Verblassen zuzusehen.

Für die meisten Menschen ist der Morgen kein guter Zeitpunkt für stundenlange Küchenarbeit. Deshalb bereiten Phoenix und ich gerne am Abend davor alles zu.

Ein typisches Abendessen besteht bei uns aus einem großen Salat, gedünstetem Gemüse und einem Hauptgang. Manchmal gibt es auch ein Dessert.

Das Aufräumen nach dem Abendessen kann ein perfekter Zeitpunkt sein, um das Mittagessen für den nächsten Tag zusammenzupacken. Meistens besteht mein Mittagessen (und oft auch mein Frühstück) aus Resten des Abendessens vom Vortag.

An vielen Tagen nehme ich mindestens eine oder zwei Mahlzeiten an meinem Schreibtisch zu mir. Ich empfehle das nicht als die optimale Art und Weise, sein Essen zu sich zu nehmen. Ich will damit nur mitteilen, dass ich in der realen Welt lebe, und manchmal funktioniert das für mich einfach am besten. Eine gesunde Mahlzeit, die oft am Abend des Vortags zubereitet wurde, sättigt mich selbst dann, wenn meine Aufmerksamkeit auf alle möglichen anderen Dinge gerichtet ist.

Und das ist letztendlich das Entscheidende. Sie wollen selbst dann gute Dinge tun, wenn Sie diesen gerade keine Aufmerksamkeit widmen. Gesunde Gewohnheiten erleichtern es einem, tagein, tagaus das Richtige zu tun.

Das mag offensichtlich oder banal klingen. Doch manchmal können wir uns so für irgendwelche neumodischen Dinge begeistern, dass wir darüber die Basics vergessen. Etwas Gesundes zum Essen dabeizuhaben, ist nicht gerade der ultimative Tipp ernährungswissenschaftlicher Innovation. Aber unterm Strich kann das langfristig für Ihre Gesundheit mehr bewirken als eine ganze Legion moderner Krankenhausärzte, die Sie vielleicht nie brauchen werden, wenn Sie Ihren Körper von Anfang an richtig behandeln.

SEIEN SIE KLUG UND KAUFEN SIE MIT EINER EINKAUFSLISTE EIN

So schlicht es auch sein mag – wenn Sie eine Einkaufsliste erstellen und beim Einkauf daran festhalten, können Sie eine Menge Geld sparen. Wie?

Zunächst einmal werfen Menschen, die Einkaufslisten verwenden, normalerweise weniger Nahrungsmittel weg. Und das macht eine Menge aus, denn alle zusammen werfen wir mehr Nahrungsmittel weg, als Sie sich wahrscheinlich vorstellen können. US-Amerikaner werfen jedes Jahr gut 32 Milliarden Kilogramm Lebensmittel in einem Wert von mehr als 165 Milliarden Dollar weg.[1] Bei einer durchschnittlichen vierköpfigen Familie sind es jedes Jahr Lebensmittel im Wert von 2200 Dollar. Die Gewohnheiten in Europa sind etwas besser, aber auch die Europäer werfen jährlich 22 Millionen Tonnen Lebensmittel weg.[2]

Wer ohne Einkaufsliste einkaufen geht, tätigt zudem mit einer höheren Wahrscheinlichkeit Spontaneinkäufe. Sind Sie schon mal in einen Laden gegangen, um einen Artikel zu kaufen, und haben dann noch alle möglichen anderen Sachen gekauft? Oder noch etwas in den Einkaufskorb gelegt, während Sie schon an der Kasse in der Schlange standen?

Die meisten Supermarktbetreiber gestalten ihre Läden bewusst so, dass die Kunden zu Spontankäufen verleitet werden. Sie platzieren Produkte wie Süßigkeiten, Chips und Softdrinks mit den höchsten Handelsspannen, die am häufigsten spontan gekauft werden, an Orten, an denen jeder vorbeikommt.

Wenn Sie der Taktik, die Sie zum Spontankauf verleiten soll, nicht erliegen, meiden Sie einige der ungesündesten Produkte und sparen gleichzeitig einen Haufen Geld. Wissenschaftler der University of Pennsylvania fanden heraus, dass Leute, die es sich zur Gewohnheit machen, grundsätzlich keine Spontankäufe zu tätigen, bei ihren Ausgaben für Lebensmittel bis zu 23 Prozent sparen können.[3] Eine Familie, die monatlich 1000 Dollar für Lebensmittel ausgibt, könnte jeden Monat 230 Dollar sparen – und das einfach nur, indem sie das Risiko, sich zu Spontankäufen hinreißen zu lassen, umgeht.

Allein dadurch, dass eine Familie Spontankäufe meidet und keine Lebensmittel wegwirft, kann sie jeden Monat Hunderte Dollars sparen. Mein Lieblingshilfsmittel, um dieses Ziel zu erreichen, ist die durchaus wirksame Einkaufsliste. Im Folgenden drei unterschiedliche Möglichkeiten, um ein Einkaufslistensystem zu etablieren.

Kluge Einkaufsliste Version 1: Stift und Papier

Es ist lächerlich einfach – aber es funktioniert. Befestigen Sie mit Magneten ein Blatt Papier an Ihrem Kühlschrank, kaufen Sie sich einen magnetischen Notizblock und heften Sie ihn an Ihren Kühlschrank oder legen Sie sich einen Notizblock auf die Arbeitsfläche. Schreiben Sie im Laufe der Woche alles auf, was Sie brauchen, und nehmen Sie die Liste mit, wenn Sie einkaufen gehen.

Kluge Einkaufsliste Version 2: Die Liste mit Kontrollkästchen

Erstellen Sie eine Liste aller Dinge, die Sie normalerweise kaufen, kategorisiert nach unterschiedlichen Bereichen des Ladens wie Obst und Gemüse, Kühlabteilung, unverpackte Artikel und so weiter, wobei jedem Artikel ein Kontrollkästchen vorangestellt ist. Drucken Sie ausreichend Exemplare dieser Liste und heften Sie eines an einem geeigneten Ort an. Wenn Ihnen etwas ausgeht, setzen Sie einfach einen Haken in das entsprechende Kästchen. Nehmen Sie die Liste mit, wenn Sie einkaufen gehen, und arbeiten Sie sie in dem Laden Abteilung für Abteilung ab.

Sie können die Liste, die meine Familie manchmal verwendet, unter dem Link www.31dayfoodrevolution.com/shoppinglist herunterladen und sie Ihren persönlichen Bedürfnissen entsprechend anpassen.

Kluge Einkaufsliste Version 3: Der Menüplaner

Es gibt viele gute Online-Menüplaner. Auf der Website BigOven.com können Sie zum Beispiel ein Verzeichnis von 350.000 Rezepten (in englischer Sprache) nach der Hauptzutat, der Art der Küche, speziellen Wünschen, der Zubereitungsmethode, der Jahreszeit, dem Anlass oder nach Gängen oder Gerichten durchsuchen. Zu allen Rezepten gibt es Bewertungen, Beurteilungen von Nutzern und Nährstoffinformationen. Die App lässt Sie Rezepte auswählen und zu einem einfachen, aber hilfreichen Mahlzeitenplanungskalender hinzufügen, und Sie können Ihrer Einkaufsliste mit einem Klick die benötigten Zutaten und die erforderlichen Mengen hinzufügen. Sie können die App auf Ihrem Handy mit in den Laden nehmen, sich durch die verschiedenen Abteilungen führen lassen und die benötigten Produkte abhaken. Sie können auch jede andere Menüplanungs-App ausprobieren. Diese technologische Hilfe kann Ihnen helfen zu entdecken, wie leicht die Planung der Mahlzeiten sein und wie viel Spaß sie machen kann.

MACHEN SIE IHRE KÜCHE ZU
EINEM ORT DER FREUDE

Erlauben Sie mir eine Frage: Wie oft kochen Sie?

Das Leben nimmt uns in Anspruch, und am Ende finden wir uns dabei wieder, irgendetwas in uns reinzustopfen, Snacks zu verputzen, auswärts zu essen oder eine Dose Fertigsuppe in einen Topf zu kippen. Was glauben Sie, wie viel Zeit Sie wirklich in Ihrer Küche damit verbringen, etwas zu essen zuzubereiten?

Und wie fühlen Sie sich damit? Angesichts all Ihrer sonstigen Prioritäten und all der anderen Dinge, die Ihnen wichtig sind – scheint es Ihnen die richtige Menge Zeit zu sein? Würden Sie sich wünschen, dass es mehr wäre? Oder weniger?

Die Antwort wird für jeden von uns anders ausfallen. Je bewusster Sie sich darüber sind, wie die Dinge de facto sind und wie Sie sie gerne hätten, desto wahrscheinlicher ist es, dass es Ihnen gelingt, so zu leben, wie Sie es sich wünschen und der Ihnen entsprechenden Lebensweise zu folgen.

Und jetzt möchte ich wissen, wie Sie sich fühlen, wenn Sie Essen zubereiten. Fühlen Sie sich gestresst und überlastet, als ob Sie versuchen würden, zu viele Dinge auf einmal zu tun? Oder sind Sie entspannt und guter Dinge? Welche Gefühle und Bilder kommen Ihnen in den Sinn, wenn Sie sich genau jetzt vorstellen, wie Sie dabei sind, Essen zuzubereiten?

Und noch eine letzte Frage: Wie *würden* Sie sich gerne fühlen, wenn Sie Essen zubereiten? Wollen Sie sich gut fühlen und davon überzeugt sein, das Richtige für Ihre Familie zu tun? Wollen Sie entspannt sein, klar im Kopf und ganz bei der Sache? Wollen Sie ein Gefühl grenzenloser Leichtigkeit verspüren, das Gefühl haben, genug Zeit zu haben, um das Erlebnis genießen zu können?

Im Folgenden einige Dinge, die Mitglieder der Gemeinschaft der Food Revolution, wie sie mir erzählten, tun, um ihre Küche mit mehr Beschwingtheit und Freude zu füllen, wenn sie Essen zubereiten:

- Patricia Stevens sagt: „Ich höre ‚Only in my Dreams‘ von Debbie Gibson, und dann lege ich in der Küche ein Tänzchen hin."
- Anjali Bhavanani macht erst mal den Abwasch, wenn das Geschirr schmutzig ist, damit sie einen sauberen Arbeitsplatz hat, bevor sie mit der Zubereitung des Essens beginnt. (Irgendwie bleibt es in ihrer Küche nie lange sauber – aber sie liebt es, mit dem Reinemachen zu beginnen.)

- April Hansen bereitet die Mahlzeiten am liebsten gemeinsam mit ihrer Familie zu, sodass der Prozess der Essenszubereitung zu einer Begegnungsstätte und Quelle der Verbundenheit wird.
- Adele Mandagie beginnt mit einem Gebet. Einige Leute entzünden Weihrauch, machen einen Aromatherapie-Zerstäuber an oder genehmigen sich ein Glas Sprudelwasser, um die Arbeit in der Küche auf freudige Weise anzugehen.

Vielleicht funktionieren einige dieser Dinge für Sie, vielleicht auch nicht. Mein Rat lautet: Machen Sie Ihre Küche so gut wie möglich zu einem Ort der Freude. McDonald's mag versucht haben, den Begriff „Happy Meal" zu vereinnahmen, aber ich glaube, dass wirkliche „Happy Meals" nur aus einer gesunden Küche kommen, in der man Freude hat.

Wenn Sie Ihre Umgebung zu Hause so gestaltet haben, dass diese dazu beiträgt, Ihnen auf Ihrem Weg zu einer gesunden Ernährungsweise zu helfen, ist es an der Zeit, sich darauf zu konzentrieren, köstliche Speisen zu genießen. In Teil zwei sehen wir uns an, wie Sie Ihren Körper optimal ernähren. Ich möchte, dass Sie über alle Erkenntnisse verfügen, die Sie benötigen, um zu wissen, was Sie zu sich nehmen sollten – und was nicht –, um Krankheiten zu bekämpfen, Gewicht zu verlieren und sich bester Gesundheit zu erfreuen. Ich werde auch mit einigen der schädlichsten, weitverbreiteten Mythen aufräumen, damit Sie erfahren, was die Erkenntnisse der Wissenschaft wirklich über einige der umstrittensten, wichtigen, heute vielfach verfochtenen Ansichten im Hinblick auf Ernährung zu sagen haben.

MAßNAHMEN:

Option 1: Bereiten Sie, bevor Sie heute Abend ins Bett gehen, für morgen früh ein köstliches und gesundes Frühstück zu.

Option 2: Bereiten Sie einen großen Topf Suppe oder einen Auflauf oder irgendetwas Gesundes zu und frieren Sie einen Teil davon ein, sozusagen als „Vorauszahlung".

Option 3: Optimieren Sie Ihr Einkaufslistensystem, egal wie organisiert und effizient es auch bereits sein mag. Ein paar Minuten zu investieren, um ein besseres System einzuführen oder sich mit einer neuen App vertraut zu machen, könnte Ihnen Zeit und Stress ersparen, ganz zu schweigen von dem Geld, das Sie jahrelang oder sogar jahrzehntelang jede Woche sparen können.

TEIL ZWEI

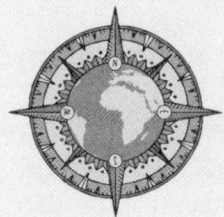

ERNÄHRUNG

Ich habe eine „adoptierte" Tante, die Carol heißt und die ich seit mehr als 25 Jahren liebe und schätze. Wie es bei Familienmitgliedern häufig der Fall ist, verbindet uns eher gegenseitige Zuneigung als die Ernährungsweise. Tante Carol ernährt sich auf die typische Weise der westlichen industrialisierten Welt und war nie übermäßig scharf darauf, etwas über dieses Thema von mir zu hören.

Im Jahr 2015 wurde bei Tante Carol Blasenkrebs diagnostiziert und sie musste sich einer Chemotherapie und lebensverändernden Operationen unterziehen. Zum Glück hat sie das Ganze nach einer äußerst leidensvollen Zeit überstanden.

Das Absurde ist, dass der Onkologe, der Tante Carol behandelte, während ihrer gesamten medizinischen Behandlung kein einziges Mal mit ihr über ihre Kost oder ihre Ernährungsweise geredet hat. Er hat sie nie gefragt, was sie isst oder ihr irgendwelche Ernährungsratschläge erteilt, deren Befolgung ihr während ihrer Behandlung hätten helfen oder einem Wiederauftreten der Krebserkrankung hätten vorbeugen können – und das, obwohl wir heute wissen, dass die große Vielzahl von Krebserkrankungen nicht durch genetische Veranlagung ausgelöst wird, sondern eher durch eine Kombination von Faktoren, die durch die Ernährung, die Lebensweise und die Umwelt bestimmt werden.

Während ich sah, wie meine Tante sich in der Hoffnung, dass sie ihr Leben retten würden, brutalen medizinischen Behandlungen unterzog, machte es mich traurig, dass ihre Ärzte die massiven durch die Ernährung bedingten Faktoren, die einen großen Einfluss auf die Gesundheit und die Entstehung von Krankheiten haben, einfach ignorierten. Ich fürchtete, dass das Risiko eines späteren Wiederauftretens der Krebserkrankung bei meiner Tante beunruhigend groß blieb.

Ich verspürte einen Anfall von Wut auf ihren Arzt. Doch dann wurde mir etwas bewusst: Ihr Arzt wusste es einfach nicht. Ein Arzt, der nichts über Ernährung weiß, ist ein wenig wie ein Feuerwehrmann, der nichts über Wasser weiß. Und dennoch sind die meisten Ärzte schmerzvoll ahnungslos, was die Zusammenhänge zwischen Ernährung und Gesundheit angeht. Und es ist nicht wirklich ihre Schuld. Sie denken vielleicht, dass Ärzte während ihres

Studiums etwas über Ernährung lernen, doch an den meisten medizinischen Fakultäten ist das nicht der Fall.

Eine im Jahr 2015 im *Journal of Biomedical Education* veröffentlichte Studie ergab, dass ein Arzt während seines Studiums im Durchschnitt gerade einmal 19 Stunden Ernährungslehre gehabt hatte.[1] In den USA verlangen nur ein Viertel aller medizinischen Fakultäten wenigstens die Belegung einer einzigen Lehrveranstaltung zum Thema Ernährung. Und in den wenigen Lehrveranstaltungen, die im Rahmen eines Medizinstudiums zum Thema Ernährung angeboten werden, geht es fast überall um die speziellen Probleme, die durch den Mangel einzelner Nährstoffe verursacht werden. Es findet praktisch kein Unterricht darüber statt, wie Patienten geholfen werden kann, Krankheiten vorzubeugen oder ihre Gesundheit zu verbessern, indem sie gesunde Nahrungsmittel zu sich nehmen.

Wir haben wahrlich ein Gesundheitssystem, das oft so tut, als ob die Ernährung keine Rolle spielen würde. Und gleichzeitig haben wir ein Lebensmittelversorgungssystem, das oft so tut, als ob die Gesundheit keine Rolle spielen würde.

Ich habe dieses Buch geschrieben, weil ich nicht möchte, dass Sie oder die Menschen, die Ihnen etwas bedeuten, darauf angewiesen sind, sich hinsichtlich der Ernährung auf die Empfehlungen eines Gesundheitswesens zu verlassen, das gar nicht in der Lage ist, solche Empfehlungen zu erteilen, oder auf eine Lebensmittelindustrie, die am meisten davon profitiert, Junkfood zu verkaufen. Ich möchte, dass Sie über das erforderliche Wissen verfügen, um Ihre Gesundheit selbst in die Hand nehmen zu können – denn so sollte es sein.

Ein altes Sprichwort besagt, dass der Schmerz schiebt und die Vision zieht. Einige Menschen werden von der Angst motiviert, leiden zu müssen. Wenn das auf Sie zutrifft, könnte das Erleben von Leiden, Schmerzen, Erschöpfung und Krankheit oder die Angst davor, all dies zu erleiden, für Sie eine starke motivierende Kraft sein. Andere Menschen werden von Visionen und Träumen, die sie sich erfüllen möchten, angetrieben. Sie könnten von dem Wunsch inspiriert sein, in einer engen Jeans super auszusehen, oder von dem Ziel, im Alter noch über ausreichend Energie zu verfügen, um mit Ihren Enkeln spielen zu können. Sie könnten Ihre Laufzeiten verbessern wollen oder von dem Wunsch erfüllt sein, bis ins hohe Alter geistig fit zu bleiben.

Wenn Sie Zucker, raffiniertes Mehl, industriell verarbeitete Kohlenhydrate und in der Massentierhaltung erzeugte tierische Produkte durch reale Vollwertnahrungsmittel ersetzen, rüsten Sie Ihren Körper, um Krebs, Demenz und Diabetes zu bekämpfen – und, was genauso wichtig ist, Sie versetzen ihn in die Lage, aufzutanken, sich wieder aufzuladen und sich zu revitalisieren.

Eine Sache, die mir an der Ernährungsrevolution besonders gut gefällt, ist, dass es nicht nur darum geht, dem schlechten Zeug abzuschwören. Es geht auch darum, zu den guten Dingen „Ja Mann!" zu sagen. Die Ernährungsrevolution stellt eine Möglichkeit dar, sich von Giften zu befreien und den Körper und das Gehirn stattdessen mit lebensspendenden, die Arterien öffnenden, den Geist reinigenden Nährstoffen zu fluten, die dem Leben nicht nur Jahre hinzufügen, sondern diese Jahre auch mit Leben erfüllen können.

Wir hören viel über exotische „Superfoods" wie Goji-Beeren aus dem Himalaya, Ginseng für 300 Dollar das Pfund oder brasilianische Açai-Beeren. Zweifellos sind all diese Supernahrungsmittel äußerst wirkungsvoll, aber wie „super" kann ein Nahrungsmittel sein, das sich nur die wohlhabendsten Menschen leisten können? Die Superfoods, die mich interessieren, sind diejenigen, die für die meisten Menschen möglichst viel Gutes bewirken. Und wir werden sehen, dass es Gemüsesorten, Beeren, Hülsenfrüchte, Nüsse, Kräuter und Gewürze gibt, die unglaublich viel bewirken. Sie liefern Antioxidantien, Flavonoide und Mikronährstoffe, die erstaunlich wirksam Krebs, Demenz, Herzerkrankungen und sogar Falten bekämpfen. Diese Nährstoff-Kraftwerke können Ihr Immunsystem stärken, Ihre Verdauung verbessern, Ihnen mehr Energie verschaffen und zu einem befriedigenderen Sexleben beitragen.

Gesunde Nahrungsmittel sind die Grundlage eines gesunden Lebens. Legen wir also los!

Füllen Sie den Fragebogen aus: Wie nährstoffreich ist Ihre Kost?

Wie viele dieser Produkte essen (oder trinken) Sie normalerweise in einer Woche?
Grünes Blattgemüse
    0. Weniger als vier Rationen à 25 Gramm oder eine Handvoll
    1. Vier bis sechs Rationen
    2. Mindestens sieben Rationen

Nüsse und Samen
    0. Weniger als drei halbe Rationen à drei Esslöffel
    1. Drei bis vier Rationen
    2. Mindestens fünf Rationen

Pilze

    0. Weniger als zwei Rationen à 25 Gramm

    1. Zwei bis vier Rationen

    2. Mindestens fünf Rationen

Hülsenfrüchte (inklusive Bohnen, Schälerbsen oder Linsen)

    0. Weniger als zwei Rationen à 50 Gramm

    1. Zwei bis vier Rationen à 50 Gramm

    2. Mindestens fünf Rationen

Beeren (frisch oder gefroren, inklusive Blaubeeren, Erdbeeren, Brombeeren, Johannisbeeren etc.)

    0. Weniger als zwei Rationen à 50 Gramm

    1. Zwei bis vier Rationen à 25 Gramm

    2. Mindestens fünf Rationen

Fermentierte Produkte (Kimchi, rohes Sauerkraut, ungesüßter Jogurt, Kokosnusskefir, Natto etc.)

    0. Weniger als dreimal

    1. Mindestens dreimal

    2. Mindestens fünfmal

Ungesüßter Grüner Tee, Weißer Tee, Schwarzer Tee, Hibiskustee und/oder Kaffee

    0. Weniger als drei Tassen.

    1. Drei bis sechs Tassen.

    2. Mindestens sieben Tassen.

Zählen Sie die Punkte zusammen. Sie erhalten ein Ergebnis zwischen 0 und 14. Je höher die Zahl, desto besser. Wenn Sie den Fragebogen online ausfüllen und sehen wollen, wie Sie im Vergleich zu anderen abschneiden, die den Fragebogen ausgefüllt haben, gehen Sie auf den Link www.31dayfoodrevolution.com/quiz2.

KAPITEL 8

✕ Ernährung als Kampfansage gegen den Krebs

Es gibt einen Satz, der wahrscheinlich gefürchteter ist als jeder andere: „Sie haben Krebs."

Trotz der Milliarden von Dollar, die im Krieg gegen den Krebs ausgegeben werden, und trotz der rosa Schleifen und der Wohltätigkeitsläufe zum Sammeln von Spendengeldern für die Erforschung von Heilverfahren sterben inzwischen jährlich mehr als acht Millionen Menschen an Krebs. Und die verheerende Todesrate durch Krebs steigt immer weiter.

Was ist die Ursache dafür, dass so viele Menschen an Krebs erkranken? Liegt das einfach nur daran, dass wir länger leben und die menschlichen Körperzellen mit zunehmendem Alter versagen? Sind wir anfällig für einen genetischen Defekt, der unsere Zellen dazu bringt, außer Kontrolle zu geraten und den Organismus zu bedrohen, dem sie überhaupt erst ihre Existenz verdanken? Fehlt uns einfach nur ein bisher noch nicht entwickeltes Medikament, das uns schützen oder heilen wird? Oder wird Krebs irgendwie durch unsere Lebensweise verursacht?

Im Jahr 2008 wollten Wissenschaftler des MD Anderson Cancer Centers der University of Texas versuchen zu verstehen, was die globale Krebsepidemie antreibt. Sie führten eine Metaanalyse von Studien durch, deren Ergebnisse in durch Fachleute geprüften Artikeln in wissenschaftlichen Fachzeitungen erschienen waren, und veröffentlichten ihren eigenen zusammenfassenden Bericht in der Zeitschrift *Pharmaceutical Research*.[1]

Die Wissenschaftler kamen zu dem Schluss, dass nur 5 bis 10 Prozent aller Krebsarten durch genetische Defekte verursacht werden. Die übrigen 90 bis 95 Prozent werden durch eine Kombination aus ernährungs-, lebensstil- und umweltbedingten Faktoren verursacht. Sie fanden heraus, dass 25 bis 30 Prozent aller Krebstode durch Tabakkonsum verursacht werden, was wenig überraschend ist. Doch es gab einen anderen Faktor, der den Wissenschaftlern zufolge bei der Entstehung von Krebs eine noch größere Rolle spielt als das Rauchen:

Die Ernährung.

Tatsächlich berichteten die Wissenschaftler, dass die Ernährung weltweit mehr als 30 bis 35 Prozent aller Krebserkrankungen verursacht – das entspricht mehr als zwei Millionen Krebstoten pro Jahr. Was für eine krebsvorbeugende

Art der Ernährung empfahlen diese Wissenschaftler auf der Grundlage aller verfügbaren Daten?

„Einen erhöhten Verzehr von Obst und Gemüse … (und) einen minimalen Fleischkonsum."

ERGIBT DAS SINN?

Manchmal frage ich mich, ob wir alles falsch verstanden haben. Allein das National Cancer Center der USA hat mehr als 90 Milliarden Dollar für die Krebsforschung ausgegeben.[2] Weltweit werden jedes Jahr mehr als 100 Milliarden Dollar für Krebsmedikamente ausgegeben.[3] Dennoch sterben jedes Jahr mehr als zwei Millionen Menschen an durch die Ernährungsweise verursachten Krebserkrankungen, und gleichzeitig ist sich weniger als die Hälfte der US-Amerikaner auch nur der Tatsache bewusst, dass eine Kost, die reich an Obst und Gemüse und arm an rotem Fleisch und industriell verarbeiteten Lebensmitteln ist, dieser furchtbaren Krankheit vorbeugen kann.[4]

Können Sie sich vorstellen, was passieren würde, wenn auch nur ein Bruchteil dieser vielen Milliarden Dollar, die zurzeit für Medikamente und Operationen ausgegeben werden, für Informationskampagnen oder für wirklich gesunde Nahrungsmittel ausgegeben werden würde? Würden wir nicht mehr Leben retten, wenn wir uns darauf konzentrieren würden, Krebs vorzubeugen und somit dafür zu sorgen, dass die Krankheit sich gar nicht erst entwickelt?

Warum tun wir das nicht?

Könnte es sein, dass der Grund dafür unter anderem darin zu finden ist, dass etablierte Interessengruppen davon profitieren, Nahrungsmittel zu verkaufen, die uns krank machen, und dass einige Leute eine Menge Geld verdienen, solange wir Hunderte Milliarden Dollar für Medikamente und medizinische Behandlungen ausgeben? Wenn mit dem Verkauf von Brokkoli so viel Geld verdient werden könnte, wie für Chemotherapien ausgegeben wird – ob dann mehr Brokkoli gegessen werden würde? Was glauben Sie?

Mutter Natur stellt uns eine riesige Apotheke zur Verfügung, deren Sortiment aus natürlichen Lebensmitteln, Kräutern und Gewürzen besteht, die eine erstaunliche gesundheitsfördernde Wirksamkeit entfalten. Und die einzigen Nebenwirkungen, die sich einstellen, wenn man sich nach Lust und Laune aus der Vorratskammer der Natur bedient, sind positive Nebenwirkungen.

Aber natürliche Produkte können per Definition nicht patentiert werden – im Gegensatz zu Medikamenten. Eine Studie des Tufts Center for the Study of Drug Development ergab, dass Pharmaunternehmen für jedes neue Medikament, das sie auf den Markt bringen, im Durchschnitt 2,6 Milliarden Dollar investieren.[5]

Niemand ist bereit, so viel Geld auszugeben, um zu beweisen, dass Pflanzen so unbedenklich und wirksam sind wie Medikamente, weil sie nicht patentiert werden können. Wer auch immer die 2,6 Milliarden Dollar dafür ausgeben würde, wäre sein Geld los, und der Einzige, der davon profitieren könnte, wäre Ihr lokaler Bauernhof.

Somit sind natürliche Produkte auf dem Markt fundamental im Nachteil. Und die große Mehrheit der Ärzte und der Versicherungsunternehmen hält unbeirrt daran fest, zu verschreiben und zu bezahlen, was zugelassen ist – und das in einem System, das effektiv dafür sorgt, dass nur aus patentierbaren Arzneimitteln zugelassene Medikamente werden können.

Wenn es um Ernährung geht, scheint es leider manchmal so, als ob das medizinische Establishment es darauf anlegt, die grundlegenden Fakten zu ignorieren.

Im Jahr 2014 lud die American Association for Cancer Research mehr als 18.000 Wissenschaftler, Ärzte und andere Fachleute aus Gesundheitsberufen zum jährlichen Kongress der Organisation ein.[6] Während der gesamten Veranstaltung wurde die Rolle, die die Ernährung dabei spielen kann, das Krebsrisiko zu reduzieren, so gut wie gar nicht erwähnt. Aber es gab einen Abendempfang, bei dem die Gäste sich an einem üppigen Büffet gütlich taten, das unter anderem dicke Scheiben Rinderbraten und eine breite Auswahl fetter Käse zu bieten hatte. Danach gab es noch die große Feier der Krebsforschungsorganisation, wobei diese Feier unter anderem für das Nachtischbüffet berühmt ist. Als ob man auf die gerade einmal eine Generation zurückliegenden Zeiten zurückblickte, in denen Ärzte auf Medizinkongressen geraucht haben, hatten wir es nun mit einer Völlerei mit krebserregenden Speisen zu tun, die auf einer Medizinveranstaltung gereicht wurden. Und das zu einer Zeit, in der wir wissen, dass die Ernährung mehr tödliche Krebserkrankungen verursacht als Zigaretten.

Ist es möglich, noch zu unseren Lebzeiten einen Wechsel dieser Muster hinzubekommen?

Ich glaube ja.

Aber um das zu schaffen, müssen wir einige etablierte Interessengruppen entlarven. Und einige von ihnen verkaufen ihre Produkte in hübschen rosafarbenen Pappbechern und anderen ins Auge springenden Behältern.

ZUM BEISPIEL KFC

Im Jahr 2010 ging die größte Brustkrebsselbsthilfegruppe der Welt, eine Organisation mit dem Namen Susan G. Komen for Cure, eine Partnerschaft mit der Fastfood-Kette KFC ein und startete die USA-weite Kampagne „Buckets for the Cure" – „Pappbecher für die Heilung".

KFC nutzte jede Chance, lauthals herauszuposaunen, dass die Fastfood-Kette für jeden verkauften rosafarbenen Pappbecher Hühnchenfleisch 50 Cent an Komen spendete.[7]

Die Organisation Komen verkündete ihrerseits auf ihrer Website, dass „KFC und Susan G. Komen for the Cure sich zusammengetan haben, um im Rahmen einer großen landesweiten Kampagne Aufklärung zu betreiben, die durch die fast 5.000 KFC-Restaurants Tausende von Gemeinden erreicht."

Was glauben Sie, wie oft diese Aufklärungskampagne Informationen über die entscheidende Rolle der Ernährung für die Aufrechterhaltung eines gesunden Gewichts und die Vorbeugung von Krebs verbreitet hat? Was glauben Sie, wie oft im Rahmen der Kampagne auf die zahlreichen Studien hingewiesen wurde, die der Website des National Cancer Institutes zufolge „gezeigt haben, dass ein erhöhtes Risiko, an Darmkrebs, Bauchspeicheldrüsenkrebs und Brustkrebs zu erkranken, mit einem hohen Konsum von gut durchgebratenem, frittiertem oder gegrilltem Fleisch verbunden ist"?

Wenn Sie „kein einziges Mal" geraten haben, liegen Sie genau richtig.

Währenddessen berichtet das American Institute for Cancer Research, dass *bis zu 70 Prozent aller Krebserkrankungen durch Änderungen der Lebensweise vermieden werden können.*[10] Die wichtigste Ernährungsempfehlung des Krebsforschungsinstituts lautet: „Entscheiden Sie sich für eine überwiegend pflanzenbasierte Kost, die aus einer Vielfalt an Obst, Gemüse und Hülsenfrüchten besteht, und nehmen Sie möglichst wenige industriell verarbeitete stärkehaltige Grundnahrungsmittel zu sich."

Das klingt in meinen Ohren nicht nach rosafarbenen mit frittiertem Hühnchenfleisch gefüllten Pappbechern.

DIE WICHTIGSTEN NAHRUNGSMITTEL, DIE KREBS TATSÄCHLICH BEKÄMPFEN

Wie Sie sich sicher vorstellen können, bringe ich für alles, was mit Essen zu tun hat, eine ziemliche Leidenschaft auf. Es betrübt mich, dass so wenige Menschen die Wahrheit kennen, und das, obwohl diese Wahrheit so viele Millionen Menschenleben retten könnte. Ich möchte nicht, dass Sie unnötig leiden.

Werfen wir also einen Blick auf die wichtigsten Nahrungsmittel, die besonders wirksam im Kampf gegen Krebs sind.

Der magische Pilz

Die antiken Ägypter glaubten, dass der Verzehr von Pilzen ein langes Leben bescherte. Heute entdecken die Wissenschaftler unserer Zeit, dass Pilze einige faszinierende medizinische Eigenschaften besitzen.

Im Jahr 2004 führten Wissenschaftler der University of Western Australia in Perth eine Studie durch, an der 2000 chinesische Frauen teilnahmen, von denen 50 Prozent an Brustkrebs litten.[11] Die Wissenschaftler untersuchten die Essgewohnheiten der Frauen und klammerten andere Faktoren, die zur Entstehung von Krebs beitragen können, wie Übergewicht, zu wenig körperliche Betätigung oder Rauchen aus. Sie kamen zu einem erstaunlichen Ergebnis hinsichtlich der Wirkung von Pilzen.[12]

Frauen, die mindestens 10 Gramm frische Pilze am Tag zu sich nahmen (was weniger als einem Pilz normaler Größe entspricht) hatten ein um 64 Prozent niedrigeres Risiko, an Brustkrebs zu erkranken. Getrocknete Pilze hatten eine leicht geringere schützende Wirkung und reduzierten das Risiko, an Brustkrebs zu erkranken um etwa 50 Prozent. Noch beeindruckender war, dass Frauen, die zusätzlich zu dem Verzehr von Pilzen regelmäßig grünen Tee zu sich nahmen, noch stärker von der schützenden Wirkung profitierten – ihr Risiko, an Brustkrebs zu erkranken, sank um erstaunliche 89 Prozent.

Warum sind Pilze so wirkungsvoll? Es wird davon ausgegangen, dass sie vor Brustkrebs und anderen mit Hormonen assoziierten Krebserkrankungen schützen, weil sie ein Enzym namens Aromatase hemmen, das Östrogen produziert.[13] Außerdem enthalten Pilze besondere Lecithine, die Krebszellen erkennen und diese daran hindern, zu wachsen und sich zu teilen. (Lecithine, ein Typ eines Kohlenhydrate bindenden Proteins, haben in einigen Kreisen einen schlechten Ruf, doch einige Lecithine wie die, die in Pilzen enthalten sind, können vorteilhaft sein.)

Welche Pilze sind die besten? Es gibt Tausende Arten von Pilzen, und unser Verständnis bezüglich ihrer Eigenschaften wächst schnell, doch es steckt immer noch in den Kinderschuhen.[14]

Alle essbaren Pilze, die wir kennen, enthalten bioaktive Verbindungen mit dem Potenzial, eine Antikrebswirkung zu entfalten, unter anderem Egerlinge, Zucht-Champignons, Austernpilze, Portobello-Champignons, Gemeine Klapperschwämme, Schmetterlingstrameten und Reishi-Pilze. Die in Pilzen enthaltenen sekundären Pflanzenstoffe haben vielversprechende Antikrebswirkungen gegen Magen-, Darm-, Brust- und Prostatakrebs.[15]

Aber es ist wichtig, Pilze zu garen und sie generell nicht roh zu verzehren. Pilze enthalten Agaritin, ein natürliches Toxin, das Untersuchungen zufolge krebserregend ist. Agaritin wird durch Hitze zerstört, wenn Sie Pilze also garen, brauchen Sie sich keine Sorgen zu machen. (Und natürlich gilt: Essen Sie niemals Wildpilze, wenn Sie nicht absolut sicher sind, dass sie essbar und nicht giftig sind.)

Seit ich von der Kraft der Pilze gehört habe, habe ich es mir zur Gewohnheit gemacht, fast jeden Tag gegarte Pilze zu essen. Beim kurzen Anbraten oder beim Braten karamellisieren die Pilze, was ihren köstlichen Umami-Geschmack und ihre angenehme Textur besonders hervorhebt. Sie können mit Blattgemüse gedünstete Pilze auf Salat oder Pizza, auf warmer Polenta, in einer Suppe, gegrillt als Burger oder vermischt mit Soba-Nudeln, Ingwer und Knoblauch genießen.

Kreuzblütler-Gemüse

Die Blüte von Kreuzblütler-Gemüse hat vier Kronblätter, die die Form eines Kreuzes bilden. Das bekannteste Kreuzblütler-Gemüse ist Kohl, aber andere Sorten sind Brokkoli, Rosenkohl, Rucola, Blumenkohl, Brauner Senf, Steckrüben und Blattkohl. Wenn es darum geht, sich vor Krebs zu schützen, könnten Kohl und die anderen Kreuzblütler-Gemüsesorten einige der mächtigsten als Superhelden fungierenden Nahrungsmittel sein, die es auf unserem Planeten gibt.

Wissenschaftler haben herausgefunden, dass in diesen Gemüsesorten enthaltene Verbindungen Sie vor freien Radikalen schützen, die die DNA Ihrer Zellen schädigen können.[16] Der Verzehr von Kreuzblütler-Gemüse kann Ihrem Körper auch dabei helfen, krebserregende Chemikalien zu eliminieren, und Studien haben einen erhöhten Verzehr von Kreuzblütler-Gemüse mit einem Rückgang der Raten von Brust-, Lungen-, Darm- und Prostatakrebs aossoziiert.[17]

Für die Chemiefreunde hier noch die Erklärung, wie Kreuzblütler-Gemüse seine magische Wirkung entfaltet: Es enthält Glucosinolate und ein Enzym namens Myrosinase. Wenn wir dieses Gemüse mixen, klein hacken oder kauen, werden die Zellen der Pflanze gespalten, was es der Myrosinase ermöglicht, mit den Glucosinolaten in Kontakt zu kommen, wodurch eine chemische Reaktion in Gang gesetzt wird, bei der Isothiocyanate (ITCs) gebildet werden. Es wurde nachgewiesen, dass ITCs eine entgiftende Wirkung haben, Karzinogene entfernen und einen Prozess namens Apoptose stimulieren, bei dem Krebszellen sich selbst zerstören.[18]

Für den Fall, dass Sie es nicht so mit Chemie haben, hier die Kurzzusammenfassung für Laien: Kreuzblütler-Gemüse ist gut für Sie und für Ihre Körperzellen auch.

Kreuzblütler-Gemüse liefert zudem Vitamin C (das dafür bekannt ist, Zellen als ein Antioxidans zu schützen und das Immunsystem zu stärken). Und die meisten Kreuzblütler-Gemüsesorten sind gute Quellen für Mangan, Folsäure, Kalium, Ballaststoffe und Carotinoide wie Beta-Carotin, die die Zellkommunikation verbessern und dabei helfen, abnorme Zellen zu kontrollieren.

Genießen Sie Kreuzblütler-Gemüse roh und zerkleinert (bereiten Sie sich einen Krautsalat zu – ein köstliches Rezept finden Sie auf Seite 320) oder probieren Sie es gedämpft, gebacken, gedünstet, als Füllung in einem Wrap oder auch gekocht. Pürierter hinzugegebener Brokkoli verleiht einer reichhaltigen Suppe eine herrliche smaragdgrüne Farbe. Gedünsteter Kohl schmeckt köstlich, wenn man ihn mit Nudeln und karamellisierten Zwiebeln vermischt. Blumenkohl ist eine leckere Beigabe zu sahnigen indischen Currys, serviert auf dampfender Quinoa oder wohlduftendem Basmatireis. Grünkohl macht sich sehr gut in einem Topf herzhafter Minestrone. Die Möglichkeiten sind endlos – und erlesen.

Und dann ist da noch der Sellerie

Sellerie besteht überwiegend aus Wasser und wird nur selten als ein Ernährungskraftwerk angesehen. Dabei ist dieses knackige Gemüse schon seit dem neunten Jahrhundert, als es als Medizin verwendet wurde, für seine gesundheitsfördernden Eigenschaften bekannt.[19]

In China durchgeführten Studien zufolge reduziert schon der Verzehr von gerade einmal zwei mittelgroßen Stangen Sellerie zwei- oder dreimal pro Woche das Risiko, an Lungenkrebs zu erkranken, um sagenhafte 60 Prozent.[20] Andere Studien haben ergeben, dass Sellerie potenziell Wirksamkeit bei der Abtötung von Eierstock-, Bauchspeicheldrüsen-, Prostata-, Brust- und Leberkrebszellen entfaltet.[21]

Was macht Sellerie zu so einem wirkungsvollen Antikrebs-Nahrungsmittel? Die knackigen grünen Stängel enthalten zwei Antikrebsverbindungen, Apigenin und Luteolin, beides bioaktive Flavonoide, die als Antioxidantien wirken und im Körper freie Radikale neutralisieren.

Apigenin bewirkt bei vielen Arten von Krebszellen Apoptose (den programmierten Selbstmord von Zellen).[22] Eine im Jahr 2013 durchgeführte In-vitro-Studie ergab, dass Apigenin bis zu 86 Prozent der Lungenkrebszellen tötete.[23] Apigenin hat zudem eine stark entzündungshemmende Wirkung und kann durchaus mit kommerziell vertriebenen entzündungshemmenden Medikamenten konkurrieren.[24]

Und Luteolin könnte in der Lage sein, den Replikationszyklus von Krebszellen kurzzuschließen. Im Rahmen einer Studie, deren Ergebnisse in der Zeitschrift *BMC Gastroenterology* veröffentlicht wurden, fanden Wissenschaftler heraus, dass Luteolin die für das Wachstum von Darmkrebszellen erforderliche Signalübertragung blockierte.[25]

Ich bin kein Freund von Studien an Versuchstieren, weil ich die meisten dieser Tierversuche für grausam halte. Aber wenn sie einmal durchgeführt wurden, glaube ich nicht, dass die armen Mäuse, Ratten oder die anderen Kreaturen, die diese Versuche über sich ergehen lassen mussten, irgendetwas davon hätten, wenn wir die Ergebnisse dieser Studien ignorieren würden. Wenn ich also hin und wieder auf Laborstudien an Tieren zu sprechen komme, tue ich das nicht, weil ich sie ethisch für vertretbar halte, sondern weil ich denke, dass die Erkenntnisse, die wir diesen Studien verdanken, durchaus nützlich sein können.

Bei einer sehr traurigen Laborstudie an Tieren wurden Mäuse einem starken Mutagen ausgesetzt, um ein Fibrosarkom auszulösen (eine Form von Knochenkrebs).[26] Wenn den Mäusen mit ihrer Nahrung Luteolin zugeführt wurde, stellten die Wissenschaftler, die die Studie durchführten, fest, dass die Tumorrate um beinahe 50 Prozent sank, und sie verzeichneten zudem ein verlangsamtes Tumorwachstum.

Sellerie ist von Natur aus reich an den Vitaminen A, C und K, den Mineralstoffen Folsäure und Kalium und anderen Nährstoffen. Wie sich gezeigt hat, kann Sellerie dazu beitragen, das Nervensystem zu beruhigen, die Verdauung zu fördern, Entzündungen zu reduzieren und den Blutdruck zu senken.[27] Weil Sellerie sehr ballaststoffreich ist, kann dieses Gemüse auch dabei helfen, Verstopfung vorzubeugen.

Klein gehackter Sellerie fügt allen möglichen Salaten eine knackige, saftige Frische hinzu, und man kann ihn auch in Suppen, Eintopfgerichten und Aufläufen verwenden. Sellerie ist eine nette Zugabe zu grünen Säften und grünen Smoothies und kann mit einem Löffel Hummus oder einem anderen leckeren

Dip zu einem köstlichen Snack verwandelt werden. Um eine zeitlose Nascherei zuzubereiten, können Sie von einer Stange die Fäden abziehen und sie längs mit Erdnussbutter bestreichen. Dann ein paar Rosinen andrücken, und schon hat man den beliebten Kindersnack, der als „ants on a log" – „Ameisen an einem Baumstamm" – bekannt ist.

MAßNAHMEN:

Option 1: Bringen Sie gegarte Pilze in Ihr Leben! Bereiten Sie ein Gericht zu, das sie zur Geltung kommen lässt.

Option 2: Entdecken Sie eine köstliche Art und Weise, Kreuzblütler-Gemüse zuzubereiten (Kohl, Brokkoli, Rosenkohl, Grünkohl, Brauner Senf, Steckrüben oder Blattkohl), indem Sie eine der folgenden Ideen als Anregung verwenden. **1) Kurz anbraten:** Das Kreuzblütler-Gemüse in Scheiben schneiden und zusammen mit anderem Lieblingsgemüse, Zwiebeln und Knoblauch kurz in Olivenöl anbraten. Sojasoße und jegliche gewünschten Gewürze hinzugeben und auf Quinoa, Reis oder einer anderen Beilage aus Vollkorngetreide servieren. **2) Salat:** Das gewählte Kreuzblütler-Gemüse in dünne Scheiben schneiden, mit Avocado vermischen, frischen Zitronensaft oder Apfelessig, Salz und Hefeflocken hinzugeben und dann mit gerösteten Kürbiskernen oder gerösteten Sonnenblumen bestreuen. **3) Buddha-Schale:** Das gewählte Kreuzblütler-Gemüse braten oder kurz sautieren und zusammen mit Quinoa, gehackten Walnüssen, klein geschnittenem dunkelgrünem Blattgemüse, gebackenem Tofu und einem Schlag Tahin servieren.

Option 3: Stellen Sie sich der dreifachen Gesundheits-Challenge: Bereiten Sie ein Gericht zu, das alle diese Ernährungs-Kraftwerke enthält: Pilze, Kreuzblütler-Gemüse und Sellerie. Und genießen Sie dieses Gericht dann regelmäßig!

 Heilen Sie Ihren Darm

Tief in Ihrem Darm sind 40 Billionen Chemiker hart an der Arbeit und helfen Ihnen, Ihre Mahlzeiten zu verdauen, essenzielle Nährstoffe herzustellen, die Sie nicht selber produzieren können, und Sie vor Krankheiten zu schützen. Sie befinden sogar darüber, welche Teile Ihrer DNA sich manifestieren und welche schlummernd verbleiben.[1] Bei diesen talentierten Kreaturen handelt es sich um Pilze, Bakterien und andere einzellige Organismen. Und Sie bilden einen größeren Teil von Ihnen, als Sie sich wahrscheinlich je vorgestellt haben!

Ihr Körper besteht aus etwa 22.000 menschlichen Genen, doch zudem beherbergt er zwei Billionen mikrobielle Gene, die genau genommen nicht „Sie" sind, aber ziemlich wohlwollende Gäste, die in einträchtiger Harmonie mit Ihrem Körper zusammenarbeiten. Einige dieser Mikroben gedeihen auf Ihrer Haut, doch die meisten haben sich in Ihrem Verdauungstrakt niedergelassen.

Das Studium des Mikrobioms – der Gemeinschaft von Mikroorganismen, die in Ihrem Körper leben – könnte das interessanteste Neuland sein, das die Gesundheitswissenschaft noch zu erforschen hat.

Beim Verdauungsprozess werden die Bestandteile der von Ihnen aufgenommenen Nahrung und Getränke zersetzt, sodass Ihr Körper die Nährstoffe, die er benötigt, aufnehmen und den Rest wieder ausscheiden kann. Dabei arbeiten Billionen von Organismen zusammen. Diese Mikroben spielen auch eine entscheidende Rolle bei der Steuerung des Appetits, des Stoffwechsels und neurologischer Funktionen sowie bei der Entstehung von Allergien. Tatsächlich haben Wissenschaftler herausgefunden, dass Darmbakterien Neurotransmitter wie Serotonin, Dopamin und GABA produzieren, die eine entscheidende Rolle für Ihre Stimmung spielen.[2]

Studien legen nahe, dass Ihre Darmflora möglicherweise über Ihr Risiko mitbestimmen kann, ob Sie an neuropsychiatrischen Krankheiten wie Schizophrenie, ADHS, einer zwanghaften Persönlichkeitsstörung oder dem chronischen Erschöpfungssyndrom erkranken.[3]

Mit anderen Worten: Die Bakterien in Ihrem Darm haben einen riesigen Einfluss darauf, wie Sie sich fühlen.

WEN FÜTTERN SIE?

Es gibt eine oft erzählte alte Geschichte, die angeblich auf die Überlieferungen der Cherokees zurückgeht. Ein alter Indianer sitzt mit seinem Enkelsohn am Lagerfeuer und redet mit ihm über die Herausforderungen des Lebens. „In mir findet ein Kampf statt", erzählt er dem Jungen. „Es ist ein furchtbarer Kampf zwischen zwei Wölfen. Der eine Wolf ist böse – er ist der Hass, der Zorn, der Neid, die Anspannung, der Stress, die Ungeduld, die Eifersucht, Sorgen, Schmerz, Gier, die Arroganz, das Selbstmitleid, die Schuld, die Vorurteile, die Minderwertigkeitsgefühle, die Lügen, der falsche Stolz und das Ego. Der andere Wolf ist gut – er verkörpert die Liebe, die Freude, den Frieden, die Gelassenheit, die Geduld, Hoffnung, Heiterkeit und Demut, die Güte, das Wohlwollen, Zuneigung, Großzügigkeit, die Aufrichtigkeit, das Mitgefühl und den Glauben. Der gleiche Kampf findet in deinem Inneren statt – und auch im Inneren eines jeden anderen Menschen."

Der Enkel denkt ein paar Augenblicke über die Worte nach. Und dann fragt er: „Welcher der beiden Wölfe gewinnt den Kampf?"

Und der alte Cherokee antwortet:

„Der, den du fütterst!"

Auch was die Bakterien in Ihrem Darm angeht, füttern Sie jedes Mal, wenn Sie etwas essen, jemanden. Leider sorgt die moderne industrialisierte Ernährungsweise dafür, dass allzu oft die Übeltäter gefüttert und, was genauso wichtig ist, die Guten ausgehungert werden.

Einfach ausgedrückt, ernähren sich „böse" Bakterien überwiegend von Zucker und ungesunden Fetten (ja, ich rede von dir, Junkfood!).[4] Und der wichtigste Nährstoff, den die guten Bakterien benötigen, um in Ihnen zu gedeihen, sind Ballaststoffe. Wenn sie über reichlich Ballaststoffe verfügen, können sie ihren Job erledigen – und Ihre Verdauung, Ihre geistige Leistungsfähigkeit und sogar Ihre Stimmung profitieren davon.

Es steht außer Frage, dass Ballaststoffe für die Darmgesundheit eine entscheidende Rolle spielen. Aber weniger als 5 Prozent der US-Amerikaner nehmen die empfohlene Tagesdosis von 25 bis 30 Gramm am Tag zu sich.[5] In Deutschland sind es nur ungefähr 30 Prozent. Es wird geschätzt, dass unsere Vorfahren aus der Altsteinzeit im Durchschnitt 100 Gramm Ballaststoffe am Tag zu sich genommen haben.[6] Man vergleiche das mit den 18 Gramm, die der Durchschnittsbrite heute am Tag zu sich nimmt, oder mit den gerade mal 15 Gramm, die der durchschnittliche US-Amerikaner am Tag aufnimmt.[7]

Die meisten von uns hungern die guten Bakterien regelrecht aus. Dabei würden genau diese Bakterien – wenn wir ihnen nur die Möglichkeit gäben – die

von uns aufgenommene Nahrung verdauen und die unser Gehirn beflügeln-
den Chemikalien produzieren, die wir benötigen, um uns bester Gesundheit
zu erfreuen.

DER ZUSAMMENHANG MIT ENTZÜNDUNGEN

Eine Entzündung ist die Abwehrreaktion des Körpers, durch die das Immunsystem seine Aufmerksamkeit darauf konzentriert, eine wahrgenommene
Bedrohung zu bekämpfen – zum Beispiel ein Virus, eine Bakterie oder ein Gift.
Wenn ein Teil des Körpers errötet, anschwillt, heiß wird oder wehtut, ist dies
eine Entzündung in Aktion.

So weit, so gut. Aber wenn Entzündungen chronisch werden, erschöpft sich
das natürliche Abwehrsystem des Körpers und wird zusehends außerstande
gesetzt, seinen Job richtig zu erledigen, weil es verschlissen wird. Konstanter
Alarm versetzt den Körper unter chronischen Stress, bis die Abwehrkräfte
nicht mehr richtig funktionieren.

Wir wissen schon seit einiger Zeit, dass eine chronische Entzündung die
Folge sein kann, wenn der Körper einem Sperrfeuer von Bedrohungen ausgesetzt wird – oft verursacht durch Nahrungsmittelallergien, schlechte Ernährung, Gifte oder Stress. Doch inzwischen sind Wissenschaftler zu der Annahme
gelangt, dass ein oftmals entscheidendes Teil in dem komplizierten Puzzle,
aus dem sich die Entstehung einer Entzündung zusammensetzt, tatsächlich
in den Darmbakterien zu finden ist.

Wie funktioniert das?

Von der Speiseröhre bis zum Anus ist der Verdauungstrakt mit einem Epithel genannten Deckgewebe ausgekleidet, das nur eine Zellschicht dick ist.
Das Epithel im Dünndarm übernimmt speziell die Funktion, die Nährstoffe
aufzunehmen, die der Körper benötigt, um sich bester Gesundheit zu erfreuen,
und alles von ihm fernzuhalten, was ihm schaden könnte oder nicht richtig
verdaut werden kann. Doch da das Epithel nur eine Zellschicht dick ist, ist
es sehr anfällig.

Laut Lita Proctor vom Human Microbiome Project, einem von den National
Institutes of Health initiierten Projekt mit dem Ziel, das menschliche Mikrobiom zu erforschen, können die „schlechten Bakterien", die von Zucker und
ungesunden Fetten ernährt werden, Chemikalien absondern, die die Auskleidung des Dünndarms schädigen.[8]

Wenn die Auskleidung des Darms beschädigt oder „undicht" ist, können
bestimmte Chemikalien und Proteine die Zellschicht durchdringen und im
Körper eine Abwehr- oder Entzündungsreaktion auslösen.

WIE GLYPHOSAT ZUSÄTZLICHES ÖL
INS FEUER KIPPEN KÖNNTE

Nahezu sämtliche in den USA angebauten Sojabohnen und nahezu sämtlicher in den USA angebauter Mais sowie ein Großteil der weltweit angebauten Sojabohnen und des weltweit angebauten Maises wurden von Monsanto (inzwischen Bayer) gentechnisch verändert, um gegen das ebenfalls von dem Konzern produzierte Herbizid Roundup resistent zu sein. Der wichtigste aktive Wirkstoff in Roundup ist Glyphosat.

Im Zusammenhang mit Glyphosat gibt es viele Probleme, unter anderem die Tatsache, dass der Wirkstoff von der Weltgesundheitsorganisation als wahrscheinlich krebserregend eingestuft wird, eine Bewertung, die die zuständigen Behörden des Bundesstaats Kalifornien teilen, weshalb sie verlangen, dass Glyphosatprodukte mit einem Warnhinweis versehen werden.[9]

Doch bei der Verwendung von Glyphosat gibt es noch ein anderes Problem, das beunruhigend wenig Beachtung findet.

Im Jahr 2012 wurde der Unkrautvernichter von Monsanto als ein Antibiotikum patentiert. Antibiotika töten Mikroben, zum Beispiel Bakterien.[10] Die Anzahl der Wissenschaftler, die diese Chemikalie für schädlich halten, nimmt zu. Denn diese wird in Millionen von Tonnen unmittelbar bei der Produktion von Lebensmitteln eingesetzt, die für den menschlichen Verzehr bestimmt sind, und schädigt bzw. tötet möglicherweise die Bakterien im Darm, welche dort positive Funktionen innehaben. Dies wiederum kann zu einer Beeinträchtigung des Immunsystems und einer ganzen Reihe anderer krankheitsauslösender Wirkungen führen. [11]

Bevor Monsanto im Jahr 2016 von Bayer übernommen wurde, haben Vertreter des Konzerns uns oft erzählt, dass Roundup für Menschen nicht giftig sei. Der Konzern bezahlte viele Wissenschaftler, die diese Behauptung stützten,[12] und einige von ihnen hoben hervor, dass Glyphosat Unkraut durch die Blockierung eines Prozesses vernichtet, der „Shikimisäureweg" genannt wird.[13] Der Shikimisäureweg ist ein Prozess, bei dem Pflanzen Kohlenhydratvorstufen in Aminosäuren, die Bausteine von Protein, umwandeln. In den Zellen von uns Menschen existiert dieser Shikimisäureweg nicht; deshalb, so wird uns gesagt, hätten wir nichts zu befürchten. Der Shikimisäureweg sei nur in Pflanzen und Bakterien nachgewiesen worden.

Doch an dieser Stelle beginnt die Geschichte, die uns der Konzern auftischen will, in sich zusammenzufallen. Viele der 40 Billionen Mikroorganismen in Ihrem Körper sind Bakterien, die durchaus auf den Shikimisäureweg angewiesen sind, um sogenannte aromatische Aminosäuren produzieren zu können. (Falls

Sie sich fragen sollten – aromatische Aminosäuren verströmen nicht irgendeinen bestimmten Duft, sie heißen einfach nur so.)[14] Bei den auf diese Weise durch die Bakterien hergestellten aromatischen Aminosäuren handelt es sich um Phenylalanin, Tyrosin und Tryptophan, und sie sind für die menschliche Gesundheit allesamt von entscheidender Bedeutung.

Es wird immer offenkundiger, dass Glyphosat, das in immer höheren Konzentrationen in gentechnisch veränderten Lebensmitteln zu finden ist, eine signifikante und potenziell schädliche Wirkung auf das menschliche Mikrobiom hat.

Natürlich hat Monsanto uns schnell erzählt, dass das alles nur kompletter Unsinn ist.[15] Aber wie Sie sich vielleicht erinnern, hat uns Monsanto auch erzählt, dass eine andere von dem Konzern produzierte Chemikalie, DDT, absolut unbedenklich sei. Und inzwischen gibt es Studien, die belegen, dass Frauen, die im Mutterleib DDT ausgesetzt waren, ein vierfach erhöhtes Risiko haben, an Brustkrebs zu erkranken.[16] Es ist nie weise, der Behauptung eines Giftproduzenten zu trauen, dass seine Produkte unbedenklich seien.

Für viele Menschen ist einer der wichtigsten Gründe, sich für Bio-Produkte oder garantiert nicht gentechnisch veränderte Nahrungsmittel zu entscheiden, der Wunsch, sich glyphosatfrei zu ernähren.

WAS IST MIT ANTIBIOTIKA?

Die stärksten Mikrobenkiller unserer Zeit sind Antibiotika. Antibiotika wie Penicillin und Streptomycin haben Millionen Menschenleben vor Krankheiten wie Cholera, Tuberkulose und Meningitis gerettet. Richtig eingesetzt können sie ein Geschenk des Himmels sein.

Als ich einige Monate alt war, bekam ich auf einmal hohes Fieber. Bis dahin war ich ausschließlich mit Muttermilch ernährt worden, doch obwohl ich in einer relativ wenig belasteten Umwelt lebte, hatte ich mir irgendetwas eingefangen. Das Fieber stieg schnell auf 40 Grad, und ich war so geschwächt, dass ich nicht einmal mehr einen Schrei herausbrachte.

Ich bin dankbar, dass meine Eltern mich zu einem Arzt brachten, der mir ein Antibiotikum verabreichte. Innerhalb von Stunden war mein Fieber weg und ich war wieder gesund.

Die Verabreichung dieses Antibiotikums kann mir das Leben gerettet haben.

Ich war immer ein Fan von Antibiotika, wenn sie im richtigen Moment eingesetzt werden. Aber in Wahrheit werden sie viel zu häufig verschrieben. Vier von fünf US-Amerikanern bekommen jedes Jahr Antibiotika verschrieben – und viele dieser Verschreibungen sind unnötig.[17]

Aber Antibiotika haben auch eine dunkle Seite. Da sie Mikroorganismen ziemlich wahllos vernichten, können sie die mikrobielle Balance des Körpers schädigen, und wenn man keine Methoden einsetzt, das gestörte Gleichgewicht wiederherzustellen, kann es passieren, dass einige bakterielle Ökosysteme sich nie mehr erholen.

Wenn Sie je Antibiotika eingenommen haben – wie wir fast alle irgendwann –, ist dies im Hinblick auf Ihr heutiges Mikrobiom wahrscheinlich ein signifikanter Faktor. Und es ist kein Faktor, dem von den meisten Ärzten, die Antibiotika verschreiben, die angemessene Berücksichtigung beigemessen wird, wenn er denn überhaupt in Erwägung gezogen wird.

Als ich im vergangenen Jahr erwog, ein Antibiotikum zu nehmen, um eine Streptokokkeninfektion zu bekämpfen, fragte ich meinen Arzt, ob er mir irgendeinen Ernährungsplan empfehlen könne, um meinen Körper nach der Behandlung neu mit gesundheitsfördernden Bakterien zu besiedeln. Er erwiderte, dass er während seines Medizinstudiums nichts darüber gelernt habe, weshalb er mir keinen Rat erteilen könne. „Meine Frau hat online an einem Ernährungskurs teilgenommen", sagte er. „Es wäre also besser, sie zu fragen." Wenn man sich das Ganze vor Augen führt, ist es doch ziemlich verrückt, dass unser Gesundheitssystem so gut darin ist, ein bakterielles Ökosystem zu zerstören, jedoch so ineffektiv, wenn es darum geht, es wieder aufzubauen.

Der übermäßige Konsum von Antibiotika sorgt dafür, dass immer mehr Bakterien gegen Antibiotika resistent werden. Das führt dazu, dass diese Medikamente bei der Behandlung von Krankheiten, bei denen sie so hilfreich sein könnten, zusehends unwirksam werden. Viele Krankheiten, die noch vor wenigen Jahren erfolgreich mit Antibiotika hätten behandelt werden können, reagieren nicht mehr so auf diese Medikamente wie früher. Tatsächlich wird geschätzt, dass antibiotikaresistente Bakterien weltweit jedes Jahr mehr als 700.000 Todesfälle verursachen.[18] Und alle Prognosen gehen davon aus, dass diese Zahl dramatisch steigen und im Jahr 2050 10 Millionen Todesfälle pro Jahr überschreiten könnte.[19]

Kein Wunder, dass die Weltgesundheitsorganisation die Antibiotikaresistenz von Bakterien zu einer der größten globalen Bedrohungen der Gesundheit, der Sicherheit und der Entwicklung erklärt hat.[20]

(Die Verbreitung antibiotikaresistenter Bakterien wird nicht nur durch die übermäßige Einnahme von Antibiotika durch Menschen verursacht. Einer im Jahr 2015 in der Fachzeitschrift *Proceedings of the National Academy of Sciences of the United States of America* veröffentlichten Studie zufolge werden bei der Aufzucht von Rindern, Hühnern und Schweinen jedes Jahr weltweit rund 63.000 Tonnen Antibiotika eingesetzt.[21] Das ist ungefähr die doppelte Menge der weltweit von Ärzten verschriebenen Menge Antibiotika zur Bekämpfung von Infektionen bei Menschen. In Kapitel 29 komme ich ausführlicher darauf zu sprechen, wie Sie dazu beitragen können, den massiven Einsatz von Antibiotika in der Tierhaltung zu verringern.)

Im Folgenden einige Fragen, die Sie sich jedes Mal stellen sollten, wenn Sie erwägen, Antibiotika zu nehmen:

1. Ist es wirklich nötig? Ist es wahrscheinlich, dass sich Ihr Körper auf natürliche Weise erholt, wenn Sie das Medikament nicht einnehmen? Wie sehen die potenziellen Konsequenzen aus, wenn Sie das Medikament nicht nehmen?
2. Wird es wirken? Ist Ihr Arzt sicher, dass Sie unter einer bakteriellen Infektion leiden? (Obwohl Antibiotika bei viralen Infektionen unwirksam sind, werden in den USA Schätzungen zufolge 30 Prozent der verschriebenen Antibiotika zur Behandlung normaler Erkältungen, viral verursachter Hals-, Nasennebenhöhlen- und Ohrenentzündungen sowie bei Bronchitis eingesetzt, also bei Krankheiten, bei denen Antibiotika normalerweise nicht im Geringsten helfen.[22])
3. Wie baue ich meine Darmflora nach der Behandlung wieder auf? (Wenn Sie Antibiotika nehmen, sollten Sie von Anfang an einen Plan haben, um die normale Darmfunktion nach der Behandlung wiederherzustellen. Auf den folgenden Seiten erhalten Sie dazu hilfreiche Ratschläge.)

WIE MAN DIE NÜTZLICHEN DARMBAKTERIEN NÄHRT

Wir wissen, dass Junkfood, Ballaststoffmangel, Glyphosat, Antibiotika und andere Toxine die Bakterien schädigen können, die für die Verdauung und für die mentale Gesundheit eine wichtige Rolle spielen. Kann man diese Faktoren irgendwie beeinflussen?

Ja! Sie können eine Menge tun, um ein gesundes Mikrobiom zu nähren und das Gedeihen einer reichhaltigen Ansiedelung nützlicher Bakterien in Ihrem Verdauungstrakt zu fördern.

1. **Killen Sie nicht die Guten.**
   Indem Sie es vermeiden, unnötige Antibiotika, Glyphosat und Umweltgifte aufzunehmen, tragen Sie dazu bei, die Voraussetzungen für mikrobielle Gesundheit zu schaffen. Lust auf Bio-Produkte?

2. **Füttern Sie nicht die Bösen.**

Eine vielfältige Population gesundheitsfördernder Bakterien schützt den Darm vor den weniger erfreulichen Leiden. Aber nicht alle Bakterien sind nützlich. Eine Kost, die reich an Zucker, ungesunden Fetten und industriell verarbeiteten Lebensmitteln ist, kann genau die Arten von Bakterien nähren, die Blähungen, Unbehagen, Völlegefühl und chronische Entzündungen verursachen.

3. **Füttern Sie die Guten.**

Probiotika sind die sogenannten „guten" Mikroorganismen in Ihrem Verdauungstrakt. Sie helfen bei der Verdauung und halten Ihren Bauch bei Laune. Wie alle Lebewesen müssen Probiotika ernährt werden, um aktiv und kräftig zu bleiben.

Präbiotika sind die Nahrung, die Probiotika benötigen, um zu gedeihen. Bei Präbiotika handelt es sich um eine Art pflanzlicher Ballaststoffe, die Menschen nicht verdauen können und die sich im Dickdarm ansiedeln. Je mehr dieser Präbiotika Sie den Probiotika als Nahrung zur Verfügung stellen, desto effizienter verrichten diese ihre Arbeit in Ihnen.

Am einfachsten ist es, sich das Ganze so vorzustellen: Wenn Sie die guten Bakterien füttern wollen, nehmen Sie viele Ballaststoffe zu sich. Pflanzliche Vollwertprodukte – vor allem Obst, Gemüse, Hülsenfrüchte und Vollkorngetreide – enthalten am meisten Ballaststoffe. Die Gesundheitskolumnistin der *New York Times* Jane Brody schreibt dazu: „Wer eine möglichst breite Vielfalt gesundheitsfördernder Mikroorganismen im Darm fördern will, sollte erwägen, eine Kost, die vor allem aus Fleisch, Kohlenhydraten und industriell verarbeiteten Lebensmitteln besteht, auf eine Ernährungsweise umzustellen, die reich an pflanzlichen Produkten ist."[23]

Wenn Ihre probiotischen Bakterien darüber entscheiden könnten, was Sie zu sich nehmen, würden sie reichhaltige Quellen präbiotischer Ballaststoffe wie Inulin, Oligofructose, Pektine, Beta-Glucane, Glucomannan, Cellulose, Lignine und Fructooligosaccharide (FOS) bevorzugen. Wenn Sie nicht wissen, wie man all diese Worte ausspricht, machen Sie sich keine Sorgen. Zum Glück brauchen Sie keinen Abschluss in Biochemie, um sich gesund zu ernähren.

Einige der besten Superfoods, die jede Menge der besten den Mikroben als Nahrung dienende Nährstoffe enthalten, sind unter anderem Gummi arabicum (Saft aus Akazien-Bäumen, oft auch als Nahrungsergänzungsmittel Akazienfasern verkauft), Zichorienwurzel, Topinambur, Baobab-Frucht, Löwenzahn, Knoblauch, Lauch, Zwiebeln, Spargel, Weizenkleie, Bananen,

Yambohnen, Äpfel, Gerste, Hafer, Leinsamen, Kakao, Klettenwurzel, Yaconwurzel und Seegras.

4. Essen Sie die Guten

Das Wort *probiotisch* stammt aus dem Griechischen und bedeutet „für das Leben". Probiotika werden vor allem in Form von Nahrungsergänzungsmitteln oder mit fermentierten Lebensmitteln aufgenommen. Wie sich gezeigt hat, können Probiotika bei der Behandlung des Reizdarmsyndroms, von Durchfall, Kolitis, Akne und Ekzemen hilfreich sein.[24]

Aber sie wirken nicht immer. Viele Menschen nehmen probiotische Nahrungsergänzungsmittel zu sich, bei denen es sich zu einem großen Teil schlicht und einfach um Geldverschwendung handelt. Das Problem ist, dass die allermeisten probiotischen Bakterien ihre Wirkung und Effektivität in den unteren Bereichen des Verdauungstrakts entfalten, doch um dorthin zu gelangen, müssen sie die zersetzende und stark säurehaltige Umgebung des Magens überleben.

Wann stehen die Chancen dafür am besten – wenn der Magen leer ist oder zusammen mit einer Mahlzeit? Wissenschaftler versuchten im Rahmen einer Studie eine Antwort auf diese Frage zu finden, deren Ergebnisse im Jahr 2011 in der Zeitschrift *Beneficial Microbes* veröffentlicht wurden.[25] (Ja, auch wenn die Zeitschrift es am Zeitungskiosk nie mit der Beliebtheit von *People* aufnehmen wird, heißt sie tatsächlich so!) Das Wissenschaftlerteam konstruierte einen künstlichen Verdauungstrakt mit künstlichem Magen und künstlichem Darm, aber mit realem Speichel, Magensäure, Galle und anderen Verdauungsflüssigkeiten. Sie fütterten diesen Verdauungstrakt mit Probiotika-Kapseln, wenn der Magen „leer" war und wenn er mit unterschiedlichen Nahrungsmitteln gefüllt war, und analysierten, wie viele Probiotika die Reise durch den Trakt überlebten.

Was fanden sie heraus? Die meisten Probiotika überlebten, wenn sie 30 Minuten vor einer Speise oder gleichzeitig mit einer Speise – oder einem Getränk – verbreicht wurden, die oder das ein wenig Fett enthielt.

Das ergibt Sinn. Die Einnahme von Probiotika zusammen mit Nahrungsmitteln verschafft den Bakterien einen Puffer, der ihnen dabei hilft, unbeschadet durch den Verdauungstrakt zu gelangen. Doch sie nach einem üppigen Mahl einzunehmen, könnte den ganzen Prozess verlangsamen und die Wahrscheinlichkeit erhöhen, dass die Bakterien in der zersetzenden Umgebung des Magens sterben, bevor sie ihr angestrebtes neues Zuhause im unteren Darmabschnitt erreichen. Es scheint also am besten zu sein, Probiotika vor oder zusammen mit einer Mahlzeit einzunehmen, die etwas Fett enthält.

Welche probiotischen Nahrungsergänzungsmittel sind die besten?

Es gibt Tausende probiotischer Produkte auf dem Markt, und jeder Händler und jede Firma will Ihnen weismachen, die besten Produkte zu haben. Wenn ich ein probiotisches Nahrungsergänzungsmittel beurteile, sehe ich mir die folgenden Faktoren an:

1. **Preis:** Niemand verschwendet gerne Geld.
2. **Koloniebildende Einheiten (KBE):** Dieser Wert gibt die Gesamtzahl der in dem probiotischen Produkt enthaltenen Bakterien an. Es gibt eine weite Bandbreite an Produkten, wobei der KBE-Wert zwischen 1 Milliarde und 100 Milliarden pro Dosis liegen kann. Je höher der Wert, umso mehr nützliche Bakterien nehmen Sie zu sich.
3. **Bakterienstämme:** Die Anzahl der verschiedenen Bakterienstämme in jedem probiotischen Nahrungsergänzungsmittel variiert stark. Vielfalt ist gut. Jeder Experte hat eine Lieblingskombination, aber in Wahrheit wissen wir sehr wenig darüber, wie die verschiedenen Bakterienstämme mit dem menschlichen Körper interagieren. Ein breites Spektrum unterschiedlicher Bakterienstämme liefert wahrscheinlich die besten Erfolge.
4. **Verfallsdatum.** Einige probiotische Nahrungsergänzungsmittel werden so alt, dass die in ihnen enthaltenen Bakterien im wahrsten Sinne des Wortes tot sind, bevor sie zu dem Verbraucher gelangen. Überprüfen Sie das Verfallsdatum.

Ein leicht zugängliches probiotisches Nahrungsergänzungsmittel ist ein Kokosnusswasser-Kefir. Gleichzeitig ist es sogar ein Nahrungsmittel. Es ist ein natürliches, leicht süßes gekühltes Produkt, das pro Esslöffel 50 Milliarden KBE liefert. Ich nehme oft einen Teelöffel zum Frühstück oder zum Abendessen. Und abgesehen von seiner gesunden Wirkung ist es auch noch köstlich.

Wie sieht es mit fermentierten Lebensmitteln aus?

Fermentierung dient dazu, Nahrungsmittel haltbar zu machen, und dabei entstehen nützliche Enzyme, B-Vitamine und zahlreiche probiotische Bakterienstämme.

Es hat sich gezeigt, dass natürliche Fermentierung Nährstoffe erhält und einige Nahrungsmittel so zersetzt, dass sie besser zu verdauen sind. Die am besten studierte fermentierte Speise ist Kimchi, ein traditionelles koreanisches Gericht aus fermentiertem gesalzenem Kohl mit einer Vielfalt an anderem Gemüse und Gewürzen (manchmal auch mit gesalzenen Garnelen oder Sardellen). Studien haben ergeben, dass Kimchi zusätzlich zu den probiotischen Eigenschaften oder vielleicht teilweise auch aufgrund dieser Eigenschaften dabei helfen kann, Krebs, Fettleibigkeit, Auswirkungen des Alterns und Verstopfung zu bekämpfen und zudem das Immunsystem, die Hautgesundheit und die mentale Gesundheit zu stärken.[26]

Andere beliebte fermentierte Nahrungsmittel sind unter anderem Sauerkraut, Joghurt (der aus Kuh-, Soja-, Kokosnuss- oder Mandelmilch hergestellt werden kann), Kefir, Miso, Natto (das unter Einwirkung von Bakterien aus gekochten, fermentierten Sojabohnen gemacht wird), Beet Kvass (ein Saft aus fermentierter Roter Bete), Essig und Kombucha.

Einige fermentierte Nahrungsmittel werden Würzmitteln hinzugefügt, andere eignen sich als leckerer Snack oder Belag. Denken Sie daran, sie nicht zu kochen, wenn Sie die Probiotika erhalten wollen.

Beachten Sie, dass einige probiotische Kefirsorten und Joghurts jede Menge zugesetzten Zucker enthalten. Auch wenn diese probiotischen Produkte nützliche Bakterien enthalten, wird der Zucker bereits in Ihrem Darm vorhandene „schlechte" Bakterien nähren. Prüfen sie die Etiketten immer auf den Zuckergehalt.

Wenn Sie selber fermentieren wollen, empfehle ich, ein gutes Buch oder eine Website zurate zu ziehen. Ein in beachtenswertes Buch ist *Fermentieren: Gemüse einfach und natürlich haltbar machen* von Christopher und Kirsten Shockey.

Einige Menschen, die selbst gemachte fermentierte Speisen zu sich nehmen, profitieren stark davon.

Wie zum Beispiel Emily Iaconelli: Im Alter von 17 Jahren bekam Emily, die mit der typischen modernen Industriekost groß geworden war, Reizdarmsyndrom, Migräne und beginnende Arthritis. Außerdem litt sie unter starken Blähungen, chronischen Schmerzen und fand sich damit ab, mit unangenehmen Schmerzen leben und ständig dringend auf die Toilette eilen zu müssen.

Nach 20 Jahren des Leidens nahm sie an einer Konferenz des Food Revolution Networks teil, die ich veranstaltete, und beschloss, ihre Küche komplett zu verändern. Emily stellte ihre Ernährung auf eine pflanzenbasierte Vollwertkost um, die auch aus reichlich fermentierten Speisen wie Kimchi, fermentiertem Gemüse, Tempeh, selbstgemachtem Joghurt aus Mandelmilch und Miso bestand. Sie nahm sehr viel mehr Ballaststoffe zu sich, die den Probiotika, die nun ihren Körper fluteten, reichlich Nahrung lieferten.

Die Reise war beschwerlich. Emily musste ihren Lernprozess und die Essensvorbereitungen in ihr knappes Zeitbudget hineinzwängen, während sie gleichzeitig in Vollzeit arbeitete und ihre zweijährige Tochter großzog. Doch jeder Schritt, den sie tat, schien ihr mehr Energie zu verleihen und ihr Durchhaltevermögen zu stärken, was wiederum ihre Entschlossenheit beflügelte und sie in ihrem Tun bestärkte. Schließlich verschwanden ihr Reizdarmsyndrom, ihre Migräne und ihre beginnende Arthritis. Und ihre Tochter, die inzwischen fünf Jahre alt ist, kocht für ihr Leben gern und ist zu dem Schluss gekommen, dass ihr Lieblingsessen Brokkoli ist!

WAS IST MIT KOMBUCHA?

Kombucha ist ein Getränk, das durch Fermentierung Grünen oder Schwarzen Tees mit Zucker und einer SCOBY – einer Abkürzung für „symbiotic culture of bacteria and yeast", also einer Mischkultur aus Bakterien und Hefe – hergestellt wird. Manchmal werden auch noch Kräuter, Gewürze und Früchte hinzugefügt. Das Getränk stammt ursprünglich aus Asien und wird dort schon seit Jahrhunderten getrunken, aber es erfreut sich auch im Westen immer größerer Beliebtheit. Allein in den USA wird mit dem Verkauf von Kombucha jährlich ein Umsatz von mehr als 600 Millionen Dollar gemacht.[27]Der europäische Markt ist gerade erst im Entstehen begriffen und umfasst ein Volumen von 180 Millionen Dollar. Doch Schätzungen zufolge wird der Umsatz in Europa um rund 25 Prozent steigen und 2025 bei über 1 Milliarde Dollar liegen.

Einige Leute (insbesondere diejenigen, die es verkaufen) haben Kombucha als ein Elixir angepriesen, das alle Leiden, von Arthritis über Krebs bis hin zu Verdauungsproblemen, heilen kann. Andere verteufeln es als extrem säurehaltiges, stark gesüßtes und potenziell giftiges Getränk.Was ist die Wahrheit? Im Folgenden das, was wir wissen.

Darüber, wie der Konsum von Kombucha bei Menschen wirkt, wurden keine Langzeitstudien durchgeführt. Eine an Mäusen durchgeführte Studie ergab, dass das Getränk bei den Tieren bei der Behandlung von Magengeschwüren half.[28] (Arme Mäuse!)

Der Grüne oder der Schwarze Tee, der als Grundlage für Kombucha verwendet wird, ist für seine gesundheitsfördernden Wirkungen bekannt. Und die in Kombucha enthaltenen Probiotika sind wahrscheinlich nützlich, wobei die meisten Probiotika zusammen oder in zeitlicher Nähe zu etwas Fett aufgenommen werden müssen, um die Reise durch den Magen zu überleben. Der in Kombucha enthaltene Zucker wird durch den Fermentierungsprozess teilweise verarbeitet, aber wenn das Getränk süß schmeckt, machen Sie sich nichts vor – es ist süß. Einige Kombuchas sind sogar so süß, dass ihr Zuckergehalt es locker mit dem von Softdrinks aufnehmen kann.

Ich trinke hin und wieder Kombucha. Das Getränk schmeckt zweifellos gut. Ich betrachte es als eine Leckerei, weil ich weiß, dass es Zucker enthält, und ich bin nicht ganz überzeugt davon, dass es unbedenklich oder an den ihm zugeschriebenen gesundheitsförderlichen Eigenschaften etwas dran ist. Deshalb warte ich ab, was weitere Studien ergeben.

HÖREN SIE AUF IHR BAUCHGEFÜHL

Ein richtiges Bauchgefühl kann eine essenzielle Quelle von Weisheit, Klarheit und Einsicht sein. Zieht sich Ihr Magen zusammen, wenn Sie mit einer Gefahr konfrontiert sind, oder entspannt er sich, wenn Sie ein Aha-Erlebnis haben?

Was auch immer Sie für ein Verhältnis zu Ihrem Bauch und Ihrem Darm haben und wie deutlich sie auch zu Ihnen sprechen oder schweigen mögen – ich möchte Sie einladen, es als eine Möglichkeit anzusehen, auf Ihren Bauch und Ihren Darm zu hören.

Wie wäre es, wenn Sie Ihren Darm nicht nur als etwas ansehen, das Ihnen alleine gehört? Wir wäre es, wenn Sie ihn auch als ein Zuhause von Billionen von Mikroben ansehen, die Ihnen mitteilen können, was gut für Sie ist oder wann Sie Hunger haben (weil sie Hunger haben)? Wenn Sie sich in einer symbiotischen Gemeinschaft mit den Lebewesen in Ihnen befinden, können Sie Stolz dabei empfinden, die Guten zu nähren. Sie können dankbar dafür sein, dass sie Ihnen dabei helfen, die von Ihnen aufgenommene Nahrung zu verdauen, dass sie Ihr Gehirn in Schwung bringende Neurotransmitter bilden und Sie vor Leiden bewahren. Und Sie können es als Ihre Verantwortung ansehen, sie zu beschützen und harmonisch mit ihnen zusammenzuarbeiten – letztendlich für Ihr eigenes Wohlergehen und für das Ihrer winzigen Bewohner.

MASSNAHMEN:

Option 1: Gehen Sie dazu über, täglich ein fermentiertes Nahrungsmittel oder ein probiotisches Nahrungsergänzungsmittel zu sich zu nehmen.

Option 2: Bereichern Sie Ihre Kost täglich zusätzlich zu den Probiotika um mindestens eine präbiotische Obst- oder Gemüsesorte (wie Zichorienwurzel, Topinambur, Löwenzahn, Knoblauch, Lauch, Zwiebel, Spargel, Yambohnen, Äpfel, Leinsamen oder Klettenwurzel).

Option 3: Stellen Sie Ihre eigenen fermentierten Produkte her. Experimentieren Sie mit Sauerkraut, Kimchi, einem Joghurt oder allem, was auch immer Ihnen ansprechend erscheint.

KAPITEL 10

✗ Sabotiert das Frühstück Ihren Tag?

Ich habe ein Problem mit dem Frühstück.

Ich habe nichts gegen das Frühstück an sich. Mein Problem liegt darin, was wir laut unserer industrialisierten Lebensmittelindustrie angeblich jeden Morgen essen sollten.

Vor Kurzem habe ich mit meinen Kindern eine Reise mit dem Auto gemacht. Wir sind durch einige Bundesstaaten gereist, haben einige Nationalparks besucht (meine Idee) und sind auf einige Country-Konzerte gegangen (ihre Idee). In Utah haben wir in einem Hotel übernachtet, in dem es gratis ein kontinentales Frühstück gab.

Ich habe nicht viel erwartet. Aber trotz meiner geringen Erwartungen fand ich es ernüchternd. Das Frühstück in dem Hotel bestand aus gebratenem Speck (bestimmt ein Produkt der Massentierhaltung), Pfannkuchen aus weißem Mehl, ertränkt in Fructose-Glucose-Sirup mit Ahorngeschmack, gezuckerten Cerealien mit Milch und Gebäck.

Ich möchte niemandem zu nahe treten, der diese Dinge womöglich lecker findet. Viele der anderen Hotelgäste schienen mit dem Frühstück zufrieden zu sein. Aber das war nicht das, womit ich meine Kinder ernähren wollte. Und zum Glück war es auch nicht das, was sie wollten. River schlug vor, in den nächsten Naturkostladen zu gehen und dort etwas zu essen zu kaufen.

Und das war's dann für uns mit dem Gratis-Hotelfrühstück.

Während wir nach Colorado weiterfuhren, ging mir eine Frage nicht aus dem Kopf: Warum halten es so viele Menschen für normal, den Tag mit einer Überdosis Zucker, weißem Mehl und gebratenem Fleisch in den Tag zu starten? Was wäre, wenn wir den Tag vernünftig beginnen würden, also mit Gemüse und Vollwertprodukten? Ist es möglich, dass die Tage besser verlaufen würden, wenn das Gehirn gleich von Anfang an Nahrung bekäme?

WAS IST ALSO DIE LÖSUNG?

Einige Menschen brauchen um 7 Uhr morgens eine sättigende Mahlzeit, um den Tag mit klarem Kopf angehen zu können. Andere verspüren erst gegen Mittag Appetit. Jeder von uns hat einen einzigartigen Stoffwechsel, und manchmal fühlt sich das, was einem an einem Tag als richtig erscheint, an einem anderen Tag ganz anders an.

Wenn Sie viel Sport treiben oder sich anderweitig körperlich intensiv betätigen, brauchen Sie wahrscheinlich eher gleich morgens eine ordentliche Ration Kalorien. Wenn Sie den Tag hingegen langsam angehen oder sich erst mal an einem Schreibtisch niederlassen, fühlen Sie sich vielleicht besser, wenn Sie am Morgen etwas Leichtes zu sich nehmen. Wenn ich am Abend spät gegessen habe, wache ich am nächsten Morgen normalerweise nicht hungrig auf. Mein Magen scheint mindestens eine 12-stündige Pause zu benötigen, und die Zeit beginnt zu laufen, wann immer ich mir am Abend die letzten Gaumenfreuden gönne.

Hören Sie auf Ihren Körper und achten Sie darauf, was er Ihnen sagt. Im Folgenden vier sehr unterschiedliche Herangehensweisen ans Frühstück gemäß dem Food-Revolution-Ernährungsplan.

Der Smoothie

Viele in Geschäften angebotene Fertig-Smoothies sind stark gezuckert, aber Sie können sich Ihren eigenen Smoothie zubereiten – mit grünem Gemüse, Nüssen und Samen, Avocado, Kokosnuss oder anderen fetthaltigen Produkten und reichlich Bananen, Beeren oder anderen Früchten, die ihn lecker und nährstoffreich machen.

Obst und Gemüse zu mixen, ermöglicht Ihrem Körper, viele Nährstoffe schneller aufzunehmen, als wenn Sie die Produkte in ganzer Form zu sich nehmen. Wenn Sie Ihren Körper mit großen Mengen an Phytonährstoffen fluten und die Aufnahme von Nährstoffen aus Obst und Gemüse maximieren wollen, kann ein Mixer ein guter Partner sein.

Wollen Sie noch einen zusätzlichen Nährstoff-Kick? Weichen Sie Chiasamen und/oder Leinsamen ein und bewahren Sie den Brei, den Sie erhalten, im Kühlschrank auf. Geben Sie 2 bis 3 Esslöffel dieses Breis oder gemahlene Chia- oder Leinsamen zu Ihren Smoothies hinzu. Experimentieren Sie auch mit Kurkuma, Tamarinde, klein gehacktem Ingwer oder einem Spritzer Zitronen- oder Limonensaft als Zutat zu Ihren Smoothies.

Wenn Sie alle Zutaten zur Hand haben, können Sie Ihre morgendliche Leckerei in zehn Minuten zubereiten. Eine Anleitung, wie Sie Ihr eigenes Smoothie-Rezept kreieren, finden Sie auf Seite 298. Dieses Grundrezept wird es Ihnen ermöglichen, ein speziell auf Ihren Geschmack zugeschnittenes Getränk zu kreieren. Stehen Sie auf Schokolade? Fügen Sie Kakaopulver und ein paar entkernte tiefgefrorene Kirschen hinzu. Wollen Sie Ihre Proteinaufnahme erhöhen? Ein Löffel voll Hanfsamen erfüllt den Zweck. Brauchen Sie etwas Süßes? Geben Sie einige entkernte Datteln oder eine Banane hinzu, um Ihre Gelüste auf natürliche Weise zu befriedigen.

Ein Wort der Warnung: Wenn Sie Obst und Gemüse pürieren, können Sie dies als Smoothie schnell heruntertrinken. Wenn Ihr Smoothie viel Gemüse enthält, kann er Nährstoffe liefern, die rasch aufgenommen werden. Aber ein süßer Smoothie kann mehr Kalorien enthalten, als Sie vielleicht wünschen, und den Blutzuckerspiegel rasch ansteigen lassen. Die Zugabe von fetthaltigen Vollwertprodukten (wie Nüssen, Samen oder Avocado) kann dazu beitragen, die Verdauung zu verlangsamen. Aber Diabetiker und Prädiabetiker sollten vielleicht auch trotz Zugabe solcher fetthaltiger Produkte vorsichtig sein und ihren Smoothies eher wenige Früchte hinzugeben.

Einweichen

An einigen Abenden in der Woche weiche ich mein Frühstück für den nächsten Morgen ein und stelle es im Kühlschrank bereit. Als Grundlage mische ich 50 Gramm Haferflocken oder 6 Esslöffel Chiasamen mit 2 Tassen Sojamilch oder Nussmilch. Dann gebe ich Gewürze, Vanille, frische oder tiefgefrorene Beeren, Rosinen oder kleine getrocknete Früchte, gehackte Nüsse oder Samen hinzu, und wenn ich mal dekadent bin, auch zwei Teelöffel Ahornsirup. Damit ist mein nährstoffreiches Festmahl fertig und verzehrbereit.

Der Klassiker

Einige Menschen bevorzugen ein herkömmliches, herzhaftes Frühstück. Im Folgenden ein paar Tipps für eine gesündere Version: Wenn Sie auf Bagels oder Toastbrot stehen, probieren Sie die Vollkornvariante mit Sprossen und bereiten Sie sich das Brot mit Avocado, Salz, Zitronensaft und einer Prise Ihrer Lieblingsgewürze zu. Probieren Sie Haferbrei mit Nüssen und Samen, die die gesunden Fettsäuren liefern, und süßen Sie das Ganze mit Banane, anderen frischen oder getrockneten Früchten oder Marmelade, deren Süße ausschließlich aus Früchten stammt. Wenn Sie gerne Rührei mögen, entscheiden Sie sich für ein veganes aus Tofu (oder, wenn es Eier sein sollen, für solche von Hühnern aus Weidehaltung) und geben Sie jede Menge Gemüse hinzu. Wenn Sie auf Pfannkuchen stehen, können Sie Vollkorn- oder Mandelmehl, Ihre bevorzugte Art von Milch und einige Nüsse verwenden und die Pfannkuchen mit Beeren oder Bananen garnieren (Sie können die Früchte auch mit dem Teig vermischen). Wenn Sie kalte Cerealien bevorzugen, halten Sie nach Varianten mit einem niedrigen Zuckergehalt bezogen auf die Gesamtkalorien Ausschau. Einige Knuspermüslis und Müslis sind reich an Nüssen und Samen, während andere stark gezuckert sind. Studieren Sie die Etiketten und wählen Sie bewusst aus. Um das Müsli etwas süßer zu machen, können Sie einige Beeren oder Apfelscheiben hinzugeben.

Die normale Mahlzeit

Ich muss etwas beichten und hoffe, Sie nehmen mir das nicht übel.

Ich frühstücke oft die Reste vom Abendessen.

Ich habe nichts gegen traditionelle Frühstücke. Es ist manchmal einfach nur so, dass das Abendessen wirklich lecker war! Ich habe nie ganz verstanden, warum so viele Leute glauben, das Frühstück sollte anders sein als alle anderen Mahlzeiten, obwohl das Bedürfnis des menschlichen Körpers nach Nahrung am Morgen nicht fundamental anders ist als zu den anderen Tageszeiten.

Es liegt ganz bei Ihnen. Wenn Sie sich nicht mit der Vorstellung anfreunden können, einen warmen Brokkoliauflauf mit veganem Käse oder eine Süßkartoffel mit einem Tofu-Schnittlauch-Aufstrich zu frühstücken, lassen Sie es einfach. Aber wenn Sie sich dadurch, dass ich es tue, ermuntert fühlen, zum Frühstück eine köstliche warme Mahlzeit zu genießen, die ein bisschen aus dem Rahmen fällt, fühlen Sie sich frei, meinem Beispiel zu folgen!

MAßNAHMEN:

Option 1: Denken Sie sich eine gesündere Version eines klassischen Frühstücks aus. Sie könnten Haferbrei oder Pfannkuchen mit Früchten oder Beeren süßen, 100-Prozent-Vollkornbagels oder -toast essen oder als Hauptspeise oder Beilage etwas Gemüse frühstücken.

Option 2: Bereiten Sie sich aus grünem Gemüse, Nüssen oder Samen einen grünen Smoothie zu und fügen Sie ein wenig Zitronensaft, Tamarinde und/oder Ingwer hinzu, um ihm zusätzlichen Geschmack zu verleihen. Geben Sie so gerade genug Früchte hinzu, dass er lecker schmeckt. (Hinweis: Um einen Smoothie zu süßen, eignen sich Bananen und tiefgefrorene Mango besonders gut.)

Option 3: Probieren Sie meine Variante einer „normalen Mahlzeit" aus. Es mag sonderbar klingen, aber im Ernst: Versuchen Sie es! Sehen Sie mal, was passiert, wenn Sie einen schönen Gemüseteller mit pikanten Bohnen und grünem Blattgemüse, ein Stück Linsen-Walnuss-Kuchen oder eine Schale warmen indischen Dal auf Quinoa frühstücken. Wenn es Ihnen nicht zusagt, haben Sie es zumindest probiert! Und wenn doch, könnte Ihre Vorstellung von einem Frühstück sich in einer Weise bereichern, die Sie lieben werden.

 Die besten Snacks der Welt

Im Jahr 2007 wurde Kate McGoey-Smith aus Calgary, Alberta, mit einer brutalen Diagnose konfrontiert: idiopathische pulmonale arterielle Hypertonie, eine degenerative Autoimmunerkrankung, bei der der Blutfluss in die Lunge eingeschränkt ist. Sie musste ständig an eine 10-Liter-Sauerstoffflasche anschlossen sein und konnte nicht mehr arbeiten. Kate bekam eine diabetische Retinopathie und erblindete schließlich. Sie wurde auf eine Warteliste für Lungentransplantationen gesetzt und ihr wurde mitgeteilt, dass eine Lungentransplantation ihre einzige Hoffnung sei, ihre unheilbare, fortschreitende, tödliche Krankheit zu überleben.

Kates drei Kinder, die damals zwischen 11 und 17 Jahre alt waren, waren mit der Aussicht konfrontiert, ihre Mutter zu verlieren. Zu jener Zeit stieß Kate auf den beeindruckenden Dokumentarfilm *Forks over Knives – Gabel statt Skalpell –*, der einen Hoffnungsschimmer in ihr aufkeimen ließ und sie und ihren Mann inspirierte, ihre Ernährung auf eine pflanzenbasierte Vollwertkost ohne Zucker, Salz und Öl umzustellen.

Obwohl sie blind war und nicht länger als einige Minuten am Stück stehen konnte, brachte Kate sich das Kochen bei, und damit begann für sie eine unglaubliche Reise hin zu einer radikalen Genesung. Sie entdeckte Speisen, die sie liebte, wie indischen Chana Masala (mit Tomaten und Zwiebeln gekochte Kichererbsen) oder chinesisches Wok-Gemüse, das sie in salzloser Gemüsebrühe garte. Um Ihrer Gesundheit Gutes zu tun, aß Kate sechsmal am Tag gedünstetes Gemüse, das sie mit aromatisiertem Essig beträufelte.

Kate nahm 54 Kilogramm ab und hat ihr Gewicht gehalten. Ihr Risiko, an Herzversagen zu sterben, ist stark gesunken, da es ihr gelungen ist, ihre rechtsseitige Herzinsuffizienz und ihre Neuropathie rückgängig zu machen. Sie braucht keine Lungentransplantation mehr. Nach fünf Jahren Blindheit ist ihre Sehfähigkeit wiederhergestellt. Und sie wird nicht mehr als Diabetikerin eingestuft, die Insulininjektionen benötigt. Infolge einer Kombination aus unerwünschten Nebenwirkungen von Medikamenten und den Folgen ihres früheren Diabetes leidet Kate nach wie vor unter Nierenversagen im Spätstadium mit einer Nierenfunktion von nur 12 Prozent. Doch trotz ihrer düsteren Prognose sind ihre Ärzte völlig baff, dass die Verschlechterung des Zustands ihrer Nieren während der vergangenen fünf Jahre zum Stillstand gekommen zu sein scheint und sie bisher keine Dialyse benötigt hat. All die drastischen Veränderungen ihrer Lebensweise, die Kate seit dem Jahr 2007 vorgenommen hat, haben auch die anderen Mitglieder ihrer Familie inspiriert. Ihr Sohn im Teenageralter hat 32 Kilogramm abgenommen und ist deutlich selbstsicherer geworden. Ihr Mann hat ebenfalls radikale positive Veränderungen erlebt, unter anderem hat sich sein Diabetes Typ 2 zurückentwickelt.

Trotz der Tatsache, dass Kate ein wandelndes Wunder ist, ist sie sich ihrer Sterblichkeit aufgrund ihres starken Nierenleidens ständig bewusst. Sie denkt viel darüber nach, was sie ihren Kindern einmal hinterlassen kann, und geht nicht davon aus, dass sie ihnen viel Geld vererben kann, wenn ihre Zeit gekommen ist. Sie hat mir gesagt: „Viele Menschen haben nicht das Geld, um ihren Kindern Reichtümer zu hinterlassen. Auf mich trifft das ganz sicher zu. Doch egal, über was für einen wirtschaftlichen Hintergrund man auch verfügt – jeder kann seinen Kindern etwas hinterlassen, das sehr viel wichtiger ist als Geld und Vermögen, nämlich ihnen vorgelebt zu haben, wie man gesund lebt. Das ist in Wahrheit sehr viel mehr wert."

Kates Leidenschaft ist es, anderen Menschen dabei zu helfen, die Veränderungen umzusetzen, die ihr Leben so grundlegend auf den Kopf gestellt haben. Dankbar, überhaupt noch am Leben zu sein, ist es ihr ein wichtiges Anliegen, den Segen der Gesundheit so umfassend wie möglich mit anderen zu teilen, weshalb sie forksmart.org ins Leben rief, ein Ernährungs-Coaching-Programm. Sie schreibt, redet und fungiert als Mentorin für Menschen, die sich gesund ernähren wollen.

Wenn ich anfange, mich selbst zu bemitleiden, oder frustriert bin, weil die Dinge nicht so laufen, wie ich will, denke ich an Kate. Sie war blind, Diabetikerin, hatte 55 Kilogramm Übergewicht, war kaum in der Lage zu atmen oder zu stehen – und brachte sich selbst bei, vegetarische Wok-Gerichte zuzubereiten. Wenn ich an sie denke, erscheinen mir meine Kümmernisse auf einmal ziemlich klein.

Jeder von uns, der gehen, sehen und sein Leben leben kann und dem es vergönnt ist, in dem Wissen um die heilenden Kräfte gesunder Nahrungsmittel frei wählen zu können, was er isst, ist wirklich privilegiert.

EIN SCHRITT NACH DEM ANDEREN

Wie das alte Sprichwort besagt, beginnt eine Reise von tausend Meilen mit dem ersten Schritt. Im Laufe eines Lebens addieren sich die Schritte, um das Schicksal eines jeden zu prägen, zum Guten wie zum Schlechten. Von all den kleinen Schritten, die wir machen, mag die geballte Wirkung der Snacks, die wir zu uns nehmen, auch wenn man es kaum glauben mag, am stärksten sein.

Eine Freundin von mir achtet genau darauf, was sie zum Frühstück, zum Mittag und zum Abendessen isst, findet es aber okay, sich zwischendurch einen kleinen Snack zu erlauben. Damit hat sie durchaus nicht unrecht. Schließlich zählt vor allem das, was wir während der meisten Zeit tun. Ein Donut hin und wieder bringt niemanden um, der sich insgesamt gesund ernährt.

Das Problem ist nur, dass viele Leute sich so viele Snacks genehmigen, dass die „Ausnahme" zur Norm wird. Eine 140-Gramm-Packung Kartoffelchips – mein persönliches Laster – liefert mehr als 750 Kalorien, etwa ein Drittel der empfohlenen täglichen Kalorienaufnahme für einen durchschnittlichen Erwachsenen.

Wir mögen nicht alle wie Kate McGoey-Smith sechsmal am Tag mit Essig beträufeltes gedünstetes Gemüse essen (auch wenn es ihr bestimmt grandios gutgetan hat!). Aber wir müssen Snacks finden, die über gesundheitsfördernde Durchschlagskraft verfügen.

FRÜCHTE

Früchte sind sowohl eine Quelle für Vitamine und Mineralstoffe als auch für Ballaststoffe, Antioxidantien und andere Nährstoffe. Der Verzehr von Früchten ist gut für die Arterien, kann die Verdauung fördern und dazu betragen, Krebs, Fettleibigkeit und (trotz ihres hohen Zuckergehalts) sogar Diabetes Typ 2 zu bekämpfen. Und alle Männer mittleren Alters aufgepasst: Es hat sich gezeigt, dass der Verzehr von Früchten sogar ein gesundes Haarwachstum fördert.[1]

Da Früchte sehr süß sein können, denken Sie vielleicht, dass ihr Verzehr instabile Blutzuckerspiegel verursachen könnte. Doch für die meisten Menschen ist das kein Problem, weil der in Früchten enthaltene Zucker zusammen mit Ballaststoffen und anderen Nährstoffen aufgenommen wird, was die Verdauung verlangsamt und den Körper in die Lage versetzt, die Aufnahme des Zuckers gut zu regulieren. Bei Fruchtsäften hingegen sieht die Sache anders aus. Wenn das ballaststoffreiche Fruchtfleisch getrennt und weggeworfen wird, wird der Saft im Wesentlichen zu einem verarbeiteten Produkt reduziert, das sehr wohl mit Blutzuckerspiegelinstabilität und anderen Problemen assoziiert sein kann. Bei den meisten Menschen dürfte ein kleiner Saft keinen größeren Schaden anrichten. Behalten Sie einfach im Hinterkopf, dass es am besten ist, ganze Früchte zu essen. Das nächste Mal, wenn Sie Lust auf einen Snack haben, greifen Sie zu einem Apfel, einer Birne, einer Banane, einer Apfelsine, einer Nektarine, einer Pluot, einer Mango oder einem Pfirsich. Oder versuchen Sie es mit einer Handvoll Beeren.

BEEREN

Beeren gehören zu meinen Lieblingssuperfoods. Vielleicht liegt das daran, dass ich als Kind auf einer kleinen Insel in Kanada groß geworden bin und jedes Jahr im Sommer direkt vor unserer Haustür Beeren gesammelt habe. Ich habe wilde Brombeeren, Weiße Zimthimbeeren und Shallon-Scheinbeeren gesammelt (und mir damit den Bauch vollgeschlagen).

Während der Beerensaison sind Beeren herrlich frisch (wenn Sie welche sammeln oder sich welche leisten können). Außerhalb der Saison können Sie sie, oft zu erschwinglicheren Preisen, tiefgefroren oder sogar getrocknet finden. Geben Sie sie Salaten, Frühstückscerealien oder Smoothies hinzu – oder essen Sie einfach eine Handvoll davon.

Beeren sind nicht nur köstlich, sie verfügen auch über die erstaunliche Eigenschaft, das Gehirn zu stärken. Im Rahmen einer im Jahr 2002 durchgeführten Studie fanden Wissenschaftler der Harvard University heraus, dass Frauen, die mindestens eine Ration Blaubeeren oder zwei Rationen Erdbeeren pro Woche zu sich nahmen, signifikant seltener unter einem Abbau ihrer kognitiven Fähigkeiten litten.[2]

In einer anderen Studie, deren Ergebnis in den *Annals of Neurology* veröffentlicht wurde, wurden die Daten von 16.000 Frauen mit einem Durchschnittsalter von 74 Jahren analysiert.[3] Bei den Frauen, die am meisten Blaubeeren zu sich nahmen, verzögerte sich der Prozess der kognitiven Alterung um bis zu zweieinhalb Jahre.

Die weltweiten Kosten für die Behandlung der Alzheimer-Krankheit nähern sich schnell der 1-Billion-Dollar-Marke.[4] Etwa ein Drittel der Menschen, die 85 oder älter sind, leiden unter dieser verheerenden Krankheit.

Einer dieser Menschen war meine Großmutter Irma, die mit über achtzig an Alzheimer erkrankte. Sie hatte immer über einen scharfen Verstand und eine ausgeprägte sarkastische Ader verfügt. Außerdem besaß sie eine außerordentliche Fähigkeit, sich in den schillerndsten Details an jedes Missgeschick zu erinnern, das den Mitgliedern unserer Familie je unterlaufen war. Doch am Ende ihres Lebens konnte sie sich nicht einmal mehr an unsere Namen erinnern.

Ich wünschte, ich könnte in der Zeit zurückreisen und meiner Großmutter über die Wirkung von Beeren erzählen und über all die anderen Dinge, die wir darüber gelernt haben, wie man Demenz vorbeugen kann. Natürlich kann ich mich nicht in eine frühere Zeit zurückversetzen, aber zumindest kann ich nach vorne blicken und Ihnen diese Botschaft zukommen lassen.

Wie sich gezeigt hat, können viele Nahrungsmittel der Alzheimer-Erkrankung vorbeugen, unter anderem Gemüse, Hülsenfrüchte und Vollkornprodukte.

Aber Beeren haben auf der Liste der Alzheimer vorbeugenden Nahrungsmittel definitiv einen Platz ganz oben verdient.

Und sie sind auch gut fürs Herz und einen ausgeglichenen Blutzuckerspiegel. Eine an der Harvard University über einen Zeitraum von 20 Jahren laufende Studie an 93.600 Frauen, deren Ergebnis im Jahr 2013 in der Fachzeitschrift *Circulation* veröffentlicht wurde, ergab, dass diejenigen Frauen, die am meisten Beeren aßen, ein signifikant geringeres Risiko aufwiesen, an Herz-Kreislauf-Erkrankungen oder an Diabetes Typ 2 zu erkranken.[5]

Alle Beerenarten liefern wichtige Mineralstoffe, Antioxidantien, Flavonoide, Polyphenole und jede Menge andere wichtige Phytonährstoffe, die gut für das Gehirn, das Herz und die Gesamtgesundheit sind.

Aber was ist, wenn Sie etwas zu sich nehmen wollen, das ein bisschen sättigender ist als Obst oder Beeren? Was ist, wenn Sie einen Snack wollen, der Ihnen einen nachhaltigen Energieschub liefert, der Tage oder sogar Wochen lang anhalten kann, der nicht gekühlt werden muss und den Sie überall mit hinnehmen können, ohne dass er matschig wird? Dann könnte es ein guter Moment sein für ein paar …

NÜSSE

Haben Sie je eine Walnuss in einer Schale betrachtet und darüber gestaunt, dass aus ihr, wenn sie eingepflanzt werden würde, ein Baum sprießen könnte, der über hundert Jahre alt werden und Zehntausende neuer Nüsse produzieren könnte, und dass aus jeder dieser Nüsse wiederum ein neuer Baum werden könnte?

Im Jahr 2016 wurden bei einer archäologischen Ausgrabung in Israel Spuren gefunden, die belegen, dass Nüsse vor 780.000 Jahren einen großen Teil der menschlichen Kost ausmachten.[6] Die Archäologen fanden sieben Nussarten und außerdem Steinwerkzeuge, die dazu gedient haben, sie zu knacken. Diese als „Nussknacksteine" benannten Steinwerkzeuge ähneln denen, die in Nordamerika und in Europa gefunden wurden und die Archäologen 4.000 bis 8.000 Jahre zurückdatieren.

Viele von uns naschen gerne Walnüsse, Mandeln, Pekannüsse, Paranüsse, Pistazien, Cashewnüsse, Macadamianüsse und Haselnüsse und die ehrenhalber sogenannten Erdnüsse (obwohl es sich bei ihnen streng genommen um Hülsenfrüchte handelt). Manchmal genießen wir die Nüsse gesalzen, als Bestandteil von Studentenfutter, Nusskuchen oder einem Auflauf, in Form von Nussmilch, als Zugabe zu einem Smoothie, in Form von veganem Käse oder sogar gemahlen und zu Pastetenteig verarbeitet.

Mit einem Mixer oder einer Küchenmaschine können Sie Ihre eigene Nuss-butter herstellen und mit eigenen zusätzlichen Zutaten und Geschmacksnoten experimentieren. Selbst gemachte Erdnussbutter ist köstlich, aber eine Prise Zimt kann einem altbekannten und lieb gewonnenen Favoriten eine ganz neue Note verleihen. Sie könnten Ihrer nächsten selbst gemachten Mandelbutter auch Kakaopulver hinzufügen.

Wir beginnen erst, die gesundheitlichen Vorzüge wertzuschätzen, die Nüsse zu bieten haben. Sie sind reich an hochwertigem Protein, Ballaststoffen, Mineralstoffen, Tocopherolen, Phytosterolen, Vitamin E, Vitamin B_6, Folsäure und Phenolverbindungen. Im Rahmen epidemiologischer Studien wurde der Verzehr von Nüssen mit niedrigeren Raten an Herzerkrankungen, Gallensteinen und Fettleibigkeit sowie mit positiven Wirkungen bei Bluthochdruck und Entzündungen assoziiert.[7] Die Ergebnisse neuerer Studien legen zudem nahe, dass der Verzehr von Nüssen dazu beitragen kann, Diabetes Typ 2 vorzubeugen.[8]

Eine Studie, an der mehr als 9.000 Nordamerikaner teilgenommen haben, ergab, dass die Lebenserwartung derjenigen Teilnehmer, die mindestens fünfmal in der Woche Nüsse aßen, im Durchschnitt um zwei Jahre stieg.[9] Bei denjenigen, die Nüsse aßen, sank zudem das Risiko, an einem Herzleiden zu erkranken, um 50 Prozent.

Und das ist noch nicht alles. Im Rahmen einer klinischen Studie, die im *International Journal of Impotence Research* veröffentlicht wurde, aßen Männer, die unter Erektionsstörungen litten, drei Wochen lang täglich drei oder vier Handvoll Pistazien. Bei diesen Männern zeigte sich eine signifikant bessere Durchblutung im Genitalbereich, und sie hatten deutlich härtere Erektionen. Die Wissenschaftler kamen zu dem Schluss, dass der dreiwöchige Verzehr von Pistazien „zu einer signifikanten Verbesserung der erektilen Funktion führte …, ohne dass irgendwelche Nebenwirkungen zu verzeichnen waren.“[10]

Der Chemiekonzern Pfizer erzielt mit dem Verkauf von Viagra jedes Jahr einen Umsatz von mehr als 1,5 Milliarden Dollar.[11] Die Firma fürchtet konkurrierende Medikamente wie Cialis und Levitra. Vielleicht sollten sie eher die Konkurrenz von Farmern fürchten, die Pistazien anbauen!

Wie steht es mit Samen?

Von Sesam über Sonnenblumenkerne bis hin zu Kürbiskernen sind Samen köstlich und bieten die gleichen gesundheitlichen Vorzüge wie Nüsse. Und einige Samen, insbesondere Chiasamen und Leinsamen, bieten eine Vielfalt an zusätzlichen Nährstoffen wie Alpha-Linolensäure (ALA), eine der 3-fach ungesättigten Omega-3-Fettsäuren, die für die Hirn- und Herzgesundheit eine wichtige Rolle spielt.

Gibt es irgendwelche Schattenseiten?

In Anbetracht dessen, wie kalorienreich Nüsse sind, ist es überraschend, dass Studien eine Korrelation zwischen einem erhöhten Verzehr von Nüssen und Gewichtsverlust ergeben haben. Zumindest bis zu einem gewissen Punkt. Bedenken Sie, dass 28 Gramm Mandeln (etwa 23 Mandeln) 163 Kalorien haben. Wenn Sie abnehmen wollen, sollten Sie vielleicht nicht mehr als eine Portion (etwa 20 Gramm) am Tag verzehren.

Nüsse enthalten zudem Phytinsäure und Tannine, die bei einigen Menschen Blähungen oder ein Völlegefühl verursachen können. Wenn Sie feststellen, dass dies bei Ihnen der Fall ist, verringern Sie die Ration auf ein Maß, bei dem Sie keine Probleme haben, oder weichen Sie die Nüsse zwei Tage ein oder lassen Sie sie keimen und bewahren Sie sie im Kühlschrank auf. Auf diese Weise sind sie normalerweise leichter zu verdauen.

Anleitung zum Einweichen und Keimen von Nüssen

- Mandeln: 8–12 Stunden einweichen. Zum Keimen in einem Glasgefäß einweichen und 2 oder 3 Tage lang morgens und abends mit frischem Wasser spülen.
- Paranüsse: 3 Stunden einweichen. Nicht keimen lassen.
- Cashewnüsse: 2–3 Stunden einweichen. Nicht keimen lassen.
- Haselnüsse: 8 Stunden einweichen. Nicht keimen lassen.
- Macadamianüsse: 2 Stunden einweichen. Nicht keimen lassen.
- Pekannüsse: 6 Stunden einweichen. Nicht keimen lassen.
- Pistazien: 8 Stunden einweichen. Nicht keimen lassen.
- Walnüsse: 4 Stunden einweichen. Nicht keimen lassen.

Geröstete, gehackte oder gemahlene Nüsse verderben schneller als ganze und rohe Nüsse. Ranzige Fettsäuren sind entzündungsfördernd und können sogar krebserregend sein. Deshalb ist es am besten, Nüsse ziemlich schnell zu verbrauchen oder im Kühlschrank aufzubewahren.

Wenn Nüsse aromatisiert wurden, checken Sie auf der Zutatenliste, wie viel Öl, Salz, Gewürze, Zucker oder sonstige Zusatzstoffe hinzugegeben wurden. Und wenn Sie gegen Nüsse allergisch sind, wie ungefähr einer von 200 Menschen, sollten Sie sie natürlich nicht essen.[12]

MAßNAHMEN:

Option 1: Wenn Sie Lust auf einen Snack verspüren, greifen Sie in den nächsten Tagen zu frischen oder tiefgefrorenen Beeren.

Option 2: Bereiten Sie 10 Tüten (oder zum Mitnehmen geeignete Behälter) mit Studentenfutter aus getrockneten Früchten und Nüssen zu, sodass Sie jederzeit einen Snack bereit haben, auf den Sie zurückgreifen oder den Sie irgendwo mit hinnehmen können.

Option 3: Legen Sie sich eine Kaffeemühle zu, die Sie ausschließlich zum Mahlen von Lein- und/oder Chiasamen verwenden. Bewahren Sie eine Mischung aus gemahlenen Lein- und Chiasamen im Kühlschrank auf und bestreuen Sie damit Haferbrei, Aufläufe und Suppen.

KAPITEL 12

Wie man es lernt, Gemüse zu lieben

Ich erinnere mich noch daran, als unsere Söhne als Teenager zum ersten Mal an einem Sommer-Camp teilgenommen haben. Ich habe mich für sie gefreut, aber ich war auch nervös. Sie waren zu Hause unterrichtet worden und in einer ziemlich behüteten Umgebung aufgewachsen.

Eine Woche später, nach ihrer Rückkehr, fragte ich Bodhi, wie das Camp gewesen sei.

„Super", sagte er. „Es hat so einen Spaß gemacht! Das einzige Problem war das Essen."

Ich erschrak. Wollte er mir etwa verkünden, dass er entdeckt habe, wie lecker kleine Schokoladen-Fertigkuchen und Speck sind?

„Es gab nicht genug Gemüse", beschwerte sich Bodhi. „Das habe ich wirklich vermisst. Können wir heute zum Abendessen einen großen Topf Gemüse zubereiten?"

Ich fand es gut, dass er seine Zeit in dem Camp hatte genießen können, auch wenn es dort nicht das zu essen gegeben hatte, woran er gewöhnt war. Und ich freute mich, dass er nach seiner Rückkehr gleich um einen großen Topf Gemüse bat.

Das ist nicht über Nacht passiert. Es brauchte Zeit, Geduld und Kreativität, um herauszufinden, welche Gemüsesorten und welche Soßen bei unseren Kindern ankamen. Und es ist eine nie endende Anstrengung, die bis zum heutigen Tag andauert.

Die vegane Köchin und Wellness-Expertin Lauren Kretzer weist darauf hin, dass man niemals davon ausgehen sollte, dass jemand kein Gemüse mag. Wenn man es aufdringlich oder kleinmütig serviert, ist die Wahrscheinlichkeit größer, dass es verschmäht wird. Aber wenn Sie es im Brustton der Überzeugung und mit der gleichen Leidenschaft anpreisen, die viele Menschen Schokoladenkuchen oder einem Teller dampfender Pommes frites entgegenbringen, könnten Sie überrascht sein, wie ansteckend Ihre Begeisterung sein kann. Wenn Ihre Familie keinen gedämpften Brokkoli mag, versuchen Sie es mal mit gebratenem. Wenn Ihnen bei gelber Paprika Widerstand entgegenschlägt, versuchen Sie es mit roter Paprika mit Koriander-Jalapeño-Hummus.

Kreativität und Einfallsreichtum können in einem großen Maße dazu beitragen, neue ansprechende Gewohnheiten zu etablieren.

Die Mühe lohnt sich, denn es gibt eine direkte Verbindung zwischen der Menge des grünen Gemüses, das man zu sich nimmt, und der Chance, nicht an Krebs, Herzleiden, Diabetes Typ 2, Demenz, Osteoporose und so gut wie jeder anderen schlimmen Zivilisationskrankheit zu erkranken. Es scheint fast täglich eine weitere Studie zu geben, die die außerordentlichen Kräfte von Nährstoffenergiebündeln wie Brokkoli, Pak Choi, Rosenkohl, Mangold, Kohl, Blattkohl, Braunem Senf, Grünkohl, Blätter der Roten Bete, Spinat und allen möglichen dunklen Blattgemüsesorten bestätigt.

Sehen wir uns zum Beispiel den geistigen Abbau bei älteren Menschen an. Im Jahr 2015 untersuchten Wissenschaftler der Rush University Chicago die Ernährungsweise und die geistige Leistungsfähigkeit von 950 Menschen in einem Durchschnittsalter von 81 Jahren. Nachdem sie die Ergebnisse um Faktoren wie Bildung, sportliche Betätigung und familiäre Vorbelastung im Hinblick auf Demenz bereinigt hatten, fanden die Wissenschaftler heraus, dass bei denjenigen Teilnehmern der Studie, die ein- oder zweimal am Tag grünes Blattgemüse wie Spinat oder Grünkohl zu sich nahmen, ein signifikant geringerer Abbau der kognitiven Fähigkeit zu verzeichnen war als bei den Teilnehmern, die nicht regelmäßig grünes Blattgemüse verzehrten.[1]

Wie viel geringer war der Abbau der kognitiven Fähigkeiten? **Bei denjenigen Teilnehmern, die regelmäßig grünes Blattgemüse aßen, verzögerte sich der altersbedingte geistige Abbau um durchschnittlich 11 Jahre.**

Der Verzehr von grünem Blattgemüse wurde mit besserer Knochengesundheit, besserer Sehkraft und sogar mit stärkeren Muskeln assoziiert. Anfangs erschien mir insbesondere der letzte Punkt etwas übertrieben. Grünes Gemüse ist wirkungsstark, aber ich verbinde es kaum mit prallen Muskeln. Aber schwedische Wissenschaftler haben herausgefunden, dass Spinat tatsächlich die Muskelkraft steigern kann.[2] Womöglich war an Popeye doch etwas dran!

Ich könnte immer weiter fortfahren, aber ich bin sicher, dass Sie keine weiteren Lektionen darüber benötigen, warum es wichtig ist, grünes Gemüse zu essen. Wir wissen es alle, und wir wissen es schon ziemlich lange. Aber es ist ein himmelweiter Unterschied, etwas zu wissen oder etwas zu tun. Die ehrliche Wahrheit ist, dass viele den Geschmack von grünem Gemüse einfach nicht sehr mögen.

Viele Menschen glauben, es wäre schön, wenn Donuts und Pommes gut für einen wären und Mangold krebserregend. Aber so ist es nun mal nicht. Und so sehr Sie auch glauben mögen, Donuts und Pommes zu lieben – sie werden diese Liebe nie erwidern. Mangold hingegen schon.

Je mehr Ihr Körper sich an grünes Gemüse gewöhnt, desto besser wird es Ihnen schmecken. Im Folgenden 12 Tipps, die schon vielen Menschen geholfen haben, grünes Gemüse und andere Gemüsesorten zu mögen.

1. **Schneiden Sie das Gemüse einfallsreich zurecht**

Studien haben ergeben, dass Kinder (und einige Erwachsene!) abhängig davon, wie bestimmte Nahrungsmittel geschnitten und zubereitet sind, unterschiedlich auf diese reagieren.[3] Und wenn Gemüse in ansprechende Formen geschnitten ist, zum Beispiel zu Sternen oder Comicfiguren, kann das auch helfen. Einige Eltern geben bestimmten Gemüsesorten sogar lustige Fantasienamen und nennen Brokkoliröschen zum Beispiel „Bäumchen".

Die auf Gesundheitserziehung spezialisierte Emily Honeycutt erinnert uns: „Kinder lernen durch Spielen. Wir entwickeln Gewohnheiten, indem wir Gewohnheitsschleifen bilden, also bestimmte Gewohnheiten mit positiven oder negativen Emotionen verbinden. Je mehr positive Emotionen wir während unserer Kindheit mit dem Verzehr von Gemüse verbinden, desto wahrscheinlicher ist es, dass wir unser ganzes Leben lang an dieser gesunden Gewohnheit festhalten.

2. **Kochen Sie kreativ**

Bereiten Sie Gemüse auf vielfältige Weise zu. Grillen Sie Spargel mit Zitrone, backen Sie Kürbis und servieren Sie ihn in Form von Booten, gefüllt mit Quinoa oder kurz gebratenem Gemüse, oder braten Sie Blumenkohl- „Steaks". Sie hätten gerne etwas Einfacheres? Meine Mom, Deo, bereitet die besten Gerichte aus grünem Blattgemüse zu, die ich je gegessen habe. (Sie finden ihr einfaches Rezept auf Seite 332) In Kürze: Sie schneidet Grünkohl in dünne Streifen, brät die Streifen kurz mit Zwiebeln und Knoblauch in Kokos- oder Olivenöl an und dämpft sie anschließend mit etwas Sojasoße. Köstlich!

3. **Mixen Sie es**

Bereiten Sie eine Suppe zu, indem Sie gedämpftes Gemüse zusammen mit Ihren Lieblingskräutern und -gewürzen (viele Menschen mögen insbesondere Ingwer und Knoblauch) mit einem Mixer pürieren. Wenn Sie das Ganze etwas dicker oder cremiger haben möchten, können Sie weiße Bohnen, Kartoffeln, Cashewnüsse, Kokosmilch oder Nussmilch hinzugeben.

4. **Geben Sie Gemüse zu allen möglichen Gerichten hinzu**

Sie können Gemüse Pastasoßen, Pizza, Lasagne, Auflauf, Chili, gekochter Quinoa, braunem Reis oder gekochter Gerste hinzufügen. Schneiden Sie frisches Gemüse wie Spinat, Gurke, Pilze, Erbsen oder Grünkohl und geben Sie es zu jedem x-beliebigen Gericht hinzu. Sie können das Gemüse sogar pürieren, sodass es Bestandteil des Grundgerichts wird.

5.   **Weisen Sie dem Gemüse eine Hauptrolle zu**

Geben Sie Tomatensoße über gekochtes, klein geschnittenes Gemüse wie Zwiebeln, Zucchini, Pilze und grünes Blattgemüse. Wenn Sie es ausgefallener mögen, können Sie einen Spiralschneider, Gemüsehobel oder einfachen Gemüseschäler zum Einsatz bringen, um aus Zucchini, Spaghettikürbis oder Auberginen lustige Nudelformen zu schnitzen. Beschränken Sie Gemüse oder Salat nicht darauf, nur als Beilagen zu dienen. Schauen Sie, was passiert, wenn Sie dem Gemüse die Rolle des Hauptgerichts zuweisen. Einige Köche benutzen Zucchini oder Avocados sogar als Grundlage für Desserts.

6.   **Bauen Sie Gemüse an**

Studien haben ergeben, dass Kinder (oder Erwachsene!), die selber Gemüse anbauen, auch eher Gemüse essen. Pflanzen Sie ein paar Samen im Garten oder in einem Blumentopf auf Ihrer Fensterbank. Gießen Sie nach Bedarf und sehen Sie zu, wie sich das Wunder des Lebens entfaltet. Selber Obst und Gemüse anzubauen, ermöglicht es einem auf großartige Weise, die frischesten und gesündesten Nahrungsmittel genießen zu können, und man baut eine starke Beziehung zu Obst und Gemüse auf, die dafür sorgt, dass die ganze Familie mehr Freude an diesen Produkten findet. Weitere Informationen über den Eigenanbau von Obst und Gemüse finden Sie in Kapitel 27.

7.   **Machen Sie Grünkohlchips**

Anstatt Kartoffelchips oder Maischips zu knabbern, können Sie sich mit einem Dörrautomaten oder im Ofen bei niedrigen Temperaturen zwischen 90 und 120 Grad Ihre eigenen Grünkohlchips zubereiten. Die weichen Blätter vom Stiel entfernen, mit Zitronensaft und Gewürzen marinieren und dann dörren oder backen. Der Geschmack und die knusprige Textur können umwerfend sein!

8.   **Bereiten Sie einen Krautsalat zu**

Zerkleinern Sie hartes „Wintergemüse" wie Kohl und Möhren in einer Küchenmaschine oder per Hand zu einem leicht zu kauenden Krautsalat. Geben Sie ein paar Rosinen und Ihr Lieblingsdressing hinzu. Ein Krautsalat eignet sich auch gut zum Mitnehmen.

9.   **Marinierte Köstlichkeiten**

Marinieren Sie Ihr klein geschnittenes Lieblingsgemüse vor dem Kochen einige Stunden lang, damit es weich wird und Aroma annimmt. Für die

Marinade bevorzuge ich eine Mischung aus Olivenöl, Knoblauch, Ingwer und Sojasoße. Sie können Pilze, Brokkoli, grüne Bohnen, Spargel, Kohl und alle möglichen anderen Gemüsesorten marinieren. Einige marinierte Gemüsesorten schmecken auch roh. Wenn Sie mögen, können Sie das marinierte Gemüse auch braten, grillen, backen oder kurz anbraten – oder einer Gemüsepfanne hinzugeben.

10. Wickeln Sie das Gemüse ein

Wickeln Sie Gemüse einfach in einem Salatblatt (oder einem gedämpften Blattkohl- oder Kohlblatt) ein und geben Sie Ihre Lieblingssoße, Salsa oder Gewürze hinzu.

11. Schneiden und dippen

Es ist sehr viel wahrscheinlicher, dass Sie Gemüse knabbern statt Chips, wenn dieses bereits in Form eines Snacks bereitsteht. Wenn Sie von einem Einkauf nach Hause kommen, waschen und schneiden Sie etwas Gemüse, das sich als Snack eignet, und bewahren Sie es im Kühlschrank auf, sodass Sie es sich jederzeit holen können. Sie können sich auch eigene Gemüsedips zubereiten (wie den Hummus mit gegrillten roten Paprikas auf Seite 307), damit sie ebenfalls bereitstehen, wenn die Heißhungerattacke auf einen Snack Sie überkommt!

12. Dämpfen

Die beste Art und Weise, viel Gemüse zu essen, ist wahrscheinlich, einen ganzen Topf voll zu dämpfen. Unsere Familie macht das oft. Wir dämpfen gerne Brokkoli, Grünkohl, Blattkohl, Weißkohl, Zwiebeln, Möhren, Zucchini und Mangold. Unsere Kinder essen gerne mit den Fingern, deshalb lassen wir das Gemüse in großen Stücken und geben auch ganze Blätter und Möhren hinzu. Oft gibt es auch Soßen als Dressing oder zum Dippen dazu.

WÜRZEN

Wenn Gemüse oder andere Nahrungsmittel Ihnen trotz allem noch ein wenig zu geschmacklos sind, gibt es eine einfache Möglichkeit, ihnen Geschmack und sogar noch mehr Nährwert hinzuzufügen. Würzen Sie es! Mehr dazu im nächsten Kapitel.

MAßNAHMEN:

Option 1: Geben Sie klein geschnittenes oder gemixtes Grüngemüse einem Gericht hinzu, dem Sie es normalerweise nicht hinzugeben würden – zum Beispiel einer Nudelsoße, einem Auflauf oder einem Getreidegericht.

Option 2: Machen Sie Gemüse zum „Hauptgericht" einer Mahlzeit. Servieren Sie es mit einer Soße oder marinieren und grillen Sie es. Behandeln Sie es als das Kernstück der Mahlzeit, denn was den Nährwert angeht, ist es das auch.

Option 3: Essen Sie während der nächsten Woche mindestens ein Pfund grünes Gemüse am Tag. Sie können es in Smoothies, Suppen, gedämpft, gegrillt, gebraten, roh oder gebacken zu sich nehmen. Werden Sie kreativ!

KAPITEL 13

✕ Die gesündeste Art, Speisen Geschmack hinzuzufügen

Alle Kulturen definieren sich unter anderem dadurch, welche Gewürze in ihrer Küche verwendet werden. In Indien sind das Kardamom und Kreuzkümmel. In Italien Basilikum und Oregano. In Mexiko gibt es Chili, Knoblauch und Koriander. In Thailand Zitronengras, Basilienkraut und Thai-Ingwer. Und in dem kulinarischen Schmelztiegel Nordamerika gibt es von allem ein bisschen. Aber für welche Zutaten zu den Gerichten ist die Küche Nordamerikas am bekanntesten? Salz, Zucker und Fett.

Das bedeutet nicht, dass Nordamerikaner keine Gewürze benutzen. Die nordamerikanische Küche ist nur nicht gerade für den Gebrauch bestimmter Gewürze bekannt. Und als Nordamerikaner halte ich das für eine Schande.

Zum Glück muss man nicht in Thailand leben, um Kaffernlimettenblätter genießen zu können, oder in Mexiko, um grüne Chilischoten essen zu können. Kräuter und Gewürze reisen um den ganzen Globus. Und sie liefern nicht nur herrliche, köstliche Geschmacksexplosionen, sondern auch erstaunliche Mengen an Nährstoffen.

Mit Kräutern und Gewürzen zu kochen, ist eine Form der Kunst. Aber zu wissen, welche besonders gut für einen sind, ist eine Wissenschaft.

KURKUMA

Kurkuma ist eine schmackhafte Zutat zu Soßen, Currys, Wok-Gerichten und Aufläufen. In Indien wird Kurkuma seit mehr als 5000 Jahren verwendet, und es wird von vielen angenommen, dass die weitverbreitete Verwendung dieses Gewürzes einer der Hauptgründe dafür ist, dass Indien weltweit eines der Länder mit der niedrigsten Alzheimer-Rate ist.[1]

Die Kurkuma ist für ihre leuchtend orange Farbe bekannt. Tatsächlich wird sie manchmal als Farbstoff eingesetzt. Das Orange stammt von einem Polyphenol, das Curcumin heißt und bei dem es sich um eine wahre Wunderverbindung handelt.

Hunderte von Studien haben ergeben, dass Curcumin möglicherweise dabei helfen kann, Alzheimer oder Demenz vorzubeugen oder rückgängig zu machen, ungesunde Entzündungslevels zu reduzieren, vor Schwermetalltoxizität zu schützen und sogar zur Senkung des Risikos von Herzerkrankungen ihren Beitrag zu leisten.

Es wird angenommen, dass Inder im Durchschnitt 125 mg Curcumin am Tag zu sich nehmen, was in etwa einem halben Teelöffel Kurkumapulver entspricht.[3] Studien haben ergeben, dass bestimmte Krebsarten in Ländern, in denen die Menschen über lange Zeiträume täglich 100 bis 200 Gramm Curcumin zu sich nehmen, seltener auftreten.[4]

Wenn Ihnen ein halber Teelöffel Kurkuma viel erscheint, könnten Sie ein Curcumin-Supplement in Erwägung ziehen. Für eine bessere Aufnahme von Curcumin über die Ernährung empfiehlt es sich, Kurkuma mit etwas schwarzem Pfeffer und/oder ein wenig (gesundem) Fett zu kombinieren.

KNOBLAUCH

Knoblauch kann klein geschnitten, gehackt, gepresst oder in Pulverform verzehrt werden. Er ist eine köstliche Zutat zu Nudelsoßen, Suppen und beinahe jedem schmackhaften Gericht. Auf dem jährlich stattfindenden Knoblauch-Festival in Gilroy, Kalifornien, bereiten die Leute sogar Knoblaucheis zu, das ich allerdings nicht unbedingt empfehlen kann.

Knoblauch ist dafür bekannt, böse Geister zu vertreiben. Doch anstatt ihn über die Tür zu hängen, um Vampire zu verscheuchen, kann man ihn auch essen, um bestimmte Krebsarten zu bekämpfen.

Wissenschaftler untersuchten die Ernährungsweise von 41.387 Frauen in Iowa und verfolgten ihren Verzehr von 127 Nahrungsmitteln über einen Zeitraum von fünf Jahren.[5] Das Nahrungsmittel, das statistisch am stärksten mit einem signifikant niedrigeren Risiko assoziiert war, an Darmkrebs zu erkranken, war Knoblauch. Die Frauen, die am meisten Knoblauch zu sich nahmen, hatten ein 50 Prozent niedrigeres Risiko, an bestimmten Arten von Darmkrebs zu erkranken, als diejenigen Teilnehmerinnen der Studie, die am wenigsten Knoblauch aßen.

Eine andere in China durchgeführte Studie, in deren Rahmen 5000 Männer und Frauen über einen Zeitraum von fünf Jahren beobachtet wurden, ergab, dass die Aufnahme eines Knoblauchextrakts im Vergleich zu einem Placebo mit einer 52 Prozent niedrigeren Magenkrebsrate assoziiert war.[6]

Gerüchteweise hilft Knoblauch auch bei der Bekämpfung von Erkältungen und Grippe. Aber wird dieser Volksglaube auch durch wissenschaftliche Erkenntnisse gestützt? Ein Team von Wissenschaftlern führte eine Studie mit 146 Teilnehmern durch, von denen die Hälfte drei Monate lang jeden Tag eine

Knoblauchtablette erhielt und die andere Hälfte ein Placebo. In der Gruppe der Teilnehmer, die das Placebo nahmen, wurden 65 Erkältungen verzeichnet, wohingegen in der Gruppe der Teilnehmer, die die Knoblauchtablette nahmen, nur 24 Erkältungen vorkamen. Und bei denjenigen Teilnehmern, die die Knoblauchtablette nahmen und sich erkälteten, war der Zeitraum, während dem sie unter Symptomen litten, um 20 Prozent kürzer.[7]

INGWER

Ingwer ist eines meiner Lieblingsgewürze. Es hat einen erfrischenden, reinen, belebenden Geschmack. Ich mag es in Suppen, Gemüsepfannen, Aufläufen, Salatdressings, Smoothies, Eintöpfen und Desserts. Wenn Sie mögen, können Sie sich aus Ingwerpulver, Ingwertee, Mineralwasser und Stevia ein gesundes selbst gemachtes Ginger Ale zubereiten.

Ingwer kann zur Behandlung etlicher Magenbeschwerden eingesetzt werden, unter anderem bei Reisekrankheit, Morgenübelkeit, Koliken, Magenverstimmung, Reizdarmsyndrom, Blähungen, Durchfall, Übelkeit und Appetitlosigkeit. Ingwer hat starke entzündungshemmende Eigenschaften, und einige Menschen halten ihn für ein wirksames Mittel zur Linderung von Schmerzen, die durch rheumatoide Arthritis, Osteoarthritis und Menstruationsbeschwerden verursacht werden.

Und als ob das noch nicht reichen würde, wurde auch noch herausgefunden, dass Ingwer sehr wirksam bei der Behandlung von Migräne ist.

Wenn Sie je unter Migräne gelitten haben, wissen Sie, dass das weitaus schlimmer ist, als unter normalen Kopfschmerzen zu leiden. Weltweit leiden geschätzt eine Milliarde Menschen an Migräne und können deshalb keinen normalen Tätigkeiten nachgehen. Und Migräne verursacht im Gesundheitswesen Kosten in Milliardenhöhe.

Aber könnte ein natürliches Mittel wie Ingwer tatsächlich so wirksam sein wie Medikamente – und das mit weniger Nebenwirkungen?

Im Jahr 2014 wurde in der Zeitschrift *Phytotherapy Research* das Ergebnis einer randomisierten kontrollierten Doppelblindstudie veröffentlicht.[8] An der Studie nahmen 100 Personen teil, die unter leichter bis schwerer Migräne litten. Die Hälfte der Teilnehmer der Studie erhielt eine Messerspitze Ingwerpulver, die andere Hälfte eine Standarddosis Sumatriptan, auch unter dem Namen Imitrex bekannt, eines der am meisten verkauften Medikamente zur Behandlung von Migräne, mit dem Milliarden von Dollar Umsatz gemacht wird.

Das Ergebnis? Beide Mittel wirkten gleich schnell. Die meisten Teilnehmer der Studie hatten zunächst moderate oder starke Schmerzen. Nach Einnahme des Medikaments oder des Ingwerpulvers hatten sie nur noch geringe Schmerzen oder gar keine mehr. Unabhängig davon, ob die Teilnehmer Ingwer oder Sumatriptan eingenommen hatten, erklärte sich der gleiche Anteil der jeweiligen Gruppen mit der Behandlung zufrieden. Doch diejenigen, die Ingwer eingenommen hatten, hatten signifikant weniger Nebenwirkungen zu beklagen. Von denjenigen, die Sumatriptan eingenommen hatten, klagten einige über Benommenheit, eine sedierende Wirkung, Schwindel und Sodbrennen. Von den Teilnehmern, die Ingwer eingenommen hatten, klagten nur zwei über Nebenwirkungen, und zwar über eine Magenverstimmung.

Wenn Sie das natürliche Mittel ausprobieren wollen, geben Sie beim ersten Anzeichen von Migräne 1 Messerspitze Ingwerpulver in Wasser. Trinken Sie es und warten Sie ab, ob die Migräne innerhalb der nächsten halben Stunde nachlässt oder ganz verschwindet.

Verglichen mit Sumatriptan erspart Ingwer Ihnen nicht nur die Nebenwirkungen – es kostet auch nur etwa ein Dreitausendstel so viel. Und es wirkt möglicherweise genauso gut.

ZIMT

Zimt ist eines der beliebtesten Gewürze auf der Welt. Er wird aus der getrockneten Innenrinde verschiedener Zimtbäume der Gattung Cinnamomum hergestellt. Wenn abgeschabte Streifen dieser Rinde trocknen, rollen sie sich zu sogenannten Zimtstangen ein. Die Stangen können auch zu Pulver gemahlen werden. Dieses milde, köstliche Gewürz verleiht Getränken, Gebäck, Haferbrei, Gemüsepfannen und allen möglichen Gerichten sowohl ein wohlschmeckendes Aroma als auch Süße.

Seit Tausenden von Jahren wird Zimt auch für seine potenten medizinischen Eigenschaften gepriesen. Er ist reich an Polyphenolen und anderen Antioxidantien. Zimt ist ein entzündungshemmender, antidiabetischer, antimikrobieller, krebshemmender, blutfettsenkender Superstar und verringert auch noch das Risiko, an Herz-Kreislauf-Erkrankungen zu erkranken.[9]

Wer hätte gedacht, dass so einem süßen Gewürz so potente heilende Kräfte innewohnen!

CHILIS

Chilis ähneln vom Aussehen Paprikaschoten, weisen jedoch einen großen Unterschied zu diesen auf. Sie enthalten eine Verbindung namens Capsaicin, die farblos und geruchlos ist – jedoch definitiv nicht geschmacklos! Capsaicin ist so scharf, dass viele Menschen Chili nur in geringen Mengen vertragen.

Doch wie sich gezeigt hat, besitzt Capsaicin, das Chilis ihre Schärfe verleiht, auch starke medizinische Wirkungen. Chilis fördern die Verdauung, indem sie den Speichelfluss anregen, die Abwehrkräfte des Magens gegen Infektionen stärken, die Produktion von Verdauungssäften ankurbeln und dazu beitragen, Enzyme in den Magen zu bringen.[10]

Eine im Jahr 2017 an Mäusen durchgeführte Studie ergab, dass das in Chili enthaltene Capsaicin in der Lage war, die Zusammensetzung der Darmbakterien dahingehend zu verändern, dass die nützlicheren Bakterienstämme gestärkt wurden.[11] Das wiederum führte zu einer Abnahme des Auftretens chronischer Entzündungen und von Fettleibigkeit.

Im Rahmen einer anderen Studie wurden 16.179 menschliche Teilnehmer über einen Zeitraum von durchschnittlich 15 Jahren beobachtet.[12] Nachdem die Ergebnisse der Studie um Faktoren wie Lebensweise sowie demografische und klinische Besonderheiten bereinigt worden waren, ergab sich, dass bei denjenigen Teilnehmern der Studie, die Chilis aßen, während des Zeitraums der Studie eine niedrigere Mortalitätsrate zu verzeichnen war. Im Klartext: Menschen, die mehr Chilis aßen, lebten mit einer größeren Wahrscheinlichkeit länger.

Es gibt viele Chili-Sorten und die Konzentration des in ihnen enthaltenen Capsaicins rangiert von mild bis intensiv. Einige Menschen mögen die Schärfe, andere hingegen nicht. Das gilt insbesondere für Kinder. Anstatt einem ganzen Gericht Chilis hinzuzugeben, können Sie es mit Chilis garnieren oder diese separat servieren. Und noch ein Rat: Wenn Sie Chili klein schneiden, denken Sie daran, anschließend das Messer und das Schneidebrett zu spülen, sich die Hände mit Seife zu waschen und sich auf keinen Fall in die Augen zu fassen, bevor Sie sich die Hände gewaschen haben. Ich habe aus eigener Erfahrung gelernt, wie heftig Capsaicin in den Augen (und an anderen empfindlichen Stellen des Körpers) brennen kann.

ES GIBT SO VIELE ANDERE

Kurkuma, Knoblauch, Ingwer, Zimt und Chilis kratzen kaum an der Oberfläche der wunderbaren Welt der Gewürze. Ihr Gewürzschrank ist eine wahre Apotheke an medizinisch wirksamen Verbindungen. Muskat, Nelken, Basilikum, Dill, Oregano, Thymian, Salbei, Petersilie, Fenchel und viele andere Kräuter und Gewürze enthalten Substanzen, die dazu beitragen könnten, Krebs und Herzerkrankungen zu bekämpfen, Entzündungen zu reduzieren, den Blutzucker zu stabilisieren, vor Demenz zu bewahren und Ihre Gerichte kulinarisch zu bereichern.

MAßNAHMEN:

Option 1: Verwenden Sie mindestens eine Kräutersorte oder ein Gewürz, das Sie normalerweise nicht in Ihrem Repertoire haben.

Option 2: Versuchen Sie einen Tag lang, Ihre Speisen nur mit wenig oder gar keinem Salz, Zucker oder zugesetzten Fetten zuzubereiten. Verwenden Sie stattdessen Gewürze.

Option 3: Öffnen Sie Ihren Gewürzschrank und riechen Sie an jedem Gewürz, das Sie darin aufbewahren, oder kosten Sie es. Werfen Sie alles weg, was alt ist oder was sie sowieso nicht verwenden. Setzen Sie neue Gewürze auf Ihre Einkaufsliste und entdecken Sie Rezepte, die mit all den neuen Gewürzen zubereitet werden, die Sie gerne ausprobieren würden.

✖ Gesundes und Leckeres genießen

Vor Kurzem bereitete ich mich darauf vor, bei einer Konferenz einen Vortrag zu halten. Als ich durch die Lobby ging, begegnete mir eine Frau, die einen Schokoriegel hinunterschlang. Sie wurde rot und sagte kleinlaut: „Den hatte ich in der Tasche, und ich dachte, ich esse ihn lieber jetzt – bevor ich Ihren Vortrag höre."

Sie dachte, dass ich sie dafür verurteilen würde.

Als ich auf die Bühne ging, um mit meinem Vortrag zu beginnen, erzählte ich den Zuhörern, was ich gerade erlebt hatte, und fragte: „Wie würde es Ihnen gefallen, der Typ zu sein, von dem alle glauben, dass er Ihnen die Schokolade wegnehmen will?"

Das Publikum lachte nervös. Ich hatte einen wunden Punkt berührt.

„Tja", fuhr ich mit einem Lächeln fort. „Lassen Sie uns eins klarstellen: Ich liebe Schokolade. Vor allem dunkle Fairtrade-Bio-Schokolade. Und ich liebe köstliche Dinge – vor allem gesunde."

Die Erleichterung auf den Gesichtern war unverkennbar.

Meiner Meinung nach ist das Leben zu kurz für Entbehrungen. Sie sollen nicht nur überleben. Sie sollen es sich auch gut gehen lassen.

Wir werden uns vier Nahrungsmittel ansehen, die eine Gaumenfreude sind und für Wohlbefinden sorgen. Doch jedes von ihnen wird in einem gewissen Maß durchaus kontrovers betrachtet. Sehen wir uns also an, was es wirklich mit ihnen auf sich hat, und dann können Sie entscheiden, ob und wie Sie diese Nahrungsmittel in Ihr Leben einbeziehen wollen.

KAFFEE

Wenn Sie den Morgen mit dem Aroma eines frisch gebrühten Kaffees begrüßen, gönnen Sie sich eine Freude, die Sie mit Milliarden von Menschen teilen.

Bis vor Kurzem hätten Sie nicht erwartet, dass Kaffee als ein gesundes Nahrungsmittel angesehen wird. Jahrzehntelang wurden wir ermahnt, weniger Kaffee zu trinken. Doch wie sich herausstellt, scheint dieser Rat zu einem großen Teil fragwürdig zu sein.

Was mit dem Kaffee angestellt wird, hat natürlich einen großen Einfluss auf seine Wirkung. In vielen Cafés werden dem Kaffee Zucker, Milch, Glucose-Fructose-Sirup, künstliche Geschmackstoffe und andere Chemikalien hinzugegeben. Die bloße Tatsache, dass Kaffee positive Wirkungen zugeschrieben werden, bedeutet nicht, dass Sie bei Starbucks den Salted Caramel Mocha trinken sollten, der mehr Zucker enthält als eine 237-ml-Flasche Coca-Cola.[1]

Und es steht außer Frage, dass Kaffee nicht für jeden etwas ist. Ich trinke ihn nur selten, denn auch wenn er mir schmeckt und ich den „Kick" mag, den er einem gibt, fühle ich mich einige Stunden später aufgekratzt, nervös und sogar ein wenig gereizt. Aber die wissenschaftlichen Erkenntnisse, denen zufolge Kaffee für viele Menschen signifikante positive Wirkungen haben kann, beeindrucken mich sehr. Bei vielen entfaltet er demzufolge positive Wirkungen im Hinblick auf die Stimmung, die Reaktionszeit und die allgemeine geistige Leistungsfähigkeit.[2] Zudem hat Kaffee vasodilatorische Eigenschaften. Das bedeutet, dass er bewirkt, dass die Blutgefäße sich erweitern, was gut für den Kreislauf ist. Und wie es aussieht, scheint Kaffee diese Wirkung insbesondere bei den Gefäßen zu entfalten, die das Gehirn mit Blut versorgen, was ihn zu einem guten Verbündeten im Kampf gegen Demenz macht.

Im Rahmen der Studie „Cardiovascular Risk Factors, Aging and Dementia" wurden mehr als 1.500 willkürlich ausgewählte Finnen 21 Jahre lang beobachtet und dabei ein breites Spektrum an Ernährungs- und Lebensstilgewohnheiten daraufhin untersucht, welche Auswirkungen diese möglicherweise auf bestimmte gesundheitliche Faktoren haben.[3] Es zeigte sich, dass diejenigen Teilnehmer der Studie, die im mittleren Alter jeden Tag drei bis fünf kleine Tassen Kaffee tranken (was mir sehr viel erscheint!), im vorgerückten Alter im Vergleich zu denjenigen, die keinen Kaffee tranken, ein 65 Prozent niedrigeres Risiko hatten, an Demenz zu leiden.

Im Rahmen einer anderen Studie wurden in Schweden 34.670 Frauen über einen Zeitraum von mehr als zehn Jahren beobachtet.[4] Diejenigen Frauen, die keinen Kaffee tranken, hatten ein erhöhtes Risiko, einen Schlaganfall zu erleiden, wohingegen dieses Risiko bei denjenigen Frauen, die mindestens eine Tasse Kaffee am Tag tranken, um 22 bis 25 Prozent niedriger war.

Auf der Grundlage dieser und Dutzender andere Studien scheint klar zu sein, dass Kaffee vor Demenz und Schlaganfall schützen kann. Sowohl das Auftreten von Demenz als auch von Schlaganfällen hat mit dem Gehirn zu tun, und wir wissen, dass Kaffee die Hirnaktivität stimuliert. Aber was ist mit Krebs? Bekämpft Kaffee Krebs? Oder wirkt er, wie in einigen Medien berichtet wird, sogar krebserregend?

Im Jahr 2018 entschied ein Richter im US-Bundesstaat Kalifornien, dass Kaffeehausketten Kaffeeprodukte mit Krebswarnungen versehen müssen, weil die angebotenen Getränke möglicherweise eine chemische Verbindung enthielten, die mit Krebs in Verbindung gebracht wurde.[5] Der Urteilsspruch zielte auf die Verbindung Acrylamid ab, eine potenziell krebserregende Substanz, die gebildet wird, wenn Nahrungsmittel sowohl Stärke als auch die Aminosäure Asparagin enthalten und hohen Temperaturen ausgesetzt werden.[6] Acrylamid ist ein Nebenprodukt des Röstprozesses des Kaffees. Es wird auch in Brot, Crackern, schwarzen Oliven in Dosen, Pflaumensaft und sogar in Frühstückscerealien gefunden. Die höchsten Konzentrationen sind in Pommes frites und Kartoffelchips zu finden.

Ist das in Kaffee vorkommende Acrylamid also Anlass zu ernster Sorge? Wahrscheinlich nicht. In der realen Welt, also jenseits der Gerichtssäle und der Labortheorien, habe ich noch von keiner einzigen Studie gehört, die ergeben hat, dass ein erhöhter Kaffeekonsum das Risiko erhöht, an Krebs zu erkranken. Im Gegenteil: Einer Studie zufolge könnte das Trinken von Kaffee das Risiko, an Mund- oder Kehlkopfkrebs zu erkranken, um 50 Prozent senken.[7] Andere Studien haben ergeben, dass der Konsum von Kaffee das Risiko senken kann, an diversen Krebsarten zu erkranken, unter anderem an Gebärmutter-, Prostata-, Gehirn-, Leber-, Lungen- und Hautkrebs.[8]

Wir wissen nicht mit Sicherheit, ob das Acrylamid im Kaffee gesundheitliche Risiken birgt. Aber wir wissen, dass der Konsum von Kaffee bei vielen Menschen mit einem breiten Spektrum positiver gesundheitlicher Wirkungen assoziiert ist. Aufgrund von Acrylamid komplett auf Kaffee zu verzichten, erschiene mir ein wenig so, als würde man nicht mehr nach draußen gehen, weil Sonnenlicht Krebs verursachen kann. Natürlich besteht in dieser Hinsicht eine gewisse Gefahr. Aber Ihre Gesundheit würde mit Sicherheit leiden, wenn Sie Ihr komplettes Leben in geschlossenen Räumen verbringen würden, um diese Gefahr zu vermeiden.

Die dokumentierten positiven Wirkungen von Kaffee für die Gesundheit sind beträchtlich und breit gefächert. Der Konsum der Kaffeebohne wurde sogar mit einem verminderten Risiko assoziiert, an Diabetes Typ 2 zu erkranken.[9] Und denjenigen, die bereits unter Diabetes Typ 2 leiden, könnte der Konsum von Kaffee eine höhere Lebenserwartung bescheren. Eine Studie, an der fast 4.000 Personen teilnahmen, die an Diabetes Typ 2 litten, ergab, dass die Wahrscheinlichkeit, nach 20 Jahren noch zu leben, bei denjenigen Teilnehmern der Studie, die regelmäßig Kaffee tranken, im Vergleich zu denen, die keinen Kaffee tranken, um 30 Prozent höher war.[10]

Koffein ist die am stärksten in den Blickpunkt genommene Verbindung in Kaffee, dabei beträgt der Koffeingehalt einer Kaffeebohne gerade mal zwischen 1 und 2 Prozent. Kaffee enthält zudem eine Menge Antioxidantien, die dazu beitrag, freie Radikale im Körper zu binden, den oxidativen Stress der Zellen zu mindern und das Risiko, an Krebs zu erkranken, dadurch zu reduzieren.[11]

Und hier eine erstaunliche Tatsache: Kaffee ist in der US-amerikanischen Kost mit großem Abstand die wichtigste Antioxidantien-Quelle.

Wir wissen, dass die US-amerikanische Durchschnittskost bedauernswert arm an Antioxidantien ist. Aber wir wissen nicht, wie stark die gesundheitlichen Wirkungen von Kaffee für Menschen sind, die bereits jede Menge antioxidantienreiches Obst und Gemüse zu sich nehmen. Wenn Ihr Körper nicht unter einem ausgeprägten Mangel an Antioxidantien leidet, ist es möglich, dass Sie nicht ganz so stark von den positiven gesundheitlichen Wirkungen von Kaffee profitieren, weil Sie sich sowieso schon gesünder ernähren als der Durchschnitt.

Da die Studien über die Auswirkungen von Kaffee auf die Gesundheit mit Teilnehmern durchgeführt wurden, die sich überwiegend auf die typische industrialisierte westliche Ernährungsweise ernähren, wissen wir nicht wirklich, ob die gesundheitlichen Vorzüge von Kaffee für Menschen, die sich bereits gesund ernähren, ähnlich groß sind wie in diesen Studien beschrieben.

Ist Koffein kein Problem?

Kaffee ist nicht für jeden etwas. Bei einigen sorgt Kaffee dafür, dass sie sich entspannt fühlen. Aber andere macht er nervös. Und er kann süchtig machen. Viele, die regelmäßig Kaffee trinken, sagen, dass sie sich schlecht fühlen und Kopfschmerzen bekommen, wenn sie einen oder zwei Tage keinen Kaffee trinken.

Wenn Sie zu Lethargie neigen, kann Kaffee Schwung in Ihr Leben bringen. Für viele Menschen ist der Kaffee am Morgen wie ein Schalter, den sie umlegen, um den Tag zu beginnen. Aber wenn Sie dazu neigen, sowieso schnell überstimuliert zu sein und Ihre Adrenalinausschüttung leicht auf Hochtouren kommt, könnte Kaffee Sie letztendlich noch hibbeliger machen, anstatt Ihnen Genuss zu bereiten.

Und hier noch eine Warnung: Für Ungeborene und Säuglinge kann Koffein schädlich sein. Die meisten schwangeren Frauen verzichten während der Schwangerschaft auf Kaffee, und das aus gutem Grund. Viele offizielle Empfehlungen lauten, dass Frauen während der Schwangerschaft oder solange sie stillen nicht mehr als zwei Tassen Kaffee am Tag zu sich nehmen sollten. Wenn ich schwanger wäre (was, wenn kein medizinisches Wunder passiert, vermutlich nie eintreten dürfte), würde ich gar keinen Kaffee trinken.

Der Koffeingehalt kann je nach Röstung variieren. Je dunkler die Röstung, desto geringer normalerweise der Koffeingehalt. Bei hellen Röstungen ist der Koffeingehalt normalerweise am höchsten.

Wenn Sie lieber kein Koffein zu sich nehmen wollen, können Sie entkoffeinierten Kaffee trinken. Es gibt nicht viele Studien über die gesundheitlichen Wirkungen von entkoffeiniertem Kaffee, aber wir wissen, dass entkoffeinierter Kaffee ungefähr 75 Prozent der Antioxidantien der koffeinhaltigen Variante enthält.[12] Während bei vielen Methoden der Entkoffeinierung Lösungsmittel wie Dichlormethan oder Ethylacetat verwendet werden, ist der Schweizer-Wasser-Prozess eine umweltfreundlichere Methode, bei der auf den Einsatz von Chemikalien verzichtet wird.[13]

Warum es wichtig ist, fair gehandelten Kaffee zu kaufen

Da Kaffee beinahe die Hälfte des Gesamtexports tropischer Länder ausmacht, hat die Kaffeeproduktion eine gewaltige Auswirkung auf das Leben und die Existenzgrundlage von Hunderten Millionen von Familien und Bauern.[14] Viele von ihnen leben in bitterer Armut.

Insofern hat die Art des Kaffees, den wir kaufen, eine riesige Auswirkung auf die Beschaffenheit der Welt, die wir künftigen Generationen hinterlassen. Wenn Sie eine gesündere und nachhaltigere Welt wollen, sollten Sie fair gehandelten, im Schatten gewachsenen Bio-Kaffee kaufen (im Schatten gewachsener Kaffee bedeutet weniger Entwaldung und einen nachhaltigen Lebensraum für Vögel und andere wild lebende Tiere).

Wie man Kaffee genießen sollte

Trinken Sie Ihren Kaffee schwarz oder mit Kokosmilch und/oder Bio Sojamilch oder einer anderen Milch. Wenn Sie ihm ein bisschen zusätzlichen Geschmack verleihen wollen, geben Sie Kakao, Zimt oder Vanille hinzu. Zum Süßen versuchen Sie es mit einer Prise Stevia oder einem Spritzer Ahornsirup.

Wenn Sie sich wegen des Säuregehalts Sorgen machen, probieren Sie kalt gebrühten Kaffee, bei dem der Säuregehalt etwa zwei Drittel niedriger ist.[15] Viele Menschen mögen einfach den Geschmack von kalt gebrühtem Kaffee. Sie können ihn selbst zubereiten und dabei bestimmen, wie stark Sie ihn haben wollen. Wenn Sie ihn zum Beispiel gerne sehr stark trinken, geben Sie vier Esslöffel Kaffee zusammen mit 720 ml gefiltertem Wasser in ein Einmachglas und stellen es mindestens 12 Stunden lang in den Kühlschrank. Filtern Sie den Kaffee, wie Sie jeden Kaffee filtern würden, und voilà – schon haben Sie kalt gebrühten Kaffee. Kalter Kaffee lässt sich gut im Kühlschrank oder auch einige Stunden bei Zimmertemperatur aufbewahren. Um ihn ein wenig aufzuwärmen, können Sie heißes Wasser hinzugeben.

WIE EINE TASSE TEE IHR LEBEN ÄNDERN KANN

Ich setze mich gerne mit einer heißen Tasse Tee hin. Etwas an der Wärme in meiner Hand und in meinem Bauch verschafft mir ein Gefühl der Entspannung und des Wohlbefindens.

Die Geschichte des Tees beginnt in China.[16] Einer Legende zufolge saß der chinesische Kaiser Shen Nung, ein angesehener Kräuterkenner, im Jahr 2737 vor Christus unter einem Baum, während sein Diener ihm Trinkwasser kochte. Einige Blätter des Baums wurden in das Wasser geweht, und Shen Nung beschloss, von dem Tee zu trinken, den sein Diener aus Versehen zubereitet hatte. Und auf diese Weise genoss der Kaiser die erste Teestunde in der Geschichte der Menschheit.

Es dauerte dann noch einmal einige Tausend Jahre, bis Tee – ungefähr 700 vor Christus – zum chinesischen Nationalgetränk wurde.

Heute ist Tee nach Wasser das am häufigsten konsumierte Getränk auf der Welt (sogar noch vor Cola). Dennoch entdecken wir erst jetzt, wie wirksam Tee tatsächlich ist.

Damit meine ich Tee in Form der grünen Blätter der Teepflanze *Carmellia sisensis* – nicht Kräutertees wie Pfefferminztee, Rooibos-Tee oder Kamillentee, die jeweils ihre eigenen gesundheitsfördernden Eigenschaften haben.

Es gibt vier Sorten von Tee: Weißen Tee, Grünen Tee, Olong-Tee und Schwarzen Tee. All diese Tees können von der gleichen Pflanze gewonnen werden. Von den vier typischen Tees sind Weißer und Grüner Tee die am wenigsten verarbeiteten Teesorten. Sie haben die höchsten Gehalte an Antioxidantien und die niedrigsten Koffeingehalte.

Wissenschaftler wissen schon seit Jahren, dass die Prostatakrebsraten in vielen asiatischen Ländern signifikant niedriger sind als in anderen Teilen der Welt. Viele Wissenschaftler glauben, dass das daran liegt, dass Asiaten sich in einem hohen Maße pflanzlich ernähren. Doch einige gehen davon aus, dass dabei auch der Konsum von Grünem Tee – dem beliebtesten Tee in Japan, China und anderen asiatischen Ländern – eine Rolle spielt.[17]

Genau wie Kaffee ist Tee reich an Antioxidantien, die möglicherweise vor vielen Krebsarten schützen, unter anderem vor Brustkrebs (eine Studie ergab, dass drei Tassen Tee am Tag das Risiko, an Brustkrebs zu erkranken, um ein

Drittel reduzierten), Darm-, Haut-, Lungen-, Speiseröhren-, Magen-, Dünn-darm-, Bauchspeicheldrüsen- und Leberkrebs.[18]

Grüner Tee enthält zudem Catechine, die die Fähigkeit des Körpers erhö-hen, Fett zu verbrennen, was zu einer verbesserten Muskelausdauer beiträgt.[19] Außerdem hat sich gezeigt, dass Grüner Tee zur Bekämpfung von Osteoporose beiträgt, indem er die Knochenstärke verbessert.[20]

Studien haben zudem ergeben, dass das Trinken von Tee aller Sorten dazu beitragen kann, vor Herz-Kreislauf-Erkrankungen zu schützen und womöglich das Risiko senkt, einen Herzinfarkt zu erleiden.[21] Darüber hinaus haben Studien den Konsum von Tee mit niedrigeren Alzheimer-, Fettleibigkeits-, Arthritis-, Diabetes-Typ-2- und sogar Malariaraten assoziiert.[22]

Natürlich enthält Tee, wenn er nicht entkoffeiniert ist, Koffein (mehr in Schwarzem Tee und Olong-Tee als in Grünem und Weißem Tee). Wie bei Kaffee gilt: Hören Sie auf Ihren Körper und verlassen Sie sich auf Ihr Urteilsvermögen.

Denken Sie daran, dass es sich bei vielen abgefüllten Tees überwiegend um Zuckerwasser handelt. Lipton Lemon Iced Tea enthält zum Beispiel 31 Gramm zugesetzten Zucker.[23] Wenn Sie sich den Tee selber zubereiten, sparen Sie Geld und haben die absolute Kontrolle über die Zutaten. Probieren Sie ihn ohne alles oder mit einem Spritzer Zitronensaft und/oder einem Klecks Honig oder einem anderen Süßungsmittel.

ROTWEIN

Im Jahr 2014 starb meine Schwiegermutter Diane an primär biliärer Zirrhose, einer Autoimmunerkrankung der Leber, die durch Alkoholkonsum verschlim-mert wird. Nach ihrer Diagnose hat Diane komplett auf Alkohol verzichtet. Aber zu dem Zeitpunkt war es leider zu spät.

Somit muss ich, bevor ich irgendetwas über Rotwein sage, mit ein paar nüchternen Fakten über Alkohol beginnen. Alkohol ist in jeder Hinsicht die zerstörerischste Droge auf der Welt. Der Weltgesundheitsorganisation zu-folge verursacht schädlicher Alkoholkonsum pro Jahr weltweit zweieinhalb Millionen Todesfälle und macht Millionen von Menschen krank.[24] Zudem ist Alkohol für unzählige Verletzungen und Verkehrsunfälle verantwortlich, und darüber hinaus ist Alkoholmissbrauch eine der wichtigsten Ursachen für die Entstehung von Krebs- und Herz-Kreislauf-Erkrankungen und, wie unsere Familie nur allzu gut weiß, von Leberzirrhose.

Es gibt Hinweise darauf, dass selbst der moderate Konsum von Alkohol das Risiko erhöhen kann, an Brustkrebs zu erkranken.[25]

Warum sollte ich dann auf die Idee kommen vorzuschlagen, dass Rotwein als eine gesunde Gaumenfreude betrachtet werden könnte? Weil viele Menschen überall auf der Welt bei einem Glas Wein Geselligkeit (was gut für die Gesundheit ist) und entspannte Mahlzeiten (was ebenfalls gut für die Gesundheit ist) erleben. Und auch wenn Alkohol definitiv nicht gesund ist, enthält Rotwein sehr viel mehr als Alkohol.

Rotwein wird letztendlich aus roten Trauben hergestellt, und diese enthalten viele potente Phytonährstoffe, die dem Körper dabei helfen können, Katarakte, Alzheimer, altersbedingte Makuladegeneration und Herzerkrankungen vorzubeugen.[26]

Studien haben ergeben, dass moderater Rotweinkonsum (ein Glas oder weniger am Tag) dazu beitragen kann, Karies vorzubeugen, indem schädliche Bakterien auf den Zähnen beseitigt werden, das Risiko einer nicht-alkoholischen Fettleberkrankheit bei Risikogruppen zu halbieren und auch das Risiko zu reduzieren, an Depressionen zu erkranken oder dement zu werden.[27]

Die Haut roter Trauben ist eine besonders reiche Quelle eines Antioxidans namens Resveratrol.[28] (In kleineren Mengen ist Resveratrol auch in Blaubeeren, Himbeeren, Brombeeren, Pistazien und Erdnüssen enthalten.[29])

Wissenschaftler des MD Anderson Center der University of Texas haben die Eigenschaften von Resveratrol erforscht und herausgefunden, dass es eine starke krebsbekämpfende Wirkung haben und zudem dazu beitragen könnte, die Erfolgsrate von Chemotherapien zu erhöhen.[30] Dies könnte der Grund dafür sein, dass eine im Jahr 2004 vom Fred Hutchinson Cancer Center durchgeführte Studie ergeben hat, dass ein moderater Rotweinkonsum bei Männern mit einer um 50 Prozent niedrigeren Prostatakrebsrate assoziiert war.[31]

Wie sich herausgestellt hat, spielt es auch eine Rolle, wie die Trauben angebaut wurden. Resveratrol wird als Schutz gegen Schimmel und Pilze produziert. Wenn moderne Pestizide und Fungizide eingesetzt werden, ist weniger Resveratrol erforderlich, um die Pflanze zu schützen – und infolgedessen wird auch weniger produziert. Deshalb scheint die Resveratrolkonzentration in roten Bio-Trauben am höchsten zu sein.[32]

Profitiert man von den gleichen positiven Wirkungen für die Gesundheit, wenn man roten Traubensaft trinkt oder eine Handvoll rote Weintrauben isst? Offensichtlich ja! Es gibt immer mehr wissenschaftliche Belege dafür, dass man von vielen der positiven Wirkungen, die mit dem moderaten Konsum von Rotwein assoziiert werden, auch dann profitiert (und vielleicht sogar noch in einem stärkeren Maße), wenn man rote Weintrauben isst oder roten Traubensaft trinkt, und das, ohne den in Rotwein enthaltenen Alkohol zu sich zu nehmen.[33] Mir ist roter Traubensaft zu süß, aber ich mische ihn gerne mit Mineralwasser zu einem resveratrolhaltigen Erfrischungsgetränk.

Wenn es Ihnen damit gut geht, kleine Mengen Alkohol zu sich zu nehmen, und Sie das Gefühl haben, Ihr Leben damit zu bereichern, ist ein Gläschen Rotwein eine gute Wahl. Aber der Verzehr von roten Weintrauben ist vielleicht eine noch bessere Wahl. Und denken Sie immer daran, dass einige Menschen chemisch bedingt anfällig dafür sind, von Alkohol süchtig zu werden. Für diese Menschen ist jede Menge Alkohol zu viel. Respektieren sie jederzeit die Abstinenz von jemandem, der von dieser Anfälligkeit betroffen ist, und unterstützen Sie diese Menschen dabei, auf Alkohol zu verzichten. Das gilt natürlich auch für Sie selber, wenn Sie anfällig sind.

SCHOKOLADE

Einige Jahrhunderte lang wurden Kakaobohnen in den vorneuzeitlichen Kulturen Süd- und Mittelamerikas als wertvoll genug erachtet, um als Zahlungsmittel verwendet zu werden.[34] Sowohl die Maya als auch die Azteken schrieben der Kakaobohne magische Eigenschaften zu und verwendeten sie bei den meisten anlässlich von Geburten, Hochzeiten und Todesfällen zelebrierten Ritualen.

In jüngerer Zeit wurde Schokolade von vielen sogenannten Experten als Junkfood verunglimpft und dafür verantwortlich gemacht, angeblich Akne zu verursachen. Wenn sie mit jeder Menge Zucker, Kuhmilch und Chemikalien vermischt wird, hat das Endprodukt durchaus erhebliche Schattenseiten. Aber das ist nicht die Schuld der Schokolade.

Moderne wissenschaftliche Erkenntnisse belegen, dass die Maya und die Azteken mit ihrer Verehrung der Kakaobohne durchaus nicht unrecht hatten.

Das vor der Küste Panamas auf den San-Blas-Inseln lebende Volk der Kuna liebt seit Tausenden von Jahren Kakao, und Kakaogetränke bilden bis zum heutigen Tag einen wichtigen Bestandteil der Kost dieses Volkes. In einem in der Zeitschrift *International Journal of Medical Science* veröffentlichten Artikel wurde berichtet, dass die Kuna, die auf ihren Heimatinseln nach wie vor Kakao trinken, trotz ihrer extremen Armut niedrigere Todesraten aufgrund von Herzinfarkten, Schlaganfällen, Diabetes und Krebs zu verzeichnen haben als diejenigen Angehörigen dieses Volkes, die in Städte und Vorstädte auf dem Festland umgesiedelt sind und dort aufgehört haben, Kakao zu trinken.[35]

Natürlich ist die Kakaomenge, die die Kuna trinken, nicht die einzige Änderung ihrer Lebensweise, wenn die Kuna in Städte ziehen. Dazu kommen Stress, Umweltverschmutzung und eine Änderung der Ernährungsmuster. Aber ich halte es dennoch für ziemlich bemerkenswert, dass die Herzerkrankungsrate bei den Kakao trinkenden Kuna neunmal niedriger ist als bei denjenigen Kuna, die auf dem panamaischen Festland leben.[36]

Viele Wissenschaftler glauben, dass die traditionell lebenden Kuna ihre im Vergleich zu den in den Städten lebenden Kuna bessere Herzgesundheit und höhere Lebenserwartung teilweise dem Kakao verdanken, den sie so reichlich trinken und der ihnen jede Menge Flavanole liefert, welche das Herz-Kreislauf-System fördern.[37]

Wissenschaftler finden zusehends heraus, dass auch Schokolade eine reichhaltige Quelle von Antioxidantien ist, zu denen unter anderem auch die gleichen wertvollen Polyphenole gehören, die in Rotwein und Grünem Tee enthalten sind.[38] Diese Substanzen reduzieren den kontinuierlichen Prozess der Schädigung der Zellen und Arterien, der durch oxidative Reaktionen verursacht wird. Im Klartext: Sie helfen, Krebs und Herzerkrankungen vorzubeugen und zu bekämpfen.

Eine im Jahr 2009 vom Stockholmer Karolinska Institutet veröffentlichte Studie, an der 1.000 Patienten teilnahmen, die einen Herzinfarkt überlebt hatten, ergab, dass das Risiko, an einer Herzerkrankung zu sterben, bei denjenigen Teilnehmern, die mehrere Male in der Woche dunkle Schokolade aßen, dreimal niedriger war als bei denjenigen, die gar keine Schokolade aßen.[39]

Darüber hinaus wird Schokolade schon seit Langem für ihre bemerkenswert positive Wirkung auf die Stimmung des Menschen gepriesen. Schokolade enthält zahlreiche Verbindungen, die mit einer Verbesserung der Stimmung, Stressreduzierung und sogar verstärkten Gefühlen von Liebe und Euphorie assoziiert sind.[40] Kein Wunder, dass so viele Menschen sich am Valentinstag an Schokoladenherzen erfreuen.

Was ist der Unterschied zwischen Kakao, Rohkakao und Schokolade?

An Kakaobäumen wachsen nicht essbare Schoten, in denen sich die kostbaren Kakaobohnen befinden. Die Außenseiten dieser Kakaobohnen sind von einer weichen, fettigen Hülle umgeben, dem Fruchtmus, wohingegen die härtere dunkle Bohne selber verwendet wird, um Kakaopulver herzustellen. Als Kakao bezeichnet man Rohkakao, der während der Verarbeitung großer Hitze ausgesetzt und geröstet wurde. Schokolade kann aus einer Mischung aus Kakao und Rohkakao hergestellt werden, doch meistens wird Kakao (die geröstete Variante) verwendet. Bei den meisten Backrezepten, Smoothies, Plätzchen und süßen Leckereien können Rohkakao und Kakao alternativ verwendet werden. Das Gleiche gilt für das Einrühren in einen Kaffee bei der Zubereitung eines selbst gemachten Mokkas.

Rohkakao hat einen höheren Gehalt an Antioxidantien als Kakao, doch die meisten Studien, die ergeben haben, dass Schokolade gesundheitsfördernde Eigenschaften besitzt, wurden auf der Basis von Kakao durchgeführt, da diese Variante bei der Herstellung von Schokolade sehr viel häufiger verwendet wird.

Sowohl Rohkakao als auch Kakao haben einen bitteren Geschmack, weshalb die meisten Schokoladensorten, die heute auf dem Markt sind, gesüßt sind. Wenn Sie zwischen verschiedenen Schokoladensorten auswählen, bedenken Sie, dass grundsätzlich gilt: Je höher der Kakaoanteil und je niedriger der Anteil an Zucker, Milch und anderen Zusatzstoffen, desto gesünder die Schokolade. Es gibt Hinweise darauf, dass die Mischung von Kakao und Milch, die bei der Herstellung von Milchschokolade vorgenommen wird, die positiven gesundheitlichen Wirkungen der Schokolade beeinträchtigt.[41]

Die meisten Schokoladenhersteller überfrachten ihre Produkte mit Zucker, Emulgatoren, künstlichen Süßungsmitteln und anderen Chemikalien. Kleinere, eher auf natürliche Herstellungsweisen bedachte Schokoladenhersteller bieten normalerweise gesündere Schokoladen an. Ich bevorzuge dunkle (milchfreie) Schokolade mit einem Kakaoanteil von mindestens 65 Prozent.

Die Schattenseite der Schokolade: Kindersklaverei

Der größte Teil des weltweit angebauten Kakaos stammt aus Westafrika.[42] Viele Bauern in dieser Region haben sehr niedrige Einkommen und können ihren Arbeitern nicht viel Lohn bezahlen. Infolgedessen sind die Arbeitsbedingungen in Westafrika erbärmlich, und Kinderarbeit ist weit verbreitet. Einem Bericht der Tulane University aus dem Jahr 2015 zufolge gibt es Hinweise auf Kinderhandel und darauf, dass Kinder zu Zwangsarbeit auf den Kakaoplantagen genötigt werden. Laut dem Bericht arbeiten mindestens 1,5 Millionen Kinder unter gefährlichen und potenziell illegalen Bedingungen – vor allem in Ghana und der Elfenbeinküste.[43]

Der Großteil des in Westafrika angebauten Kakaos wird von großen Konzernen wie Hershey, Nestlé, Mars und Cadbury aufgekauft.

Wenn Sie sicher sein wollen, dass die Schokolade, die Sie essen, nicht mithilfe von Kindersklavenarbeit produziert wurde, müssen Sie vor allem auf ein Fairtrade-Siegel achten. Das bedeutet, dass die Bauern, die den für die Schokolade verwendeten Kakao angebaut haben, einen Mindestlohn erhalten haben, und Bauern, die einen Mindestlohn erhalten, greifen fast nie auf Kindersklaven zurück. Eine andere Möglichkeit ist es, Schokolade zu kaufen, die Kakao enthält, der in Mittel- und Südamerika angebaut wurde, wo Sklavenarbeit so gut wie nicht existiert. Der in Bio-Schokolade enthaltene Kakao wird nahezu ausschließlich in Mittel- und Südamerika angebaut und somit höchstwahrscheinlich ohne Sklavenarbeit von Kindern.

Als ich meinem Sohn River zum ersten Mal von dem Einsatz von Kindersklaven bei der Schokoladenproduktion erzählt habe, fiel ihm die Kinnlade herunter. Er hatte von meinem Einsatz für eine Ernährungsrevolution gehört, bis dahin jedoch wenig Interesse an dem Thema gezeigt. Doch als er von Kindern hörte, die ihren Familien entrissen und gezwungen werden, als Sklaven zu arbeiten, konnte er auf einmal etwas damit anfangen. Die Ungerechtigkeit von all dem sorgte dafür, dass er beinahe in Tränen ausbrach.

Zum ersten Mal in seinem jungen Leben fragte er mich, wie er helfen könne.

MAßNAHMEN:

Option 1: Studieren Sie die Etiketten von Kaffee und Schokolade und kaufen Sie bewusst die Bio- und/oder Fairtrade-Marken. Mit dieser Entscheidung unterstützen Sie eine Welt, in der Kinder in die Schule gehen können, anstatt zum Arbeiten gezwungen zu werden. Immer mehr Schokoladenhersteller verkaufen ethisch unbedenkliche Schokolade. Sie verdienen unsere Unterstützung.

Option 2: Machen Sie es sich zur Gewohnheit, jeden Tag ungesüßten Grünen oder Weißen Tee oder Kaffee zu trinken.

Option 3: Bringen Sie Ihren Kindern, Enkeln, Nichten, Neffen, Freunden und Familienangehörigen bei, warum es wichtig ist, auf ethisch unbedenkliche Produkte zurückzugreifen. Drängen Sie jeden, den Sie kennen, zertifizierte Bio- und Fairtrade-Produkte zu unterstützen – insbesondere beim Kauf von Schokolade, Kaffee, Bananen und anderen Nahrungsmitteln aus tropischen Ländern.

✖ Die Wahrheit über Getreide und Gluten

Seit Jahrtausenden hat Getreide es ganzen Zivilisationen ermöglicht, harte Winter zu überleben, Hungersnöte in Zeiten schlechter Ernten überstehen zu können, über große Entfernungen zu reisen, ohne Hunger zu leiden, und eine stetig wachsende Bevölkerung zu ernähren.

Getreide spielt bei der Ernährung der Weltbevölkerung immer noch eine entscheidende Rolle. Von mehr als 50.000 essbaren Pflanzen liefern gerade einmal drei – Reis, Mais und Weizen – fast zwei Drittel der heutzutage weltweit von Menschen mit der Nahrung aufgenommenen Kalorien.[1]

Doch trotz oder vielleicht auch gerade aufgrund der bedeutenden Rolle, die Getreide bei der Ernährung der Welt spielt, ist dieses durchaus Gegenstand von Kontroversen. Einerseits empfehlen zahlreiche Gesundheitsorganisationen – von der American Heart Association und der Mayo Clinic bis hin zu Public Health England – den Verzehr von Vollkorngetreide zur Vorbeugung und Bekämpfung von Herzerkrankungen, Diabetes Typ 2, Krebs, Herz-Kreislauf-Erkrankungen und sogar Fettleibigkeit.[2]

Doch in der Welt des Getreides herrscht nicht nur Friede, Freude, Eierkuchen.

Die Verfechter der Paleo-Diät weisen darauf hin, dass Menschen vor der Einführung der Landwirtschaft keine signifikanten Mengen an Getreide gegessen haben.[3] Ihnen zufolge ist der menschliche Organismus evolutionsgeschichtlich nicht darauf eingerichtet, Getreideprodukte zu verdauen, und wenn wir sie trotzdem zu uns nehmen, könne der Körper rebellieren, was zu Zöliakie, Glutenunverträglichkeit, Autoimmunerkrankungen und anderen schwerwiegenden Leiden führen könne.

Verfechter des Getreideverzichts weisen darauf hin, dass Getreide reich an Phytinsäure ist, die Mineralien wie Calcium, Kupfer, Eisen, Magnesium und Zink bindet und somit eine optimale Aufnahme dieser Mineralstoffe verhindert.

Und dann gibt es noch Gluten, das in Gerste, Roggen und Weizen enthalten ist. Zwar leidet nur 1 Prozent der Menschen unter Zöliakie, aber deutlich mehr zeigen Zeichen einer Glutenunverträglichkeit, die mit Symptomen wie Kopfschmerzen, Gliederschmerzen, Hautproblemen, Krämpfen, psychischen Störungen und Verdauungsproblemen einhergehen kann.

WAS IST DA LOS?

Warum sollten Regierungsinstitutionen und medizinische Experten den Verzehr von Vollkornprodukten empfehlen, wenn sie so viele Probleme verursachen können? Und wenn sie gut für uns sind – warum raten einige Leute so dringend von ihnen ab?

Ein Teil des Problems, dem wir uns im Zusammenhang mit Getreide gegenübersehen, ist dessen Behandlung beim Anbau.

Das meiste Getreide, das heutzutage weltweit angebaut wird, wird mit Pestiziden gespritzt. Mais ist normalerweise gentechnisch verändert und wird mit Glyphosat gespritzt (ein Herbizid, das, wie bereits erwähnt, ein endokriner Disruptor ist, antibiotisch wirkt und wahrscheinlich krebserregend ist). Weizen wird, wenn er nicht biologisch angebaut wird, möglicherweise ebenfalls mit Glyphosat gespritzt, das auch für die Sikkation eingesetzt wird, um die Pflanzen vor der Ernte vertrocknen zu lassen. (Allein dies ist ein sehr guter Grund, auf nicht biologisch angebauten Mais und Weizen zu verzichten.)

Und dann kommt auch noch hinzu, was nach der Ernte passiert.

Getreidekörner sind Grassamen, die im Wesentlichen aus drei Teilen bestehen. Da ist zum einen die Kleie, die ballaststoffreiche Schale, die den Samen umgibt. Dann ist da der Keimling, der nährstoffreiche Kern. Und schließlich das Endosperm, der weiße Mehlkörper zwischen Schale und Kern. Um aus Vollkorngetreide weißes Mehl zu machen, müssen die Körner zunächst gemahlen werden, und dann wird es gesiebt, um die Kleie und den Keimling zu entfernen.

Bei dem allergrößten Teil des heutzutage verzehrten Getreides wurden die Kleie und der Keimling entfernt.

Das Problem ist, dass die meisten Vitamine und Mineralstoffe sowie ein Großteil der gesunden Fettsäuren und Ballaststoffe des Getreides in der Kleie und im Keimling enthalten sind. In ernährungsphysiologischer Hinsicht bedeutet das Raffinieren von Mehl, ihm seine wertvollsten Bestandteile zu entziehen.

Raffinierte Stärke, und diese ist unter anderem in Weißbrot, weißem Reis, hellen Nudeln und allen mit weißem Mehl hergestellten Produkten enthalten, verhält sich beim Verdauen sehr ähnlich wie Zucker.[4] Vollkorngetreide ist ballaststoffhaltiger und bewirkt in der Regel einen langsameren, gleichmäßigeren Anstieg des Blutzuckerspiegels.

Weißes Mehl ist in Brot, Cerealien, Nudeln, Pizza und Gebäck enthalten. Und Konsumenten aufgepasst: Viele Brotsorten, die angeblich „aus Vollkorn" gemacht sind, enthalten laut Etikett zumindest zum Teil, wenn nicht sogar überwiegend, weißes Mehl. Prüfen Sie die Zutatenliste. Wenn „Weizenmehl" an erster Stelle genannt ist und „Vollweizenmehl" und andere Getreidesorten weiter unten auf der Liste erscheinen, wissen Sie, dass Ihr „Vollkornbrot" oder „Mehrkornbrot" vor allem aus weißem Mehl besteht.

Selbst die eingefleischtesten Getreidefreunde müssen sich den Fakten stellen. Der größte Teil des Getreides, das in der industrialisierten Welt verzehrt wird, wird in einer Weise raffiniert, die es zu einem Verursacher von Fettleibigkeit, Herzerkrankungen, Diabetes Typ 2 und sogar Krebs macht.

Wir verwandeln Weizen in weißes Mehl, aus dem wir Brot und Kuchen herstellen. Wir verwandeln Mais in Glucose-Fructose-Sirup. Und wir verwandeln Reis in Uncle Ben's Reis und Minute White.

Darüber hinaus enthalten viele industriell hergestellte Brote auch noch eine umfangreiche Liste an Zutaten. In meinem lokalen Supermarkt kann ich „100 Prozent Vollweizenbrot" kaufen. Das klingt gesund, aber außer Vollweizenmehl, Wasser und Hefe, was alles ist, das man braucht, um Brot zu backen, enthält es laut der Zutatenliste auch noch Zucker, Weizengluten, Sojaöl, Calciumpropinat, Diacetylweinsäureglyceride, Monoglyceride, Calciumsulfat, Calciumdihydrogenphosphat, Kaliumiodat, Maisstärke und andere künstlich hergestellte Verbindungen.

Das alles erinnert mich an den Spruch: „Je weißer das Brot, desto schneller bist du tot."

WAS VOLLKORNGETREIDE IHNEN GUTES TUN KANN

Um es klipp und klar zu sagen: Raffiniertes und industriell verarbeitetes Getreide ist für niemanden gut. Aber was *Vollkorngetreide* angeht, sieht die Sache für viele Menschen ganz anders aus.

Vollkorngetreide ist reich an Ballaststoffen, Vitaminen, Mineralstoffen und Antioxidantien. Sein Verzehr wird mit einem niedrigeren Risiko assoziiert, an altersbedingten Krankheiten zu erkranken, unter anderem an Herz-Kreislauf-Erkrankungen und Zahnfleischerkrankungen.[5] Der Verzehr zahlreicher Vollkorngetreidearten wurde auch mit einem reduzierten Krebsrisiko in Verbindung gebracht. Einer Metaanalyse diverser Studien zufolge reduzierte der Verzehr von durchschnittlich ungefähr 170 Gramm Vollkorngetreide pro Tag das Risiko, an Dickdarmkrebs zu erkranken, um 21 Prozent.[6]

Und nun führen Sie sich einmal kurz vor Augen, dass in diesem Jahr weltweit 1,4 Millionen Menschen die Diagnose Dickdarmkrebs erhalten. Somit bedeutet das Ergebnis der eben genannten Studie: Wenn der durchschnittliche Mensch gerade mal 170 Gramm Vollkorngetreide pro Tag zu sich nehmen würde, könnten im Jahr 294.000 Fälle von Darmkrebs vermieden werden.

Und das ist noch nicht alles. Im Jahr 2015 veröffentlichten Wissenschaftler der Harvard T.H. Chan School of Public Health die Ergebnisse einer über 14 Jahre laufenden Studie mit 367.000 Teilnehmern.[7] Die Wissenschaftler kamen zu dem Schluss, dass der Verzehr einer Schale Quinoa pro Tag das Risiko, vorzeitig an Krankheiten wie Krebs, einer Herzerkrankung, einer Atemwegserkrankung oder Diabetes zu sterben, um 17 Prozent verringern kann. Aber nicht nur Quinoa zeigte positive Wirkungen für die Gesundheit. Ein starker Verzehr von Vollkorngetreideprodukten war insgesamt mit einem um 11 Prozent geringeren Risiko assoziiert, an Atemwegserkrankungen zu erkranken. Das Risiko, an Diabetes Typ 2 zu erkranken, war um 48 Prozent geringer und das Risiko, an irgendeiner Art von Krebs zu erkranken, um 15 Prozent niedriger.

Jetzt könnten Sie vielleicht denken, das mag ja alles schön und gut sein. Aber was ist mit all den Leuten, die auf Kohlenhydrate verzichten und auf diese Weise abnehmen? Viele von ihnen meiden Getreideprodukte. Sollen wir die Ergebnisse, die sie erzielen, ignorieren?

Dabei sollte eines bedacht werden: Menschen, die Vollkornprodukte essen, und solche, die gar keine Getreideprodukte zu sich nehmen, haben normalerweise eines gemeinsam. Sie meiden Zucker, raffiniertes Mehl und andere industriell verarbeitete Kohlenhydrate. Und wenn Sie auf all das verzichten, stehen die Chancen gut, dass Sie ungewünschte Pfunde verlieren.

WAS IST MIT GLUTEN?

Hunderte Millionen Menschen weltweit sind auf den glutenfreien Zug aufgesprungen. Im Jahr 2013 bevorzugten Berichten zufolge ein Drittel aller US-Amerikaner und eine große Anzahl Europäer glutenfreie Produkte.[8] Inzwischen gibt es glutenfreie Chips, glutenfreie Dips, glutenfreie Suppen, glutenfreie Eintöpfe, glutenfreies Brot, glutenfreie Croûtons, glutenfreie Brezeln und glutenfreies Bier. Außerdem gibt es glutenfreie handgemachte Fusilli und Penne aus Italien. Einige Firmen bieten glutenfreie Käsesticks, glutenfreie Fischstäbchen und glutenfreie Grissini an.

Überraschenderweise habe ich sogar glutenfreies abgefülltes Mineralwasser gesehen. Im Ernst.

Aber ist dieser Wirbel um Gluten gerechtfertigt? Gibt es bei dem Ganzen auch eine Schattenseite? Werfen wir mal einen Blick auf das Problem.

Zöliakie ist eine genetisch bedingte Krankheit, die weltweit ungefähr ein Prozent der Bevölkerung betrifft. Ein weiterer Anteil der Menschen (einigen

Schätzungen zufolge 6 Prozent, anderen Schätzungen zufolge bis zu 25 Prozent) leidet unter einer Glutenunverträglichkeit.[9] Diese Menschen haben keine Zöliakie-Diagnose, aber sie können unter Symptomen leiden, die mit dem Verzehr von glutenhaltigen Produkten in Verbindung gebracht werden, zum Beispiel unter Autoimmunerkrankungen, Gliederschmerzen, Kopfschmerzen oder unter anhaltenden Magen-Darm-Beschwerden. Wenn Sie unter Zöliakie oder Glutensensivität leiden, ist es eine gute Idee, glutenhaltige Produkte zu meiden.

Wenn Sie unter einem der Symptome leiden, die oft mit einer Glutenintoleranz in Verbindung gebracht werden, könnte es ein lohnenswertes Experiment sein, sich drei oder sechs Monate lang glutenfrei zu ernähren und darauf zu achten, wie diese Ernährungsumstellung sich auf Ihre Symptome auswirkt.

Unabhängig davon, ob der ganze Rummel, der um Gluten veranstaltet wird, übertrieben ist, gibt es definitiv einige Menschen, die auf Gluten allergisch reagieren und deren Gesundheit sich verbessert, wenn sie ihre Ernährung auf glutenfreie Kost umstellen.

Aber das bedeutet nicht, dass es für jeden das Richtige ist, sich glutenfrei zu ernähren. Eine im Jahr 2015 in der Zeitschrift *Digestion* veröffentlichte Studie ergab, dass 86 Prozent der Teilnehmer, die glaubten, glutensensitiv zu sein, falsch liegen könnten.[10] Die Autoren der Studie kamen zu dem Schluss, dass selbst wahrgenommene, mutmaßlich mit Gluten in Verbindung stehende Symptome nur selten ein Hinweis auf eine tatsächlich bestehende Nicht-Zöliakie-Nicht-Weizenallergie-Weizensensitivität sind. Vielleicht verzichten also viele Menschen auf Gluten, obwohl es gar keinen Grund dafür gibt.

Und an dem ganzen Rummel um glutenfreie Produkte gibt es auch eine Schattenseite. Wenn Sie nicht glutensensitiv sind oder nicht allergisch auf Gluten reagieren, könnte eine glutenfreie Ernährung bedeuten, dass Ihnen wertvolle Nährstoffe entgehen. Wissenschaftler haben herausgefunden, dass in Vollkornweizen enthaltene Kleie einen wichtigen präbiotischen Ballaststoff enthält, der die Menge von Bifidobakterien im Darm erhöht – Bakterien, die dabei helfen, etliche Verdauungsprobleme zu lindern.[11]

Zudem wurde herausgefunden, dass Gluten selbst auch die Immunfunktion stärkt. Im Rahmen einer im Jahr 2005 durchgeführten Studie wurde bei Teilnehmern, die nicht mal eine Woche lang ein ihrer Nahrung zugefügtes glutenhaltiges Protein zu sich genommen hatten, eine signifikant erhöhte Aktivität der „Killerzellen" verzeichnet, von der zu erwarten ist, dass sie die Fähigkeit des Körpers verbessert, Krebs und virale Infektionen zu bekämpfen.[12] Und eine andere Studie ergab, dass stark glutenhaltiges Brot den Triglyceridspiegel besser senkte als Brot mit einem normalen Glutengehalt.[13] Nicht zuletzt ist Gluten selbst ein Protein, weshalb Weizen eine der proteinreichsten Getreidesorten ist, die es gibt. Wenn Sie nicht allergisch auf Gluten reagieren, könnte es im Rahmen Ihrer Gesamternährung sogar einen nützlichen Beitrag leisten.

Darüber hinaus enthalten viele glutenfreie Produkte, die heute auf dem Markt sind, jede Menge raffinierte Mehle und Chemikalien. Für jemanden, der nicht unter einer Glutenunverträglichkeit leidet, könnte es ein Schritt in die falsche Richtung sein, Biovollkornbrot aus gekeimtem Getreide durch Brot aus Tapioka und Kartoffelstärke zu ersetzen.

Das Paradoxe ist, dass Millionen von Menschen glutenfreie Brote und andere glutenfreie Produkte zu sich nehmen, weil sie glauben, ihrer Gesundheit damit einen guten Dienst zu erweisen. Doch wenn sie nicht wirklich glutensensitiv sind oder unter einer Glutenunverträglichkeit leiden, könnte in Wahrheit das Gegenteil der Fall sein.

MEIN VOLLKORNGETREIDE-RAT

Ich mag gerne Hirse, Amaranth, Buchweizen, Mais, Teff und viele andere Getreidesorten. Mein persönlicher Favorit ist Quinoa, die reich an Antioxidantien ist und alle neun essenziellen Aminosäuren enthält. Denken Sie nur daran, Quinoa vor dem Kochen einzuweichen oder zu spülen, da auf diese Weise bittere Verbindungen abgebaut werden.

Die meisten Vollkorngetreidesorten können vor dem Kochen 24 bis 48 Stunden eingeweicht werden (zweimal am Tag das Wasser tauschen), um den Keimungsprozess zu aktivieren und die Bioverfügbarkeit der in dem Getreide enthaltenen Nährstoffe zu erhöhen. Außerdem wurde herausgefunden, dass das Einweichen den Phytinsäuregehalt des Getreides um 50 bis 75 Prozent reduziert, was dazu beiträgt, mehr Vitamine und Mineralstoffe aufnehmen zu können. Wie bereits erwähnt, kann Phytinsäure Mineralstoffe binden und dadurch die Fähigkeit des Körpers mindern, diese zu absorbieren.[14] Phytinsäure ist nicht nur schlecht – sie hat auch Eigenschaften, die zur Vorbeugung von Krebs, Herz-Kreislauf-Erkrankungen, Nierenleiden und anderen Krankheiten beitragen. Aber wenn Sie Vollkorngetreide einweichen, nehmen Sie bei dessen Verzehr trotzdem noch Phytinsäure zu sich – eben nur weniger, was wahrscheinlich gut ist.

Wenn Sie Mehlprodukte essen, vergewissern Sie sich, dass diese zu 100 Prozent aus Vollkornmehl hergestellt wurden. Studieren Sie gründlich die Zutatenliste und verlassen Sie sich nicht nur auf das, was vorne auf der Verpackung behauptet wird. Wenn Sie irgendeinen Hinweis auf Weizenmehl sehen und auf der Liste nicht die Worte „Vollkornmehl" oder „Weizenvollkornmehl" aufgeführt sind, können Sie davon ausgehen, dass weißes (raffiniertes) Mehl verwendet wurde. Und Brot aus gekeimtem Vollkorngetreide wird langsamer verdaut und ist somit besser für Ihren Blutzuckerhaushalt.

Was Reis angeht, insbesondere braunen Reis, habe ich ein paar schlechte Nachrichten. Reis ist für Milliarden von Menschen ein Grundnahrungsmittel. Leider ist der größte Teil des heutzutage weltweit verzehrten Reises (dazu gehören alle Sorten Basmatireis, wilder, schwarzer, brauner und weißer Reis, und zwar sowohl Bio-Reis als auch konventionell angebauter Reis) oft mit beunruhigend hohen Konzentrationen Arsen belastet. Brauner Reis ist leider besonders belastet, weil sich das Arsen in der Außenschale konzentriert. Aus diesem Grund empfehle ich, Reis höchstens einmal in der Woche oder seltener zu essen. Umfassende Informationen über Arsen in Reis und darüber, wie Sie sich davor schützen können, finden Sie unter dem Link www.31dayfoodrevolution.com/arsenic.

MAßNAHMEN:

Option 1: Überprüfen Sie sich selbst. Wo und wann schleichen sich industriell verarbeitete Getreideprodukte in Ihr Leben? Essen Sie Brote oder Bagels, die aus weißem Mehl hergestellt wurden (also nicht zu 100 Prozent aus Vollkornweizenmehl)? Was ist mit Hartweizengrießnudeln und anderen Arten von Nudeln? Oder mit weißem Reis? Wenn Sie über präzise Informationen verfügen, können Sie eine informierte Entscheidung treffen. Wollen Sie das Schlechte aus Ihrer Kost streichen?

Option 2: Bereiten Sie ein Gericht aus Vollkorngetreide zu, das Sie normalerweise nicht essen, zum Beispiel aus Quinoa, Teff, Amaranth, Hirse oder Buchweizen. Reichern Sie es mit einer schmackhaften Soße, gebratenem Gemüse oder einer Kombination aus Gewürzen an, es sei denn, Sie mögen Ihre Speisen lieber pur. Wenn Sie das Getreide richtig behandeln, haben Sie vielleicht einen neuen lebenslangen Freund gefunden.

Option 3: Weichen Sie Vollkorngetreide vor dem Kochen ein. Weichen Sie das Getreide Ihrer Wahl über Nacht in zwei Tassen Wasser ein. Spülen Sie es anschließend gut in einem Sieb. Kochen Sie es und prüfen Sie, ob Sie einen Unterschied zu nicht eingeweichtem Vollkorngetreide schmecken.

KAPITEL 16

✖ Hülsenfrüchte für ein langes Leben

Zur Familie der Hülsenfrüchte gehört eine bunte Vielfalt an Bohnen, Erbsen, Linsen und sogar Erdnüssen. Sie wachsen in Schoten, und wie Nüsse und Samen hat jede Hülsenfrucht das Potenzial zu keimen und zu einer neuen Pflanze heranzuwachsen.

Bohnen werden manchmal „das Fleisch des armen Mannes" genannt, als ob ihr Verzehr einen in irgendeiner Weise zu einem Menschen zweiter Klasse abstempeln würde. Aber ich verstehe nicht, warum die Tatsache, dass Bohnen erschwinglich sind, gegen sie oder gegen die Menschen sprechen sollte, die klug genug sind, sie zu verzehren. Viele Bohnenesser sind etwas reicher als diejenigen, die keine Bohnen essen, weil sie gut ernährt sind, ohne dafür eine Bank überfallen haben zu müssen.

Das sollte die Bohnenesser und Erbsenzähler wirklich froh stimmen.

Wenn es eine Olympiade für Nahrungsmittelgruppen gäbe, die darum wetteifern, welche von ihnen für Menschen am gesündesten ist, hätten Hülsenfrüchte eine sehr gute Chance, die Goldmedaille zu gewinnen. Sie sind für Milliarden von Menschen eine wichtige Proteinquelle und liefern Schätzungen zufolge 33 Prozent des weltweit von Menschen aufgenommenen Proteins.[1] 100 Gramm Bohnen liefern 21 Gramm Protein. Darüber hinaus sind sie für Menschen eine der wichtigsten Nahrungsquellen für Ballaststoffe. 85 Gramm gekochte Kidneybohnen liefern mehr als 7 Gramm Ballaststoffe – die Hälfte der Menge, die ein durchschnittlicher US-Amerikaner insgesamt mit sämtlicher aufgenommener Nahrung am Tag zu sich nimmt![2] (Während der durchschnittliche US-Amerikaner etwa 15 Gramm Ballaststoffe pro Tag zu sich nimmt, wird in den meisten Ernährungsleitlinien ein Minimum von 30 Gramm Ballaststoffen pro Tag empfohlen. Auch die Deutschen bleiben unter diesem Richtwert: Die meisten konsumieren zwischen 20 und 25 Gramm pro Tag.)

Hülsenfrüchte sind auch eine reichhaltige Quelle für Vitamine und Mineralstoffe, unter anderem für Folsäure, Eisen, Magnesium, Kalium und Cholin.

Und als ob das noch nicht reichen würde, hat sich zudem gezeigt, dass Hülsenfrüchte über starke krebsbekämpfende Eigenschaften verfügen. Bei einer über acht Jahre laufenden Studie in Uruguay, in deren Rahmen 3.539 Krebsfälle und 2.032 Krankenhauskontrollen untersucht wurden, fanden Wissenschaftler heraus, dass der höchste Verzehr an Bohnen und Linsen mit einer

25-prozentigen Reduzierung der Raten von Nierenkrebs und Krebsarten des Verdauungstraktes assoziiert war, unter anderem von Mund-, Magen-, Dickdarm- und Enddarmkrebs.[3]

Welche Eigenschaft von Hülsenfrüchten trägt möglicherweise zur Vorbeugung von Krebs bei?

Zum einen essen Leute, die mehr Hülsenfrüchte zu sich nehmen, wahrscheinlich weniger Produkte, von denen wir wissen, dass sie Krebs verursachen können, zum Beispiel industriell verarbeitete Produkte, insbesondere industriell verarbeitetes Fleisch.[4] Aber das ist noch nicht alles. Viele Hülsenfrüchte sind zudem herausragende Quellen für Phytochemikalien, unter anderem für Triterpene, Flavonoide, Inositol, Proteaseinhibitoren und Sterine sowie für Lignane und Saponine.[5]

DIE BESTE ART UND WEISE VORAUSZUSAGEN, WIE LANGE MAN LEBT

Im Jahr 2004 bildeten Wissenschaftler aus Japan, Schweden, Griechenland und Australien ein Team, um eine faszinierende Studie durchzuführen.[6] Sie wollten herausfinden, ob es irgendeine Nahrungsmittelgruppe gibt, die in jedem Land und jeder Bevölkerungsgruppe durchgängig mit einer längeren Lebenserwartung assoziiert ist. Sie fanden eine solche Nahrungsmittelgruppe.

Hülsenfrüchte.

Ob es Schweden waren, die zum Abendessen braune Bohnen und Erbsen aßen, Japaner, die Soja zu sich nahmen, oder Menschen, die in Mittelmeerländern leben und Kichererbsen, Linsen und weiße Bohnen essen – ein Befund war eindeutig: Je mehr Hülsenfrüchte Menschen aßen, desto länger lebten sie. Die Analyse sämtlicher erhobener Daten von allen Bevölkerungsgruppen aller im Rahmen der Studie untersuchten Länder ergab im Hinblick auf den Verzehr von Hülsenfrüchten die plausibelsten, durchgängigsten und statistisch signifikantesten Ergebnisse. Wie sich im Laufe der Studie herausstellte, war jede Erhöhung der täglichen Aufnahme von Hülsenfrüchten um 20 Gramm (zwei Esslöffel) mit einer 8-prozentigen Verringerung des Sterberisikos assoziiert.

SO BEREITEN SIE BOHNEN ZU, DIE KEINE BLÄHUNGEN VERURSACHEN

Die lästigen Verbindungen in Bohnen und anderen Hülsenfrüchten, die am wahrscheinlichsten Gase erzeugen, sind die Oligosaccharide, die nicht abgebaut werden können, bevor sie den Darm erreichen. Weil diese Oligosaccharide den Darm weitgehend unverdaut erreichen, werden sie von Bakterien fermentiert, was zur Bildung von Darmgasen führen kann.

Die gute Nachricht ist, dass es Möglichkeiten gibt, die Wirkung der lästigen Oligosaccharide weitgehend zu eliminieren und das Problem der Blähungen zu mindern oder ganz abzustellen. Weichen Sie die Hülsenfrüchte gut ein und spülen Sie sie etwa alle 12 Stunden. Für Bohnen lautet meine Empfehlung, sie 48 Stunden lang einzuweichen. Bei Linsen und Schälerbsen reichen 8 bis 12 Stunden.

Bei jedem Spülen werden weitere Oligosaccharide weggewaschen. Im Laufe von zwei Tagen können Hülsenfrüchte anfangen zu keimen, wodurch sich ihre Zusammensetzung verändert und sich ihre Verdaubarkeit erhöht.

Spülen Sie die eingeweichten Hülsenfrüchte ein letztes Mal, bevor Sie sie in einen Dampfdruckkochtopf geben, und geben Sie ausreichend frisches Wasser hinzu (es sollte drei bis fünf Zentimeter über die Hülsenfrüchte reichen). Es ist auch hilfreich, ein Stück Kombu (zehn Zentimeter) hinzuzugeben. (Kombu ist ein essbarer Seetang, der über eine einzigartige Fähigkeit verfügt, alle verbleibenden gasproduzierenden Verbindungen in Bohnen zu neutralisieren.)

Kochen Sie die Hülsenfrüchte, bis sie weich sind – und genießen Sie sie!

Ein weiterer Vorteil des Einweichens von Hülsenfrüchten ist, dass das Einweichen und Spülen, wie bei Getreide, die Phytinsäurekonzentration senkt, was dazu beitragen kann, dass der Körper Vitamine und Mineralstoffe besser absorbiert.[7]

DIE LEKTIN-KONTROVERSE

Lektine sind bestimmte Proteine, die in vielen pflanzlichen Produkten vorkommen. Bohnen und andere Hülsenfrüchte sind in der menschlichen Nahrung Hauptquellen für Lektine, doch sie sind auch in Getreide, Milchprodukten, Meeresfrüchten und in Pflanzen der Familie der Nachtschattengewächse enthalten.

Vor Kurzem gab es einen großen Wirbel um Lektine, der zu einem großen Teil von Dr. Steven Gundry, Autor des Buches *Böses Gemüse: Wie gesunde Nahrungsmittel uns krank machen,* verursacht wurde. Auf seiner Website stellt

Dr. Gundry fest: „Ich glaube, dass Lektine die absolut größte Gefahr in der US-amerikanischen Kost darstellen." Lektine in Pflanzen, so erklärt er, dienen Pflanzen zum Schutz vor Mikroorganismen, Schädlingen und Insekten.[8] Seiner Argumentation zufolge „erklären Pflanzen unserem Körper im wahrsten Sinne des Wortes den Krieg – indem sie kleine Bomben werfen, die unserem Darm und unserem Immunsystem großen Schaden zufügen".

Aber wenn diese „kleinen Bomben" tatsächlich die größte Gefahr in der modernen Kost wären – wie kann es dann sein, dass die am längsten lebenden, gesündesten Menschen auf der Welt – diejenigen, die in Dan Buettners Blauen Zonen leben – sich überwiegend pflanzenbasiert und von Hülsenfrüchten ernähren, die große Mengen an Lektinen enthalten?

Dr. Gundry warnt vor Getreide jeder Art (insbesondere vor Vollkornweizen), Bohnen und anderen Hülsenfrüchten, Nüssen und bestimmten Obst- und Gemüsesorten (insbesondere vor Auberginen, Tomaten, Kartoffeln und Paprika), außerdem vor Milchprodukten und Eiern.[10] Dabei scheinen diese Empfehlungen den Ergebnissen der allermeisten epidemiologischen Studien zu widersprechen, die an Menschen durchgeführt wurden. Wir sehen uns mit epidemischen Raten von Krankheiten konfrontiert, von denen viele Experten glauben, dass sie eindeutig mit einem zu hohen Verzehr nährstoffarmer, ballaststoffarmer, gezuckerter, intensiv verarbeiteter, fleischlastiger Nahrungsmittel in Verbindung stehen – und Dr. Gundry erklärt Hülsenfrüchten, Getreideprodukten und vielen Obst- und Gemüsesorten den Krieg?

Aber das heißt nicht, dass an den Ideen von Dr. Gundry überhaupt nichts dran ist. Es gibt viele verschiedene Arten von Lektinen, und nicht alle wirken auf die gleiche Weise. Einige können in ausreichender Quantität möglicherweise durchaus Verdauungsprobleme verursachen, die von Blähungen bis hin zu einem durchlässigen Darm reichen, begleitet von anderen langfristigen gesundheitlichen Problemen.[11] Und ein Lektin, Phytohämagglutinin (das in rohen Kidneybohnen enthalten ist), ist bekanntermaßen für Menschen giftig. Deshalb kann schon der Verzehr von vier oder fünf Kidneybohnen Bauchschmerzen, Erbrechen und Durchfall verursachen.[12]

Das Wichtigste ist: Die meisten Lektine werden durch ausreichendes Kochen zerstört.

Deshalb ist es immer eine gute Idee, Kidneybohnen und auch alle anderen Hülsenfrüchte vor dem Verzehr ausreichend lange zu kochen. Wenn Sie Hülsenfrüchte vor dem Kochen einweichen und sie anschließend ausreichend lange kochen – idealerweise mit einem Druckkochtopf –, haben Sie am Ende praktisch ein lektinfreies Gericht. Für den Fall, dass Sie sich fragen, wie es sich mit Dosenbohnen verhält – Dosenbohnen sind immer druckgegart.

WAS IST MIT SOJA?

Sojabohnen sind die weltweit am häufigsten gegessenen (und die umstrittensten) Hülsenfrüchte. Sojabohnen sind außerordentlich proteinreich und liefern viele andere wertvolle Nährstoffe, unter anderem Mangan, Phosphor, Eisen, Ballaststoffe, Vitamin B$_2$, Magnesium, Vitamin K und Kalium.

In vielen Teilen Asiens wird hoher Sojakonsum seit Langem mit guter Gesundheit assoziiert. Die älteren Menschen Okinawas gelten zum Beispiel als die gesündesten und am längsten lebenden Menschen auf der Welt. Dies wurde durch die bekannte Okinawa Centenarian Study belegt, eine über 25 Jahre laufende Studie, die vom japanischen Ministerium für Gesundheit, Arbeit und Soziales finanziert wurde.[13]

Im Rahmen dieser Studie analysierten Wissenschaftler die Ernährungsgewohnheiten und die Gesundheitsprofile älterer Menschen Okinawas und verglichen sie mit denen anderer älterer Bevölkerungsgruppen weltweit. Sie kamen zu dem Schluss, dass hoher Sojakonsum eine der Hauptursachen dafür ist, dass Okinawer ein extrem niedriges Risiko haben, an hormonbedingten Krebsarten wie Brust-, Prostata-, Eierstock- und Darmkrebs zu erkranken. Verglichen mit US-Amerikanern gibt es bei traditionell lebenden Okinawern beeindruckende 80 Prozent weniger Fälle von Brust- und Prostatakrebs und nur halb so viele Fälle von Eierstock- und Darmkrebs.

Den Autoren der Studie zufolge ist dieses enorm verringerte Krebsrisiko unter anderem auf den hohen Konsum von in Soja enthaltenen Isoflavonen zurückzuführen. (Isoflavone sind Phytoöstrogene, die die Östrogenkonzentration unter Kontrolle halten. Sie können wie ein schwaches Östrogen wirken, wenn der Östrogenspiegel des Körpers niedrig ist, und die Wirkung von Östrogen hemmen, wenn der Östrogenspiegel des Körpers hoch ist.[14] Sie helfen dem Körper dabei, eine gesunde Balance aufrechtzuerhalten.) Das ist eine wichtige Erkenntnis. Die niedrigsten Krebsraten weltweit finden sich bei den Okinawern, die am meisten nicht verarbeitetes Soja konsumieren (vor allem Edamame, Tempeh, Miso, Natto und Tofu).

In anderen Studien wurde der Zusammenhang zwischen dem Verzehr von unverarbeitetem Soja und einem niedrigeren Krebsrisiko bestätigt. Die Japan Health Center-Based Prospective Study über Krebs und Herz-Kreislauf-Erkrankungen ergab, dass die Brustkrebsrate bei Frauen in den Präfekturen, in denen die Frauen die meisten Sojaprodukte aßen, am niedrigsten war. Und eine breit angelegte Studie, deren Ergebnisse im Jahr 2003 im *Journal of the National Cancer Institute* veröffentlicht wurden, ergab, dass Frauen, die viel Soja zu sich nahmen, im Vergleich zu den Frauen, die wenig Soja konsumierten, ein um 54 Prozent niedrigeres Risiko hatten, an Brustkrebs zu erkranken.[15]

Was ist mit Leuten, die bereits Krebs haben oder Krebs hatten? Ist der Verzehr von Soja für diese Menschen auch gut?

Eine Studie von Wissenschaftlern der Tufts University, an der 6.235 US-amerikanische und kanadische Frauen teilnahmen, die Brustkrebs hatten, ergab bei den Frauen, die am meisten Soja zu sich nahmen, eine um 21 Prozent niedrigere Gesamtsterblichkeit.[16]

Aber ist Soja nicht gefährlich?

Es gibt auch prominente Stimmen, die sagen, dass Soja gefährlich ist. Die für die Weston A. Price Foundation schreibenden lautstarken Sojakritiker Sally Fallon und Mary Enig haben zum Beispiel behauptet, dass Soja die Entstehung von Alzheimer fördert, den Hormonhaushalt stört und „giftig" ist. Andere Kritiker meinen, dass Soja die Funktion der Schilddrüse beeinträchtigen und zu einer Schilddrüsenunterfunktion führen kann.

Sehen wir uns jede dieser Soja zugeschriebenen schädlichen Wirkungen an.

Alzheimer

Bei einer Krankheit, die so komplex ist und sich so langsam entwickelt wie Alzheimer, ist es schwierig, genau zu bestimmen, was für einen Einfluss bestimmte Faktoren der Lebensweise auf die Entstehung der Krankheit haben. Zudem gibt es viele unterschiedliche Studien, die nicht alle in die gleiche Richtung zu weisen scheinen. Doch unterm Strich scheint der Großteil der Daten darauf hinzuweisen, dass Soja gut für die Gesundheit des Gehirns sein kann. Zum Beispiel wissen wir, dass die Häufigkeit von Demenzerkrankungen in asiatischen Ländern (in denen in der Regel viel Soja konsumiert wird) traditionell niedriger ist als in westlichen Ländern, und das, obwohl auch in diesen Ländern immer mehr industriell verarbeitete Lebensmittel verzehrt werden.[18] Wir wissen, dass die geistige Leistungsfähigkeit der älteren Okinawer, die sehr viel Tofu und Soja zu sich nehmen, weltweit am höchsten ist. Und wir wissen, dass die Siebenten-Tags-Adventisten in den USA, von denen viele jede Menge Sojaprodukte konsumieren, im Alter deutlich seltener unter Demenz leiden als der Rest der Bevölkerung.[19]

Einer im Jahr 2001 in der Zeitschrift *Psychopharmacology* veröffentlichten Studie zufolge verzeichneten junge Männer und Frauen, die eine sojareiche

Kost zu sich nahmen, eine deutliche Verbesserung ihres Kurzzeit- und Langzeitgedächtnisses und ihrer kognitiven Flexibilität.[20]

Ich habe eine Fülle wissenschaftlicher Erkenntnisse gesehen, die den Verzehr unverarbeiteter Sojaprodukte mit positiven Wirkungen für die Hirngesundheit assoziieren. Aber es gibt auch einige Studien, die offenbar in die entgegengesetzte Richtung weisen.[21] Zum gegenwärtigen Zeitpunkt denke ich, dass es mehr wissenschaftliche Erkenntnisse gibt, die für Soja sprechen, aber wir brauchen weitere Forschungsergebnisse, um sicher zu sein.

Hormonhaushalt

Einige Leute glauben, dass die in Soja enthaltenen Phytoöstrogene die Fruchtbarkeit von Männern und Frauen beeinträchtigen und bei Männern zu einer verminderten Testosteronproduktion führen. Aber es gibt nicht viele wissenschaftliche Erkenntnisse, die diese Behauptung stützen. Die in Soja enthaltenen Phytoöstrogene sind relativ schwach, und wie sich gezeigt hat, können sie sogar schädliche Wirkungen von Östrogen hemmen.[22] Dies könnte einer der Gründe dafür sein, dass Studien ergeben haben, dass Soja positive gesundheitliche Wirkungen im Hinblick auf die Vorbeugung oder Rückentwicklung hormonabhängiger Krebserkrankungen haben kann. Dies gilt vor allem für Frauen.

Eine groß angelegte Studie einer Kinderwunschklinik in Boston ergab, dass die Geburtsrate bei denjenigen Paaren, die sich einer Kinderwunschbehandlung unterzogen, stieg, wo die Frauen Sojaprodukte zu sich nahmen.[23] Bei Männern hingegen ergab eine an der Harvard University durchgeführte Studie, dass der Verzehr von Soja die klinischen Ergebnisse im Hinblick auf die Fruchtbarkeit weder positiv noch negativ beeinflusste.[24]

Was ist mit den Testosteronspiegeln bei Männern? Haben die in Soja enthaltenen Isoflavone und Phytoöstrogene darauf eine Wirkung? Eine im Jahr 2010 durchgeführte Metaanalyse von 15 placebokontrollierten Studien ergab, dass „weder Sojaprodukte noch Isoflavonsupplemente die Messergebnisse für bioverfügbare Testosteronkonzentrationen bei Männern veränderten."[25] Zudem haben Studien ergeben, dass die Einnahme von Isoflavonsupplementen keine Wirkung auf die Spermienkonzentration, die Gesamtzahl der Spermien und die Spermienbeweglichkeit hat und auch nicht zu beobachtbaren Veränderungen des Hoden- oder des Ejakulatvolumens geführt hat. Wenn Sie also ein Mann sind, der so viele Spermien wie nur irgend möglich produzieren will, scheint es keine Rolle zu spielen, wie viel Soja Sie zu sich nehmen. Wenn Sie jedoch jemand sind – ob Mann oder Frau –, der Krebs vorbeugen will, sieht es so aus, als ob Soja Ihr Freund sein könnte.

Schilddrüsenfunktion

Einige Studien haben ergeben, dass Soja die Schilddrüsenfunktion beeinträchtigen kann, insbesondere bei Menschen, die eine unteraktive Schilddrüse haben. Doch eine Metaanalyse von 14 Studien hat bei gesunden Erwachsenen keine schädlichen Wirkungen des Verzehrs von Sojabohnen auf die Schilddrüsenfunktion festgestellt.[26] Was ergibt sich daraus? Auch in diesem Zusammenhang ist es wichtig darauf zu hören, was Ihr Körper Ihnen sagt. Und wenn Sie Probleme mit der Schilddrüse haben, sollten Sie vielleicht wenig oder gar kein Soja zu sich nehmen.

Die Schattenseite von Soja

Während ich den härtesten Soja-Kritikern nicht wirklich zustimmen kann, missfallen mir einige Dinge an industriell verarbeitetem Soja durchaus.

Der gewaltige globale Sojakonsum ist eine treibende Kraft, die hinter der Zerstörung der tropischen Regenwälder steht. Monokulturen verdrängen Familienbetriebe, die Kleinlandwirtschaft betreiben, oft aus dem Markt und Sojabohnen werden in einer der größten Monokulturen auf dem Planeten angebaut.

Wo landen all diese angebauten Sojabohnen? Überraschenderweise wird der Großteil der Sojabohnenernte nicht zu Edamame, Tofu oder Miso verwandelt. Er wird nicht mal zu Soja-Burgern oder Sojamilch verarbeitet. Ungefähr drei Viertel der weltweiten Sojabohnenernte werden als Viehfutter verwendet.[27] Wie wir in Kapitel 28 sehen werden, können bis zu fast 5,5 Kilogramm Futter (wie Mais oder Soja) erforderlich sein, um 450 Gramm Rindfleisch zu erzeugen. So widersinnig es auch klingen mag, aber wenn Sie Ackerland und Regenwälder davor bewahren wollen, in Soja-Plantagen verwandelt zu werden, können Sie dazu vielleicht am ehesten beitragen, wenn Sie mehr Tofu und weniger Fleisch essen.

Die meisten Sojabohnen sind gentechnisch verändert, um mit Glyphosat gespritzt werden zu können (das, wie wir bereits gesehen haben, wahrscheinlich krebserregend ist). Dies ist ein sehr guter Grund, darauf zu achten, dass es sich bei den Sojaprodukten, die Sie zu sich nehmen, um Bio-Produkte oder gekennzeichnete nicht gentechnisch veränderte Produkte handelt.

Und denken Sie daran, dass es wirklich einen Unterschied zwischen natürlichen und verarbeiteten Sojaprodukten gibt. Von dem direkt von Menschen verzehrten Soja wird der größte Teil in Form von Sojaöl und isoliertem Sojaprotein aufgenommen. Beides wird bei der Herstellung stark industriell verarbeiteter Nahrungsmittel verwendet. Sojabasierte Produkte wie Fleischersatz,

Sojariegel oder Proteinpulver enthalten normalerweise nur Sojaproteinisolat anstatt aller Nährstoffe, die in Sojabohnen enthalten sind. Das Protein vom Rest der Sojabohnen zu isolieren, beeinflusst die Nährstoffqualität und die Bioverfügbarkeit der darin enthaltenen Isoflavone, enthält dem Körper die natürlichen Ballaststoffe des Soja vor und liefert ein im Hinblick auf den Nährstoffwert minderwertiges Nahrungsmittel.[28]

Meiner Meinung nach lässt sich zu Soja unterm Strich Folgendes sagen: Wenn Sie Schilddrüsenprobleme haben, sollten Sie Ihren Sojakonsum vermutlich beschränken. Aber es sieht so aus, dass aus biologisch angebauten Sojabohnen hergestellte und nur minimal verarbeitete Produkte (wie Tofu, Tempeh, Edamame, Sojamilch und Miso) tatsächlich zu einer gesunden Kost beitragen können. Um gentechnisch veränderte Sojaprodukte zu meiden, sollte man Bio-Produkte oder mit Siegel versehene nicht gentechnisch veränderte Produkte wählen. Und wenn Sie Bedenken wegen der sozialen Auswirkungen und der Folgen für die Umwelt haben, die mit dem Anbau von Soja verbunden sind, ist die wirksamste Maßnahme, die Sie ergreifen können, weniger industriell hergestelltes Fleisch zu essen (da der größte Teil des weltweit angebauten Sojas als Viehfutter verwendet wird). Mehr dazu in Kapitel 28.

MASSNAHMEN:

Option 1: Bereichern Sie Ihren Speiseplan heute um eine Dose natriumarme Bohnen.

Option 2: Weichen Sie ein oder zwei Tassen Ihrer Lieblingshülsenfrüchte in 4 bis 8 Tassen Wasser ein. Spülen Sie sie zwei Tage lang jeden Morgen und jeden Abend und weichen Sie sie erneut ein. Kochen Sie sie dann mit einem Stück Kombu und lassen Sie es sich schmecken!

Option 3: Kaufen Sie mindestens vier Sorten Hülsenfrüchte, darunter mindestens eine, die Sie noch nie gegessen haben. Erstellen Sie einen Plan, gemäß dem Sie in den nächsten vier Wochen jeweils in einer Woche eine der Hülsenfruchtsorten einweichen (48 Stunden) und anschließend kochen. Probieren Sie Rezepte mit Hülsenfrüchten, die Sie mögen – zum Beispiel das Rezept für Chili mit schwarzen Bohnen und Espresso auf Seite 318 oder den schnellsten Schwarze-Bohnen-Salat auf Seite 322.

KAPITEL 17

✕ Wie sieht es mit Fleisch und Milchprodukten aus?

Im Alter von 40 Jahren nahm Paul Figueroa aus Stanton, Kalifornien, bereits Medikamente, um seinen extrem hohen Blutdruck zu regulieren. Dann erhielt er auch noch die Diagnose, an Gicht zu leiden. Sein Arzt verschrieb ihm weitere Medikamente.

Sie wirkten nicht.

Ein Jahr später erlitt Paul einen starken Herzinfarkt, der eine komplette Blockade seiner vorderen linken absteigenden Arterie und eine 40-prozentige Schädigung seines Herzens zur Folge hatte.

Paul sagt, das Schlimmste, was er in seinem Leben je gesehen habe, seien die Gesichtsausdrücke seiner Frau und seiner Kinder gewesen, als er in das Katheterlabor geschoben wurde. Das Ergebnis der Untersuchung war ungewiss, und die Sorge seiner Frau und seiner Kinder um ihn haute ihn total um. Als er wieder herauskam (nachdem ihm drei Stents eingesetzt worden waren), bestand die erste Mahlzeit, die ihm nach der Katheteruntersuchung angeboten wurde, aus Hackbraten.

Doch als sein Kardiologe ihm erklärte, was er durchgemacht hatte und dass es sehr wahrscheinlich sei, dass er in Zukunft weitere Herzinfarkte erleiden werde, war Paul klar, dass er an seinem Lebenswandel etwas ändern musste. Kurz nach seiner Entlassung aus dem Krankenhaus sahen Paul und seine Familie den Dokumentarfilm *Forks over Knives* (*Gabel statt Skalpell*).

Bis dahin waren Pauls Lieblingsspeisen Steaks, Burger und Pizza gewesen. Doch jetzt, da sein Leben auf dem Spiel stand, stellte er seine Ernährung auf eine pflanzenbasierte Vollwertkost um. Nach einer Woche „kaltem Entzug" gab es einen Moment, in dem Paul sich nicht damit abfinden wollte, sich auf diese Weise zu ernähren. Er fragte seine Frau Monica, warum es sich so schwer machen müsse und auf Speisen verzichten solle, die er bis dahin immer so gerne zu sich genommen hatte, obwohl der einzige Ernährungsratschlag, den sein Kardiologe ihm mit auf den Weg gegeben hatte, doch gelautet habe, auf seinen Natriumkonsum zu achten. Seine Frau erinnerte ihn daran, dass Ärzte während ihres Studiums nichts über Ernährung lernen und sie und die ganze Familie wolle, dass er weiterlebe und sie ihn alle nach Kräften unterstützen (und sich ebenfalls auf diese neue Weise ernähren) würden.

Im Laufe der Zeit erweiterte sich das Spektrum dessen, was Paul schmeckte, und er begann, mehr Gefallen an der gesunden pflanzenbasierten Küche zu finden, als er gedacht hatte. Insbesondere, was Gemüse anging, änderten sich seine Vorlieben. Zuvor hätte er nie rohe Möhren oder rohen Brokkoli gegessen, doch jetzt knabberte er beides zusammen mit Hummus, und nach und nach mochte er so ziemlich jedes Gemüse (außer Koriander).

Innerhalb von zwei Jahren normalisierten sich Pauls Cholesterinspiegel und sein Blutdruck, und sein Risiko, erneut einen Herzinfarkt zu erleiden, sank drastisch. Paul machte Wanderungen, die er sich zuvor nie zugetraut hätte, unter anderem stieg er die Hollywood Hills hinauf zum Hollywood Sign.

Einigen Leuten mag Pauls Geschichte wie ein Wunder erscheinen. Und in vielerlei Hinsicht ist sie das auch. Aber in mancherlei Hinsicht ist sie auch beinahe vorhersehbar. Denn wenn Menschen ihre Ernährungsweise auf eine pflanzenbasierte Vollwertkost umstellen, verbessert sich ihre Herzgesundheit normalerweise drastisch.

Deshalb war Dr. Dean Ornish in der Lage, der erste Klinikarzt zu sein, der dokumentierte Belege dafür anführte, dass Herzerkrankungen gestoppt oder sogar rückgängig gemacht werden können, indem man einfach seine Lebensweise umstellt. Einer der Eckpfeiler des bekannten Ornish-Programms ist eine pflanzenbasierte Kost mit wenig oder gar keinem Fleisch, keinen Milchprodukten oder Eiern.

In seiner Studie über die Blauen Zonen hat Dan Buettner dokumentiert, dass bei jenen Bevölkerungsgruppen, in denen die Menschen traditionell am gesündesten und am längsten leben und die die weltweit niedrigsten Raten an Herz-Kreislauf-Erkrankungen aufweisen, eine ganze Reihe gemeinsame Ernährungsfaktoren zu finden sind. Sie essen tendenziell große Mengen an Obst, Gemüse und anderen Vollwertprodukten. Normalerweise konsumieren sie wenige zuckerhaltige und industriell verarbeitete Produkte. Und sie essen sehr wenige tierische Produkte, wenn überhaupt.

Das Gleiche trifft für den Food-Revolution-Ernährungsplan zu, der im Wesentlichen auf den gleichen Prinzipien basiert.

Einige Leute werden besonders leidenschaftlich, wenn es um Fleisch geht. Manche halten es ethisch für falsch, Tiere zu töten, damit Menschen deren Fleisch essen können. Und, um ehrlich zu sein, habe ich, der ich als Vegetarier groß geworden bin, ziemlich lange genauso gedacht – manchmal bis zu dem Punkt, dass ich mehr als einen angemessenen Teil an Dogmatismus zu der Debatte beigetragen habe.

Mit Ende zwanzig freundete ich mich eng mit jemandem an, der mir in dieser Hinsicht die Augen für eine andere Sicht der Dinge öffnete. Evon Peter war zu jener Zeit Anführer des Stammes der Neetsaii Gwich'in Vashraii K'oo (Arctic Village), Alaska. Zu sagen, dass Evon „weitab vom Schuss" lebt, wäre eine Untertreibung. Sein Volk lebt 320 Kilometer von der nächsten Straße entfernt, ein gutes Stück weit oberhalb des nördlichen Polarkreises. Es ernährt sich gezwungenermaßen zu einem großen Teil von Fisch und Karibus. Evon erzählte mir, dass sein Volk seit Jahrtausenden Tiere liebe und verehre und von ihnen abhänge, um zu überleben.

„Wenn Sie Tiere lieben", fragte ich ihn, „warum essen Sie sie dann?"

„Ich liebe Tiere in der Tat", erwiderte er. „Und ich esse sie. Wir nennen uns das ‚Karibu-Volk'. Wir würden für die Karibus sterben. Und sie für uns. Unsere Leben sind untrennbar miteinander verbunden, und das ist schon seit Tausenden von Jahren so. Wenn es keine Karibus gäbe, gäbe es keine Gwich'in. Wir gehören fest zusammen."

Als Evon von Massentierhaltungsfarmen hörte, war er sehr niedergeschlagen. Er sagte mir, Tiere so zu behandeln, verstoße gegen alles, wofür er und sein Volk stünden.

Doch für ihn und sein Volk war das Töten von Tieren, um sich von deren Fleisch zu ernähren, ein notwendiger Teil des Lebens selbst.

Diejenigen von uns, die Zugang zu Supermärkten haben und in Gegenden leben, in denen die Sommer lang genug sind, um Nahrungsmittel anbauen zu können, können sich wirklich glücklich schätzen. Und ich für meinen Teil möchte die Möglichkeiten, die mir zur Verfügung stehen, auf die bestmögliche Weise nutzen.

Ich möchte auch die Vielfalt menschlicher Erfahrungen und Lebenskontexte respektieren. Es gibt wirklich nicht eine Ernährungsweise oder eine Philosophie, die für jeden unter allen Bedingungen die richtige ist.

Doch in der modernen Welt, in der die Tiere so gehalten werden, wie es der Fall ist, ist die Wahl der Nahrungsmittel, die wir zu uns nehmen, mit bedeutenden ethischen Implikationen und Auswirkungen auf die Umwelt verbunden, wie wir in Teil vier eingehender betrachten werden. Doch an dieser Stelle richten wir das Augenmerk darauf, wie Sie Ihren Körper ernähren sollten. Werfen wir also einen Blick auf Fleisch und Milchprodukte und darauf, was der Verzehr dieser Nahrungsmittel für Ihre Gesundheit bedeutet.

VERARBEITETES FLEISCH

Fleischproduzenten geben verarbeitetem Fleisch wie Wurstwaren und Aufschnitt, Bacon, Salami und Würstchen Nitrate und Nitrite hinzu, um ihnen Farbe zu verleihen und dafür zu sorgen, dass sie in der Kühltheke länger haltbar sind. Das Problem ist, dass sowohl Nitrate als auch Nitrite im Körper

Nitrosamine bilden können. Und das kann das Risiko erhöhen, an Krebs zu erkranken.

Im Jahr 2015 veröffentlichte die Internationale Agentur für Krebsforschung, eine Einrichtung der Weltgesundheitsorganisation, einen Bericht über Zusammenhänge zwischen verarbeitetem Fleisch und Krebs.[1] Nachdem 22 Experten aus 10 Ländern mehr als 800 Studien analysiert hatten, beschlossen sie, verarbeitetes Fleisch als Gruppe-1-Karzinogen einzustufen – die gleiche Kategorie wie Asbest, Alkohol, Arsen und Tabak.

Die Wissenschaftler fanden heraus, dass der Verzehr von 50 Gramm Fleisch am Tag (was etwa vier Streifen Bacon oder einem Hotdog entspricht), das Risiko, an kolorektalen Karzinomen zu erkranken, um 18 Prozent erhöht, und das Risiko an Darmkrebs um 17 Prozent.[2]

Andere Studien haben den Verzehr von verarbeitetem Fleisch mit höheren Raten von Herzerkrankungen und Diabetes assoziiert.[3]

Wie sieht es mit rotem Fleisch aus?

Rotes Fleisch liefert Vitamin B_{12}, das bei der DNA-Synthese eine wichtige Rolle spielt und Nervenzellen und rote Blutkörperchen gesund hält, sowie Zink, das dazu beiträgt, dass das Immunsystem richtig funktioniert. Zudem gilt rotes Fleisch als eine reichhaltige Quelle für Protein, das zum Aufbau von Muskeln und Knochen beiträgt, und es liefert Hämeisen, das vom Körper gut aufgenommen werden kann.

Aber rotes Fleisch hat auch einige signifikante Schattenseiten. Wie bereits in Kapitel 1 dargelegt, nehmen viele Menschen möglicherweise zu viel Protein auf. Und überschüssiges Eisen kann ernsthafte gesundheitliche Probleme verursachen, da es oft in der Leber, im Herz und in der Bauchspeicheldrüse eingelagert wird, wo es Zirrhose, Leberkrebs, Herzrhythmusstörungen und Diabetes auslösen kann.

Als die Weltgesundheitsorganisation beschloss, verarbeitetes Fleisch als ein bekanntes Karzinogen einzustufen, erklärte sie auch, dass rotes Fleisch „bei Menschen wahrscheinlich krebserregend" ist, und stellte fest, dass der Verzehr von rotem Fleisch mit der Entstehung von Bauchspeicheldrüsen- und Prostatakrebs assoziiert ist.[4]

Im Rahmen einer der am größten angelegten langfristigen Studien über Ernährung und Gesundheit, die je durchgeführt wurde, untersuchte ein Forschungsteam, das von Dr. Frank Hu von der Harvard School of Public Health geleitet wurde, über mehrere Jahrzehnte hinweg die berichteten Ernährungsweisen und die gesundheitlichen Resultate von 37.000 Männern und 83.000 Frauen.[5] Bei Beginn der Studie litt keiner der Teilnehmer unter

Herz-Kreislauf-Erkrankungen oder Krebs. Im Laufe der Studie starben fast 24.000 Teilnehmer, unter anderem 5.900 an Herz-Kreislauf-Erkrankungen und 9.500 an Krebs.

Der Bericht des Forscherteams, der im Jahr 2012 in den *Archives of Internal Medicine* veröffentlicht wurde, kam zu dem Schluss, dass diejenigen Teilnehmer der Studie, die am meisten rotes Fleisch verzehrten, das höchste Risiko hatten, an irgendeiner Ursache zu sterben, und zudem am häufigsten an Krebs oder Herz-Kreislauf-Erkrankungen starben. Nach einer Bereinigung um andere Risikofaktoren (wie Rauchen, körperliche Betätigung oder den wirtschaftlichen Hintergrund) berechneten die Forscher, dass eine zusätzliche Portion nicht verarbeitetes rotes Fleisch am Tag das Risiko für die Gesamtmortalität während des Studienzeitraums um 13 Prozent erhöhte. Eine zusätzliche Ration verarbeitetes rotes Fleisch (z. B. Bacon, Hotdogs, Wurst oder Salami) am Tag erhöhte das Sterberisiko um 20 Prozent.

Der Großteil der Fleisch- und Milchprodukte, die heutzutage in den USA und in anderen entwickelten Ländern produziert werden, stammt aus Betrieben, die die meisten Verbraucher als Tierfabriken bezeichnen. Die Fleisch- und Milchindustrie nennt sie „concentrated animal feeding operations (CAFOs)" – „konzentrierte Tierfütterungsbetriebe". In diesen riesigen Anlagen werden die Tiere auf engem Raum zusammengedrängt und auf absolut unnatürliche Weise ernährt. Die Tiere können sich nicht so bewegen, wie sie es normalerweise tun würden, und viele sehen während ihres gesamten Lebens keinen Sonnenstrahl und keinen Grashalm.

Das heute produzierte Fleisch unterscheidet sich in nährwertbezogener Hinsicht komplett von dem Fleisch der wilden Tiere, die unsere Vorfahren in der Altsteinzeit gejagt haben, und ist vollkommen anders als das Fleisch der Karibus, von dessen Fleisch die Neetsaii Gwich'in in Nordalaska abhängen, um zu überleben. 85 Gramm mageres Rindfleisch aus einem Massentierhaltungsbetrieb enthalten zum Beispiel 15 Gramm Fett, wohingegen die gleiche Menge Wildfleisch nur 3 Gramm Fett enthält.[6]

Fleisch, Milchprodukte und Eier von Tieren, die auf Weiden gehalten und mit Gras gefüttert wurden, haben gegenüber Produkten von Tieren, die in Massentierhaltungsbetrieben gehalten und gefüttert wurden, einige gesundheitliche Vorzüge. Sie sind in der Regel fettärmer und enthalten mehr konjugierte Linolsäuren (eine Art von Fettsäure, von der man annimmt, dass sie das Risiko, an Herzleiden und an Krebs zu erkranken, reduziert), mehr Omega-3-Fettsäuren (wenn auch immer noch in sehr geringem Maße) und antioxidante Vitamine wie Vitamin E.[7] Außerdem sind sie nicht mit künstlichen Hormonen und mit Antibiotika gespickt.

Bisher sind mir keine langfristig angelegten Studien bekannt, bei denen die gesundheitlichen Wirkungen des Verzehrs tierischer Produkte von auf Weiden gehaltenen Tieren mit den gesundheitlichen Wirkungen des Verzehrs vergleichbarer Mengen tierischer Produkte von Tieren aus Massentierhaltungsbetrieben verglichen wurden. Doch viele Studien haben klar gezeigt, dass der Verzehr von Fleisch, das wie heutzutage üblich, in der Massentierhaltung produziert wird, für viele Menschen mit negativen Folgen für die Gesundheit verbunden ist.

Einige Menschen befürchten, dass ihr kulinarisches Leben einen Rückschlag erlebt, wenn sie auf Fleisch verzichten. Doch in Wahrheit eröffnet die Umstellung auf eine pflanzenbasierte Ernährung vielen Menschen ganz neue geschmackliche Perspektiven und kann viel spannender sein als eine fleischbasierte Ernährung. Bei der modernen industrialisierten Ernährungsweise beruht der Geschmack oft auf Dingen wie Salz, Fett und Zucker. Doch in der Welt der pflanzenbasierten Vollwertkost werden Produkte wie scharfe Chilis, frische Kräuter, exotische Gewürze und Zitrusfrüchte verwendet, um Speisen lecker und interessant zu machen. Und denjenigen, die auf die „fleischige" Textur stehen, steht von Tofu über Tempeh und Jackfrucht bis hin zu Pilzen und sogar Auberginen eine ganze Reihe von Möglichkeiten zur Verfügung, die köstlichen Geschmacksnoten auch noch um ein angenehmes „Mundgefühl" zu ergänzen.

Was ist mit kultiviertem Fleisch?

Zur Herstellung von kultiviertem Fleisch werden Fleischzellen auf einem Wachstumsmedium kultiviert. Das Ergebnis ist ein Laborprodukt, das wie echtes Fleisch aussieht, schmeckt und wahrscheinlich auch so verdaut wird. Diese Herstellungsweise birgt das Potenzial, deutlich weniger Umweltbelastungen zu verursachen, und das ohne Tierquälerei. In der Theorie klingt das, zumindest aus ökologischer und ethischer Sicht, zunächst einmal vielversprechend. Das Problem ist nur: Wenn Fleisch an sich nicht besonders gesund ist, wird seine künstliche Herstellung im Labor nichts daran ändern, da es aus den gleichen Nährstoffen zusammengesetzt ist wie in Massentierhaltungsbetrieben erzeugtes Fleisch. Außerdem stellen sich Fragen nach dem verwendeten Wachstumsmedium und damit auch danach, was für Umweltbelastungen letztendlich mit der Herstellung von kultiviertem Fleisch verbunden sind. Soweit ich das sehe, ist das letzte Wort in dieser Sache noch nicht gesprochen.

HÜHNERFLEISCH

Hühnerfleisch enthält generell weniger gesättigte Fettsäuren als rotes Fleisch wie Rind-, Schweine- und Lammfleisch. Infolgedessen glauben viele Menschen, dass es gesünder ist, Fleisch von Vögeln zu essen als welches von Rindern oder Schweinen. Und da ist durchaus etwas dran. Hühnerfleisch ist eine reichhaltige Quelle für Protein, Niacin, Selen und Vitamin B$_{12}$ und enthält dabei nicht den hohen Gehalt an gesättigten Fettsäuren, die in rotem Fleisch enthalten sind.

Aber Hühnerfleisch birgt seine eigenen Gefahren.

Ein Teil des Problems rührt daher, wie es zubereitet wird. Gegrilltes Hähnchen enthält oft die Chemikalie PhIP, die zur Entstehung von Brust- und Prostatakrebs beitragen kann.[8] Und wenn Hühnerfleisch gebraten wird, ergeben sich zusätzlich Probleme. Beim Bratprozess bilden sich Verbindungen, die als heterozyklische aromatische Amine oder HAAs bekannt und in jeder Art von gebratenem Hühnerfleisch zu finden sind. Sie wurden mit einem erhöhten Risiko assoziiert, an vielen Arten von Krebs zu erkranken.[9]

Ein weiteres Problem resultiert aus der Art, wie Hühner gefüttert werden. Bei der Geflügelmast ist es üblich, dem Futter Arsen zuzusetzen, damit die Hühner schneller wachsen.[10] Das Problem ist, dass Arsen für Menschen giftig ist. Es kann Krebs, Demenz, neurologische Probleme und andere Leiden verursachen. Die Geflügelindustrie erwidert solche Besorgnisse mit dem Hinweis, dass die Arsenrückstände in für den Verkauf gemästeten Hühnern normalerweise niedrig sind.

Nennen Sie mich ruhig „Hühnchen Junior", aber ich für meinen Teil bevorzuge arsenfreie Nahrungsmittel.

Und was die Zustände in der industrialisierten Hühnerhaltung angeht, gibt es erhebliche Bedenken im Hinblick auf die hygienischen Bedingungen und die Unbedenklichkeit des dort produzierten Hühnerfleisches. Eine von der Verbraucherorganisation *Consumer Reports* veröffentlichte Analyse ergab, dass 97 Prozent der in den USA verkauften Masthähnchen stark mit Campylobacter, Salmonellen und anderen gefährlichen Bakterien belastet waren, die Lebensmittelvergiftungen verursachen können.[11] *Consumer Reports* zufolge erkranken jedes Jahr mehr als 48 Millionen Menschen aufgrund des Verzehrs kontaminierter Lebensmittel, und Hühnerfleisch ist weltweit die häufigste Quelle für Lebensmittelvergiftungen. Ähnliches berichtete in Deutschland vor Jahren das Bundesinstitut für Risikobewertung. Demnach war fast ein Fünftel aller untersuchten Masthähnchen-Herden mit Salmonellen infiziert.

FISCH

Im Gegensatz zu den Tieren, die in Massentierhaltungsbetrieben gehalten werden, schwimmen viele Fische noch wild und frei in den Ozeanen. Fischfleisch kann reichlich Protein und gesunde Fettsäuren enthalten und ist die ergiebigste unmittelbar in Nahrungsmitteln zur Verfügung stehende Quelle für Omega-3-Fettsäuren. Aber Wildfische schwimmen auch in belasteten Gewässern und stehen am Ende sehr langer Nahrungsketten. Infolgedessen sind viele Wildfische heute mit hohen Konzentrationen von Quecksilber, polychlorierten Biphenylen (PCBs) und anderen Giftstoffen kontaminiert. Und die industrialisierte Fischerei plündert die Meere regelrecht aus, sorgt für eine Erschöpfung der Fischbestände und bedroht somit für künftige Generationen den Fortbestand des kommerziellen Fischfangs.

Die Fischindustrie ändert sich schnell, immer mehr Fische werden in Aquakulturen gezüchtet. Die Hälfte der weltweiten Fischernte stammt bereits aus Aquakulturen. Leider ist das für die Ozeane auch nicht gut. In vielen Aquakulturen wird auf Wildfischbestände zurückgegriffen, um die Zuchtfische zu füttern, und es können bis zu fünf Pfund Wildfisch benötigt werden, um ein einziges Pfund Zuchtlachs zu produzieren.[12] Viele Aquakulturen sorgen für eine absolut unnatürliche Umgebung, und in ihnen werden den gezüchteten Fischen regelmäßig Dosen von Antibiotika verabreicht, die nur dem Zweck dienen, sie unter miserablen Bedingungen am Leben zu erhalten. Das Ganze ähnelt in bemerkenswerter Weise dem Spektakel, das in Massentierhaltungsbetrieben zu beobachten ist, in denen Rinder und Schweine gehalten werden.

Wenn Sie sich entscheiden, Fisch zu essen, sind Wildlachs, Sardinen, Sardellen und Heringe wahrscheinlich eine gute Wahl, sie sind allesamt reich an Omega-3-Fettsäuren und enthalten eher wenig Quecksilber. In einigen Aquakulturen werden nachhaltigere Verfahrensweisen entwickelt, doch die Fischzuchtindustrie ist extrem unreguliert, und viele Fischzuchtbetriebe sind für die Umwelt ein Desaster. Hinzu kommt, dass inzwischen gentechnisch veränderter Zuchtlachs auf dem Markt ist und in vielen Ländern nicht als solcher gekennzeichnet ist. Während ich dieses Buch schreibe, wird er nur in Kanada produziert. Aber wenn Sie solchen Lachs meiden wollen, dürfte es ein kluger Zug sein, auf jeglichen Lachs, der in Kanada produziert wurde, zu verzichten.

STEHEN SIE AUF MILCH? DANN SOLLTEN SIE DIES LESEN ...

In meiner Familie wissen wir ein wenig über die ungesunde Seite von Milchprodukten Bescheid. Mein Großvater hat einst mehr Eiscreme hergestellt und verkauft als jeder andere Mensch, der je gelebt hat. Eiscreme besteht vor allem aus zwei Dingen: Milchfett und Zucker. Natürlich wird niemand ernsthaft behaupten, Eiscreme sei ein gesundes Nahrungsmittel (es sei denn, er arbeitet zufällig für Baskin-Robbins).

Was ist mit anderen Milchprodukten?

Die Milchindustrie hat Millionen von Dollar dafür ausgegeben, Milch als „das vollkommenste Nahrungsmittel der Natur" anzupreisen. Und das stimmt auch – für ein neugeborenes Kalb. Aber wie wirkt sich Milchkonsum bei Menschen aus?

Wir sind die einzige Spezies auf der Erde, die nach der Kindheit noch Milch trinkt, und wir sind auch die Einzigen, die auf die Idee kommen würden, die Milch einer anderen Spezies zu trinken. Doch auch wenn die Menschen seit Tausenden von Jahren Kuhmilch trinken, handelt es sich dabei im Großen und Ganzen um eine erworbene Gewohnheit.

Damit Kühe fortwährend Milch produzieren, müssen sie immer wieder befruchtet und trächtig gemacht werden. Damit die Milch den Menschen vorbehalten bleibt, werden die neugeborenen Kälber den Mutterkühen am ersten Tag ihres Lebens weggenommen – wenn es sich um männliche Tiere handelt, oft, um sie als Mastkälber zu verwerten.

Milch enthält alle Nährstoffe, die erforderlich sind, um ein heranwachsendes Kalb zu ernähren. Milch ist eine reichhaltige Quelle für Kalzium, Vitamin D, Vitamin B_2, Vitamin B_{12}, Kalium und Phosphor. Doch da Milch heutzutage immer von Kuhen stammt, die vor Kurzem noch trächtig waren, enthält sie auch Hormone, die für den menschlichen Körper alles andere als gut sind.

In zahlreichen Studien wurden Zusammenhänge zwischen dem Verzehr von Milchprodukten und der Entstehung von Herzerkrankungen untersucht. An der vielleicht umfangreichsten dieser Studien, die von Wissenschaftlern der Harvard T.H. Chan School of Public Health durchgeführt und im Jahr 2016 im *American Journal of Clinical Nutrition* veröffentlicht wurde, nahmen 43.000 Männer und 187.000 Frauen teil. Bei denjenigen Teilnehmern, die die in Vollmilchprodukten enthaltenen Kalorien durch in kohlenhydrathaltigen Vollwertgetreideprodukten enthaltene Kalorien ersetzten, sank das Risiko, an Herzerkrankungen zu erkranken, um 28 Prozent.[13] Doch der Ersatz von

Milchprodukten durch rotes Fleisch führte zu einem *Anstieg* des Herzerkrankungsrisikos um 6 Prozent.

Wie man weiß, stimuliert Milch die Ausschüttung von Insulin und des insulinähnlichen Wachstumsfaktors IGF-1. Es wird vermutet, dass dies der Grund dafür ist, dass der Verzehr von Milchprodukten mit einem vermehrten Auftreten von Akne assoziiert ist.[14] Es wird zudem angenommen, dass diese Hormone das Risiko erhöhen, an bestimmten Krebsarten zu erkranken – vor allem an Prostatakrebs.[15]

Ein weiteres Problem, das mit dem Verzehr von Milchprodukten einhergehen kann, ist das Auftreten von Laktoseintoleranz. Im Säuglingsalter produziert der Körper ein Verdauungsenzym namens Laktase, das die in der Muttermilch enthaltene Laktose aufspaltet. Doch wenn wir heranwachsen, verlieren viele von uns diese Fähigkeit.[16]

Im Erwachsenenalter sind rund drei Viertel der Weltbevölkerung nicht in der Lage, Laktose aufzuspalten, und für die Laktoseintoleranz spielt die ethnische Herkunft eine große Rolle.[17] Weiße Menschen europäischer Abstammung sind die einzige ethnische Bevölkerungsgruppe auf der Welt, deren Angehörige als Erwachsene normalerweise Laktose verdauen können. Die meisten Menschen afrikanischer, asiatischer, jüdischer, arabischer oder indigener Abstammung können das nicht.[18] Die durch Nordamerika und Europa geprägte Unterhaltungs- und Lebensmittelindustrie hat – unterstützt durch die Politik – weltweit den Konsum von Milchprodukten gefördert und dadurch unbeabsichtigt Milliarden von Menschen erhebliche Verdauungsprobleme beschert. Laktoseintoleranz kann Übelkeit, Erbrechen und Durchfall verursachen.

Wenn Sie sich entscheiden, Milchprodukte zu verzehren, sollten Sie zwei Dinge beachten.

1.   *Kühe sollten Gras fressen.* Die Milch von Kühen, die auf Weiden gehalten und mit Gras gefüttert werden, enthält mehr Omega-3-Fettsäuren und bis zu 500 Prozent mehr konjugierte Linolsäuren.[19] Die Milch von mit Gras gefütterten Kühen enthält auch deutlich mehr fettlösliche Vitamine, insbesondere Vitamin K_2 – ein Nährstoff, der eine große Rolle für die Steuerung des Kalzium-Stoffwechsels spielt und sehr gut für das Herz und die Knochengesundheit ist.[20]

2.   *Vielleicht sollten Sie die „fettarme" Variante lieber meiden.* Eine im Jahr 2016 im *American Journal of Clinical Nutrition* veröffentlichte Langzeitstudie, an der 18.438 Frauen mittleren Alters teilnahmen, ergab, dass die Wahrscheinlichkeit, übergewichtig zu sein, bei denjenigen Frauen, die Vollfettmilchprodukte zu sich nahmen, niedriger war als bei denjenigen Frauen, die fettarme Milchprodukte bevorzugten.[21] Andere Studien haben ergeben, dass der Verzehr fettarmer Milchprodukte im Vergleich zum Verzehr der Vollfettvarianten keine gesund-

heitlichen Vorteile bringt und im Hinblick auf das Risiko, an Herzleiden oder an Diabetes Typ 2 zu erkranken, sogar schädlich sein kann.[22]

SOLLTEN SIE VEGANER WERDEN?

Im Vergleich zu der modernen, durch industriell erzeugte Nahrungsmittel geprägten fleischlastigen Ernährungsweise beschert eine Kost, die arm an tierischen Produkten und reich an pflanzlichen Vollwertprodukten ist, den meisten Menschen ein gesünderes Herz, ein gesünderes Gehirn, weniger Entzündungen, mehr Lebensqualität und ein längeres Leben.

Aber wie niedrig sollte der Anteil tierischer Produkte optimalerweise sein? Sollten Sie den Anteil auf null herunterfahren und sich zu 100 Prozent vegan ernähren? Immer mehr Menschen gehen diesen Weg. Einem Bericht des Datenanalyseunternehmens GlobalData zufolge nahm die Zahl der US-Amerikaner, die sich als Veganer bezeichnen, zwischen 2014 und 2017 um 600 Prozent zu.[23] Und dieser Trend verbreitet sich rund um den Globus: In Deutschland ernähren sich mittlerweile rund 1,3 Millionen Menschen vegan.

Für viele kann dies eine hervorragende Wahl sein. Einige Menschen ernähren sich ihr Leben lang vegan, sprühen vor Energie und werden damit alt. Aber das bedeutet nicht, dass eine vegane Ernährung für jeden Menschen in jeder Phase des Lebens das Beste ist. Ich habe etliche Langzeitveganer kennengelernt, die festgestellt haben, dass es Ihrer Gesundheit zuträglich war, sich hin und wieder eine bescheidene Menge Wildfisch oder Fleisch von auf Weiden gehaltenen, mit Gras gefütterten Tieren zu genehmigen.

Ich persönlich habe mich während der meisten Zeit meines Lebens vegan ernährt. Doch inzwischen esse ich hin und wieder quecksilberarmen Wildfisch (vor allem Lachs, Sardinen oder Hering) und Eier von Hühnern aus Weidehaltung. Das bedeutet nicht, dass das für jeden das Beste ist. Auch nicht, dass es in den kommenden Jahren für mich das Beste ist. Unsere Bedürfnisse neigen dazu, sich im Laufe unseres Lebens zu verändern.

Meine Frau Phoenix hat sich, wie ich, viele Jahre lang vegan ernährt. Inzwischen bezieht sie einen kleinen und ihr wichtigen Teil der Kalorien, die sie aufnimmt, aus Wildfisch und tierischen Produkten, die von auf Weiden gehaltenen Tieren stammen. Sie fragt Bauern gerne persönlich nach ihren ethischen und nachhaltigen Kriterien, nach denen sie ihre Tiere halten, bevor sie deren Produkte kauft.

Als jemand, der dazu beitragen will, eine gesündere, mitfühlendere Welt zu schaffen, nehme ich das Töten von Tieren nicht auf die leichte Schulter. Aber ich glaube, jeder von uns muss das Mitgefühl, das er anderen Lebewesen entgegenbringt, auch sich selbst zukommen lassen. Und das bedeutet, ehrlich auf seinen Körper zu hören und darauf zu achten, was er benötigt, um sich bester Gesundheit zu erfreuen.

Eine vegane Ernährung ist durch das definiert, worauf verzichtet wird (Fleisch, Milchprodukte, Eier und andere tierische Produkte) und nicht durch das, was sie beinhaltet. „Junkfood-Veganer" müssen damit rechnen, viele der typischen Krankheiten zu bekommen, die in den USA heute so verbreitet sind. Veganer, deren Kost aus pflanzlicher Vollwertnahrung besteht und die reichlich Obst, Gemüse, Hülsenfrüchte, Nüsse und Samen zu sich nehmen, profitieren im Allgemeinen mehr von dieser Ernährungsweise. Abgesehen davon gibt es einige Nährstoffe, denen wir besondere Aufmerksamkeit schenken müssen, und das gilt vor allem für strenge Veganer.

Nahezu jeder in der modernen Welt, ob Veganer oder nicht, sollte wahrscheinlich erwägen, zusätzlich zu einer gesunden Kost Vitamin D_3 und Vitamin B_{12} in Form von Nahrungsergänzungsmitteln zu sich zu nehmen. Wenn Sie nicht regelmäßig fetten Fisch essen, ist es wahrscheinlich klug, die Omega-3-Fettsäuren DHA und EPA (die beide sowohl in Algen als auch in Fischprodukten enthalten sind) in Form von Nahrungsergänzungsmitteln einzunehmen. Und einige, die sich pflanzenbasiert ernähren, könnten zudem von Zink- und Vitamin-K_2-Nahrungsergänzungsmitteln profitieren. Weitere Informationen über diese Nährstoffe sowie über Eisen finden Sie unter dem Link www.31dayfoodrevolution.com/nutrients.

Die Bewohner der Blauen Zone Loma Linda, Kalifornien, ernähren sich überwiegend vegetarisch, und viele sind Veganer. Sie sind weltweit in der Geschichte der Medizin die am gründlichsten studierten Langzeit-Vegetarier und -Veganer. Im Rahmen der bemerkenswerten Adventist Health Studies (die meisten Bewohner dieser Blauen Zone sind Siebenten-Tags-Adventisten) wurde bei 96.000 Veganern, Lacto-Ovo-Vegetariern, Pescetariern (Vegetarier, die Fisch essen), Semivegetariern und Nicht-Vegetariern untersucht, wie sich deren Ernährungsweise langfristig auf die Gesundheit auswirkt.[24] Unter diesen Gruppen wiesen Veganer die niedrigsten Raten für Fettleibigkeit, Hypertonie (Bluthochdruck), Diabetes und Krebs auf und hatten die zweithöchste Lebenserwartung. (Pescetarier rangierten bei den meisten Parametern an zweiter Stelle und hatten die höchste Lebenserwartung.)

Bewohner der anderen Blauen Zonen – Ikaria, Griechenland; Okinawa, Japan; Provinz Ogliastra, Sardinien; und die Nicoya-Halbinsel, Costa Rica – beziehen in der Regel zwischen 5 und 10 Prozent der von ihnen aufgenommenen Kalorien aus nicht verarbeiteten tierischen Produkten, die von auf Weiden gehaltenen Tieren oder von Wildtieren stammen.

Ich denke, es ist immer weise, zum einen zur Kenntnis zu nehmen, was für Erfahrungen andere gemacht haben und was bei ihnen funktioniert hat, zum anderen glaubwürdige Forschungsergebnisse zu berücksichtigen und dann die besten Praktiken zu befolgen, um herauszufinden, was bei einem selbst am besten funktioniert. Was Ihre eigenen Erfahrungen angeht, gibt es auf der ganzen Welt keinen besseren Experten als Sie.

MAßNAHMEN:

Option 1: Ersetzen Sie Fleisch oder Hotdogs zum Mittagessen durch Avocados, gebackene Tofustreifen, einen Veggie-Burger oder gebratenes Gemüse. Probieren Sie zum Frühstück statt Bacon ein bisschen Tempeh oder Rührei mit Tofu. (Um ein paar Ideen und Anleitungen zu erhalten, konsultieren Sie die Rezepte ab Seite 297 oder den Fünf-Tage-Ernährungsplan auf Seite 345)

Option 2: Wenn Sie auf Milchprodukte verzichten wollen, gibt es für nahezu jedes Milchprodukt einen Ersatz. In vielen Läden finden Sie Käse aus Mandeln oder Cashewnüssen, Milch und Joghurt aus Erbsen, Soja, Mandeln, Reis, Hafer, Hanf oder Kokosnuss, mit Kokos- oder Palmöl eingedickte Buttersorten und sogar kultivierten Kefir aus milchfreien Produkten.

Option 3: Versuchen Sie, auf Fleisch zu verzichten, und bereichern Sie Ihre Kost stattdessen um mehr Hülsenfrüchte (auch Bio-Sojaprodukte), Vollkorngetreide, Nüsse und Samen. Viele Menschen mögen Tofu, Tempeh, Seitan oder sogar Jackfrucht als Fleischersatz. All diese Produkte haben eine angenehme „fleischartige" Textur und schmecken köstlich, wenn sie mariniert oder anderweitig auf eine schmackhafte Art zubereitet werden, die es einem ermöglicht, die intensiven Aromen voll auszukosten. Wenn Sie Fleisch essen, schlage ich vor, dass Sie es als eine Beilage oder Mini-Zugabe betrachten und nicht als Hauptbestandteil des Gerichts – und achten Sie darauf, dass es von auf Weiden gehaltenen Tieren stammt. Fleisch von auf Weiden gehaltenen Tieren ist ziemlich teuer, das Pfund kann mehr als 30 Dollar kosten. Für viele Menschen ist das ein gewichtiger Hinderungsgrund. Aber wenn Sie sich dazu entscheiden, Fleisch zu essen, kann der hohe Preis von Fleisch, das von auf Weiden gehaltenen Tieren stammt, ein guter Anreiz sein, es nur in bescheidenen Mengen zu verzehren.

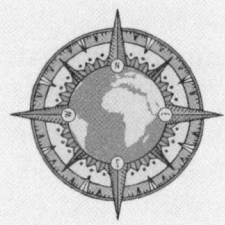

TEIL DREI

NETZWERK

Die moderne Wissenschaft bestätigt, was viele von uns im Kindergarten gelernt haben: Freunde zu haben tut gut und keine zu haben kann der Gesundheit schaden.

Wissenschaftler der Brigham Young University kamen zu dem Schluss, dass die Situation, keine guten Freunde oder keine guten Beziehungen zu anderen Menschen zu haben, für die Gesundheit so schädlich sein kann wie fettleibig zu sein oder 15 Zigaretten am Tag zu rauchen.[1]

Einsamkeit tötet somit genauso sicher wie das Rauchen von Zigaretten. Umgekehrt sind Bindungen und soziale Beziehungen statistisch mit einer höheren Lebenserwartung, langfristigem Wohlbefinden und einem geringeren Risiko assoziiert, an Herzleiden und sogar Brustkrebs zu erkranken.[2]

Sich um einen Tisch zu versammeln und gemeinsam etwas zu essen, kann eine schöne Gelegenheit sein, soziale Bindungen zu knüpfen. Aber Essen kann auch eine Quelle von Spannungen sein. Viele Familien und Beziehungen können leiden, wenn die Küche sich in eine Konfliktzone verwandelt. Und ich kenne viele Menschen, die bei ihren Essensentscheidungen Abstriche machen, weil sie es sich mit denen, die ihnen nahestehen, nicht verscherzen wollen.

Vielleicht ist das auch für Sie ein Problem. Möglicherweise befürchten Sie, dass es dazu führen könnte, dass Sie sich einsam fühlen, wenn Sie sich strikt an Ihre Essensgrundsätze halten. Vielleicht befürchten Sie, mit jemandem, den Sie mögen, nicht gemeinsam zum Essen in ein Restaurant gehen zu können, am Wochenende eine Grillparty zu verpassen, die Einladung eines Freundes zum Abendessen ablehnen zu müssen oder bei der Arbeit nicht in die Kantine gehen zu können.

In einer toxischen Esskultur kann es sich isolierend anfühlen, sich anders zu verhalten als die anderen. Wenn Leute sich in geselliger Runde bei einem Bier und einem Burger versammeln, könnten Sie sich nicht zugehörig fühlen, wenn Sie sich nicht auch ein Bier und einen Burger bestellen.

Deshalb ist es so wichtig, sich so gut wie möglich durch die sozialen Dynamiken rund ums Essen hindurchzumanövrieren und neue Netzwerke und Freundschaften aufzubauen, die Sie dabei unterstützen, die Ernährungsweise einzuhalten, die Sie sich vorgenommen haben.

Dies ist ein Thema, das in den meisten Ernährungsbüchern und -programmen zu kurz kommt. Dort wird übersehen, dass Menschen keine Einzelkämpfer sind. Ohne ein soziales Netzwerk, das Sie dabei unterstützt, auf dem Weg, den Sie eingeschlagen haben, weiterzugehen, ist die Gefahr groß, dass Sie in alte Muster zurückfallen.

Aber wenn Sie eine starke Gemeinschaft hinter sich haben, wird es Ihnen immer leichter fallen, das Richtige zu tun. Sie werden wie von der Schwerkraft zu Gewohnheiten hingezogen, die Ihrem Wohlbefinden guttun. Sie werden feststellen, dass die Ernährungsrevolution, an der Sie teilnehmen, Ihnen die Tür zu neuen, tieferen sozialen Beziehungen öffnet, die nicht nur gut sind für Ihre Gesundheit, sondern auch für Ihr soziales Leben.

In den folgenden Kapiteln werde ich Ihnen Ratschläge geben, wie Sie unbekümmert in ein Restaurant gehen und welche Gerichte von der Speisekarte (oder was für Gerichte, die nicht auf der Karte stehen) Sie bestellen können, wie Sie wieder auf Kurs kommen, wenn Sie sich im Urlaub eine Auszeit genommen haben, wie Sie sich durch die komplexen sozialen Dynamiken hindurchmanövrieren und an Ihren Grundsätzen festhalten können, ohne als Spaßverderber zu gelten, und wie Sie andere positiv beeinflussen können. Wenige Dinge sind befriedigender, als Freunde oder Familienangehörige positiv zu beeinflussen – ihnen dabei zu helfen, abzunehmen, von Krankheiten geheilt zu werden oder ihre Ziele zu erreichen.

Sich gesund zu ernähren muss nicht mit Tristheit, Eintönigkeit oder Einsamkeit verbunden sein. Also machen Sie sich bereit, gemeinsam mit ein paar alten – und neuen – Freunden ein paar leckere und nährstoffreiche Gerichte zu sich zu nehmen.

Machen Sie den Test: Wie stark ist Ihr soziales Netzwerk im Hinblick auf gesunde Ernährung?

Ich nehme eine Mahlzeit zusammen mit anderen Menschen ein:

0. Zweimal in der Woche oder seltener.
1. Dreimal bis sechsmal in der Woche.
2. So gut wie jeden Tag.

Die Leute, mit denen ich normalerweise die meiste Zeit verbringe,

0. essen überwiegend zuckerhaltige, industriell verarbeitete Lebensmittel und/oder Fleisch von konventionell gehaltenen Tieren;
1. versuchen, sich gesund zu ernähren, schaffen das jedoch nicht immer;
2. Ernähren sich konsequent gesund und sind in dieser Hinsicht Vorbilder.

Die Speisen, die bei Feierlichkeiten meiner Familie auf den Tisch kommen, bestehen überwiegend aus

0. jeder Menge zuckerhaltiger, industriell verarbeiteter Produkte und Fleisch von konventionell gehaltenen Tieren;
1. sowohl gesunden als auch nicht so gesunden Gerichten;
2. sehr gesunden und bewusst gewählten Gerichten.

In den meisten Restaurants, in die ich gehe,

0. weiß man wahrscheinlich nicht, was Grünkohl ist;
1. werden durchaus gesunde Gerichte angeboten, die ich gewissenhaft bestelle;
2. werden Gerichte angeboten, bei deren Verzehr ich mich gut fühle.

Ich beginne eine Mahlzeit normalerweise

0. damit, dass ich direkt loslege, wenn ich überhaupt merke, dass ich esse;
1. mit einem kurzen Moment der Dankbarkeit, falls ich oder die Menschen um mich herum daran denken;
2. damit, die Dankbarkeit und Wertschätzung für das Essen in irgendeiner Weise auszudrücken, entweder schweigend oder gemeinsam mit anderen.

Ich teile Rezepte oder Ideen für gesunde Gerichte mit anderen Menschen

0. selten, wenn überhaupt;
1. hin und wieder;
2. oft und gerne.

Wenn ein Freund oder Kollege seine Ernährungsweise auf eine gesunde Kost umgestellt hat, bekunde ich Anerkennung und bestärke ihn

0. selten, wenn überhaupt;
1. hin und wieder;
2. oft und gerne.

Zählen Sie die Punkte zusammen. Sie erhalten ein Ergebnis zwischen 0 und 14. Je höher die Zahl, desto besser! Wenn Sie den Fragebogen online ausfüllen, mit neuen gleichgesinnten Freunden in Verbindung treten und gemeinsam mit anderen an der 31-Tage Food Revolution teilnehmen wollen, gehen Sie auf den Link www.31dayfoodrevolution.com/quiz3.

Wenn Sie mit einer niedrigen Punktzahl abgeschnitten haben, ist das eigentlich eine gute Nachricht – denn von jetzt an wird alles sehr viel besser werden. Wenn Sie gut abgeschnitten haben – herzlichen Glückwunsch! Sie haben Grund, dankbar zu sein. Und nun bauen wir auf dem auf, was schon gut läuft, und gehen noch einen Schritt weiter.

KAPITEL 18

Bringen Sie Freunde und Familienangehörige mit

Haben Sie sich jemals Sorgen um die Gesundheit von Menschen gemacht, die Ihnen etwas bedeuten – und sich gewünscht, sie würden sich gesünder ernähren? Wenn Sie versucht haben, anderen dabei zu helfen, sich in eine gute Richtung zu bewegen – hat es sich dann je so angefühlt, als würden Sie auf Granit beißen?

Als ich noch ein Kind war und mein Opa Irv (der Mitgründer von Baskin-Robbins) die Bestseller meines Vaters noch nicht gelesen und seine Ernährungsweise noch nicht umgestellt hatte und er noch nicht wieder gesund geworden war, gab es in unserer Familie so einigen Zoff ums Essen. Wenn meine Mutter, mein Vater und ich die Eltern meines Vaters besuchten, quartierten wir uns manchmal in einer gemieteten Wohnung ein, weil gemeinsame Mahlzeiten für ziemliche Spannungen sorgen konnten. Meine Großmutter verkündete lauthals: „In meiner Küche wird KEIN Tofu zubereitet." Sie ließ keinen Zweifel aufkommen, wer bei ihr das Sagen hatte, und stellte klar: „Wenn ihr in meinem Haus seid, esst ihr, was ich euch auf den Tisch stelle."

Da meine Großmutter nicht gerade mit einer Goldmedaille für Flexibilität gesegnet war, bereiteten wir die meisten unserer Mahlzeiten separat zu. Wir ließen nicht zu, dass unsere Meinungsverschiedenheiten übers Essen uns davon abhielten, eine Familie zu sein. Aber die Trennung, die sie verursachten, machte uns zu schaffen.

Als die schwerwiegenden gesundheitlichen Probleme, unter denen mein Großvater litt, ihn dazu brachten, seine Ernährungsweise radikal umzustellen, wurden die Dinge unendlich viel einfacher, und mit der Zeit kamen wir überein, dass Blut auf lange Sicht sogar dicker ist als Eiscreme. Aber diese Sicht der Dinge hat lange auf sich warten lassen.

Wenn Sie erst einmal herausgefunden haben, wie stark die Nahrung, die Sie zu sich nehmen, über Ihre physische und mentale Gesundheit bestimmt – wie schaffen Sie es dann, andere positiv zu beeinflussen, ohne wie eine Nervensäge rüberzukommen oder Menschen vor den Kopf zu stoßen?

Einige von uns lernen auf die harte Tour, wie so etwas *nicht* funktioniert. Ich zum Beispiel.

Ich habe meine prägenden Jahre als Einzelkind auf einer entlegenen Insel verbracht. Da unsere nächsten Nachbarn gut eineinhalb Kilometer von uns entfernt wohnten, habe ich nicht gerade übermäßig ausgeprägte soziale Kompetenzen entwickelt.

Hinzu kommt, dass ich als Vegetarier herangewachsen war und, bevor ich in die Schule kam, abgesehen von meinen Großeltern nicht gerade oft mit Menschen zusammen gewesen war, die Fleisch aßen. Als wir in einen Vorort von Victoria in Kanada zogen, damit ich auf eine Schule gehen konnte, waren die Mittagspausen für mich zunächst traumatische Erlebnisse. Die Vorstellung, dass Menschen Tiere aßen, erschien mir barbarisch.

Irgendwann in der Mitte meiner Grundschulzeit beschloss ich klar zu sagen, was ich davon hielt.

Wenn die Mittagspause anstand, inspizierte ich die Mittagessen der anderen Kinder und bezeichnete die *Star-Wars-* und *Cabbagge-Patch-Kids*-Lunchboxen als Särge.

Ich war leidenschaftlich, und meine Kritik war scharf. Eines Tages rieb ich meinem besten Freund Damien unter die Nase, dass sein Roastbeef-Sandwich das Produkt eines Mordes sei. Wir fingen an uns zu prügeln und es dauerte nicht lange, bis Damiens Sandwich im Mülleimer landete und ich im Büro des Direktors.

Da predigte ich einerseits Mitgefühl und wurde andererseits wegen des Inhalts der Lunchboxen meiner Freunde handgreiflich und prügelte mich mit ihnen.

MEIN BISSEN STEAK

Mein Vater, der mich als Vegetarier erzogen und mich immer dazu angehalten hatte, Tiere zu respektieren und ihr Recht auf Leben als ein hohes Gut anzusehen, machte sich wegen meines Fanatismus zusehends Sorgen.

Eines Tages sagte er mir, dass er einen Wunsch habe – und wisse, dass es mir schwerfallen würde, ihm diesen Wunsch zu erfüllen.

Ich hatte keine Ahnung, was als Nächstes kommen würde. Ich dachte, mein Vater wollte vielleicht, dass ich in aller Herrgottsfrühe bei seinen morgendlichen Yogaübungen mitmachte.

Aber es kam schlimmer. Viel schlimmer.

Er wollte mich in eines der angesagtesten Steakhäuser der Stadt zum Abendessen einladen. Es befand sich auf dem Dach eines 18-stöckigen Gebäudes, die Kellner trugen dort Anzüge und das Ambiente war gediegen. Mein

Vater hatte vor, mir ein Filet mignon von einem mit Gras gefütterten Rind zu bestellen.

Er erklärte mir, dass er mir ein besseres Gefühl der Verbundenheit mit den vielen Menschen vermitteln wolle, für die der Verzehr von Fleisch Teil ihres Lebens ist. Und da er mich als Vegetarier erzogen habe, fände er es auch wichtig, dass ich meine eigenen Entscheidungen treffe, anstatt einfach nur blind in seine Fußstapfen zu treten.

Ich war entsetzt. Ich hätte es, glaube ich, besser gefunden, wenn mein Vater mich gebeten hätte, auf einem Nagelbett zu schlafen.

Bedenken Sie, dass mein Vater auf dem Weg war, einer der führenden Verfechter einer humaneren Welt zu werden. Er war ein überzeugter Vegetarier. Was er von mir verlangte, muss ihm unglaublich schwergefallen sein. Aber es entsprang auch seiner tiefen Überzeugung, dass es mir dabei helfen würde, mich in wichtiger Hinsicht weiterzuentwickeln – und vielleicht dazu beitragen könnte zu retten, was von meinen sozialen Kompetenzen noch zu retten war.

Als der schicksalhafte Abend kam und mein bestelltes Steak serviert wurde, sah ich es mit Abscheu an. „Fleisch ist Mord", stellte ich abfällig fest.

Mein Vater lächelte geduldig und sagte: „Es ist wahr, dass jedes Stück Fleisch von einem Tier stammt, das einmal die gleiche Luft geatmet hat wie wir. Ich bin froh, dass du dir dessen bewusst bist, und hoffe, dass du es nie vergisst. Aber wenn du dich mit anderen Menschen verbinden willst, musst du ihre Sichtweise verstehen. Und die meisten Menschen betrachten Fleisch als etwas zu essen, und noch dazu als etwas, das sie gerne essen. Ich bitte dich nur ein einziges Mal von dem Steak zu probieren. Wenn du einen Bissen probiert hast, bin ich zufrieden und werde dich nie wieder darum bitten, noch mal Fleisch zu essen."

Also tat ich es. Und so sehr es mich auch anwiderte, Fleisch von einem Tier zu essen, das einmal als ein fühlendes Wesen gelebt hatte, musste ich doch zugeben, dass es ziemlich interessant schmeckte.

Ich aß das Steak nicht auf. Ich nahm nicht einmal einen zweiten Bissen. Mein Vater bestellte mir Nudeln. Aber etwas hatte sich in meinem Leben geändert.

Ich hatte mein Glaubenssystem auf die Probe gestellt, in dem es klare Trennungslinien zwischen richtig und falsch, gut und böse, hell und dunkel gab. Und nach diesem Erlebnis verblassten mein Gefühl der moralischen Überlegenheit und meine Überzeugung, das Recht zu haben, über andere urteilen zu können, langsam aber stetig. Ich blieb weiterhin fest davon überzeugt, dass jegliches Leben zu respektieren ist, und daran hat sich bis zum heutigen

Tag nichts geändert. Aber ich hatte gelernt, dass es zwischen überzeugtem Engagement und Dogmatismus einen Riesenunterschied gibt.

Jahre später hörte ich die Worte von Dr. Martin Luther King Jr. und begann sie zu verstehen, der uns sagte: „Man hat bei Menschen, die die unterschwellige Verachtung spüren, die man ihnen entgegenbringt, keine moralische Autorität."

Tatsache ist: Wenn wir über Menschen urteilen und ihr Verhalten als unnormal verurteilen, verlieren wir unsere moralische Überzeugungskraft. Andere mit ideologischen Glaubenssätzen zu bombardieren ist nicht nur abstoßend. Es ist zudem äußerst ineffektiv.

Ich hoffe, Sie sind unaufdringlicher, als ich es in der Grundschule war. Aber es stellt sich immer noch die Frage: Wie bringen wir die Menschen, die uns etwas bedeuten, dazu, sich gesund zu ernähren?

- **Bereiten Sie Ihren Lieben gesunde und leckere Speisen zu.** Es ist erstaunlich, wie wirkungsvoll ein leckeres Essen sein kann, um Menschen zu gewinnen. Manchmal verschafft der Mund einem am schnellsten Zugang zum Herzen. Ein Topf scharfer Chilis mit selbst gemachtem Maisbrot aus der Pfanne oder eine Scheibe warmes Schokoladen-Bananen-Brot kann jedem ein Lächeln aufs Gesicht zaubern, auch wenn es viel gesünder ist als das, was der Bekochte normalerweise isst.
- **Suchen Sie nach günstigen Gelegenheiten:** Viele Menschen sind bereit, etwas zu ändern, wenn sie mit ihrer Sterblichkeit oder einer beängstigenden Diagnose konfrontiert sind. Sie könnten durch die Krankheit oder den Tod eines geliebten Menschen berührt sein. Einige Menschen werden durch ihre Verantwortung für das Tierwohl oder die Umwelt wachgerüttelt. Wenn Sie sehen, dass sich jemand über etwas bewusst wird, könnte das der ideale Zeitpunkt sein, Ihr Wissen über gesunde Ernährung mit diesem Menschen zu teilen. Das Gießen eines Samens zur richtigen Zeit kann einen Baum wachsen lassen. Doch zur falschen Zeit wässert es einfach nur den Boden.
- **Stellen Sie Fragen:** Wenn Sie in Erfahrung bringen, was jemandem wichtig ist und womit er Probleme hat, können Sie ihm vielleicht helfen. Die meisten Menschen mögen es nicht, gesagt zu bekommen, was sie tun sollen. Aber viele lassen sich gerne von Freunden helfen.
- **Begegnen Sie ihnen immer mit Liebe.** Wenn in Ihrer Familie Streitigkeiten, schnelles Auf-die-Barrikaden-Gehen und Missverständnisse an der Tagesordnung sind, dürften sich Reibungen über unterschiedliche Ansichten im Hinblick aufs Essen genauso wenig vermeiden lassen wie bei allen anderen Angelegenheiten. Wo Liebe, Kommunikationsbereit-

schaft und gegenseitiger Respekt herrschen, ist das Beschreiten des Weges unendlich viel leichter. Wenn Sie Freundlichkeit und Eindeutigkeit in Ihre Beziehungen bringen, kann dies die Tür zur höchsten Stufe gegenseitigen Verständnisses öffnen.

- **Gehen Sie mit gutem Beispiel voran.** Das Beispiel, das Sie selber geben, ist am lehrreichsten. Wenn Sie guter Dinge sind und Lebensfreude versprühen, werden die Menschen sich ganz von selbst zu Ihnen hingezogen fühlen. Begeisterung ist ansteckend. Die Leute werden Sie fragen, wie Sie abgenommen haben oder warum Sie so gut aussehen.

  Shannon Briggs aus Covington, Washington, ist ein gutes Beispiel dafür. Im Jahr 2016 erhielt Shannon eine Krebsdiagnose. Sie glaubt, dass der Verzehr von Biogemüse in allen Regenbogenfarben ihre Behandlung unterstützt und ihr dabei geholfen hat, den Krebs zu besiegen. Heute ist Shannon überglücklich zu leben. Vor Kurzem erhielt sie einen überraschenden Brief eines Kollegen, der ihr anvertraute, dass sie ihn und seine ganze Familie inspiriert habe, sich gesünder zu ernähren. Der Brief rührte sie zu Tränen.

- **Machen Sie sich Experten zunutze.** Sie müssen nicht alle Fakten auswendig lernen oder eine endlose Reihe medizinischer Studien rezitieren, um andere Menschen zu beeinflussen. Dafür gibt es TED Talks, Bücher, Filme und Veranstaltungen wie die Food Revolution Summits. Millionen Menschen haben aufgrund der Quellen, die ich am Ende dieses Buches aufgeführt habe, ihr Leben verändert. Tatsächlich können Diskussionen über die richtige Ernährung schnell zu Machtkämpfen ausarten. Vielleicht fällt es Ihnen leichter, anderen einen Film, ein Buch, einen Artikel oder eine Veranstaltung zu empfehlen.

WIE SIE AM BESTEN ANFANGEN

Überlegen Sie, welche Menschen Sie gerne auf einen besseren Weg bringen würden. Auf der Grundlage all dessen, was Sie über sie wissen – was sie wertschätzen, womit sie Probleme haben, in welcher Lebensphase sie sich befinden – was wäre der beste Ansatzpunkt, um sie positiv zu beeinflussen? Machen sie sich Sorgen um ihre Gesundheit oder wegen ihres Gewichts? Wollen sie ihre sportliche Leistungsfähigkeit steigern? Oder Alzheimer oder einem anderen altersbedingten Leiden vorbeugen? Beschäftigen sie sich mit ethischen Fragen oder sozialen Problemen, oder machen sie sich Sorgen um die Umwelt? Mögen sie frische, schmackhafte Speisen?

Viele Menschen müssen aufgrund einer gesundheitlichen Krise einen Tiefpunkt erreichen, bevor sie bereit sind, etwas an ihrer Lebensweise zu ändern. Doch manchmal ist die Vision von einem langen Leben, mehr Energie und einem klareren Verstand ein Katalysator. Und überraschend viele Menschen hätten gerne – wenn sie es denn zugeben würden – ein erfüllteres Sexleben. (Ich muss Sie wahrscheinlich nicht daran erinnern, dieses Thema mit der gebotenen Vorsicht anzugehen!)

Vielleicht drücken Sie demjenigen, den Sie positiv beeinflussen wollen, ein hilfreiches Buch in die Hand (die Bereitschaft, sich darauf einzulassen, kann massiv gesteigert werden, wenn Sie einen Zettel mit dem Hinweis „bei dieser Seite musste ich an dich denken" an der entsprechenden Stelle einschieben), oder Sie bereiten ihm ein Essen zu, empfehlen einen bestimmten Artikel oder beginnen einfach ein Gespräch. Peilen Sie die Lage und sehen Sie, wohin das Ganze führt. Im schlimmsten Fall machen Sie einen Rückzieher und versuchen es ein anderes Mal mit einer anderen Herangehensweise. Lassen Sie das Thema einfach freundlich fallen und lassen Sie den Dingen ihren Lauf. Im besten Fall ändern Sie sein oder ihr Leben und gewinnen weitere Verbündete. In den meisten Fällen landet man irgendwo dazwischen. Achten Sie auf das, was Ihr Gegenüber sagt, aber auch darauf, was dadurch ausgedrückt wird, wie er oder sie sich verhält. Bekunden Sie Wertschätzung und Respekt.

Im Folgenden drei Möglichkeiten, eine Unterhaltung über gesunde Ernährung zu beginnen:

1. *Ich möchte gerne mehr Gemüse essen, weil es gut für meine Gesundheit ist. Hast du ein Lieblingsgemüse oder kannst du mir von dir bevorzugte Zubereitungsarten empfehlen?*
2. *Soll ich dir mal was erzählen, was mich wirklich glücklich macht?* (Wenn er oder sie „ja" sagt, erzählen Sie etwas Spannendes darüber, wie Sie abgenommen, mehr Energie verspürt oder eine Krankheit überwunden haben, oder von irgendwelchen anderen positiven Erfahrungen, die Sie gemacht haben.)
3. *Ich habe gerade den wahrscheinlich besten Film über Ernährung und Gesundheit angeschaut, den ich je gesehen habe (oder das beste Buch über Ernährung und Gesundheit gelesen, das ich je in der Hand hatte). Soll ich dir davon erzählen?*

Denken Sie daran, dass Sie auch Leute, die nicht vorhaben, es Ihnen auf Ihrem Weg zu besserer Gesundheit gleichzutun, bitten können, das, was Sie tun, zumindest zu respektieren, und Sie auf Ihrem Weg zu unterstützen. Sie können zum Beispiel sagen:

„Ich habe beschlossen, meine Ernährungsweise grundlegend umzustellen, denn ich werde ja nicht jünger und bin, offen gesagt, noch nicht bereit, das Zeitliche zu segnen. Vielleicht findest du meine neue Ernährungsweise ein bisschen merkwürdig oder extrem, aber ich würde mich wirklich freuen, wenn du mich dabei unterstützt. Du musst ja nicht mitmachen, aber ich würde dich bitten, es einfach zu respektieren.

Es würde mir zum Bespiel helfen, wenn du bei einem gemeinsamen Essen einfach daran denkst, was ich esse und was nicht, damit ich mich nicht allein fühle. Außerdem fände ich es super, wenn du dir irgendwelche dummen Sprüche verkneifen könntest, selbst wenn du sie vielleicht witzig findest. Bitte zieh mich nicht auf, weil ich bestimmte Dinge nicht esse, und erzähl mir auch nicht, was mir entgeht. Die Umstellung fällt mir nicht leicht und ich fände es nett, wenn du dein Bestes tun könntest, mich zu respektieren." Wie klingt das?

Sie werden natürlich Ihre eigenen Worte wählen. Entscheidend ist, dass das Gesagte von Herzen kommt und dass Sie Ihre Lieben auf sinnvolle Weise einbinden, um die Bedingungen für ein gesünderes Leben und ein gesünderes familiäres Umfeld zu schaffen. Sie sind an der Erschaffung und Gestaltung Ihrer Familie und der Gemeinschaft, in der Sie leben, beteiligt.

Niemand von uns hat die Kontrolle darüber, was andere tun werden. Aber wir können sehr wohl entscheiden, wie wir reagieren und das Beste aus dem machen, was uns in unserem Leben begegnet.

Manchmal werden Sie sehen, wie das, was Sie tun, auch bei anderen Wirkung entfaltet, sofern Sie dem, was Sie sich vorgenommen haben, wirklich treu bleiben. Ginny Trierweiler aus Colorado hat vor Kurzem 30 Kilogramm abgenommen, nachdem sie auf Zucker, Mehl und Alkohol verzichtet hatte. Aber sie wurde nicht immer von ihren Kollegen unterstützt. Einmal arbeitete sie mit einer Krankenschwester zusammen, die selber mit Gewichtsproblemen kämpfte und versuchte abzunehmen, indem sie Shakes trank, die die Mahlzeiten ersetzten. Sie fragte Ginny, wie sie abnehme, und versuchte oft, sie mit Süßigkeiten in Versuchung zu führen, die auf der Station für das Personal bereitstanden. Eines Tages gab es eine schöne Schachtel Pralinen und sie bot Ginny eine an. Ginny lehnte dankend ab, woraufhin ihre Kollegin mit einer leicht höhnischen Stimme, die ihr bedeutete, sich doch nicht lächerlich zu machen, fragte: „Nicht mal eine einzige?" Als Antwort formte Ginny mit den

Fingern eine Null und stellte klar: „Ich nehme so viele." Die Krankenschwester erwiderte: „Wow, deshalb nimmst du also ab!"

Später hörte Ginny, wie die Krankenschwester diese Geschichte anderen erzählte. Ginnys Entschlossenheit hatte sie beeindruckt. Man weiß nie, wessen Leben man womöglich beeinflusst, wenn man sich entscheidet, konsequent an dem festzuhalten, was man sich vorgenommen hat.

MAßNAHMEN:

Option 1: Wählen Sie eine Person aus, die Sie dazu bringen möchten, Sie auf Ihrem Weg zu begleiten. Schicken Sie dieser Person einen Artikel oder einen Link, schenken Sie ihr ein Buch oder laden Sie sie zu einem Filmabend ein.

Option 2: Bieten Sie einem Freund oder einem Menschen, der Ihnen etwas bedeutet, an, ihm nach einem Rezept aus diesem Buch ein aus pflanzlichen Vollwertprodukten zubereitetes Gericht zu servieren – und essen Sie es gemeinsam. Vielleicht möchten Sie die Mahlzeit mit einem Wort oder einer Geste der Dankbarkeit beginnen.

Option 3: Laden Sie ein paar Freunde zu einem Filmabend ein und sehen Sie sich gemeinsam einen Lehrfilm über Ernährung an. Diskutieren Sie anschließend über den Film. Wenn möglich, achten Sie darauf, dass niemand die Diskussionsrunde dominiert und jeder die Möglichkeit hat, zu Wort zu kommen und seinen Standpunkt darzulegen.

 Finden Sie einen Verbündeten, der Sie dabei unterstützt, sich gesund zu ernähren

Im Rahmen einer im Jahr 2007 im *New England Journal of Medicine* veröffentlichten Studie mit 5124 erwachsenen Teilnehmern untersuchten Wissenschaftler über einen Zeitraum von 32 Jahren Zusammenhänge zwischen

> *„Manchmal geht unser eigenes Licht aus und wird durch einen Funken einer anderen Person wieder entzündet. Jeder von uns hat Anlass, mit tiefer Dankbarkeit an diejenigen zu denken, die die Flamme in uns entzündet haben."*
>
> —Albert Schweitzer

sozialen Bindungen und deren Auswirkungen auf die Gesundheit.[1] Unter anderem ergab die Studie Folgendes: Wenn ein Geschwisterteil im Laufe der Studie fettleibig wurde, stieg die Wahrscheinlichkeit, dass ein anderes Geschwisterteil ebenfalls fettleibig wurde, um 40 Prozent.

Das könnte natürlich genetische Ursachen haben. Doch dann fiel den Wissenschaftlern auf, dass das gleiche Muster sich auch bei Ehepartnern wiederfand. Wenn ein Ehepartner fettleibig wurde, stieg die Wahrscheinlichkeit signifikant an, dass der andere Ehepartner ebenfalls an Gewicht zulegte. Ob das einfach daran liegen könnte, dass Ehepartner normalerweise gemeinsam essen und die gleichen Lebensgewohnheiten haben? Vielleicht. Aber offenbar steckt noch mehr dahinter. Denn die Studie ergab noch etwas: Wenn einer der Teilnehmer einen engen Freund hatte, der fettleibig wurde, stieg die Wahrscheinlichkeit, dass der Teilnehmer selber auch fettleibig wurde, um erstaunliche 57 Prozent.

Wir sind alle anfällig für soziale Einflüsse. Wenn wir nicht wissen, wie wir mit diesen Einflüssen richtig umgehen, können diese dafür sorgen, dass wir uns zu einem für unsere Gesundheit schädlichen Lebenswandel hinreißen lassen. Umgekehrt können wir die Unterstützung von Leuten, mit denen wir Umgang haben, aber auch nutzen, damit sie uns dabei helfen, unsere Ziele zu erreichen.

Einige Leute ziehen es einfach vor, Dinge auf eigene Faust durchzuziehen. Wenn das auf Sie zutrifft, nur zu! In dem Fall können Sie Ihre Prinzipien am besten als Solist umsetzen. Aber wenn Sie so sind wie viele Leute, ist es hilfreich, jemanden zu haben, der Sie anfeuert. Jemanden, der zu Ihnen steht und sich für Sie einsetzt. Jemanden, dem oder der Sie sich anvertrauen können, wenn es schwierig wird, und der oder die Ihre Erfolge feiert.

Jemand anderen mit einzubeziehen und darüber auf dem Laufenden zu halten, wie es geht, macht Ihre Aktionen transparent und kann Ihnen als Anhaltspunkt dienen, wie erfolgreich Sie sind.

Entscheiden Sie, bei was Sie gerne Hilfe in Anspruch nehmen würden. Wollen Sie abnehmen oder Zucker meiden oder Ihre Ernährung auf Bio-Kost umstellen? Wollen Sie mindestens einmal am Tag grünes Gemüse essen, Vegetarier oder Veganer werden oder öfter selber kochen?

Bestimmen Sie ein Ziel und wählen Sie dann einen guten Verbündeten. Das könnte ein Ehepartner, ein Bruder oder eine Schwester, ein Kollege oder eine Kollegin oder ein Freund oder eine Freundin sein. Ihr Verbündeter wird Ihnen wahrscheinlich die größte Hilfe sein, wenn er die gleichen Ziele hat wie Sie. Doch selbst wenn das nicht der Fall ist, kann er Ihnen helfen, wenn er grundsätzlich zu Ihnen steht und Sie unterstützt.

Wenn Sie jemanden um Unterstützung bitten, sollten Sie mitteilen, warum Sie darum bitten. Wollen Sie Krebs, Herzerkrankungen, Demenz oder Diabetes vorbeugen? Wollen Sie überschüssige Pfunde loswerden? Wollen Sie Ihre Energiereserven steigern, eine bessere Verdauung haben oder Ihr Immunsystem stärken? Wollen Sie einen kleineren ökologischen Fußabdruck hinterlassen, um zur Schaffung einer mitfühlenderen Welt beizutragen? Lassen Sie Ihren Freund oder Ihre Freundin wissen, was Sie erreichen wollen, vor allem, wenn Sie spezielle Ziele haben.

Wenn Sie Ihre Verbündeten ausgewählt haben, legen Sie ein System fest, nach dem Sie sie auf dem Laufenden halten. Sie können sich zum Beispiel jeden Tag, einmal in der Woche oder einmal im Monat bei ihnen melden – oder diese sich bei Ihnen. Je schwerer es ist, das zu ändern, was Sie ändern wollen, und je größer die Versuchung ist sich hängen zu lassen, desto hilfreicher ist ein regelmäßiger Austausch. Ihre Verbündeten können für Sie da sein, um Ihnen dabei zu helfen, Schwierigkeiten zu meistern oder mit Ihnen gemeinsam Erfolge zu feiern. Und wenn es um große Veränderungen geht, bei denen tief verwurzelte Gewohnheiten abgeschüttelt werden müssen, sollten Ihre Verbündeten bereit sein, jederzeit, wann immer die Versuchung zuschlägt, Anrufe oder Bitten um Hilfe entgegenzunehmen.

Erschaffen Sie auch ein Belohnungssystem. Abhängig davon, wie eng die Beziehung zu Ihrem Verbündeten ist, könnte er bereit sein, mit Ihnen zu feiern, wenn Sie ein Ziel erreicht haben. Wenn Sie sich zum Beispiel vorgenommen haben, 9 Kilogramm abzunehmen und dieses Ziel erreicht haben, könnte Ihr Verbündeter mit Ihnen zusammen einen Tag in einem Spa verbringen oder einen gemeinsamen Skiausflug oder eine Wanderung mit Ihnen machen. Oder er könnte Ihnen einen Gutschein für eine Massage schenken oder bei Ihnen vorbeikommen und den gesamten Abwasch erledigen.

Feiern Sie Ihre Erfolge nicht auf eine Weise, die den Verzehr von Junkfood beinhaltet! Eine Freundin von mir, die fast 7 Kilogramm abgenommen hatte, feierte dies, indem sie ausging und sich Kuchen und Eiscreme genehmigte. Es dürfte Sie nicht übermäßig überraschen zu hören, dass sie die 7 Kilogramm (und noch einige mehr) nach einigen Wochen wieder auf den Rippen hatte.

Im Jahr 2016 nahm Sarah Medlicott aus Santa Cruz, Kalifornien, sich vor, in mehrerlei Hinsicht gesünder zu leben. Unter anderem beschloss sie, Zucker aus ihrer Kost zu streichen. Sie bat eine ihrer Freundinnen, Jenny Brewer, ihr dabei zu helfen. Jenny und Sarah begannen jeden Montag gemeinsam zu wandern, um sich auszutauschen, auf den neusten Stand zu bringen und sich gegenseitig zu unterstützen. Die Wanderungen wurden für Sarah zu einer Art Prüfstein. Sie bestärkten sie, boten ihr Gelegenheit, über das, was sie tat, sozusagen Rechenschaft abzulegen, und halfen ihr, auf ihrem Weg zu bleiben.

Immer wenn Sarah besonders unzufrieden mit sich war und ungeduldig wurde, weil sich keine schnelleren Erfolge einstellten, war Jenny da, um sie daran zu erinnern, wie weit sie schon gekommen war, und was für Streiche ihr Geist ihr spielte, um sie dazu zu bringen, in alte Gewohnheiten zurückzufallen. Selbst wenn sie in verschiedenen Städten sind, führen sie ihr „Wandergespräch" am Telefon, um in Verbindung zu bleiben und sich gegenseitig zu unterstützen.

Vielen Leuten fällt es schwer, sich alleine dazu aufzuraffen zu joggen, ins Fitnessstudio zu gehen, Trainingsstunden zu nehmen oder regelmäßig Sport zu treiben. Wenn Sie beschließen, sich gemeinsam mit jemand anderem regelmäßig körperlich zu betätigen, könnte dies Ihre Beziehung zu Ihrem Sportpartner festigen und zugleich Ihrer Gesundheit guttun.

Mein Vater und ich trainieren seit beinahe zwanzig Jahren gemeinsam in einem örtlichen Fitnessstudio. Wir gehen normalerweise zweimal in der Woche hin und stacheln uns gerne gegenseitig an. Wir kennen jeweils die Rekorde und die Durchschnittsleistungen des anderen, sodass wir einander im Auge behalten und aufpassen können, ob der andere auch leistet, was zu leisten er imstande ist. Es ist schon erstaunlich, wie sehr es einen anspornen kann, sich noch mehr anzustrengen, wenn man beobachtet und angefeuert wird. Wenn ich alleine trainiere (und um ehrlich zu sein, raffe ich mich nur selten ohne meinen Vater auf), lege ich mich lange nicht so ins Zeug wie dann, wenn er dabei ist. Irgendetwas daran, beobachtet und begutachtet zu werden, entfacht in mir den Drang, es besonders gut machen zu wollen. Und dadurch, dass wir unseren gemeinsamen Besuch im Fitnessstudio zu einer Gewohnheit gemacht haben, habe ich einen starken Antrieb, regelmäßig hinzugehen und dabeizubleiben.

MAßNAHMEN:

Option 1: Erzählen Sie jemandem, den Sie gerne mögen, was Sie dazu motiviert, sich gesund zu ernähren, und nennen Sie ein konkretes Ziel. Fragen Sie die Person, ob sie bereit ist, Ihnen zu helfen, und finden Sie einen für beide akzeptablen Weg, in Verbindung zu bleiben und Ihre Fortschritte zu überprüfen.

Option 2: Bilden Sie mit jemandem, dem Sie vertrauen, eine Gesundheits-Partnerschaft und setzen Sie sich individuelle Ziele. Vereinbaren Sie miteinander, was jeder von Ihnen erreichen will, wie oft Sie sich miteinander in Verbindung setzen, wie Sie ihre jeweiligen Fortschritte messen und wie Sie Ihre Erfolge feiern wollen.

Option 3: Legen Sie voll los! Laden Sie Kollegen zu einem Fitnesswettbewerb ein. Einige machen bei solchen Wettbewerben Plank-Übungen oder Liegestütze, andere wandern, joggen oder praktizieren Mannschaftssportarten. Erschaffen Sie eine von allen geteilte Methode zur Erfassung der Leistungen oder der Leistungsstände und aktualisieren Sie diese täglich auf einer Bestenliste. Natürlich beginnen verschiedene Teilnehmer bei unterschiedlichen Fitnessniveaus. Derjenige, der sich im Laufe einer Woche am meisten verbessert, könnte der Gewinner sein.

KAPITEL 20

✕ Bilden Sie ein Team und bereiten Sie gemeinsam gesunde Gerichte zu

Fühlen Sie sich manchmal einsam? Als ob sich tief in Ihrem Innern etwas nach stärkerer Gemeinschaft sehnt und nach einem intensiveren Gefühl dazuzugehören? Wenn das der Fall ist, haben Sie reichlich Gesellschaft. Im Jahr 2016 ergab eine Umfrage des Marktforschungsunternehmens Harris, dass die Mehrzahl der US-Amerikaner – genau genommen 72 Prozent – sich einsam fühlen.[1] In Deutschland nimmt ungefähr die Hälfte der Bevölkerung Einsamkeit als „großes Problem" wahr.

Trotz all der technischen Verbindungsmöglichkeiten der modernen Welt scheint etwas Wichtiges verloren gegangen zu sein. Wir können uns auf Facebook mit Leuten „anfreunden" und ihre Tweets auf Twitter „liken". Aber wir wissen alle, dass Freundschaft und Liebe auf mehr basieren als auf ein paar Mausklicks.

Eins meiner Lieblingsmittel gegen Einsamkeit ist gemeinsames Essen. Ich koche für mein Leben gerne. Aber das Zubereiten von Speisen bereitet mir zehnmal mehr Freude, wenn ich weiß, dass andere auch davon essen werden.

Gesundes Essen für Leute zuzubereiten, die sich nicht auf die gleiche Weise ernähren wie man selber, kann durchaus eine Herausforderung sein. Aber es kann einen auch auf ganz besondere Weise belohnen.

Gina Bonanno-Lemos aus Orange County in Kalifornien wuchs in einer italienischen Familie auf – einer Familie, die ein italienisches Feinkostgeschäft betrieb und selbst hergestellte originale italienische Lebensmittel verkaufte. Sie war für ihre Kochkünste bekannt. Ihre Partys erfreuten sich großer Beliebtheit und waren gut besucht. Doch als Gina ihre Ernährung auf eine pflanzenbasierte Kost umstellte, waren ihre Freunde und ihre Familie skeptisch und zogen lästernd in Zweifel, dass ihre neuen Speisen gut schmecken könnten. Das änderte sich, als Gina im Haus ihres Bruders an einer Party zur Feier des Unabhängigkeitstages teilnahm.

Gina bereitete einen großen Topf ihres inzwischen berühmten Drei-Bohnen-Chilis zu und stellte es bereit, damit alle Gäste es sich schmecken lassen konnten. Und sie ließen es sich in der Tat schmecken. Viele Mitglieder ihrer Familie bekundeten ganz angetan, wie lecker es sei – ohne zu wissen, wer das

Gericht zubereitet hatte und dass es kein Fleisch enthielt. Als ihre Mutter verkündete, dass es sich um Ginas selbst gemachtes Chili handele, wurde es in dem Zimmer, in dem sich mehr als 50 Gäste befanden, ganz still. Ein Onkel von Gina sagte: „Ich dachte, du isst kein Fleisch." Woraufhin diese erwiderte, dass alle, die von ihrem Chili probiert hatten, kein Fleisch gegessen hatten. Da sie wusste, dass ihre fleischliebende Familie etwas zum Reinbeißen benötigte, hatte Gina ihrem Chili ihre Geheimwaffe hinzugefügt – Beefy Crumbles von dem US-amerikanischen Produzenten veganer Fleischprodukte Beyond Meat.

Die Mitglieder von Ginas Familie konnten es kaum glauben, dass das, was sie gegessen hatten, zu 100 Prozent pflanzenbasiert war und bepackt mit muskelaufbauendem Erbsenprotein. Sie schworen, Ginas Kochkünste nie wieder infrage zu stellen, und inzwischen suchen sie sogar ihren Rat und bitten sie um Rezepte.

Nicht jeder hat eine große Familie, die Wert auf gutes Essen legt und sich gerne zu gemeinsamen Mahlzeiten trifft. Viele leben alleine oder mit Menschen zusammen, die sich anders ernähren als man selber. Und selbst wenn man das Glück hat, regelmäßig mit Familienmitgliedern zu essen, kann die Koch- und Aufräumroutine mit der Zeit ein bisschen langweilig werden.

Und an dieser Stelle kann die Bildung einer Kochgruppe zwecks Zubereitung gesunder Gerichte eine wirklich gute Idee sein.

Das Grundprinzip ist einfach: Finden Sie einen anderen Menschen oder eine Gruppe von Menschen, die sich wie Sie gesund ernähren wollen, und vereinbaren Sie, gesunde Gerichte zuzubereiten und gemeinsam zu essen.

Das kann zum Beispiel ganz einfach damit beginnen, dass Sie eine Exraportion Quinoa mit Kokosnuss-Currysoße zubereiten und Ihre Nachbarn fragen, ob sie sich darüber freuen würden, wenn Sie ihnen etwas davon für ihr nächstes Abendessen vorbeibringen würden. Wenn die Antwort positiv ausfällt, könnten Sie sie fragen, ob Sie sich vielleicht regelmäßig gegenseitig etwas von ihren zubereiteten Speisen vorbeibringen wollen.

Wenn Sie mit Arbeitskollegen eine Kochgruppe bilden, könnten Sie vereinbaren, abwechselnd das Mittagessen für alle zuzubereiten. Wenn fünf Leute mitmachen, könnte jeder an einem Tag der Woche für die Zubereitung des Mittagessens zuständig sein. Aber Sie können auch klein anfangen und einfach jeden Montag für ein paar Kollegen das Mittagessen zubereiten und das Ganze dann weiter ausbauen. Eine große Portion Kichererbsensalat mit allem Drum und Dran – Tomatenscheiben, Essiggurken, Salat, Avocadostücken – ist möglicherweise ein köstliches, leicht zu transportierendes Mittagessen, das alle zufriedenstellen dürfte.

Ein gesundes Mittagessen mit in die Schule zu nehmen, kann bei einem Kind, dessen Klassenkameraden Bologna-Sandwiches und Schokoriegel verputzen, dafür sorgen, dass es sich vielleicht ein wenig isoliert fühlt. Versuchen Sie, ein paar Eltern zu finden, die sich zusammentun, um ihren Kindern gesundes Mittagessen mit in die Schule zu geben. Die Eltern können abwechselnd jeweils an einem Tag das Essen für alle Kinder der Gruppe zubereiten. Noch besser ist es, wenn sich alle Eltern zusammenschließen, damit alle Kinder in der Schule ein gesünderes Mittagessen bekommen (mehr dazu in Kapitel 24).

Sie können sogar mit Menschen, die Sie kaum kennen, ein Essen organisieren.

Die Familie von Aryana und Aaran Solh aus Austin, Texas, ist über die ganze Welt verstreut. Die beiden sind bei der Arbeit stark eingespannt und haben als frischgebackene Eltern nur wenig Freizeit. Deshalb fürchteten sie, sich am Thanksgiving-Day etwas einsam zu fühlen, als der Feiertag näherrückte. Anstatt ihn alleine zu Hause zu verbringen, mieteten sie einen Veranstaltungsraum der Gemeinde und luden alle, die sie kannten, und auch sonst alle möglichen Bürger aus Austin zu einem veganen Thanksgiving-Essen und einer anschließenden Tanzparty ein. Jeder sollte etwas zu essen mitbringen.

Die Solhs ernährten sich seit mehr als 10 Jahren von pflanzenbasierter Kost. Die meisten ihrer Freunde ernährten sich nicht auf diese Weise, aber die Solhs wollten, dass sich alle Gäste von ganzem Herzen willkommen fühlten. Aaran bereitete vegane Latkes zu und Aryana einen Regenbogen-Mandalasalat mit Tahin-Dressing und als Dessert einen veganen Schokoladen-Rohkäsekuchen. Ihre Gäste sagten, dass sie noch nie so köstliche Speisen gegessen hätten. Im Laufe des Abends kamen mehr als 100 Gäste vorbei und aßen und tanzten. Die Solhs nutzten die Gelegenheit auch, um Spenden für die Amala Foundation zu sammeln, eine lokale gemeinnützige Organisation, die jugendliche Flüchtlinge unterstützt. Rückblickend stellt Aryana fest, dass dies eine der freudigsten und bedeutsamsten Abendveranstaltungen gewesen sei, an der sie je teilgenommen habe. Der Abend zeigte, was passieren kann, wenn wir bewusst Zusammenkünfte organisieren, die einem größeren Zweck dienen als nur dem, uns selbst zu amüsieren.

Sie können interessierte Leute finden, indem Sie einen Flyer in Ihrem Fitnessstudio, im Naturkostladen, im Gemeindezentrum, im Seniorenzentrum, in der Bibliothek, auf dem Collegecampus, im Yoga-Studio oder in der Kirche aushängen; Sie können Freunde, Familienangehörige oder Nachbarn fragen; Sie können eine Rundmail an Ihre Arbeitskollegen schicken oder sogar auf Facebook oder Meetup eine Einladung posten.

Im Folgenden ein Beispiel für einen möglichen Text:

LUST AUF GEMEINSAMES GESUNDES KOCHEN?

Sind Sie es je leid gewesen, immer wieder das Gleiche zu kochen? Haben Sie Lust, Ihre Lieblingsgerichte mit anderen zu teilen – und gesunde Speisen zu essen, die andere für Sie zubereitet haben? Dann setzen Sie sich mit mir in Verbindung und machen Sie mit in unserem Koch-Team der gesunden Esser! Wenn Sie etwas kochen, bereiten Sie so viel zu, dass es auch noch für andere reicht. Anschließend haben Sie ein paar Tage kochfrei, denn dann kochen andere für Sie! Bilden wir eine Gemeinschaft, erleichtern wir uns die Last des täglichen Kochens und machen wir uns stark für gesundes Essen – und all das gleichzeitig! Um mehr zu erfahren, kontaktieren Sie mich und machen Sie mit!

Wenn Sie bestimmte Wünsche im Hinblick auf die Speisen haben oder wollen, dass bestimmte Richtlinien eingehalten werden, sollten Sie das in Ihrem Aufruf mitteilen. Wenn Sie zum Beispiel ein Team für gesundes Kochen gründen wollen, das zuckerfreie, vegane oder kohlenhydratarme oder kohlenhydratreiche Speisen zubereitet, ist es am besten, dies von Anfang an klarzustellen. Sie können auch bestimmte Regeln aufstellen (zum Beispiel, dass jedes Gericht ein grünes Blattgemüse enthalten muss).

Möglicherweise teilen nicht alle Mitglieder Ihrer Kochgruppe Ihre Ernährungsgrundsätze und Prioritäten. In dem Fall müssen Sie ein wenig verhandeln und entscheiden, wo Sie hart bleiben und wo Sie bereit sind, sich ein bisschen flexibel zu zeigen.

Indem Sie große Mengen Essen zubereiten, sparen Sie Zeit. Indem Sie Speisen austauschen oder mit anderen gemeinsam essen, bauen Sie soziale Beziehungen auf, entdecken neue Geschmacksrichtungen und haben neue Erlebnisse. Und indem Sie Ihre Kochgruppe auf die Zubereitung von gesundem Essen ausrichten, tragen Sie dazu bei, dass alle sich nährstoffreich ernähren.

UND JA, ES GIBT DAFÜR AUCH EINE APP

Wussten Sie, dass es auch Foodsharing-Apps gibt? Sie funktionieren so ähnlich wie Airbnb, aber eben nicht für Unterkünfte, sondern für selbst gekochtes Essen. Sie können als Gastgeber fungieren, einen Preis festlegen und mitteilen, was für eine Art von Essen Sie zubereiten wollen – und dann buchen die Leute einen Platz an Ihrem Tisch und bezahlen, um Ihnen bei Ihrem Abendessen Gesellschaft zu leisten. Oder Sie schlüpfen in die Rolle eines Gasts, suchen nach Gastgebern und nehmen das Angebot an, sich von ihnen bekochen zu lassen. Foodsharing-Apps bringen Menschen, die sich bekochen lassen wollen, mit Menschen aus der gleichen Gegend zusammen, die selbst gekochtes Essen anbieten. Kundenbewertungen, Präferenzen im Hinblick auf die angebotenen Speisen und eine klare Preisgestaltung sorgen dafür, dass alles transparent ist und man bekommt, was man gerne haben möchte, egal, ob man die App als Gast nutzt oder als Gastgeber.

MAßNAHMEN:

Option 1: Bereiten Sie einem Freund, einem Nachbarn, einem Kollegen oder einem Familienmitglied ein gesundes Gericht zu. Zeigen Sie sich großzügig und sehen Sie, wohin Sie das führt!

Option 2: Probieren Sie Too Good To Go, Olio oder eine andere Online-Foodsharing-App aus und bieten Sie entweder an, als Gastgeber ein Essen für Gäste zuzubereiten, oder nehmen Sie als Gast an einem Essen teil, das jemand anders zubereitet hat.

Option 3: Erstellen Sie einen Flyer, eine E-Mail oder ein Posting und verbreiten Sie die Information öffentlich oder geben Sie sie an mindestens zehn Freunde weiter und laden Sie ein, an einer Kochgruppe teilzunehmen. Haken Sie bei jedem Einzelnen nach, bis Sie eine ausreichend große Gruppe zusammen haben, um planen zu können.

KAPITEL 21

✗ Essen Sie gut, wenn Sie auswärts essen

Phoenix und ich gönnen uns fast jede Woche einen gemeinsamen netten Abend, der normalerweise mit einem Abendessen in einem Restaurant beginnt. An diesem Abend vergessen wir die Küchenarbeit und überlassen das Planen und Zubereiten des Essens und das anschließende Aufräumen und den Abwasch anderen.

Auswärts zu speisen ist nicht unbedingt die gesündeste Art zu essen. Und es kann teuer werden. Aber Restaurants bieten ein schönes Ambiente und die Möglichkeit, neue Geschmacksrichtungen und Kochkünste kennenzulernen.

Man ist jedoch gut beraten, das Restaurant, in das man geht, mit Bedacht zu wählen, denn nicht jedes Restaurant ist unbedingt ein Ort, an dem die angebotenen Speisen unbedenklich sind.

GEFÄHRLICHE INHALTSSTOFFE

Wenn Sie sich nicht während der vergangenen 40 Jahre in einer Höhle versteckt haben oder in der PR-Abteilung eines Schnellrestaurants arbeiten, wissen Sie wahrscheinlich, dass Fastfood, was den Nährwert angeht, oft eine Katastrophe ist. Fast alles ist voller Zucker, Salz, Chemikalien, Fleisch aus Massentierhaltung und Kohlenhydraten aus industriell verarbeiteten Produkten.

Aber wussten Sie, dass selbst viele gehobene Lokale und sogar Gourmet-Restaurants Zutaten verwenden, die Sie nie bewusst in Ihrer Küche verwenden würden – einschließlich einiger, die wahrscheinlich mit Warnhinweisen versehen werden sollten?

Selbst die edelsten Restaurants unterliegen sehr stark der Notwendigkeit, Kosten zu senken und den Umsatz zu steigern. Und da die meisten von ihnen nicht preisgeben müssen, welche Zutaten sie verwenden, werden sie oft durch den Druck des Marktes dazu getrieben, billige Produkte und Geschmacksverstärker einzuschmuggeln.

Viele verwenden stark verarbeitete Öle und Lebensmittel, die mit künstlichen Aromastoffen, zugesetztem Zucker und Konservierungsstoffen versetzt sind. Sofern nicht ausdrücklich anders angegeben, können Salatdressings in Restaurants Chemikalien wie Dinatriumguanylat und Mononatriumglutamat

(MNG) enthalten. Und für nahezu alle Fleischgerichte in Restaurants wird Fleisch aus Massentierhaltung verwendet.

Selbst wenn der Lachs als „Wildlachs" angepriesen wird, ist das unter Umständen keine Garantie dafür, dass es sich auch wirklich um Wildlachs handelt. Im Jahr 2015 führte die gemeinnützige Meeresschutzorganisation Oceana eine DNA-Analyse durch und untersuchte Lachsproben aus gehobenen Restaurants und Restaurants mit Straßenverkauf in New York, Washington, DC, Chicago und Virginia. Die Untersuchung ergab, dass es sich bei zwei Dritteln des auf den Speisekarten der Restaurants als „wilder" Lachs angepriesenen Lachses in Wahrheit um Zuchtlachs handelte.[1]

In vielen Ländern gibt es Regeln und Vorschriften, die sicherstellen, dass die in den Restaurants servierten Lebensmittel hygienisch einwandfrei sind. Aber man kann sich nie ganz sicher sein, welche Zutaten verwendet werden oder wie das Essen gelagert, zubereitet oder gekocht wurde. Zu einem gewissen Grad kommt man nicht darum herum, dem Restaurant, in dem man isst, einen Vertrauensvorschuss zu gewähren.

WIE SIE DIE GUTEN RESTAURANTS FINDEN

Es gibt einige großartige Hilfsmittel, die einem bei der Beurteilung von Restaurants helfen können. Ich glaubte alle besuchenswerten Restaurants in meiner Stadt zu kennen. Aber kürzlich habe ich Google und Yelp aufgerufen und Suchbegriffe wie „aus Bioanbau", „natürlich", „nachhaltig" und „vegetarisch" eingegeben. Und siehe da, ich fand eine ganze Reihe neuer Lokalitäten, von denen ich noch nichts gehört hatte, mitsamt Preisinformationen und Kundenbewertungen.

Eines der Restaurants, die ich entdeckte, war ein lokales sri-lankisches Bio-Restaurant, in das meine Frau und ich an einem unserer gemeinsamen netten Abende gingen. Während wir aßen, kam die Besitzerin, die auch die Chefköchin ist, heraus, um alle Gäste zu begrüßen. Sie bat mich um meine Meinung zu den Gewürzen, die sie in dem Gemüsecurry, das ich gerade aß, verwendet hatte, und erzählte mir ein bisschen darüber, warum sie welche Zutaten genommen hatte. Sie kümmerte sich um ihre Gäste. Für sie war es mehr als nur ein Job, nahrhafte Gerichte anzubieten, die ihren Gästen schmecken – sie kochte mit Leidenschaft.

Es ist immer möglich, dass in Ihrem Viertel oder in der Nähe ein Juwel von einem Restaurant versteckt ist.

Es gibt auch einen wachsenden Trend zu gesünderen „Fast Food"-Optionen. Die US-amerikanische Schnellrestaurantkette Chipotle Mexican Grill zum Beispiel, die inzwischen weltweit über mehr als 2.000 Restaurants verfügt, hat trotz einiger Probleme in Bezug auf die Sicherheit ihrer Lieferkette die Richtung gewiesen, indem ausschließlich gentechnikfreie Produkte angeboten werden, auch vegane Gerichte auf der Speisekarte stehen und das angebotene Fleisch von mit Gras gefütterten Tieren stammt. Amy's Kitchen hat in Kalifornien ein Bio-Drive-in-Restaurant eröffnet und plant eine Expansion auf Franchise-Basis. Und es gibt eine wachsende Zahl neu entstehender gesundheitsbewusster Restaurantketten.

WIE SIE INTELLIGENT BESTELLEN

Bevor Sie ein Restaurant besuchen, das Sie noch nicht kennen, sehen Sie nach, ob das Restaurant seine Speisekarte auf seiner Website zur Verfügung stellt. Scheuen Sie sich bei Ihrem Besuch nicht, der Kellnerin oder dem Kellner Ihre Vorlieben oder Bedürfnisse mitzuteilen und nach Empfehlungen zu fragen. Und falls Sie auf der Speisekarte nichts entdecken, das Sie anspricht, können Sie oft auch Speisen bestellen, die nicht auf der Karte stehen, und um eine Zusammenstellung oder eine Variante bitten, bei der zwar die im Restaurant verfügbaren Zutaten verwendet werden – aber auf eine Weise, die Ihnen zusagt.

Vor Kurzem übernachtete ich zum Beispiel in einem Hotel und beschloss, das Hotelrestaurant auszuprobieren. Auf der Speisekarte fand ich kein Gericht, auf das ich Lust hatte, aber davon ließ ich mich nicht abhalten. Ich bestellte gedünstetes Gemüse mit Zitronenspalten und eine Ofenkartoffel mit Olivenöl, Tabasco-Sauce, Salz, gehackter Petersilie und Curry. Dazu bestellte ich mir einen Salat und anstelle des Hausdressings Olivenöl, Zitronensaft, Salz und eine italienische Gewürzmischung, die das Restaurant vorrätig hatte.

Es war sicherlich nicht der Höhepunkt meines kulinarischen Lebens. Aber als ich die Gewürze hinzugefügt hatte, war mein Gericht einigermaßen schmackhaft (und einzigartig), und ich war froh, dass ich meine Wertmaßstäbe und meine Geschmacksknospen nicht kompromittiert hatte.

Wenn ich in einem Restaurant frühstücke, entscheide ich mich für Haferflocken anstelle von Bagels, Gebäck oder zuckerhaltigem Fertigmüsli. Zum Mittag- oder Abendessen versuche ich, gedünstetes Gemüse und Salate mit Quinoa, Reis, Kartoffeln oder Süßkartoffeln sowie schmackhafte Currys zu mir zu nehmen. In vielen Restaurants können diese Arten von Speisen problemlos zubereitet werden. Und in vielen Restaurants sind die Köche imstande, auch außerhalb der Speisekarte eine reichhaltige Auswahl anzubieten, wenn Sie erfinderisch und bereit sind, um Alternativen zu bitten. Auf der Speisekarte steht ein Gemüse-Wok-Gericht mit Hähnchenfleisch? Wenn Sie mögen, können Sie höflich darum bitten, das Huhn wegzulassen und durch zusätzliches Gemüse, sautierte Champignons oder Tofu zu ersetzen.

Meiner Meinung nach brauchen Sie sich nicht schlecht zu fühlen, wenn Sie um ein wenig zusätzliche Aufmerksamkeit bitten. Restaurants sind dazu da, ihre Kunden zu bedienen. Indem Sie dem dort arbeitenden Personal sagen, was Sie gerne hätten, helfen Sie den Leuten ihren Job zu erledigen. Zudem besteht durchaus die Möglichkeit, dass sich Restaurants, in denen oft genug nach Gerichten verlangt wird, die nicht auf der Speisekarte stehen, dazu entschließen, ihr Angebot zu ändern. Von wem sollten sie erfahren, dass es bei den Gästen eine Nachfrage nach gesünderem Essen gibt, wenn nicht von diesen selbst?

Stephanie Prima aus Friday Harbor, Washington, ist Veganerin und isst am liebsten viel Gemüse. In Restaurants, in denen die Köche nach den Jahreszeiten kochen, bestellt sie eine Variation aus Gemüsebeilagen. Manchmal serviert der Küchenchef ihr alle Beilagen hübsch arrangiert auf einem Teller zusammen mit Garnierungen und Soßen – und bietet ihr so eine bunte Vielfalt von Farben, Texturen, Gartechniken und -temperaturen.

Auf diese Weise kam Stephanie in den Genuss von Köstlichkeiten wie gegrilltem Polentakuchen mit Marinarasauce, süßem Erbsenpüree, sautiertem Gemüse mit Knoblauch, gebratenem Spargel mit Balsamicoglasur, Kräutergemüse der Saison, gerösteten roten Kartoffeln mit Rosmarin oder geröstetem Rosenkohl mit Pilzen. Wenn Köche Gerichte speziell für sie zubereiten, fühlt sich Stephanie wie eine VIP. Sie ist dankbar für die besondere Aufmerksamkeit, die ihr zuteilwird, und freut sich, dass sie ihre Wünsche kundgetan hat, sodass ihre gesundheitlichen Prioritäten berücksichtigt werden konnten.

Ich persönlich habe etwas andere (laxere) Ansprüche als zu Hause, wenn ich auswärts esse oder auf Reisen bin. Ich esse etwa einmal pro Woche auswärts und denke, dass meine Gesundheit insgesamt nicht allzu sehr leiden sollte, wenn ich gelegentlich eine Mahlzeit zu mir nehme, die qualitativ etwas schlechter ist als das, was ich normalerweise zu mir nehme. Ich möchte mich in der Welt bewegen und ein soziales Leben führen können, ohne mit zu vielen Problemen konfrontiert zu sein.

Und denken Sie daran: Wenn Sie sich einmal entschieden haben etwas zu essen, macht es keinen Sinn mehr, ein schlechtes Gewissen zu haben. Genießen Sie es. Lassen Sie es sich schmecken. Und wenn Sie zusammen mit Freunden oder Angehörigen essen, genießen Sie auch ihre Gesellschaft. Wenn Sie beim Essen Ihre fünf Sinne einsetzen, wird das Ihr Esserlebnis um das Zehnfache steigern. Der Genuss von knackigen frisch gepflückten Früchten oder frisch geerntetem Gemüse, der Anblick der leuchtenden Vielfalt der Farben auf dem Teller, das Geräusch des Brutzelns in einer Pfanne, der berauschende Duft von angebratenem

Knoblauch und Zwiebeln, der Geschmack eines feurig-scharf gewürzten Currys und das Lächeln einer Freundin, eines Freundes oder eines geliebten Menschen – all das trägt zu einem großartigen kulinarischen Erlebnis bei.

EIN WORT ZUM THEMA FREUNDLICHKEIT

Hinter den meisten Restaurants steht natürlich ein Besitzer. Aber es gibt auch Köche, Kellner, Geschirrspüler, Hausmeister und andere Mitarbeiter, die hart arbeiten, um es uns zu ermöglichen, im Restaurant zu essen. Viele von ihnen werden nicht gerade gut bezahlt. Einige von ihnen sind mit unerfreulichen Arbeitsbedingungen konfrontiert. Wussten Sie, dass 40 Prozent der weiblichen Beschäftigten von Fast-Food-Restaurants an ihrem Arbeitsplatz sexuellen Belästigungen ausgesetzt sind?[2]

Denken Sie bei einem Restaurantbesuch, auch wenn Sie das Essen oder den Service enttäuschend finden, daran, dass die Mitarbeiter wahrscheinlich unter großem Stress stehen. Ein Lächeln, ein „Dankeschön", ein großzügiges Trinkgeld und zu seinem Gegenüber freundlich zu sein können den Tag eines jeden Menschen aufhellen – auch Ihren eigenen.

GESUNDES ESSEN UNTERWEGS

Ich hoffe, dass ich eines Tages in einer Welt leben werde, in der es in jedem Lebensmittelgeschäft und in jedem Fast-Food-Restaurant gesundes Essen gibt. Aber so weit sind wir noch nicht. Und bis wir so weit sind, kann es klug sein, vorauszuplanen, damit man nicht auf einmal vor dem Dilemma steht, sich zwischen zuckerumhüllten Kaudragees und gebratener Schweineschwarte entscheiden zu müssen.

Wenn ich in einer mir unbekannten Stadt etwas zu essen auftreiben muss, verwende ich Google oder Yelp, um zu checken, ob es ein Chipotle-Restaurant gibt, oder, wenn die Stadt groß genug ist, einen Naturkostladen, zum Beispiel von einer Kooperative, oder einen Bio-Supermarkt.

Es gibt auch speziellere Apps und Programme. Bookatable.com ist ein beliebter Online-Restaurant-Finder-, Bewertungs- und Reservierungsdienst mit Sitz in Europa. Vegetarier und Veganer finden auf happycow.net weltweit vorzügliche Angebote und Bewertungen. Ein weiteres unterhaltsames Tool für unterwegs ist Food Tripping, eine GPS-basierte App, die besonders hilfreich ist, wenn Sie während einer Reise geeignete Orte finden möchten, an denen lokale, nachhaltig produzierte Lebensmittel und Speisen angeboten werden. Food Tripping verfügt über eine wachsende Datenbank von Märkten mit einem

Sortiment an gesunden Lebensmitteln, Bauernmärkten, Schnellrestaurants, Bio-Cafés und Saftbars.

So schön es auch ist, in fremden Städten und Gemeinden Läden, Restaurants und Bars zu entdecken, in denen man sich versorgen kann – viele Menschen ziehen es vor, sich von zu Hause Proviant mitzunehmen. Ich nehme mir fast immer etwas zu essen mit, wenn ich zu langen Autofahrten aufbreche oder irgendwohin fliege. Probieren Sie es mit Sandwiches mit Avocado oder Pesto und Bohnenaufstrichen, Wraps mit Kichererbsensalat, mediterranen Vorspeisen, Oliven, Fladenbrot, gegrillten Paprikaschoten und Taboulé, Chiapudding, Nuss-„Käse" und Crackern, hausgemachten Energieriegeln oder Energiebällchen, Studentenfutter, Trockenfrüchten, festem Gemüse (wie Brokkoli, Blumenkohl oder Sellerie), mit Hummus, Gemüse-Sushi-Rollen oder kalten Bohnen- und Nudelsalaten mit würziger Kräutervinaigrette und Gemüse. Auch Obst eignet sich gut als Reiseproviant. Äpfel, Orangen, Birnen und Bananen können jederzeit problemlos mitgenommen werden und müssen nicht mal gekühlt werden. (Bei Bananen ist jedoch Vorsicht geboten. Ich kann Ihnen aus eigener Erfahrung sagen, dass zerquetschte Bananen und Laptops sich nicht miteinander vertragen.)

Einige Leute verwenden einen Dörrautomaten, um sich ihre eigenen Grünkohl- und Gemüsechips oder Leinsamen-Cracker herzustellen. Würzen Sie Ihre selbst gemachten Chips und Cracker mit Hefeflocken, geräuchertem Paprika- und Knoblauchpulver oder Rosmarin und Oregano, um ihnen einen italienischen Touch zu verleihen. Peppen Sie Ihr Studentenfutter auf, indem Sie Kokosnussflocken, Schokosplitter, Goji-Beeren oder einfach nur eine Prise Zimt hinzufügen. (Wenn Ihnen eine dieser Ideen gefällt und Sie Rezepte finden möchten, die Ihnen bei der Zubereitung helfen, suchen Sie diese online oder gehen Sie auf den Link www.allrecipes.com und geben „kale chips" (Grünkohl-Chips), „flax cracker" (Leinsamen-Cracker), „homemade energy balls" (hausgemachte Energiebällchen) oder das bevorzugte Rezept Ihrer Wahl in die Suchleiste ein, und sehen Sie, was Ihnen geboten wird.

Falls Sie einen Campingtrip planen, sollten Sie vielleicht Haferflocken und Trockenfrüchte, lange Zeit haltbare kalte Cerealien und pflanzliche Milch, Reis oder Quinoa, Dosenbohnen und Gewürzmischungen einpacken. Auch Nussbutter und Gelee-Sandwiches eignen sich gut. Sie könnten auch Kohl, Möhren, Zwiebeln oder Zucchini dämpfen, die sich einigermaßen gut aufbewahren lassen, insbesondere wenn Sie „Auto-Camping" machen und eine Kühlbox mitnehmen können.

GESUNDE SPEISEN ZU PARTYS MITBRINGEN

Die meisten Menschen betrachten Partys nicht gerade als optimale Gelegenheiten, gesunde Speisen zur Schau zu stellen. Partys werden eher mit Alkohol und verarbeiteten Fast-Food-Snacks in Verbindung gebracht als mit Chiasamen und Bio-Grünkohl. Aber wer sagt denn, dass Spaß zu haben und gut zu essen nicht zusammenpassen kann? Selbst wenn bei einem gesellschaftlichen Event überwiegend stark verarbeitete und chemisch belastete Produkte angeboten werden, heißt das nicht, dass man nicht auch etwas Nahrhaftes mitbringen kann. Eine Schale warme marinierte Oliven, mit Rosmarin geröstete Cashewnüsse oder hausgemachter Hummus mit gerösteter Paprika erregt mit Sicherheit die Aufmerksamkeit der Gäste (und regt deren Appetit an!), ohne dass dies auf Kosten des Geschmacks oder der guten Ernährung geht. Je ungesünder die anderen Speisen auf der Party womöglich sind, desto mehr wird Ihr Beitrag sich positiv abheben.

Die Reaktion der Gäste könnte Sie überraschen.

EINE GESCHICHTE ÜBER KUCHEN UND BEEREN

Judith und ihr Freund Jon waren zu einer Party eingeladen, zu der jeder etwas beisteuern sollte. Sie waren spät dran und beschlossen, auf dem Weg an einem Whole Foods Market anzuhalten und dort etwas zum Mitbringen zu besorgen.

Judith war dafür, einen kunstvoll verzierten Kuchen mitzubringen. Aber Jon stand eher auf gesundes Essen und wollte eine Variation aus frischen Blaubeeren, Himbeeren, Brombeeren und Erdbeeren mitbringen. Leider waren sie beide Dickköpfe und gerieten aneinander.

Da keiner von ihnen bereit war nachzugeben, kauften sie schließlich den Kuchen und die Beeren. Bei ihrer Ankunft stellte Judith ihren Kuchen in die Mitte des Desserttischs. Da dort nicht mehr viel Platz war, stellte Jon seine Beerenvariation an das Ende des Tisches, wo die Gäste sie erst sehen würden, nachdem sie an den anderen Desserts vorbeigegangen waren – wenn sie sie überhaupt wahrnähmen.

Da beide stark dazu neigten, recht haben zu wollen, beschlossen sie, darum zu wetten, welche ihrer Speisen mehr Zuspruch fände. Judith war zuversichtlich, dass ihr Kuchen das Rennen machen würde, und im Rückblick räumt Jon ein, dass er dachte, dass sie vermutlich recht hatte, aber er war damals zu stur, es zuzugeben.

Am Ende des Abends stellten Judith und Jon völlig überrascht fest, dass der Kuchen kaum angerührt worden war und von den Beeren keine einzige mehr übrig war. Was die Sache aus Judiths Sicht noch schlimmer machte, war, dass jemand neben dem leeren Beerentablett einen Zettel hinterlassen hatte, auf dem stand: „Danke für dieses tolle Dessert. Endlich mal was anderes als das übliche Gebäck."

Manchmal bringen Leute Ungesundes zu Mitbringpartys mit, weil sie glauben, dass das genau das ist, was alle essen wollen. Aber da immer mehr Menschen sich besser ernähren wollen, ist es immer angesagter, gesündere Speisen mitzubringen.

BRINGEN SIE ETWAS MIT, DAS
SIE SELBER BEVORZUGEN

Wenn Sie zu einer Feier eingeladen sind, die von jemandem ausgerichtet wird, der eher keine Speisen zubereiten dürfte, auf die Sie selber stehen, könnten Sie fragen, ob es in Ordnung ist, etwas mitzubringen und zum Buffet beizutragen. Auf diese Weise können Sie zumindest sicherstellen, selber etwas Nahrhaftes zu essen zu bekommen. Und es gibt Ihnen die Möglichkeit, Ihre liebevoll zubereitete Speise mit anderen zu teilen und die Esskultur in eine positive Richtung zu lenken.

Anne Swan aus Owosso, Michigan, bringt auf Partys gesunde Gerichte mit, weil sie anderen Partygästen die Möglichkeit geben möchte, auf Pflanzen basierende Speisen zu probieren.

Auf Annes Betreiben sind die Feiern ihrer Familie zu Mitbring-Partys geworden. Etliche ihrer Familienangehörigen ernähren sich wie Anne rein pflanzlich, und sie bringen nicht nur für sich selbst, sondern auch für all die, die sich auf traditionelle Weise ernähren, reichlich Speisen mit, was dazu führt, dass auch diese die pflanzliche Vielfalt zu schätzen lernen. Anne liebt es, zu einer Esskultur beizutragen, auf die sie selber schwört, und gleichzeitig allen anderen eine gesunde Auswahl zu bieten.

WAS KÖNNEN SIE MITBRINGEN?

Sie fragen sich, was Sie auf eine Party mitbringen sollen? Die Speisen, die am besten auf kleine Teller passen und leicht zu essen sind, während die Leute beieinanderstehen und miteinander plaudern. Einige stehen auf Gemüse oder gesunde Cracker mit Hummus, Guacamole oder Salsa oder Sushi-Rollen, Apfel-, Birnen-, Orangen- oder andere Obstscheiben, gemischte Nüsse oder Studentenfutter, knusprige Kartoffeln mit einer Nacho-Veggie-

„Käse"-Sauce, gebackene Zucchini-Chips, Popcorn und Mini-Zucchini-Pizzen. (Rezepte für viele dieser Köstlichkeiten finden Sie in diesem Buch in dem Kapitel „Rezepte für die Gesundheit".)

Wenn Sie eine öffentliche Veranstaltung besuchen, können Sie im Voraus erkunden, ob Sie gesunde Speisevarianten bestellen können. Manchmal haben die Organisatoren von Veranstaltungen so viel um die Ohren, dass sie den Weg des geringsten Widerstandes gehen und eine Speisenauswahl anbieten, die nicht gut durchdacht ist. Ihre Anfrage könnte die Veranstalter dazu inspirieren, die Auswahl der angebotenen Speisen zu überdenken.

Dieselbe Stephanie Prima, die in Restaurants immer mit Bedacht bestellt, fungiert auch als ehrenamtliche Event-Koordinatorin einer jährlich stattfindenden TED-Veranstaltung auf der Insel San Juan in Washington. Die Organisatoren engagierten jahrelang einen Caterer, der belegte Weißbrot-Sandwiches mit einem einfachen grünen Salat anbot. Doch Stephanie empfand es als unpassend, dass auf einer Veranstaltung, bei der es um Innovationen und neue Ideen geht, Speisen serviert werden, die zu Brain Fog, einem vernebelten Gehirn, beitragen könnten.

Im Jahr 2017 erklärte sich Stephanie freiwillig bereit, für das Event eine andere Speisenauswahl zu organisieren. Sie war gespannt, wie es aufgenommen werden würde, da an der Veranstaltung Menschen teilnahmen, die sich auf alle möglichen unterschiedlichen Weisen ernährten und von denen einige vielleicht Sandwiches und Pizza einem Grünkohlsalat vorziehen würden. Aber sie fand einen Caterer, der köstliche Gerichte anbieten konnte, die aus nahrhaften, farbenfrohen, pflanzlichen Vollwertprodukten zubereitet wurden. Die Speisenauswahl, deren Zutaten überwiegend von lokalen Erzeugern stammten, bestand unter anderem aus einem gemischten grünen Salat mit hausgemachter Vinaigrette, Samen, Gemüse und Obst der Saison, einem Grünkohl-Kichererbsensalat mit Zitrone, Sumach und Pepitas, einer ostindischen Linsensuppe, Blumenkohl mit Süßkartoffeln und Schwarzaugenbohnen-Chili, gentechnikfreien Maisküchlein mit Obst der Saison und glutenfreiem Naan. Als Geschirr stellte der Caterer kompostierbare Bambusteller und -utensilien zur Verfügung.

Der Caterer erntete reichlich Lob, und die Teilnehmer bekundeten, wie großartig es sei, „RICHTIGES ESSEN" serviert zu bekommen. Stephanie war glücklich, dass ihre Bemühungen so begeistert aufgenommen wurden. Zu ihrer Freude fragten mehrere Teilnehmer den Caterer, ob er auch für die Events, die sie veranstalteten, gesunde Speisen anbieten könne.

Stephanie hätte sich einfach mit dem Status Quo zufriedengeben können. Aber sie ist ein Risiko eingegangen. Sie machte sich auf die Suche nach einem Caterer, der ihren Ansprüchen gerecht wurde. Und ihre Bemühungen wurden nicht nur sehr positiv aufgenommen, sie schlugen auch Wellen, die sich direkt auf künftige Veranstaltungen auswirkten.

Man weiß nie, wessen Leben man vielleicht beeinflusst, wenn man gesundes Essen an einen neuen Ort bringt. Aber Schritt für Schritt, Gericht für Gericht, tragen Sie dazu bei, dass Menschen gesünder leben, und fördern letztlich eine gesündere Esskultur.

WIEDER AUF DEN RICHTIGEN WEG KOMMEN

Beim ersten Erntedankfest in den Vereinigten Staaten machten sich die Pilger Sorgen, ob sie genug Nahrung haben würden, um den Winter zu überleben. Heutzutage hingegen machen wir uns Sorgen, wie wir Thanksgiving überleben können, ohne uns vollgestopfter zu fühlen als ein 20-Pfund-Truthahn. Die Feiertage sind zu einer regelrechten Orgie der Völlerei geworden. Ich kenne viele Menschen, die sich die meiste Zeit gesund ernähren, aber um die Feiertage herum lassen sie sich, was ihre Ernährungsgewohnheiten angeht, schneller gehen, als der Weihnachtsmann an Heiligabend je durch den Kamin rutschen könnte.

Eine im Jahr 2016 im *New England Journal of Medicine* veröffentlichte Studie ergab, dass Deutsche während der Weihnachtstage und über den Jahreswechsel durchschnittlich 0,77 Kilogramm und US-Amerikaner 0,59 Kilogramm zunehmen.[3] Japaner nehmen in der Goldenen Woche (einer Woche mit vier nationalen Feiertagen) durchschnittlich 0,5 Kilogramm zu. Und der größte Teil dieses angesetzten Specks verschwindet nie wieder – und trägt so zu einer sich ständig ausbreitenden Adipositas-Epidemie bei.

Wenn Sie während der Feiertage gesündigt haben, brauchen Sie nicht in Panik zu verfallen. Machen Sie einfach da weiter, wo Sie aufgehört haben, und kommen Sie wieder auf den richtigen Weg.

Viele Menschen machen im neuen Jahr eine Diät, um die Rettungsringe wieder loszuwerden, die sie sich über die Feiertage angefuttert haben. Aber plötzliche Entbehrungen sind oft der Auftakt zu Entgleisungsepisoden oder, schlimmer noch, zu Essattacken. Dies ist eine wichtige Zeit, in der man sich selbst gegenüber Verständnis aufbringen und sich behutsam wieder in die richtige Spur bringen sollte. Auf lange Sicht ist es nicht so wichtig, was man während 2 Prozent der Zeit isst. Es geht darum, was man während der übrigen 98 Prozent der Zeit zu sich nimmt.

Und vielleicht ist es an der Zeit, sich daran zu erinnern, wofür die Feiertage eigentlich da sind. Weihnachten kann viel mehr sein als eine Zeit, in der wir unsere Kreditkarten bis zum Limit ausschöpfen und uns den Bauch vollstopfen. Es kann auch eine Zeit der Großzügigkeit, der Liebe, der Familienzusammengehörigkeit und der spirituellen Reflexion sein. Thanksgiving kann uns so viel mehr als nur einen „Truthahn-Tag" bescheren. Sich zu bedanken kann tatsächlich eine wunderbare Gelegenheit sein, geliebte Menschen zusammenzubringen. Und wie Sie im nächsten Kapitel sehen werden, kann Dankbarkeit auch sehr gut für Ihre Gesundheit sein.

MAßNAHMEN:

Option 1: Bringen Sie auf eine Mitbring-Party oder eine Familienfeier eine leckere, nährstoffreiche Speise mit. Markieren Sie sich die Einladung zusammen mit dem Rezept oder einem Link zu dem Rezept in Ihrem Kalender.

Option 2: Nutzen Sie Google, Yelp oder eine Smartphone-App, um ein neues Restaurant zu finden, das sich an gesundheitsbewusste Gäste wendet, und probieren Sie es aus.

Option 3: Laden Sie Ihre Lieben zu einem Besuch in Ihrem Lieblingsrestaurant ein, in dem gesunde Gerichte angeboten werden. Francine Regan-Pollock aus Vancouver, British Columbia, lud sechs Freunde ein, mit ihr und ihrem Mann in ihr Lieblings-Restaurant zu gehen, in dem pflanzenbasierte Gerichte serviert werden. Einige ihrer Freunde ernähren sich gesund, andere nicht. Aber alle waren bereit, es einmal auszuprobieren. Sie aßen vegane „Buffalo Wings" aus Tofu und Blumenkohlröschen und sie probierten jeden pflanzlichen Burger auf der Speisekarte. Die Gruppe hatte einen Riesenspaß. Zwei von Francines Gästen berichteten ihr, dass sie ihre Ernährungsgewohnheiten seitdem in eine gesündere Richtung umgestellt haben.

 Die faszinierende Neurowissenschaft der Dankbarkeit

Hat schon einmal jemand nette Dinge zu Ihnen gesagt, aber Sie waren so abgelenkt, dass Sie es kaum mitbekommen haben? Oder hat schon einmal jemand anerkennende Worte an Sie gerichtet und Sie haben gespürt, dass diese Sie tief berührt haben?

Es könnte beide Male die gleiche Person gewesen sein, die das Gleiche gesagt hat – aber Sie haben es aufgrund Ihrer Aufnahmefähigkeit, die einmal hoch und einmal niedrig war, völlig unterschiedlich aufgenommen.

Mit dem Essen kann es sich ähnlich verhalten. Wenn Sie für die Interaktion bereit sind, können Ihre Speicheldrüsen, Ihr Verdauungssystem und Ihre Zellen in einer besseren Beziehung zur Nahrungsaufnahme stehen.

Es heißt ja „Man ist, was man isst", aber das ist eine Halbwahrheit. Es wäre vielleicht zutreffender zu sagen: „Man ist, was man verdaut."

DER BEGINN DER VERDAUUNG

Haben Sie schon mal ein ungutes Gefühl im Magen verspürt, nur weil Sie an ein bestimmtes Essen gedacht haben? Oder haben Sie schon mal gespürt, wie sich Ihr Magen beim Trinken einer Tasse warmen Tees entspannt?

Von dem Moment an, in dem Sie zum ersten Mal in irgendeiner Weise mit Essen interagieren, wozu auch das Denken an bestimmte Speisen, der Anblick oder das Riechen derselben gehören kann, kann es sein, dass sich in Ihrem Mund Speichelenzyme bilden und Ihr Magen anfängt, Magensäfte abzusondern. Diese Vorbereitung ist wichtig. Speichel, kombiniert mit Kauen, hilft beim Aufspalten von Nahrung und ermöglicht es dem Körper, wichtige Nährstoffe aufnehmen zu können.

Noch bemerkenswerter ist, dass Ihr Magen sich in Erwartung der Nahrung und als Reaktion auf den Geruch und den Geschmack der Nahrungsmittel, die Sie im Begriff sind zu sich zu nehmen, an die Arbeit macht und mit der Produktion der notwendigen Magensäfte beginnt, die für die Verdauung genau dieser Nahrungsmittel erforderlich sind. Wenn Sie an einen Apfel denken, bereitet sich Ihr Körper auf die Begegnung mit dem Apfel vor. Wenn er Ihren Magen erreicht, wird dieser Apfel mit dem perfekten Säuregehalt und den optimalen Enzymen für eine optimale Verdauung begrüßt. Es ist ein außergewöhnlicher, interaktiver Prozess, der den entscheidenden Unterschied dabei ausmachen kann, ob die Nahrung aufgenommen wird oder ob sie an einem Ende rein- und am anderen Ende wieder rausgeht.

Wenn Sie Ihr Essen genießen, indem Sie riechen, kauen und die Bildung von Speichel zulassen, verlagern Sie den Verlauf Ihres Verdauungsprozesses und bereiten Ihren Körper darauf vor, das, was Sie essen, effizienter aufzunehmen.

Es ist gut dokumentiert, dass sich Ihre Verdauung verbessert, Ihr Stoffwechsel sich stabilisiert und es eine Vielzahl von Vorteilen mit sich bringt, wenn sich Ihr Nervensystem in einem Zustand der Ruhe und Entspannung befindet.[1]

Sie haben eine enge Beziehung zu dem, was Sie essen. Wenn Sie eine Beziehung bewusst angehen und ihr Aufmerksamkeit entgegenbringen, wird sie bereichert und bedeutungsvoller. Wenn Sie einen Gang herunterschalten und aufmerksamer sind, ändert sich nicht nur die Art und Weise, in der Sie essen. Es kann sogar dazu führen, dass Sie Appetit auf andere Nahrungsmittel haben. Ihr Körper verfügt über eine enorme Intelligenz, und manchmal können Sie diese besser wahrnehmen, wenn Sie es ein bisschen langsamer angehen lassen.

ANERKENNUNG UND DANKBARKEIT

In den meisten großen Weltregionen ist es traditionell üblich, vor dem Essen zu beten, zu danken oder ein Tischgebet zu sprechen.

Heute entdeckt die Wissenschaft, dass Dankbarkeit tief greifende positive Auswirkungen auf Ihre Lebensqualität und sogar auf Ihre Lebens*dauer* haben kann. Sie sorgt nicht nur dafür, dass sich die Dinge *besser* anfühlen. Sie lässt sie auch tatsächlich besser *werden*. Jüngsten Untersuchungen zufolge ist Dankbarkeit gut für die körperliche, emotionale und geistige Gesundheit.[2] Menschen, die mehr Dankbarkeit ausdrücken, haben weniger Schmerzen, schlafen besser und verfügen über mehr geistige Klarheit.[3]

Als ich das alles hörte, war ich skeptisch. Was ist, wenn Menschen, die Glück haben oder besonders gesund sind, einfach schon deshalb dankbarer sind? Sorgt Dankbarkeit wirklich für Glück oder ist Dankbarkeit eher ein Nebenprodukt von Glück?

Die Antwort überraschte mich.

In einer an der University of California in Davis von Dr. Robert A. Emmons geleiteten Studie wurden zufällig ausgewählte Teilnehmer in zwei Gruppen aufgeteilt und diesen jeweils eine bestimmte Aufgabe gestellt.[4] Die Teilnehmer wurden gebeten, einmal in der Woche ein kurzes Tagebuch zu führen. Die Teilnehmer der einen Gruppe hatten die Aufgabe, kurz fünf Dinge zu beschreiben, die sich während der Woche ereignet hatten und für die sie dankbar waren, während die Teilnehmer der zweiten Gruppe Dinge aufzeichnen sollten, über die sie sich geärgert hatten. Dabei ist zu bedenken, dass die Gruppen nach dem Zufallsprinzip zusammengestellt wurden. Nichts in ihrem Leben unterschied sich grundsätzlich, abgesehen davon, dass sie unterschiedliche Dinge aufzeichnen sollten.

Die Teilnehmer der „dankbaren" Gruppe listeten Dinge auf wie „Sonnenuntergang durch die Wolken", „das Glück, am Leben zu sein" oder „die Großzügigkeit von Freunden". In der Gruppe, die die Ärgernisse aufschreiben sollte, wurden bekannte Dinge aufgelistet wie „Steuern", „schwierige Parkplatzsuche" oder „habe mein Essen anbrennen lassen".

Nach 10 Wochen berichteten die Teilnehmer der Dankbarkeitsgruppe, dass sie sich insgesamt besser fühlten. Am Ende waren sie auf einer Skala um ganze 25 Prozent glücklicher als die Teilnehmer der Gruppe derer, die sich auf Ärgernisse konzentriert hatten. Sie berichteten seltener über Gesundheitsbeschwerden und trieben pro Woche durchschnittlich 1,5 Stunden mehr Sport als die Teilnehmer der Ärgernis-Gruppe.

Studien haben gezeigt, dass der Ausdruck von Dankbarkeit auf mehrere Körper- und Gehirnfunktionen messbare Auswirkungen hat, unter anderem auf die Stimmungsneurotransmitter (Serotonin und Noradrenalin), auf soziale Bindungshormone (Oxytocin), auf kognitive und das Wohlgefühl beeinflussende Neurotransmitter (Dopamin), auf Entzündungs- und Immunprozesse (Zytokine), auf Stresshormone (Cortisol) sowie auf den Blutdruck und den Blutzucker.[5]

Offenbar sind positive Schwingungen nicht nur etwas für Blumenkinder. Sie können für jeden gut sein. Wie also können Sie das Konzept der Dankbarkeit für sich und für die Menschen, die Sie lieben, nutzbar machen?

DIE KUNST, EIN TISCHGEBET ZU SPRECHEN

Bei uns zu Hause gehen wir vor dem Abendessen oft um den Tisch und jeder von uns erzählt, wofür er gerade dankbar ist. Manchmal nennen wir einfache Dinge, zum Beispiel, dass die Sonne geschienen oder ein Freund seinen Geburtstag gefeiert hat. Andere Male bedanken wir uns vielleicht bei einem Familienmitglied.

Als mein Sohn 16 Jahre alt war, sagte er mir, dass er mir für meine Arbeit für die Food Revolution dankbar sei. Er vermisse mich zwar, wenn ich lange Arbeitstage habe oder auf Reisen sei, aber er wolle mich wissen lassen, dass er stolz auf mich sei. Ich weiß nicht, ob Worte ausdrücken können, wie sehr mich seine Bemerkung berührt hat.

Rick Hamlin, Chefredakteur der Zeitschrift *Guideposts*, weiß zu schätzen, wie Tischgebete Familien helfen können, parteipolitische Differenzen zu überwinden. Er sagt: „Mein republikanischer Schwager hält immer die Hände seiner Tischnachbarn, wenn wir das Tischgebet sprechen. Mein demokratischer Schwager spricht nachdenkliche, tief empfundene Gebete, die mich zu Tränen rühren. Ich liebe sie beide. Sie sind Menschen, die über einen tiefen, unerschütterlichen, forschenden Glauben verfügen. Wir können in vielen Dingen uneins sein, aber in einem Punkt sind wir uns immer einig: Wir sind gesegnet."[6]

Das Tischgebet kann auch ein Moment sein, in dem wir den vielen Menschen und Kräften danken, die unser Essen möglich machen. Lauren F. Winner, außerordentliche Professorin an der Duke Divinity School, spricht besonders gerne in Restaurants ein Tischgebet, weil es ihr so einfach gemacht wird, auswärts zu essen. Man nehme es so leicht als selbstverständlich hin, dass schlecht bezahlte Menschen den Tisch decken, das Geschirr abwaschen und es überhaupt erst ermöglichen, einen Abend in der Stadt zu verbringen. Lauren sagt: „Vor dem Essen zu beten – selbst, wenn es vielleicht peinlich sein mag –, erinnert mich daran, wie privilegiert ich bin, wie viel ich anderen zu verdanken habe."[7]

Im Folgenden ein Tischgebet, das ich kürzlich bei einem Familienessen vorgetragen habe. Sie können es gerne übernehmen oder so verändern, dass es für Sie passt.

Ich danke den Landwirten und den Landarbeitern, die unsere Lebensmittel angebaut haben. Ich danke den Menschen, die die Brunnen ausgeschachtet haben, die die Bewässerung der Böden ermöglichen, und den Lastwagenfahrern, die unser Gemüse auf den Markt bringen. Ich danke den vielen Händen und Herzen, die so hart gearbeitet haben, um jede einzelne Zutat zu uns zu bringen, die wir jetzt genießen dürfen.

Ich weiß, dass einige Menschen, die hart gearbeitet haben, um uns unsere Nahrungsmittel zu verschaffen, Schwierigkeiten haben, ihre eigenen Familien zu ernähren. Ich hoffe und bete dafür, dass wir von diesen Nahrungsmitteln gespeist werden und sie für den Aufbau einer Welt einsetzen können, in der alle Menschen gesunde Nahrung und die Möglichkeit haben, in Würde zu leben.

Ich danke dafür, dass wir hier zusammen sind und das Glück haben, diese gemeinsame Mahlzeit einnehmen zu dürfen.

Unter dem Link www.31dayfoodrevolution.com/gratitude können Sie Ihre eigenen Tischgebete niederschreiben und mit anderen teilen (und Tischgebete von anderen lesen).

Dankbarkeit erinnert uns daran, dass wir nicht allein sind – und dass es in der Tat sehr viele Menschen und Kräfte gibt, die eine entscheidende Rolle dabei spielen, uns unser tägliches Essen auf den Tisch zu bringen.

Wenn wir uns ihrer bewusst sind, werden wir sie seltener als selbstverständlich betrachten. Und wir werden uns eher dessen bewusst, wie unsere täglichen Essensentscheidungen sich tatsächlich auswirken, und zwar nicht nur auf unser eigenes Leben oder die Gesundheit unserer Angehörigen, sondern auch auf das Leben der Landwirte, der Tiere und der ganzen Welt.

Und dann erkennen wir schnell, dass Lebensmittel nicht nur Konsumartikel sind, sondern etwas mit Gemeinschaft zu tun haben. Nahrungsmittel entstehen in einem Beziehungsgeflecht, das eng damit verflochten ist, wer wir sind und wie wir leben.

Ich bin dankbar für die Möglichkeit, mich mit echten, gesunden Nahrungsmitteln ernähren zu können. Und ich freue mich, dass wir mit unseren Entscheidungen zu dem, was wir essen, über eine immense Macht verfügen, zum Aufbau einer gesünderen Welt beitragen zu können.

Für mich ist das ein Grund zur Dankbarkeit.

MAßNAHMEN:

Option 1: Holen Sie vor Ihrer nächsten Mahlzeit einmal tief Luft, und halten Sie einen Moment inne, um Ihr Essen zu riechen und zu genießen.

Option 2: Kommen Sie mit Ihren Freunden, Ihrer Familie oder Ihren Kollegen zusammen, um gemeinsam zu danken. Bitten Sie sie, eine bestimmte Sache zu nennen, für die sie dankbar sind. Ich kenne sogar Unternehmen, die Geschäftsbesprechungen mit einem Moment der Danksagung beginnen.

Option 3: Schaffen Sie eine tägliche Dankesroutine. Wenn Sie mit Freunden oder der Familie zu regelmäßigen Mahlzeiten zusammenkommen, könnten Sie vorschlagen, dass jedes Essen mit einer Dankesrunde beginnt. Oder schreiben Sie am Ende eines jeden Tages fünf Dinge auf, für die Sie an diesem Tag dankbar waren. Halten Sie daran fest. Dankbarkeit ist eine der gesündesten Gewohnheiten auf der Welt.

KAPITEL 23

 # Ernähren wir unsere Kinder gut

Ob Sie Eltern oder Großeltern, Tante oder Onkel, Bruder oder Schwester, Lehrer, Betreuer oder einfach nur ein Freund oder eine Freundin sind – die Chancen stehen gut, dass in Ihrem Leben Kinder vorkommen.

> *„Nichts offenbart die Seele einer Gesellschaft klarer als die Art, wie sie ihre Kinder behandelt."*
>
> —*Nelson Mandela*

Es ist nicht einfach, in unserer modernen Welt ein Kind großzuziehen.

US-amerikanische Kinder sehen jede Woche durchschnittlich mehr als 300 Werbeanzeigen oder -spots für Lebensmittel.[1] In Europa haben die Unternehmen gezielt die Jüngsten als Zielgruppe ausgemacht: 60 Prozent der Werbung für Lebensmittel richten sich an Kinder. Und bei den meisten dieser Anzeigen und Spots geht es nicht um Brokkoli oder Bio-Leinsamen. Sie werben für stark industriell verarbeitetes, zuckerhaltiges Junkfood.

Die Junkfood-Industrie gibt von ihrem Werbebudget nicht Milliarden von Dollar für Kinder als Zielgruppe aus, um der Allgemeinheit einen Dienst zu erweisen. Sie tut es, um Geld zu verdienen. Und dabei macht sie unsere Kinder und Jugendlichen von Produkten abhängig, die den Grundstein für eine von Krankheiten geprägte Zukunft legen.

Die Junkfood-Industrie beschäftigt hoch bezahlte, gut ausgebildete, multidisziplinär arbeitende Wissenschaftlerteams und gibt enorme Summen aus, mit deren Einsatz das ausdrückliche Ziel verfolgt wird, dass eine große Zahl von Menschen nicht davon lassen kann, ihre Produkte zu essen – ungeachtet der damit einhergehenden verheerenden gesundheitlichen Folgen. „Wetten, dass Sie es nicht schaffen, nur einen zu essen" ist mehr als nur ein Werbeslogan für eine Kartoffelchips-Marke. Vielmehr ist so eine Werbung eine ernüchternde Bedrohung und ein Schlag ins Gesicht des öffentlichen Gesundheitswesens.

Viele Werbeslogans der Lebensmittelindustrie versuchen, ihre Produkte als Fun-Produkte anzupreisen, aber wir wissen alle, dass es nicht viel Spaß macht, fettleibig zu sein oder an Diabetes, Herzkrankheiten oder Krebs zu leiden.

Unsere toxische Esskultur trifft die Kinder vielleicht am härtesten von allen. Millionen von Kindern wachsen übergewichtig auf, sind geistig und körperlich träge und leiden an vermeidbarem Diabetes Typ 2.

Ich habe einmal ein Kind gesehen, das ein T-Shirt trug, auf dem stand: „Wenn du mich liebst, füttere mich nicht mit Junkfood." Tatsache ist, dass Kinder auf uns angewiesen sind, damit wir sie vor Schaden bewahren. Und wir alle haben ein Interesse an ihrem Wohlergehen. Man muss kein Gesundheitsfanatiker oder Ernährungsaktivist sein, um zu wollen, dass Kinder gesund sind.

Eine Ernährungsumstellung kann sich sogar auf die schulischen Leistungen auswirken. Eine im *Journal of School Health* veröffentlichte kanadische Studie ergab, dass Schüler, die sich auf eine Weise ernährten, die reich an Obst, Gemüse, Proteinen und Ballaststoffen war, in ihren Lese- und Schreibprüfungen besser abschnitten als diejenigen, die salz- und fetthaltige Produkte zu sich nahmen.[2]

Aber Kinder sind negativen Einflüssen von Gleichaltrigen ausgesetzt und von Junkfood umgeben, das inzwischen als normal gilt und sogar gefeiert wird. Und so ungesund zuckerhaltige und verarbeitete Lebensmittel auch sind - es besteht kein Zweifel daran, dass sie gut schmecken können und in hohem Maße süchtig machen.

KINDERN DABEI HELFEN, GESUNDES ESSEN ZU MÖGEN

River und Bodhi, unsere Zwillinge im Teenager-Alter, lieben Gemüse.

Sie sind dafür bekannt, einen ganzen Kopf gedünsteten Wirsing zu verschlingen, bevor sie auch nur den Rest ihres Abendessens anrühren – und dann bitten sie auch noch um Nachschläge. Aber das war nicht immer so. Als sie klein waren, waren sie extrem wählerische Esser. Manchmal schien es so, als könnte man sie nur dazu bringen, überhaupt etwas zu essen, indem man ihnen Unmengen an Brot hinstellte. Und wie bereits erwähnt hatten wir auch häufiger Auseinandersetzungen um Kartoffelchips.

Als unsere Kinder etwa neun Jahre alt waren, wurde mir klar, dass unsere Familie trotz all meines Redens über gesunde Ernährung sich nicht wirklich gesund ernährte. Phoenix und ich mussten etwas ändern.

Das Erste, was uns auffiel, war, dass unsere Kinder Hunger bekamen, während wir das Abendessen zubereiteten. Sie durchsuchten die Schränke und den Kühlschrank und schnappten sich in der Regel die am meisten verarbeiteten, salzigsten Produkte, die sie finden konnten. Sobald das Abendessen fertig war, hatten sie keinen Hunger mehr.

Wir stellten fest, dass unsere Kinder gerne mit den Händen essen, und das war einer der Gründe, warum sie sich zu Brot, Chips, Keksen und verpackten

Snacks hingezogen fühlten. So kamen wir auf die Idee, Gemüse entweder nur zu waschen oder zu dämpfen und einen Dip oder eine Soße zuzubereiten. Es dauerte einige Zeit, bis wir herausfanden, welche Gemüsesorten und Soßen bei ihnen am besten ankamen. Ein Lieblingsdip unserer Familie ist das tolle Tahin-Dressing, dessen Rezept Sie in diesem Buch auf Seite 324 finden.

Wir haben es uns zur Gewohnheit gemacht, etwa eine halbe Stunde vor dem Abendessen eine Soße oder einen Dip in eine Schüssel zu geben und leicht gedünsteten Brokkoli, Grünkohl, Weißkohl, Karotten, Blattkohl und/oder Blumenkohl bereitzustellen. Manchmal haben unsere Zwillinge sogar auf die Soße verzichtet und nur das Gemüse gegessen.

Bis heute ist es bei uns Familientradition, in die Mitte des Tisches etwas Gemüse zu stellen. Selbst nach dem Abendessen lassen wir das Gemüse oft auf dem Tisch stehen, um am späten Abend davon naschen zu können. Wenn River ab und zu seine rebellischen Momente hat, nimmt er sich sogar nach dem Zähneputzen noch mal gedünsteten Kohl.

Sein Zahnarzt mag das vielleicht nicht für die beste Idee halten, aber es ist sicher besser als ein Donut vor dem Schlafengehen.

Wenn Sie Kindern gesündere Nahrungsmittel schmackhaft machen möchten, hier einige meiner Lieblingstipps:

Proviant für unterwegs

Wir machen unsere eigenen Bio-Studentenfutter-Mischungen und portionieren sie passend zum Mitnehmen. Unser Mix enthält Zutaten wie Walnüsse, Cashewnüsse, getrocknete Äpfel, Mandeln und Rosinen. Andere gesunde Snacks sind Tüten mit Popcorn, Gemüsechips, Obst- und Nussriegel oder gewürzte Nussmischungen. Das Entscheidende ist, Snacks, die in ein aktives Leben passen, auf Verlangen griffbereit zu haben.

Gemeinsame Mahlzeiten

Das gemeinsame Essen in der Familie fördert gesunde Ernährungsgewohnheiten. Im Jahr 2012 untersuchten Forscher 2.000 Grundschulkinder in London und fanden heraus, dass diejenigen, die wenigstens ein- oder zweimal in der Woche eine Mahlzeit zusammen mit der Familie zu sich nahmen, im Durchschnitt knapp 100 Gramm (1,2 Portionen) mehr Obst und Gemüse pro Tag verzehrten als diejenigen, deren Familien nie gemeinsam aßen.[3] Andere Studien ergaben, dass Familien, die gemeinsam zu Abend essen, dazu neigen, weniger Frittiertes zu essen und weniger Softdrinks zu trinken.[4] Das gemeinsame Essen hat noch viele andere Vorteile, zum Beispiel stärkt es einen positiven sozialen Zusammenhalt und die Familienbindung.

Verbannen Sie ungesunde Nahrungsmittel aus Ihrem Haus

Schaffen Sie sich zu Hause ein gesundes Umfeld. Räumen Sie Ihre Schränke aus und ersetzen Sie Junkfood durch Obst oder essfreundlich zurechtgeschnittenes Gemüse, das bei einsetzendem Hunger bereitsteht. (Sie können das Obst oder Gemüse abends putzen und zurechtschneiden und es dann für die nächsten ein oder zwei Tage zum Knabbern bereitstellen.) Holen Sie sich keine Junkfood-Produkte wie Chips oder abgepackte Kekse ins Haus. Stellen Sie Regeln auf und holen Sie alle an Bord, sofern die Kinder alt genug sind. Wir haben zum Beispiel nie zuckerhaltige Softdrinks im Haus. Punkt. Selbstbeherrschung zu vermitteln und eindeutige Grenzen zu setzen, kann nicht nur beim Essen, sondern in allen Lebensbereichen wichtig sein.

Reden Sie ehrlich über Lebensmittel

Da mein Vater in einem Haus des Baskin-Robbins-Imperiums aufwuchs, hatte er sozusagen eine Insider-Perspektive darauf, wie Zucker und Chemikalien Abhängigkeiten fördern. Zudem erlebte er aus erster Hand, wie die Junkfood-Industrie versucht, Kinder zu lebenslangen Konsumenten ihrer Produkte zu machen, bevor sie auch nur sprechen können.

Deshalb bemühte sich mein Vater, schon als ich gerade mal fünf Jahre alt war, mich gegen diese Gefahren zu wappnen, indem er mir gegenüber seine Kritik an der Lebensmittelverarbeitungsindustrie äußerte und mir dadurch half, hinter die platten Botschaften der Werbeslogans zu blicken und die dunkle Seite ungesunder Produkte zu verstehen.

Es mag seltsam klingen, einem Fünfjährigen zu erzählen, wie Süßigkeiten den Blutzuckerspiegel in die Höhe treiben können oder wie gefährlich Natriumnitrat in verarbeitetem Fleisch ist. Aber die Realität ist, dass Kinder, die in einer toxischen Esskultur groß werden, schon sehr früh damit beginnen müssen, das Äquivalent eines Nahrungsmittel-Immunsystems zu entwickeln. Junkfood-Sucht ist in vielerlei Hinsicht eine Art gesellschaftlich übertragbarer Krankheitserreger. Wenn man kein Immunsystem hat, das einen davor schützt, kann und wird es oft zu Krankheiten führen, wenn man Junkfood ausgesetzt ist.

Ich bin froh, dass mein Vater mich schon früh darauf vorbereitet hat, gegen diese Gefahren gewappnet zu sein. Ich habe dasselbe mit meinen Kindern getan. Ich habe gelernt, dass es, wenn man sich mit einem Kind über das Thema Ernährung unterhält, wichtig ist, das Ganze mit Dingen zu verknüpfen, die ihm etwas bedeuten. Für viele Kinder ist die Sorge um Tiere, die Umwelt und soziale Gerechtigkeit motivierender als ihre persönliche Gesundheit.

Sobald sie das „Warum" verstehen, können viele Kinder sogar eine führende Rolle dabei übernehmen, einer ganzen Familie dabei zu helfen, gesündere Essensentscheidungen zu treffen. Und Achtung: Sie machen Sie vielleicht für Ihre eigenen Entscheidungen verantwortlich – und für Ihre Ausrutscher!

Ich erinnere mich an eine Situation, als ich mit dem siebenjährigen Bodhi in einem Naturkostladen einkaufte. Er wurde langsam wählerisch, und ich musste eine umfangreiche Einkaufsliste abarbeiten. Um ihn ruhigzustellen, suchte ich verzweifelt nach etwas, an dem er knabbern konnte, damit er aufhörte mich zu nerven und ich den Einkauf beenden konnte. Ich entschied mich für einen Keks, den ich aus dem Behälter mit unverpackter Ware nahm (und speicherte in meinem Kopf ab, ihn an der Kasse zu bezahlen).

Es war ein veganer Bio-Keks. Ich beschloss, dass das unter den gegebenen Umständen in Ordnung war. Ein Keks würde meinen Sohn schon nicht umbringen.

Aber Bodhi musterte ihn und entdeckte die roten und blauen Streusel. „Ist der Keks mit Zuckerguss überzogen?", fragte er. Ich gab verlegen zu, dass dies so sei.

Er gab mir den Keks mit Abscheu zurück und sagte: „Wehe, du gibst mir noch mal Junkfood!"

Ich war sowohl erschrocken als auch stolz. Manchmal sind es die Kinder, die einen daran erinnern, dass man seinen Worten auch die entsprechenden Taten folgen lassen muss.

STRATEGIEN, UM WÄHLERISCHEM ESSVERHALTEN EIN ENDE ZU SETZEN

In einigen Familien wird für die Eltern Tofu und Gemüse zubereitet und für die Kinder werden Chicken Nuggets und Pommes gekauft. In anderen Familien trinken die Eltern Softdrinks, während sie ihren Kindern verbieten, diese zu trinken. „Macht, was ich sage, nicht, was ich tue", ermahnen sie sie. Keiner dieser Ansätze schafft ein gesundes familiäres Ökosystem.

Was ist also zu tun? Nicht alle Kleinkinder sind schon so weit, dass sie Grünkohlsalat essen, aber viele Speisen lassen sich durchaus so zubereiten, dass sie auch für die Kleinen geeignet sind. Einige Kinder lassen sich dazu überreden, wenigstens einen kleinen Happen zu probieren, und schon diese Kostprobe kann dafür sorgen, dass sie aufgeschlossener werden und ihre Geschmacksknospen sich öffnen.

Sie können ihnen auch sagen, dass es einige Zeit dauert, sich an neue Speisen zu gewöhnen, und dass diese je nachdem, wie sie zubereitet werden, womit sie serviert werden und wie wir uns an einem bestimmten Tag fühlen, unterschiedlich schmecken können. Und dass sie deshalb eine bestimmte Speise vielleicht ein paarmal ausprobieren müssen, bevor sie entscheiden können, ob sie ihnen schmeckt oder nicht.

Die Kinder beteiligen

Kinder neigen dazu, Lebensmittel zu mögen, die sie selbst anbauen oder zubereiten. Es wurde festgestellt, dass Gärten, einschließlich Schulgärten, mit einem höheren Maß an Lebenszufriedenheit und einem höheren Gemüsekonsum einhergehen können. Und die Suche nach gesunden, einfachen Rezepten kann für Kinder eine stärkende Erfahrung sein. Die Einbeziehung der Kinder in die Essensplanung und das Kochen kann für sie eine gute Möglichkeit sein, wichtige Lebenskompetenzen zu entwickeln und das Selbstvertrauen zu erlangen, das sich aus der Fähigkeit ergibt, sich selbst ernähren und auch für andere einen Beitrag leisten zu können.

Wenn Sie Ihre Kinder bisher auf die typische moderne, industriell geprägte Weise ernährt haben und die Umstellung erst spät in Angriff nehmen, machen Sie sich keine Sorgen – es ist möglich! Es mag eine Herausforderung sein, Kindern ihr Lieblingsessen „zu entziehen", wenn es sich um Dinge wie Limonade, Chips und Süßigkeiten handelt. Aber Familiensitzungen zu diesem Thema können helfen. Und es lassen sich gesündere Alternativen zu den Lieblingsspeisen der Familie finden. Zum Beispiel können Sie anstelle von Chicken Nuggets selbst gemachte gebackene Kichererbsen-Nuggets anbieten (ein Rezept finden Sie auf Seite 309). Sie können auch ein paar gefrorene Beeren oder gefrorenes Obst bereithalten und die Kinder zugreifen lassen, wenn sie nach einem Snack oder einem Dessert verlangen.

Anstatt abgepackte tiefgefrorene Pommes frites aufzubacken, können Sie selber Süßkartoffel-Pommes zubereiten und im Ofen backen und mit Meersalz und frisch gemahlenem schwarzem Pfeffer bestreuen. Und selbst wenn Sie sich vegan und glutenfrei ernähren, kann Ihre Familie trotzdem eine Pizza genießen, wenn Sie eine Maistortilla oder ein glutenfreies Fladenbrot als Pizzaboden verwenden, diesen mit Oregano und Marinara-Sauce bestreichen und mit gebratenem Knoblauch, Zwiebeln, Spinat und Pilzen (oder mit Gemüse Ihrer Wahl!) belegen und, wenn Sie möchten, mit ein paar Streuseln pflanzlichem „Käse" bestreuen.

Seien Sie geduldig und hartnäckig

Es braucht einige Zeit, um neue Gewohnheiten zu entwickeln – das gilt auch für Kinder. Es können 8 bis 15 Kostproben einer neuen Speise erforderlich sein, um eine Vorliebe dafür zu entwickeln. Wenn Kinder an Burger und Pommes gewöhnt sind und auf Burritos und Krautsalat umgestellt werden sollen, kann es einige Anläufe erfordern, bis sie sich an das neue Essen gewöhnt haben. Seien Sie positiv, geduldig und hartnäckig. Präsentieren Sie Speisen auf neue und unterschiedliche Weisen. Und gehen Sie das Ganze spielerisch an. Vor allem bei Kindern ist das Lachen einer der besten Türöffner für eine neue Art der Ernährung.

MAßNAHMEN:

Option 1: Wenn Sie den Kindern das nächste Mal ein Essen servieren, stellen Sie vor dem Essen Gemüse und eine Soße auf den Tisch und laden Sie alle zum Knabbern ein.

Option 2: Beteiligen Sie ein Kind an der Zubereitung einer gesunden Mahlzeit oder eines gesunden Snacks. Je nach Alter und Interesse kann es ein Rezept auswählen und die Zutaten ernten, waschen, klein hacken, messen oder umrühren. Schon wenig aktives Engagement kann die Beziehung eines Kindes zum Essen verändern.

Option 3: Wählen Sie einen jungen Menschen, den Sie gerne dazu bringen wollen, sich lebenslang gesund zu ernähren. Sie könnten dem Kind oder dem Jugendlichen ein Buch vorlesen. (Es gibt viele tolle Kinderbücher, die Ihnen dabei helfen werden.) Sind die Kinder älter, unterhalten Sie sich mit ihnen, geben Sie ihnen ein lehrreiches oder inspirierendes Buch oder zeigen Sie ihnen einen Film. Kurz gefasst:

1) Wählen Sie einen jungen Menschen
2) Entscheiden Sie sich für eine Strategie
3) Setzen Sie sie in die Tat um.

KAPITEL 24

✗ Was ist mit dem Mittagessen in Schulen?

Im Jahr 1966 brach Martin Luther King jr. in Tränen aus, als er beschrieb, wie eine Lehrerin in Marks, Mississippi, einen Apfel in Scheiben schnitt, um ihre bitterarmen Schüler satt zu bekommen.[1] Und auch heute noch sind viele der 15 Millionen Kinder in den Vereinigten Staaten, die in Armut aufwachsen, auf die Schulspeisung angewiesen, um zu überleben, und mehr als 30 Millionen Kinder essen jeden Tag in der Schule zu Mittag.[2] In Deutschland sind es vor allem Grundschüler, die das Angebot nutzen, in der Schule zu essen.

Schulmahlzeiten sind für Kinder auf der ganzen Welt ein wichtiger Bestandteil ihrer Ernährung. Lehrer in Großbritannien berichten, dass mangelernährte Schulkinder „sich die Taschen mit Essen aus der Schule füllen", damit sie zu Hause etwas zu essen haben.[3]

Die Zusammensetzung der Schulmahlzeiten hat einen enormen Einfluss auf die nächste Generation und die Zukunft einer Nation. Ausgewogene Schulmahlzeiten wurden mit weniger Krankheitstagen, einer besseren Konzentration im Unterricht und besseren Schulleistungen und -abschlüssen assoziiert.[4] Doch leider sind gesunde Schulmahlzeiten allzu oft eine Seltenheit, da alles Gesunde in einem Meer aus Zucker, Weißmehl und frittiertem Hühnerfleisch verloren geht.

In den 1980er-Jahren wurden im Rahmen einer Reihe von Studien chemische Zusätze und verarbeitete Lebensmittel von den Speiseplänen jugendlicher Straftäter gestrichen und der Zuckergehalt reduziert.[5] An den Studien nahmen mehr als 8.000 Jugendliche in 12 Jugendstrafanstalten teil. Das Ergebnis war, dass problematische Verhaltensweisen um 47 Prozent zurückgingen.

In Virginia wurde 300 jugendlichen Straftätern in einer Haftanstalt, in der besonders hartgesottene Jugendliche untergebracht waren, zwei Jahre lang eine ähnliche Kost ohne chemische Zusätze und mit wenig Zucker verabreicht. In dieser Zeit sank die Zahl der Diebstähle um 77 Prozent, die Häufigkeit von Ungehorsam um 55 Prozent, und die Fälle von Hyperaktivität gingen um 65 Prozent zurück.[6]

In den Bewährungsstrafanstalten des Bezirks Los Angeles wurde 1400 Jugendlichen eine Kost verabreicht, bei der auf verarbeitete Lebensmittel und chemische Zusätze verzichtet und der Zuckergehalt stark reduziert wurde. Auch dort waren die Ergebnisse ausgezeichnet. Die Häufigkeit problematischer Verhaltensweisen und die Anzahl von Selbstmordversuchen gingen um 44 Prozent zurück.[7]

Diese und andere Studien legen folgenden Schluss nahe: Wenn problematische Jugendliche auf eine gesunde Weise ernährt werden, die reich an nährstoffreichen Nahrungsmitteln wie Gemüse, Obst, Samen, Hülsenfrüchten und Vollkornprodukten ist und bei der Zucker, Konservierungsstoffe sowie künstliche Farbstoffe und Geschmacksverstärker vermieden werden, führt dies im Hinblick auf ihr problematisches Verhalten vorhersehbar zu hervorragenden Resultaten.

Es gibt zwei Dinge, auf die ich in diesem Zusammenhang hinweisen möchte, und beide sind von signifikanter Bedeutung. Erstens sind diese Studien wirklich erstaunlich und sie zeigen ganz klar, dass Kriminalität und antisoziales Verhalten durch eine Verbesserung der Ernährung deutlich reduziert werden. Zweitens: Diese Studien wurden vor Jahrzehnten durchgeführt und seitdem wurde nichts unternommen, um sie ernsthaft weiterzuverfolgen oder die Erkenntnisse, die sie geliefert haben, in großem Maßstab umzusetzen.

Wenn ich an all die Eltern und Großeltern denke, die bis spät in die Nacht aufbleiben und sich Sorgen um die Zukunft ihrer Kinder machen, und daran, wie viele Kinder und Jugendliche mit Hyperaktivität und Gefühlen der Verwirrung und Feindseligkeit zu kämpfen haben, frage ich mich, wann wir endlich zu dem Schluss kommen, dass es an der Zeit ist, auf der Basis dessen, was wir wissen, zu handeln. Und dann lautet meine Antwort: *Wann, wenn nicht jetzt?*

WAS IST MIT DEN US-AMERIKANISCHEN SCHULMAHLZEITEN NICHT IN ORDNUNG?

In den vergangenen Jahren wurden wichtige Anstrengungen unternommen, um die Schulmahlzeiten in den USA und anderen Ländern gesünder zu machen, aber viele Ernährungsexperten halten sie immer noch für völlig unzureichend. Und unsere Kinder zahlen den Preis dafür.

Eine im Jahr 2010 von der University of Michigan durchgeführte Studie ergab, dass in Michigan 38 Prozent der Schüler, die regelmäßig das von der Schule angebotene Mittagessen zu sich nahmen, übergewichtig oder fettleibig waren, während nur 24 Prozent der Kinder, die ihre eigenen Mahlzeiten mitbrachten, übergewichtig oder fettleibig waren.[8] Die Studie ergab, dass 91 Prozent der Kinder, die ihr Mittagessen von zu Hause mitbrachten, regelmäßig Obst oder Gemüse aßen, während dies nur bei 16 Prozent der Kinder der Fall war, die auf das von der Schule bereitgestellte Mittagessen angewiesen waren.

Für Eltern, die es sich leisten können, ist es eine gute Lösung, ihren Kindern gesundes Essen mit in die Schule zu geben. Aber solange viele Millionen Familien auf Schulmahlzeiten angewiesen sind, weil diese einen wesentlichen Teil ihrer täglichen Ernährung ausmachen, haben wir alle ein Interesse daran, dafür zu sorgen, dass die Schulmahlzeiten gesünder werden.

In den USA wollen viele, die für Schulmahlzeiten verantwortlich sind, gesundes Essen anbieten, aber sie sehen sich einem harten Kampf gegenüber. Sie sind mit Herausforderungen im Hinblick auf das Personal und die Mittelausstattung konfrontiert und stehen vor dem Problem, alle möglichen Gruppen gleichzeitig zufriedenzustellen (unter anderem Schüler, Eltern, Verwaltungsangestellte und die Leute der für das Schulspeisungsprogramm des US-Landwirtschaftsministeriums zuständigen Abteilung des Bildungsministeriums des jeweiligen Bundesstaates). Außerdem müssen sich die Schulspeisungsprogramme der öffentlichen Schulen finanziell selbst tragen. Die öffentlichen Schulen verfügen zwar über Budgets, über die die Bezirksbewohner abstimmen und die hauptsächlich über die Grundsteuereinnahmen finanziert werden, doch in diesen Budgets sind in der Regel keine Mittel für die Schulspeisung vorgesehen. Die Schulspeisungsprogramme der öffentlichen Schulen sind stattdessen auf die Beiträge der Schüler angewiesen, die für die Verpflegung zahlen, sowie auf die Erstattungen der Bundesregierung und der Regierungen der Bundesstaaten, die die Mahlzeiten für Schüler aus Familien mit niedrigem Einkommen subventionieren.

Eine ähnliche Initiative stellt in Deutschland der Aktionsplan IN FORM der Bundesministerien für Ernährung und Landwirtschaft sowie für Gesundheit dar. Dabei wird die Kita- und Schulverpflegung gefördert und eine gesunde Ernährung an den Schulen umfassend in die Praxis umgesetzt. Das geschieht etwa durch nährstoffoptimierte Wochenspeisepläne, eine große Rezeptdatenbank oder Schulungen.

Eine weitere seit Langem existierende Herausforderung stellt das Programm „Foods in Schools" des US-Landwirtschaftsministeriums (USDA) dar. Dabei handelt es sich um ein Programm, das dazu dient, dass das USDA landwirtschaftliche Produkte im Wert von Hunderten von Millionen Dollar kauft und sie den Schulen kostenlos zur Verfügung stellt. Die US-Regierung hat dieses Programm aufgelegt, um die Preise zu stabilisieren und für einige der in den USA produzierten landwirtschaftlichen Produkte eine hohe Nachfrage zu garantieren. Unterm Strich bewirkt das Programm jedoch, dass der Markt verzerrt wird, indem sich die Nachfrage nach den Produkten, die das Landwirtschaftsministerium kauft, erhöht und die Bauern, die diese Produkte anbauen, auf unfaire Weise begünstigt werden, wohingegen die Bauern, die sie nicht anbauen, einen Wettbewerbsnachteil erleiden. Zudem werden die Schulen dadurch mit den gespendeten Produkten überschwemmt – und die

Verantwortlichen für die Schulmahlzeiten können aufgrund ihrer knappen Budgets nicht auf sie verzichten.

Wofür wird der Großteil der Gelder des USDA-Schulspeisungsprogramms wohl verwendet? Wenn Sie an Kohl, Linsen und Blaubeeren denken, raten Sie noch mal.

Im Jahr 2015 wurden 64 Prozent der Mittel der USDA-Ernährungsprogramme für Fleisch-, Milch- und Eierprodukte bereitgestellt, wobei praktisch sämtliche Erzeugnisse aus der Massentierhaltung stammten.[9] Solange die Programme auf diese Weise funktionieren, werden Landwirte einen Anreiz haben, Erzeugnisse aus Massentierhaltung zu produzieren, und die Schulen werden einen ungesunden Anreiz haben, diese Produkte anzubieten.

Wenn man bedenkt, dass mehr als 60 Prozent der US-Amerikaner mehr gesättigte Fettsäuren zu sich nehmen, als in den offiziellen Ernährungsrichtlinien der Vereinigten Staaten empfohlen wird, während weniger als 15 Prozent der US-Amerikaner die empfohlene Menge Gemüse essen, kippt dieses Subventionssystem das ganze Spielfeld in die falsche Richtung.[10] Auch für dier Bundesrepublik geht die Deutsche Gesellschaft für Ernährung (DGE) davon aus, dass täglich ungefähr doppelt so viel gesättigte Fettsäuren aufgenommen werden als empfohlen: Statt 7 Prozent decken Frauen 15 und Männer 16 Prozent der Gesamtenergiezufuhr über gesättigte Fettsäuren ab.

Wirtschaftliche Zwänge bringen viele Verantwortliche in den USA für die Schulverpflegung in eine Zwickmühle. Sie verfügen über begrenzte Etats. Als erschwinglichste Optionen stehen tierische Produkte im Vordergrund, und das ist zum Teil auf die Subventionen der Steuerzahler zurückzuführen. Und am einfachsten ist es meistens, auf stark industriell verarbeitete Produkte zurückzugreifen.

Doch trotz steigender Lebensmittelkosten und einer alles andere als die Gesundheit fördernden staatlichen Subventionspolitik wird in vielen Schulbezirken hart daran gearbeitet, die Speisepläne für die in den Schulen angebotenen Mahlzeiten in die richtige Richtung zu lenken. Die Zahl der Schulgärten nimmt zu, und immer mehr Schulen versuchen, weniger auf tierische Produkte und industriell verarbeitete Lebensmittel zurückzugreifen und mehr Vollwertkost, Obst und Gemüse anzubieten. Seit 2012 sind alle öffentlichen Schulen in den USA per Gesetz verpflichtet, eine Mindestmenge an Obst und Gemüse anzubieten. Die Mengen sind weit niedriger, als es optimal wäre, aber es ist ein guter Schritt in die richtige Richtung.

In vielen Ländern Europas gibt es ernährungspolitische Richtlinien, die darauf ausgerichtet sind, die Schulen dabei zu unterstützen, ausgewogene Mahlzeiten anzubieten, und in diesen Richtlinien spiegelt sich auch die allgemeine Kultur der jeweiligen Nation wider.[11] In England gibt es Einschränkungen im

Hinblick auf bestimmte Produkte (frittierte Lebensmittel sind zum Beispiel auf höchstens zwei Portionen pro Woche beschränkt), während andere besonders gefördert werden (die Schüler müssen täglich mindestens eine Portion Obst und eine Portion Gemüse erhalten). In Frankreich müssen per Gesetz mindestens 50 Prozent der Schulmahlzeiten Gemüse enthalten. Folglich werden in den französischen Schulen zum Mittag Salate mit Zutaten wie Möhren, Tomaten, Zwiebeln, Blattsalat und Koriander sowie Gemüsegerichte mit grünen Bohnen, Brokkoli, Petersilie und anderem nahrhaften Grüngemüse serviert.[12]

Im Jahr 2017 kündigte die Europäische Union Pläne an, pro Jahr 150 Millionen Euro in ein neues Programm zu investieren, das dazu beitragen soll, die Kosten für Schulmahlzeiten zu decken – und gezielt die Einbeziehung von Obst und Gemüse zu subventionieren.[13] Für Deutschland bedeutet dies, dass zusätzlich ungefähr 25 Millionen Euro für Obst und Gemüse pro Schuljahr bereitstehen.

Ebenfalls im Jahr 2017 veröffentlichte die Umweltorganisation Friends of the Earth die Ergebnisse eines gemeinsam mit dem Oakland Unified School District in Kalifornien durchgeführten Projekts.[14] Angetrieben von der Sorge um die Umwelt und dem Wunsch, die Gesundheit der Schülerinnen und Schüler zu fördern, reduzierte der Schulbezirk die Menge tierischer Produkte in den angebotenen Schulmahlzeiten zwei Jahre lang um 30 Prozent. Und ein Großteil des Fleisches, das (in reduzierten Mengen) serviert wurde, wurde bei sorgfältig ausgewählten Anbietern gekauft, unter anderem bei Mindful Meats, einem Unternehmen, das Rindfleisch von ausgedienten Milchkühen aus biologischer Haltung bezieht.

Die Ergebnisse waren erstaunlich. Die Schülerinnen und Schüler waren mit den gesunden, mit regionalen Zutaten zubereiteten Mahlzeiten zunehmend zufrieden. In Kapitel 28 werden wir uns mit den Auswirkungen der industriellen Fleischproduktion auf unser Wasser, unseren Boden und unser Klima befassen, aber an dieser Stelle sei schon einmal gesagt, dass die Auswirkungen erheblich sind. Laut dem Bericht von Friends of the Earth hat die Umstellung der Zusammensetzung der Schulmahlzeiten es dem Bezirk ermöglicht, fast 160 Millionen Liter Wasser zu sparen – genug, um 63 olympische Schwimmbecken zu füllen – und gleichzeitig die Netto-Kohlenstoffemissionen um 600.000 Kilogramm zu reduzieren. Das entspricht Einsparungen von Kohlenstoffemissionen, die man mit der Installation von 87 Solarmodulen erreichen würde, die rund 2,1 Millionen Dollar kosten würden. Doch diese Reduzierung von Kohlenstoffemissionen hat den Bezirk gar nichts gekostet. Tatsächlich *sparte* der Bezirk durch die Veränderung der Zusammensetzung der Schulmahlzeiten 42.000 Dollar.

Wenn solche Maßnahmen in allen Schulen der Vereinigten Staaten umgesetzt würden, würde dies zu einer Reduzierung der Kohlenstoffemissionen von 700.000 Tonnen führen – das entspricht einer Reduktion, für die man 17 Millionen neue Bäume pflanzen müsste. Und im Laufe der Zeit dürften die gesundheitlichen Auswirkungen solcher Veränderungen der Zusammensetzung der Schulmahlzeiten gewaltig sein.

In Los Angeles hat die Gesundheitsbehörde des Bezirks eine groß angelegte Kampagne zur Senkung der Fettleibigkeitsrate bei Kindern durchgeführt.[15] Durch Aufklärung, eine veränderte Ernährungsstrategie und einen „fleischfreien Montag" im Vereinigten Schulbezirk von Los Angeles (der 1,5 Millionen Mahlzeiten pro Jahr ausgibt) hat die Region einige Erfolge zu verzeichnen. Seit 2009 essen die Kinder mehr Gemüse und trinken weniger zuckerhaltige Softdrinks. In dieser Zeit ist die Rate frühkindlicher Fettleibigkeit im Los Angeles County um 10 Prozent gesunken.[16]

Einige Menschen befürchten, dass eine Änderung der Ernährungspolitik finanzielle Folgen mit sich bringt. Doch wenn es darum geht, Ernährungspläne verstärkt auf pflanzliche Nahrungsmittel umzustellen, sind eher *Einsparungen* zu erwarten. Im Jahr 2010 veröffentlichte die Johns Hopkins School of Public Health eine Studie, die ergab, dass vier Krankenhäuser in der San Francisco Bay Area jährlich 400.000 Dollar an Kosten für Fleisch einsparten, indem sie mehr vegetarische Gerichte servierten.[17] Und durch die Einführung der fleischlosen Montage sparte das New Jersey's Valley Hospital innerhalb eines Jahres fast 50.000 Dollar ein.[18]

Im November 2017 nahm Marianne Bradley-Kopec eine Stelle als Köchin an einer neuen Schule in der Innenstadt von Salt Lake City an. Als Marianne ihre neue Stelle antrat, erhielt sie einen Beispiel-Menüplan, der Gerichte wie Hamburger, Chicken Nuggets und Hackbraten enthielt. In der ersten Woche hielt Marianne sich an den vorgeschlagenen Speiseplan. Sie beobachtete aber, dass die Schülerinnen und Schüler aus verschiedenen Kulturen mit unterschiedlichen religiösen Hintergründen stammten, weshalb sie schnell dazu überging, statt der auf dem Menüplan vorgesehenen Speisen pflanzenbasierte Gerichte nach Rezepten aus der ganzen Welt anzubieten. Mit dem Geld, das durch den Verzicht auf Fleisch eingespart wurde, konnte Marianne Bio-Produkte kaufen. Sie erhielt ein sehr gutes Feedback von den Schülern, dem Schulpersonal und den Eltern. Und sie hat etwas wirklich Außergewöhnliches zu berichten: Inzwischen kommen sogar einige Eltern in die Schule, um dort mit ihren Kindern zu Mittag zu essen.

Im Rahmen der größten Initiative in der Geschichte der Schulspeisung mit dem Ziel, die Ernährung auf eine pflanzenbasierte Kost umzustellen, haben sich die brasilianischen Städte Serrinha, Barroca, Teofilândia und Biritinga im

Jahr 2018 verpflichtet, sämtliche Schulmahlzeiten zu 100 Prozent ausschließlich aus pflanzlichen Produkten zuzubereiten.[19] Der Aktionsplan sollte dazu beitragen, die brasilianische Adipositasepidemie einzudämmen und das Land ökologisch nachhaltiger zu machen. Er betrifft jährlich mehr als 23 Millionen Mahlzeiten.

WAS KÖNNEN SIE ALSO TUN?

Programme wie staatliche Lebensmittelsubventionen oder von Schulbezirken verordnete Speisepläne können der einfachen Bevölkerung als etwas sehr Großes erscheinen, von dem sie keine Ahnung haben. Infolgedessen neigen selbst Menschen, denen es durchaus wichtig ist, wie wir unsere Kinder ernähren, dazu, sich nicht einzumischen.

Aber gerade weil sich kaum jemand einmischt, können Sie, wenn Sie sich auch nur auf einfache Weise zu Wort melden, eine ungeheure Wirkung erzielen.

Amie Hamlin ist Geschäftsführerin der New York Coalition for Healthy School Food. Die Organisation arbeitet im Bundesstaat New York und weltweit direkt mit Dutzenden von Schulen zusammen und unterstützt sie dabei, gesündere Schulmahlzeiten anzubieten und die Schülerinnen und Schüler zu animieren, sich gesünder zu ernähren. Sie hat ein Wellness-Weckruf-Programm entwickelt, das Schulen und Schulklassen täglich mit Tipps zur gesunden Ernährung versorgt, die in Klassenzimmern und über Lautsprecheranlagen vorgetragen werden können. Amie gab mir dieses Beispiel: *„Guten Morgen! Dies ist euer Wellness Weckruf. Versucht, Lebensmittel zu finden, die keine Zutaten wie Maissirup mit hohem Fruchtzuckergehalt, teilweise hydrierte Fette, künstliche Farbstoffe und Geschmacksverstärker enthalten. Genießt euren Tag auf gesunde Weise!"*

Diese täglichen Tipps werden nun von Hunderten von Schulen genutzt, und darüber hinaus hat die Coalition for Healthy School Food weltweit mehr als 25.000 Schulen mit Rezepten für Vollwertgerichte auf pflanzlicher Basis versorgt.

Einige Leute befürchten, dass Kinder sich nicht gesund ernähren werden, weil ihre Geschmacksknospen zu sehr durch Junkfood beeinträchtigt wurden. Und einige Schulen haben in der Tat gesündere Mahlzeiten angeboten und festgestellt, dass die Schüler diese nicht gegessen haben. Das Entscheidende ist oft, nicht einfach nur gesündere Mittagessen anzubieten, sondern dies auch pädagogisch zu begleiten und die Gerichte mit Bedacht und Kreativität zuzubereiten, damit gesundes Essen schmeckt und gut aussieht. Einige Schulen bieten eine Auswahl an verschiedenen Gerichten an und lassen die Schülerinnen und Schüler über ihre Favoriten abstimmen. Im Laufe der Zeit bieten sie die Gerichte, die bekanntermaßen beliebt sind, dann regelmäßig immer wieder an. Und auf diese Weise entwickeln sich die Geschmacksknospen und Gewohnheiten der Schülerinnen und Schüler weiter.

Wenn es Ihnen wichtig ist, was Kinder essen und wie die Steuergelder in Ihrer Gemeinde ausgegeben werden, haben Sie das Recht, sich zu äußern, und die Möglichkeit, etwas zu bewirken. Ich habe zusammen mit Amie Hamlin ein einfaches Aktionspaket für gesündere Schulmahlzeiten erstellt. Sie können es unter dem Link www.31dayfoodrevolution.com/schoollunches herunterladen.

MAßNAHMEN:

Option 1: Finden Sie mit Ihrer bevorzugten Internet-Suchmaschine heraus, wie viele Schulen es in Ihrem Bezirk gibt (geben Sie „Was ist mein Schulbezirk (Name)?" ein und dann „Wie viele Schulen gibt es im Schulbezirk [Name]?". Recherchieren Sie dann den Namen der für die Schulverpflegung verantwortlichen Person (geben Sie ein: „Wer ist für die Schulverpflegung im [Name des Schulbezirks] verantwortlich?"). Allein die Tatsache, über diese Informationen zu verfügen, wird Ihnen das Gefühl verleihen, mitbestimmen zu können. Überlegen Sie, ob Sie sich mit der für die Schulverpflegung in Ihrem Schulbezirk verantwortlichen Person in Verbindung setzen und sie ermuntern wollen, gesünderes Essen anzubieten.

Option 2: Wenden Sie sich an die für die Schulverpflegung in Ihrem Schulbezirk verantwortliche Person und fragen Sie sie, ob sie in Erwägung gezogen hat, wie in anderen Schulbezirken fleischfreie Montage einzuführen oder pflanzenbasierte Alternativen zu Fleischgerichten anzubieten. Sie können sich auch erkundigen, ob es in den Schulen eine Salattheke gibt, wie viel frisches Obst und Gemüse (statt Obst und Gemüse aus Konservendosen) angeboten wird und ob sie an einem Farm-to-School-Programm (Schulen kaufen lokal produzierte, bauernhoffrische Lebensmittel und bieten diese an) teilnehmen. Stellen Sie klar, dass Ihnen all diese Dinge wichtig sind.

Option 3: Vereinbaren Sie einen Termin mit der für die Schulverpflegung in Ihrem Schulbezirk verantwortlichen Person oder mit dem Leiter der zuständigen Schulbehörde, um zu erfahren, was bereits getan wird, um in Ihrer Gemeinde gesunde Schulmahlzeiten anzubieten oder zu fördern – und sehen Sie, wie Sie helfen können.

TEIL VIER

TRANSFORMATION

Ihre Essensentscheidungen sind gewissermaßen Abstimmungen. Mit jedem Bissen stimmen Sie für die Gesundheit, die Sie sich wünschen, und für eine Welt, die Sie sich wünschen.

Es gibt eine riesige und wachsende Nachfrage nach Bio-Produkten und nachhaltigen, fair gehandelten, nicht gentechnisch veränderten, ethischen, gesunden und köstlichen Lebensmitteln. In Städten auf der ganzen Welt gibt es immer mehr und größer werdende Bauernmärkte und immer mehr Projekte solidarischer Landwirtschaft. Immer mehr junge Menschen widmen sich der Landwirtschaft. Lebensmittelgeschäfte (sogar große internationale Supermarktketten) präsentieren in ihrem Sortiment stolz lokale, natürliche Bio-Produkte. Die Bewegungen, die sich für gesunde Ernährung einsetzen, wachsen schnell und beginnen sich zu einer politischen Kraft zu entwickeln.

Egal ob es um Bauernhöfe auf dem Land oder um das Essen auf den Tellern in den Städten geht, ob um Regale in Lebensmittelgeschäften oder um Wahlen – Millionen von Menschen erheben sich und ergreifen Maßnahmen. Wir erobern unsere Lebensmittelversorgungsysteme und unsere Speisepläne zurück. Und wir übernehmen Verantwortung für unsere Gesundheit.

Wollen Sie sich dafür einsetzen, dass bei der Schokoladenproduktion keine Kindersklaven mehr eingesetzt werden? Wollen Sie, dass Tiere nicht grausam, sondern mit Respekt behandelt werden? Möchten Sie, dass die Menschen, die unsere Lebensmittel anbauen, in der Lage sind, ihre eigenen Familien zu ernähren? Wünschen Sie sich ehrliche Etiketten und gesunde Nahrungsmittel für unsere Kinder?

Einige Menschen befürchten, dass die Probleme, mit denen wir konfrontiert sind, zu groß und zu erdrückend sind. Viele habe Mühe, einfach nur über die Runden zu kommen und einen weiteren Tag zu überleben – ohne darüber hinaus auch noch zu versuchen, die Welt zu retten.

Aber die Wahrheit ist, dass Sie und ich über eine immense Macht verfügen. Wir haben die Entscheidungsgewalt darüber, was wir unserem Körper zuführen. Wir haben die Macht, in die Art von Lebensmittelversorgungssystem zu investieren, die wir wollen. Und wir haben die Macht, auf greifbare und sinnvolle Weise zum Aufbau einer gesünderen, ethischeren und nachhaltigeren Zukunft für uns selbst, unsere Lieben und unseren Planeten beizutragen.

Machen Sie den Test: Sind Sie ein Lebensmittel-Revolutionär?

Die Auswirkungen, die verschiedene Nahrungsmittel auf das Weltklima haben, beeinflussen meine Entscheidungen

    0. nie,   1. ein wenig,   2. stark.

Ich esse tierische Produkte, die aus der Massentierhaltung stammen,

    0. häufig,   1. gelegentlich,   2. nie.

Ich habe Petitionen oder Unterschriftensammlungen zur Ernährungspolitik unterzeichnet:

    0. nie,   1. gelegentlich,   2. häufig.

Mein Verhalten im Hinblick auf den Verzehr von gentechnisch veränderten Nahrungsmitteln sieht so aus:

    0. Was ist ein gentechnisch verändertes Nahrungsmittel?
    1. Ich meide sie, sofern dies möglich ist.
    2. Ich weiß, in welchen Lebensmitteln sie enthalten sind, und mache einen Bogen um sie.

Ich tausche mich mit anderen Menschen über Bücher und Filme über Ernährungspolitik aus und/oder nehme mit ihnen an Online-Konferenzen oder -Seminaren und Vorträgen zu diesem Thema teil:

    0. nie,   1. gelegentlich,   2. häufig.

Ernährungspolitische Fragen wirken sich darauf aus, wie ich wähle, wofür ich mich einsetze oder wie ich mich an der politischen Dynamik beteilige:

    0. nie,   1. ein wenig,   2. stark.

Ich habe darum gebeten, persönlich oder telefonisch mit einem Restaurantmanager zu sprechen, um ihm meine Wertschätzung oder Besorgnis über die gesundheitlichen oder ethischen Auswirkungen der von ihm angebotenen Speisen mitzuteilen:

    0. nie,   1. ein- oder zweimal,   2. einige Male mindestens.

Wenn Sie Ihre Punkte addieren, erhalten Sie eine Punktzahl von 0 bis 14. Je höher Ihre Punktzahl, desto besser! Gehen Sie auf den Link www.31day-foodrevolution.com/quiz4, um den Test online zu machen und zu sehen, wie Sie im Vergleich zu anderen Teilnehmern abschneiden, und um mit anderen an der 31-Tage-Food-Revolution teilzunehmen.

KAPITEL 25

✕ Gentechnisch veränderte Nahrungsmittel und die Lebensmittelriesen

In vierundsechzig Nationen – darunter Japan, China, Russland und alle Länder der Europäischen Union – herrscht eine gesetzliche Kennzeichnungspflicht für gentechnisch veränderte Lebensmittel. Nachdem USA-weite Umfragen ergeben hatten, dass 93 Prozent der US-Amerikaner auch in den Vereinigten Staaten die Kennzeichnung gentechnisch veränderter Lebensmittel wünschten, initiierten Wähler im Jahr 2013 im Bundesstaat Washington eine Volksabstimmung über die Kennzeichnung von gentechnisch veränderten Lebensmitteln.[1] Die daraus resultierende Volksinitiative wurde I-522 genannt.

Monsanto und die Junkfood-Industrie taten sich zusammen, um so viel Geld einzusetzen, wie im Bundesstaat Washington noch nie bei einer Volksabstimmungskampagne ausgegeben worden war. Sie steckten mehr als 22 Millionen Dollar in den Kampf gegen die I-522 und überschütteten den Staat mit einer Flut irreführender Werbung, die die Verbraucher glauben machen sollte, dass das Hinzufügen von Etiketten die Verbraucher finanziell enorm belasten und der Agrarindustrie erheblichen Schaden zufügen würde.[2] (Die Verbraucherschutzorganisation Consumers Union, Herausgeber von *Consumer Reports*, befand beide Anschuldigungen für völlig falsch.)

Während die Befürworter der Kennzeichnung von gentechnisch veränderten Lebensmitteln von Tausenden Freiwilligen und Spendern aus dem Bundesstaat unterstützt wurden (und Hilfe von besorgten Bürgern aus vielen anderen Orten der USA, einschließlich unserer Familie, erhielten), wurde die ablehnende Seite komplett von Unternehmen finanziert. Tatsächlich stammten von den 22 Millionen Dollar der „Nein"-Kampagne nur lächerliche 550 Dollar aus Quellen im Bundesstaat Washington.

Die Nein-Stimmen setzten sich mit 38.000 Stimmen durch, was einem Vorsprung von rund 2 Prozent entsprach. Doch nach der Abstimmung entbrannte eine heftige Auseinandersetzung. Es stellte sich heraus, dass der größte Einzelspender der „Nein"-Kampagne, der Verband der Lebensmittelindustrie Grocery Manufacturers Association (GMA), sich der Geldwäsche schuldig gemacht hatte. Der Justizminister des Bundesstaates Washington verklagte die GMA, weil sie mehr als 11 Millionen Dollar in die „Nein"-Kampagne gesteckt und dann versucht hatte, die eigentlichen Spender vor der Öffentlichkeit zu verbergen. Die GMA war gezwungen zu enthüllen, dass Firmen wie Coca-Cola und Pepsi viele Millionen Dollar in die „Nein"-Kampagne gesteckt, aber offenbar versucht hatten, ihre Lobbyarbeit hinter der GMA zu verbergen. Offenbar fürchteten diese Unternehmen negative Reaktionen der Verbraucher, weshalb sie versuchten, die GMA als Deckmantel zu benutzen.

Im Jahr 2016 verurteilte Anne Hirsch, Richterin am Obersten Gerichtshof von Thurston County, die GMA wegen „vorsätzlicher" Verstöße gegen das Bundesstaatsrecht und verhängte eine Geldstrafe in Höhe von 18 Millionen Dollar – wahrscheinlich die höchste Strafe für eine unrechtmäßige Finanzierung einer Abstimmungskampagne, die in den Vereinigten Staaten je verhängt wurde.

Aber der Schaden war bereits angerichtet. Die GMA und ihre irreführende Kampagne hatten gewonnen. Die Kennzeichnungspflicht für gentechnisch veränderte Lebensmittel war vorerst verhindert worden. Nachdem ich jahrelang für das „Recht des Verbrauchers auf Information" eingetreten war, fühlte ich mich entmutigt. Ich wusste zwar, dass es andere Bürgerbegehren in anderen Staaten geben könnte, aber ich hasste die Vorstellung, dass Unternehmenslobbyverbände sich erneut würden freikaufen und die Öffentlichkeit im Dunkeln halten können.

Damals wies mir River, einer meiner Zwillingssöhne, den Weg zu einer neuen Strategie.

Es begann alles recht harmlos. Ich war mit ihm in einem Lebensmittelgeschäft. Mir war heiß und ich war müde, mein Blutzuckerspiegel war niedrig und ich griff nach einem Odwalla-Smoothie mit Mango-Tango-Geschmack. River, damals ein Preteen, fand das gar nicht gut. „Odwalla gehört Coca-Cola!", beschwor er mich. „Willst du Coca-Cola dein Geld in den Rachen werfen?!"

Ich hielt inne, sah River mit einer Mischung aus schlechtem Gewissen und elterlichem Stolz an und stellte die Flasche zurück ins Regal.

Ich ahnte in dem Moment noch nicht, dass mein Sohn mich auf eine mögliche bahnbrechende Strategie im Kampf um die Kennzeichnungspflicht von gentechnisch veränderten Lebensmitteln hingewiesen hatte.

River hatte Recht. Ich wusste, dass Coca-Cola einen Millionen-Dollar-Beitrag zur Kampagne des Lebensmittelindustrieverbands gegen die Kennzeichnungspflicht gentechnisch veränderter Lebensmittel im Bundesstaat Washington geleistet hatte. Die Tatsache, dass das Unternehmen die Aktion verschleiert hatte, indem es die Beiträge über die GMA geleitet hatte, legte für mich den Schluss nahe, dass die Geschäftsleitung angesichts möglicher Reaktionen der Verbraucher nervös war.

Naturkostliebhaber wie unsere Familie kaufen nicht viel Coca-Cola. Aber wir neigen dazu, Produkte wie Odwalla, Honest Tea, Zico Coconut Water, Dasani und Simply Orange zu kaufen, allesamt Naturkostmarken im Besitz der Coca-Cola-Company. Wenn wir unseren Worten Taten folgen lassen wollten, hatte River den Nagel auf den Kopf getroffen: Bis das Unternehmen seine Vorgehensweise änderte, war es an der Zeit, unser Geld nicht mehr für Coca-Cola-Produkte auszugeben.

Daher schloss sich das Food Revolution Network mit dem Center for Food Safety (Zentrum für Lebensmittelsicherheit) zusammen und startete eine Kampagne, die Coca-Cola aufforderte, die Finanzierung des Kampfes gegen die Kennzeichnungspflicht von genetisch veränderten Erzeugnissen einzustellen. Wir forderten unsere Mitglieder nicht nur zum Boykott von Coca-Cola auf, sondern auch zum Boykott der im Besitz der Coca-Cola Company befindlichen Naturprodukt-Marken.

Damals bekam ich Wind davon, dass die Verkaufszahlen von Honest Tea und den anderen Naturmarken, die sich im Besitz der Coca-Cola Company befanden, schnell anstiegen, während der Verkauf von Coca-Cola selbst seit mehreren Jahren rückläufig war. Mir wurde klar, dass die Zukunft des Unternehmens zum Teil durch die Ansichten der zunehmend lauter werdenden und engagierten Naturkostkonsumenten geprägt werden würde.

Innerhalb weniger Monate hatten sich mehr als 300.000 Menschen unseren Bemühungen angeschlossen, und unsere Mitglieder wandten sich regelmäßig an Honest Tea und Coca-Cola und forderten mittels Anrufen, Briefen und Postings auf ihren öffentlichen Facebook-Seiten die Einstellung des Kampfes gegen die Kennzeichnungspflicht von gentechnisch veränderten Lebensmitteln.

Coca-Cola begann davon Notiz zu nehmen. 2014 standen wir bereits in einem regelmäßigen Dialog mit der Firma. Schließlich kam es zu einer Reihe von Treffen, an denen nicht nur Führungskräfte von Coca-Cola teilnahmen, sondern auch von Nestlé, Mars, Unilever und der American Beverage Association, dem US-amerikanischen Verband der Getränkeindustrie. Von unserer Seite nahmen an den Treffen die Führungsspitzen des Centers for Food Safety, von Just Label It und der Consumers Union sowie Vertreter unseres Food Revolution Networks teil.

Ziel dieser Treffen war es auszuloten, ob die Bewegung für gesunde Lebensmittel und die Lebensmittelindustrie zu einem Konsens hinsichtlich der Kennzeichnungspflicht von gentechnisch veränderten Produkten gelangen könnten. Die Führungskräfte der Lebensmittelindustrie gaben bereitwillig zu, dass sie es ablehnten, Geld für Kampagnen gegen Transparenz und gegen die Stärkung der Verbraucher auszugeben. Sie fürchteten, dass die Offenlegung genetisch veränderter Zutaten dem Verkauf schaden könnte, aber sie waren bestrebt, einen Ausweg aus dem zu finden, was sich für sie zunehmend wie ein PR-Problem anfühlte.

Im Wesentlichen hat unsere Kampagne funktioniert. Die Verbraucher von Naturkost mögen, bezogen auf den gesamten Lebensmittelmarkt, nur einen geringen Anteil der Konsumenten darstellen, aber unsere Stimmen verschafften sich Gehör und mir war klar, dass die größten Lebensmittelkonzerne der Welt nervös wurden.

Ich wurde gebeten, diese Reihe von Treffen, die im Laufe der Jahre 2014, 2015 und 2016 stattfanden, zu organisieren.

Ich fand mich dabei wieder, mit Führungskräften von Unternehmen zusammenzuarbeiten, deren Politik mir missfiel. Unternehmen, die Milliarden von Dollar verdienten, indem sie Junkfood an Kinder verkauften, Schokolade vermarkteten, die ihren Ursprung möglicherweise in der Kindersklaverei an der Elfenbeinküste hatte, und die Herstellung und den Vertrieb von Lebensmitteln förderten, die bei Millionen von Menschen Fettleibigkeit, Herzkrankheiten und Krebs verursachten.

Aber als ich mit den Führungskräften dieser Unternehmen in der erklärten Absicht zusammensaß, eine Atmosphäre der Verständigung zu schaffen und eine gemeinsame Basis zu suchen, nahm ich die Menschlichkeit jedes Einzelnen der Versammelten wahr. Keiner der anwesenden Unternehmensvertreter wollte Kinder ausbeuten oder jemanden krank machen. Viele von ihnen fühlten sich in einem System gefangen, von dem sie wussten, dass es bisweilen ethisch fragwürdig war. Ein Nestlé-Manager sagte mir unter vier Augen: „Wir wissen, dass die meisten unserer Produkte nicht gerade gesund sind. Und, ehrlich gesagt, wir würden es gerne besser machen."

Als lebenslanger Ernährungsaktivist habe ich zahlreiche Urteile über die Firmenpolitik von Unternehmen abgegeben, die Menschen, Tieren und der Zukunft unseres Planeten Schaden zufügt. Aber als ich da gemeinsam mit den Führungskräften der Lebensmittelindustrie in einem Raum saß, empfand ich als Mensch Mitgefühl und auf seltsame Weise sogar eine Art Partnerschaft mit ihnen.

Wir wollten alle einen Weg finden, Nahrungsmittel anzubauen, zu verarbeiten und zu etikettieren, der für den Verbraucher nachvollziehbar ist. Und aufgrund der wirtschaftlichen Gegebenheiten und Zwänge wollten wir dies auf eine Weise tun, die für die Zukunft dieser Unternehmen nachhaltig tragfähig ist. Wenn ein Unternehmen, das das Richtige tut, pleitegeht, ist das eine sehr schlechte Botschaft an die anderen Unternehmen, die in der gleichen Branche tätig sind.

Mir wurde klar, dass wir als Verbraucher über eine enorme Macht verfügen, die Firmenpolitik von Unternehmen zu beeinflussen. Indem wir unsere Einkäufe zurückhalten und unsere Meinung zum Ausdruck bringen, aber auch, indem wir die Marken kaufen und die Praktiken unterstützen, die wir fördern wollen.

Ich schlug den Führungskräften der Unternehmen, die mit uns zusammengekommen waren, vor, sich nicht mehr mit den Interessen von Monsanto zu identifizieren und anzuerkennen, dass sie letztendlich gegenüber den Verbrauchern verantwortlich sind. Und ich wies sie darauf hin, dass sie, wenn sie befürchteten, die Etikettierung „Enthält genveränderte Produkte" könne in der Wahrnehmung der Verbraucher einen negativen Eindruck hinterlassen, dies vielleicht zum Anlass nehmen sollten, ihr Sortiment auf nicht gentechnisch veränderte Produkte umzustellen. Um diese Zeit herum berichtete die Biosupermarktkette Whole Foods wie zum Beweis meiner Argumentation von einem Umsatzanstieg von 15 bis 30 Prozent bei Produkten, die als gentechnikfrei gekennzeichnet waren.[3]

Unsere Diskussionen waren leidenschaftlich und bisweilen hitzig. Aber mit gegenseitigem Respekt und der Konzentration auf unsere gemeinsamen Ziele gelangten wir zu einem für beide Seiten guten Ergebnis. Anfang 2016 hatte unsere kleine Runde gemeinsam Anwälte ausgewählt, die zusammen einen Entwurf für ein Gesetz ausarbeiten sollten, den wir hofften, dem US-Kongress vorlegen zu können.

Geheimhaltungsvereinbarungen hindern mich zwar daran, die Einzelheiten dieses von uns diskutierten Gesetzentwurfs bekannt zu geben, aber so viel kann ich sagen: Dieser Entwurf hätte eine Wende herbeigeführt, wenn er als Gesetz verabschiedet worden wäre. Er hätte die Unterstützung sowohl der Lebensmittelindustrie als auch führender Vertreter der Bewegung für gesunde Nahrungsmittel gehabt. Wenn wir es geschafft hätten, hätten wir dem Kongress das Ergebnis eines der ungewöhnlichsten Bündnisse der Geschichte präsentiert. Es kommt nicht alle Tage vor, dass sich die führenden Vertreter der Ernährungsrevolution mit den Managern der Lebensmittelindustrie verbünden, um für eine nationale Lösung einzutreten, hinter der beide Seiten stehen können.

Das hätten wir beinahe erreicht.

Beinahe.

Im Juli 2016 kam uns der US-Kongress zuvor. Er verabschiedete mit knapper Mehrheit ein Gesetz, das die Kennzeichnung von gentechnisch veränderten Lebensmitteln zu einem Lippenbekenntnis machte, gleichzeitig Initiativen auf bundesstaatlicher Ebene zunichtemachte und den Unternehmen die Möglichkeit gab, die Verbraucher im Wesentlichen im Dunkeln zu lassen. Unternehmen konnten gentechnisch veränderte Produkte auf der Verpackung vermerken, aber sie konnten auch einfach Informationen auf Websites veröffentlichen, die mit QR-Codes auf den Verpackungen verknüpft waren. Als Senate Bill 764 in Kraft trat, wurde das Traumgesetz, das unsere ungewöhnliche Allianz vorbereitet hatte, plötzlich irrelevant.

Aber die Verbindungen, die wir aufgebaut hatten, leben weiter. Und unser wechselseitiger Dialog sendet weiterhin Wellen aus.

Obwohl Senate Bill 764 die Art der Kennzeichnung gentechnisch veränderter Produkte im Wesentlichen auf freiwilliger Basis festlegte, entschieden sich einige Unternehmen dennoch für eine Kennzeichnung. Mars zum Beispiel kam zu dem Schluss, dass die Gefahr, den Anschein zu erwecken, etwas zu verbergen zu haben, größer sei als das Risiko der Offenlegung. Im Jahr 2016 kündigte das Unternehmen an, beim Verkauf von Produkten, die gentechnisch veränderte Zutaten enthalten, in den USA auf den Verpackungen darauf hinzuweisen.

Zu dieser Entscheidung schrieb mir ein Vorstandsmitglied des Nahrungsmittelkonzerns Mars: „Es war eine unnötig lange Reise, um dorthin zu gelangen, wo wir alle vor mehr als einem Jahr hätten sein können, aber letztendlich sind wir am richtigen Ort gelandet. Ich schätze die Arbeit, die wir gemeinsam geleistet haben, und hoffe, dass wir auch in Zukunft neue Wege finden werden, um sie fortzusetzen."

Mars war nicht der einzige Konzern. Im gleichen Jahr kündigten vier weitere Großunternehmen – General Mills, Conagra, Kellogg's und Campbell's Soup Company – ebenfalls Pläne zur freiwilligen Kennzeichnung von gentechnisch veränderten Lebensmitteln auf ihren Verpackungen an.[4] Und viele Großunternehmen begannen gekennzeichnete, nicht gentechnisch veränderte Produkte und Produktlinien auf den Markt zu bringen. Zwischen 2012 und 2017 stiegen die Verkäufe zertifizierter gentechnikfreier Produkte allein in den Vereinigten Staaten von null auf über 22 Milliarden Dollar.[5] (In Deutschland wurden 2019 mehr als 11 Milliarden Euro für Lebensmittel mit dem Siegel "Ohne Gentechnik" ausgegeben. Im Vergleich zum Vorjahr eine Steigerung um 15 Prozent. Anm. d. Verlags)

2018 begannen Unternehmen, den Lebensmittelindustrieverband (GMA) in Scharen zu verlassen. Campbell's Soup Company, Nestlé, Dean Foods, Mars, Tyson Foods, Unilever, die Hershey Company, Cargill, die Kraft Heinz Company und DowDuPont traten aus dem Verband aus. Während die Unternehmen in der Öffentlichkeit nicht viel zu ihren Beweggründen sagten, erklärten einige Verantwortliche privat, dass der öffentliche Aufschrei angesichts der Politik des Verbandes im Hinblick auf gentechnisch veränderte Lebensmittel, Zucker, Lebensmittelkennzeichnungen und andere kontroverse Themen sie veranlasst habe, die GMA zu verlassen.[6]

Der Druck der Verbraucher veränderte die Lebensmittelindustrie. Die Unternehmen wurden transparenter und verantwortungsvoller. Und auch bei mir hat sich etwas verändert.

Ich habe immer eine gewisse berechtigte Empörung gegenüber den Lebensmittelkonzernen empfunden. Wer Profit über die Gesundheit unserer Kinder stellt, sollte meiner Meinung nach zur Rechenschaft gezogen werden. Aber gleichzeitig halte ich es für wichtig, sich an etwas zu erinnern, was mein Vater mich gelehrt hat, als er mich dazu brachte, zu bedenken, dass meine „Fleisch-ist-Mord"-Haltung niemandem half. Wenn wir andere wirklich beeinflussen wollen, müssen wir auch in der Lage sein zu sehen, wie die Dinge aus ihrer Sicht aussehen.

So ziemlich jeder, der Kinder hat, möchte, dass sie gesund sind. Aber viele Menschen wollen Geld verdienen. Und solange es rentabler ist, zuckerhaltige, mit Pestiziden verseuchte Lebensmittel zu verkaufen als echte, biologisch angebaute Produkte, und solange es sich auszahlt, gentechnisch veränderte Erzeugnisse zu vermarkten, ohne diese als solche zu kennzeichnen, wird es Unternehmen geben, die fest auf der Seite der Geschichte stehen, die meiner Meinung nach die falsche Seite ist.

Deshalb wird es für jeden von uns wichtiger als je zuvor, sich über das, was wir essen, zu informieren und zu erkennen, welche Macht die Entscheidungen der Verbraucher haben, weltweit Firmenpolitiken und Vorgehensweisen zu beeinflussen und darüber mitzubestimmen, womit Gewinne gemacht werden.

SIND GENTECHNISCH VERÄNDERTE LEBENSMITTEL WIRKLICH EIN PROBLEM?

Sie fragen sich vielleicht, warum diese Sache mit den gentechnisch veränderten Lebensmitteln so wichtig ist. Stellen gentechnisch veränderte Produkte nicht einfach nur eine neue, wissenschaftlichere Möglichkeit dar, Saatgut zu entwickeln, das unter schwierigeren Bedingungen gedeiht, den Einsatz von Pestiziden und Wasser reduziert und dazu beiträgt, eine hungrige Welt zu ernähren? Könnten sie uns mit der Zeit nicht sogar Lebensmittel bescheren, die besser schmecken und nahrhafter sind?

Genau das behaupten Monsanto/Bayer und ihre Verbündeten seit Langem. Und wenn sie recht hätten, wäre ich vielleicht ein begeisterter Fan gentechnisch veränderter Produkte. Aber die Fakten erzählen eine ganz andere Geschichte.

Der Mais, der Raps, die Sojabohnen, die Baumwolle und die Zuckerrüben, die in den USA angebaut werden, sind zu einem Großteil gentechnisch verändert, und das Gleiche gilt weltweit für viele dieser angebauten Feldfrüchte. In Europa ist Spanien der größte Produzent von Gentech-Pflanzen: Hier wächst transgener Mais auf rund 100.000 Hektar Land. Diese gentechnisch veränderten Kulturpflanzen wurden nicht entwickelt, um den Geschmack, den Nährstoffgehalt oder den Ernteertrag zu verbessern. Sie wurden auch nicht entwickelt, um den Wasser- oder Pestizideinsatz senken zu können. Vielmehr wurden sie entwickelt, um sie mit einer oder zwei Eigenschaften auszustatten: der Pestizid*produktion* und der Herbizidresistenz.

Pestizidproduktion

Bt-Mais zum Beispiel wurde so entwickelt, dass in jeder Zelle der Pflanze das Pestizid Bacillus thuringiensis (Bt) enthalten ist. Wenn bestimmte Schädlinge es fressen, platzen ihre Gedärme und sie sterben. Das Pestizid ist „eingebaut".

Es gibt viele natürliche Pestizide, die für den Einsatz in der Bio-Landwirtschaft zugelassen sind, und Bt ist eines davon. Dass sie zugelassen wurden, bedeutet aber nicht zwingend, dass diese Pestizide völlig ungiftig sind. Aber wir wissen, dass Bt seit vielen Jahrzehnten bei der Produktion von Nahrungsmitteln eingesetzt wird und im Allgemeinen für den Menschen als unbedenklich gilt, zumindest wenn man ihm nur in geringen Mengen ausgesetzt ist. Doch der Einsatz von Bt-Pflanzen hat die Gleichung grundlegend verändert. Ursprünglich wurde Bt auf die Außenseite der Pflanzen gesprüht und konnte sogar abgewaschen werden. Doch bei gentechnisch veränderten Nutzpflanzen ist das Pestizid buchstäblich in jeder Zelle der Pflanze enthalten. Die Menschen verzehren es in noch nie dag ewesenen Mengen.

Was sind die langfristigen Folgen des Verzehrs dieser mit Bt durchsetzten gentechnisch veränderten Pflanzen? Niemand weiß es so genau, da keine Langzeitstudien durchgeführt wurden. Aber viele Menschen machen sich angesichts der potenziellen Risiken Sorgen. Wissenschaftliche Studien haben den Verzehr gentechnisch veränderter Lebensmittel mit toxischen und allergischen Reaktionen bei Menschen, mit Übelkeit, Sterilität und Todesfällen bei Nutztieren sowie mit Schäden an praktisch jedem Organ bei untersuchten Labortieren assoziiert.[7]

Die für Lebensmittelstandards zuständige Gruppe der Vereinten Nationen/Weltgesundheitsorganisation und die American Medical Association haben jeweils obligatorische Sicherheitstests für gentechnisch veränderte Lebensmittel gefordert.[8] Aber in den USA hat die FDA bisher weder Langzeittests gefordert noch solche durchgeführt.

Und die Realität sieht so aus, dass wir uns bei gentechnisch veränderten Produkten nicht nur darum sorgen müssen, was *in* den Pflanzen enthalten ist. Wir müssen uns auch darum sorgen, was sich *auf* ihnen befindet. Denn die zweite wichtige Eigenschaft, mit der gentechnisch verändertes Saatgut ausgestattet wurde, ist die …

Herbizidresistenz

Im Jahr 2016 kaufte Bayer Monsanto für 57 Milliarden Dollar.[9] Zu den wertvollsten Produkten der Firma Monsanto zählte Roundup – das beliebteste Herbizid der Welt. Das Unternehmen hatte sich ein ziemlich geniales Geschäftsmodell ausgedacht, indem es gentechnisch verändertes Saatgut herstellte, das gegen sein berühmtes Herbizid resistent war. Das bedeutet, dass Landwirte, die Roundup-resistente Feldfrüchte anbauen, ihre Felder mit dieser Chemikalie besprühen können und das Unkraut abstirbt – die Feldfrüchte aber nicht.

Vor der Erfindung des gentechnisch veränderten Roundup-Ready-Saatguts hat niemand jemals Herbizide auf Nutzpflanzen gesprüht, weil dies die Pflanzen getötet hätte. Aber jetzt sprühte man Roundup dank des Einsatzes von Gentechnik direkt auf für den menschlichen Verzehr bestimmte Nutzpflanzen. Dies schuf eine in der Geschichte noch nie da gewesene Realität: Die große Mehrheit von uns begann täglich Unkrautvernichtungsmittel zu essen.

Im Jahr 1987 wurden in den Vereinigten Staaten nur 5 Millionen Kilogramm Roundup verwendet, heute hingegen werden jedes Jahr fast 136 Millionen Kilogramm Roundup eingesetzt.[10] Mittlerweile wird diese Chemikalie in den USA auf 89 Prozent des angebauten Maises und auf 94 Prozent der angebauten Sojabohnen gesprüht.[11]

Weltweit wurden 9,4 Millionen Tonnen Roundup auf Feldern eingesetzt, auf denen unsere Nahrungsmittel angebaut werden.[12] Das entspricht etwa einem Kilogramm Roundup für jeden einzelnen Menschen auf der Erde. In Deutschland wird das Herbizid auf rund 40 Prozent der Ackerflächen eingesetzt.

Wie wirkt sich Roundup also auf die menschliche Gesundheit aus? Im Jahr 2015 stufte die Weltgesundheitsorganisation Glyphosat (den Hauptwirkstoff in Roundup) als wahrscheinlich krebserregend für den Menschen ein.[13] Der Bundesstaat Kalifornien hat Roundup als krebserregend eingestuft und versucht, auf der Basis des anerkannten Krebsrisikos Warnhinweise auf Roundup und anderen glyphosathaltigen Produkten zu erwirken.[14]

Die Forschung hat auch gezeigt, dass Glyphosat ein endokriner Disruptor ist, was bedeutet, dass es das reibungslose Funktionieren und die Produktion von Hormonen in menschlichen Zelllinien stört.[15] Und wie ich in Kapitel 9 dargelegt habe, befürchten viele Wissenschaftler, dass Glyphosat, das von

Monsanto als Antibiotikum patentiert wurde, schädliche Auswirkungen auf das Mikrobiom (die Bakterien im Verdauungstrakt) haben könnte.[16]

WIE SICH GENTECHNISCH VERÄNDERTE LEBENSMITTEL UND GLYPHOSAT VERMEIDEN LASSEN

Nahrungsmittel, die biologisch angebaut werden, sind per Definition gentechnikfrei und frei von Glyphosat. Wenn Sie also gentechnisch veränderte Nahrungsmittel und Glyphosat meiden wollen, ist es umso wichtiger, sich für Bio-Produkte zu entscheiden.

Aber nicht jeder kann es sich leisten, auf Bio-Produkte umzusteigen. Falls das auf Sie zutrifft, beruhigt es Sie vielleicht zu hören, dass das meiste Obst und Gemüse noch nicht gentechnisch verändert wurde oder mit Glyphosat besprüht wird. Ebenso hilft es möglicherweise zu wissen, in welchen nicht biologisch angebauten Produkten wahrscheinlich Glyphosat enthalten ist.

Die wichtigsten Kulturpflanzen, die gentechnisch verändert werden, sind:

- *Mais*, von dem ein Großteil an Vieh verfüttert und zur Herstellung von Ethanol für unsere Autos verwendet wird; aber ein Teil wird auch in einer Vielzahl von für den menschlichen Verzehr bestimmten verarbeiteten Lebensmitteln verwendet
- *Sojabohnen*, die ebenfalls häufig zu Tierfutter verarbeitet werden, doch ein erheblicher Teil kommt in verarbeiteten Lebensmitteln zum Einsatz, die von Menschen gegessen werden
- *Zuckerrüben*, die etwa die Hälfte des in den USA konsumierten Zuckers liefern, sind fast alle genetisch verändert (Zuckerrohr hingegen ist nicht genetisch verändert)
- *Raps*, der hauptsächlich zur Herstellung von Rapsöl verwendet wird
- *Luzernen*, die größtenteils an Tiere verfüttert werden
- *Baumwolle*, die hauptsächlich für Textilien sowie für die Herstellung von Baumwollsamenöl verwendet wird

Es ist jedoch zu bedenken, dass insbesondere Mais und Soja als Rohstoffe für alle möglichen Lebensmittelzusatzstoffe verwendet werden, unter anderem Aspartam, Natriumascorbat, Vitamin C, Zitronensäure, Natriumcitrat, Ethanol, natürliche Aromen, künstliche Aromen, Maissirup mit hohem Fructosegehalt, hydrolysiertes pflanzliches Protein, Milchsäure, Maltodextrin, Mononatriumglutamat, Sucralose, texturiertes Pflanzenprotein (auch als TVP bekannt) und Xanthan.

Gentechnisch veränderte Produkte können sich in eine breite Palette von Lebensmittelzusatzstoffen und Geschmacksverstärkern einschleichen. Wenn ein Produkt nicht als Bio-Produkt oder als gentechnikfrei gekennzeichnet ist und wenn es mehr als nur einige wenige Zutaten enthält, ist die Wahrscheinlichkeit ziemlich groß, dass es gentechnisch veränderte Bestandteile aufweist.

Und inzwischen werden einige neue gentechnisch veränderte Pflanzen in immer größerem Umfang angebaut, unter anderem Papayas aus Hawaii. Ein Teil des kanadischen Zuchtlachses ist gentechnisch verändert, obwohl es sich dabei immer noch um einen relativ kleinen Teil des insgesamt zum Verkauf angebotenen Lachses handelt. (Gentechnisch veränderter Lachs ist mit ganz spezifischen Gesundheits- und Sicherheitsbedenken assoziiert, unter anderem der Gefahr, dass er aus Buchten entweichen, sich mit Wildlachs kreuzen und einheimische Lachsarten innerhalb weniger Jahre auslöschen könnte.) Und überall in Nordamerika kommen immer mehr gentechnisch veränderte Zucchini, Sommerkürbisse, Äpfel und Kartoffeln auf den Markt und – jedoch bisher vor allem in Südafrika – auch Weizen.

Eine vollständigere Auflistung einiger Lebensmittel und versteckter Zutaten, die gentechnisch verändert sein können, sowie weitere Informationen über die Risiken des Verzehrs gentechnisch veränderter Nahrungsmittel und wie man diese meiden kann, finden Sie in meinem speziellen Bericht zu diesem Thema unter dem Link www.31dayfoodrevolution.com/gmo, den Sie sich herunterladen können.

Im Folgenden ein paar einfache Ratschläge, wie man gentechnisch veränderte Lebensmittel meiden kann:

1. Kaufen Sie Bio-Produkte.
2. Entscheiden Sie sich für gekennzeichnete gentechnikfreie Produkte, wenn Bio-Produkte nicht verfügbar oder unerschwinglich sind.
3. Lesen Sie die Etiketten, um Mais, Soja, Raps und Zucker zu meiden, wenn diese Produkte nicht aus biologischem Anbau stammen oder nicht gentechnikfrei sind.
4. Meiden Sie verarbeitete Lebensmittel – was sowieso immer eine gute Idee ist.

MAßNAHMEN:

Option 1: Wenn Sie ein gentechnisch verändertes Lebensmittel verwenden, verzichten Sie künftig darauf und greifen Sie stattdessen zu einem Bio-Produkt oder einer gentechnikfreien Alternative.

Option 2: Identifizieren Sie jegliche gentechnisch veränderten Lebensmittel, die fester Bestandteil Ihrer Ernährung sind (z. B. Mais, Soja, Zucker oder Raps, sofern es sich weder um Bio-Produkte noch um gekennzeichnete gentechnikfreie Produkte handelt), und eliminieren Sie diese. Stellen Sie Ihre Ernährung auf eine gentechnikfreie Kost um.

Option 3: Rufen Sie außerhalb der Stoßzeiten (nicht während des Ansturms von 18 bis 21 Uhr) in einem lokalen Restaurant an, das für sein relativ gesundes Essen bekannt ist. Verlangen Sie nach dem Inhaber oder dem Manager.

Sie könnten zum Beispiel sagen:

„Ich bin ein großer Fan Ihres Restaurants. Und ich möchte Sie gern wissen lassen, wie Sie mir helfen würden, ein noch begeisterterer Gast Ihres Restaurants zu werden. Ich glaube, es gibt noch viel mehr Menschen, die so denken wie ich. Würden Sie gerne hören, was ich Ihnen sagen möchte, und wenn ja, wäre jetzt ein guter Zeitpunkt?"

[Falls ja]

„Sie wissen ja bestimmt, wie viele Produkte inzwischen im Handel sind, die garantiert gentechnikfrei sind oder aus biologischem Anbau stammen. Mit gentechnikfreien Produkten werden inzwischen 22 Milliarden Dollar umgesetzt. Deshalb möchte ich Sie wissen lassen, dass es für mich und meine Familie wichtig ist, keine gentechnisch veränderten Lebensmittel zu essen, und wir würden noch lieber in Ihrem Restaurant essen, wenn Sie gentechnikfreie oder biologisch angebaute Produkte anbieten würden oder zumindest einige Gerichte auf der Speisekarte hätten, die mit gentechnikfreien oder biologisch angebauten Produkten zubereitet werden. Ich weiß, dass das für ein Restaurant schwierig ist, weil Sie so viele Zutaten zu berücksichtigen haben. Aber ich dachte, Sie würden mein Feedback zu schätzen wissen, denn es könnte Ihnen durchaus auch einige neue, begeisterte Gäste bescheren."

Im schlimmsten Fall wird der Restaurantmanager verärgert sein, aber zumindest werden Sie ihm zu verstehen gegeben haben, dass die Gäste sich dafür interessieren, was in seinem Restaurant angeboten wird. Im besten Fall wird das Restaurant Änderungen vornehmen und dazu beitragen, in Ihrer Gemeinde eine neue Ära einzuleiten.

KAPITEL 26

✖ Sind Bio-Produkte ihren Preis wert?

Ich liebe biologisch angebaute Lebensmittel. Aber nicht ihren Preis. In meinem lokalen Naturkostladen kosten Bio-Zwiebeln 2,87 Dollar pro Kilogramm. Aber in einem normalen Supermarkt, etwas weiter die Straße hinunter, werden konventionell angebaute Zwiebeln für 1,53 Dollar pro Kilogramm angeboten. Zwar ist keiner der beiden Preise für ein Kilogramm nahrhafter Lebensmittel besonders hoch, aber wenn man immer wieder vor der Entscheidung steht, für ein besseres Produkt einen höheren Preis zu zahlen, kann das viele Familien, die Schwierigkeiten haben, über die Runden zu kommen, finanziell überfordern.

Im Jahr 2012 ging der Kolumnist der *New York Times*, Roger Cohen, so weit zu behaupten: „Die Bio-Ideologie ist ein elitärer, pseudowissenschaftlicher Luxus."[1]

Ich denke, es würde Ihnen schwerfallen, zugewanderte Landarbeiter davon zu überzeugen, dass es ein elitärer pseudowissenschaftlicher Luxus ist, sich für Bio-Lebensmittel zu entscheiden. Es ist kein großes Geheimnis, dass viele von ihnen ein hartes Leben führen – oft arbeiten sie extrem viele Stunden am Tag, sind nicht versichert, leben in minderwertigen Unterkünften und erhalten keine verlässliche Vergütung. Hinzu kommt, dass sich viele von ihnen bei ihrer Arbeit buchstäblich vergiften.

Die Pestizidexposition, der sie ausgesetzt sind, führt dazu, dass Landarbeiter häufiger durch Chemikalien verursachte Verletzungen und Krankheiten erleiden als Arbeitnehmer aus irgendeiner anderen Branche. Die Pestizide, die beim Anbau nicht-biologischer Lebensmittel eingesetzt werden, sind einer der Hauptgründe dafür, dass die durchschnittliche Lebenserwartung eines Landarbeiters mit Migrationshintergrund in den USA mit nur 49 Jahren angegeben wird.[2]

Es wäre auch schwierig, Teri McCall aus Cambria, Kalifornien, davon zu überzeugen, dass es sich bei Bio-Lebensmitteln um etwas pseudowissenschaftlich Elitäres handelt. Im Jahr 2015 verlor sie ihren damals gerade mal 40 Jahre alten Ehemann Anthony „Jack" McCall. Er starb an Krebs im Endstadium.[3] Jack hatte fast 30 Jahre lang auf seiner 8 Hektar großen Obst- und Gemüsefarm das Herbizid Roundup verwendet.

Im Jahr 2016 führte Teri eine schnell wachsende Menge an Beweisen an, die Roundup mit Krebs in Verbindung bringen, und reichte gegen Monsanto (jetzt Bayer) eine Klage wegen widerrechtlicher Tötung ein. Sie führte an, das Unternehmen habe seit Jahren gewusst, dass der Kontakt mit Glyphosat – dem Hauptbestandteil des wichtigsten Unkrautvernichtungsmittels des Agrokonzerns – Krebs und andere schwere Krankheiten oder Verletzungen verursachen könnte. Und sie machte das Unternehmen für den Tod ihres Mannes verantwortlich. (Während ich dieses Buch schreibe, ist der Rechtsstreit noch nicht abgeschlossen.)

Roundup ist wie Hunderte andere weitverbreitete synthetische Herbizide und Insektizide in der ökologischen Landwirtschaft verboten.

ABER WIE SIEHT ES MIT DEN ERNTEERTRÄGEN AUS?

In der Vergangenheit wurde festgestellt, dass der Ertrag pro Hektar bei biologisch angebauten Pflanzen um etwa 10 bis 20 Prozent niedriger war als bei großflächigen, industrialisierten Monokulturen.[4] Doch bevor wir uns jetzt hysterisch darauf hinweisen lassen, wie wichtig der Einsatz von Pestiziden und petrochemischen Düngemitteln ist, um die Ernährung der Menschheit sicherstellen zu können, sollten wir das Ganze in die richtige Perspektive rücken. Fast die Hälfte der Kalorien der gesamten Welternte wird nicht von Menschen verzehrt, sondern in Form von Futtermitteln für Federvieh, Schweine, Rinder und sogar Zuchtfisch verwendet.[5] Wie wir in Kapitel 28 sehen werden, braucht man zwischen 4 und 12 Pfund Futtermittel, um 1 Pfund Fleisch, Eier oder Milchprodukte zu produzieren. Der bei Weitem größte Teil der von Tieren aufgenommenen Kalorien wird in Hufe, Haut, Knochen oder Kot verwandelt oder als Energie verbrannt, die die Tiere zum Leben benötigen. Im Hinblick darauf, wie viele Kalorien eingesetzt werden, um eine bestimmte Anzahl von Kalorien in Form von Lebensmitteln zu produzieren, ist der größte Teil des Tierfutters verschwendet.

In *The Global Benefits of Eating Less Meat* schreiben Mark Gold und Jonathon Porritt, dass nach Berücksichtigung aller Faktoren allein die weltweit gehaltenen Rinder eine Kalorienmenge verbrauchen, die dem Kalorienbedarf von 8,7 Milliarden Menschen entspricht – mehr als dem der gesamten Erdbevölkerung.[6]

Wenn wir es mit der Ernährung der Menschheit ernst meinen, sollten wir dann nicht in Erwägung ziehen, weniger Fleisch zu essen, damit weniger Anbaufläche für die Produktion von Viehfutter verwendet werden muss und somit ein größerer Teil für den nachhaltigen Anbau von Nahrungsmitteln für den Menschen zur Verfügung steht?

WIE BIO-ANBAU FUNKTIONIEREN KANN

Wenn Bio-Landwirtschaft gut praktiziert wird, kann sie zur Produktion von Feldfrüchten führen, die widerstandsfähiger gegen Dürren und Überschwemmungen sind (die durch den Klimawandel immer häufiger auftreten). Sie kann auch eine vielfältigere landwirtschaftliche Produktion ermöglichen, was bedeutet, dass man vielleicht einen geringeren Ertrag eines einzigen Monokulturprodukts erhält, dafür aber eine breitere Vielfalt von Produkten und in vielen Fällen einen höheren Netto-Nährwertertrag pro Hektar. Wenn der Maßstab die Gesundheit pro Hektar ist, gewinnt die kleinflächige biologische Landwirtschaft oft mit großem Vorsprung.

Im Jahr 2013 veröffentlichte die Welthandels- und Entwicklungskonferenz einen bahnbrechenden Bericht mit dem Titel *Trade and Environment Review 2013: Wake Up Bevor It's too Late* (Wachen Sie auf, bevor es zu spät ist).[7] Der Bericht kam zu dem Schluss, dass die kleinflächige ökologische Landwirtschaft der einzige Weg ist, die Welt und zukünftige Generationen nachhaltig zu ernähren. Die Verfasser des Berichts forderten „einen raschen und signifikanten Wechsel von konventioneller, monokultureller und stark von externen Inputs abhängiger industrieller landwirtschaftlicher Produktion hin zu Mischformen nachhaltiger, regenerativer Produktionssysteme, die auch die Produktivität von Kleinbauern erheblich verbessern".

Doch bisher drängen viele Regierungen und Forschungseinrichtungen in die entgegengesetzte Richtung. Im Laufe des vergangenen Jahrhunderts wurden Milliarden von Dollar für die Erforschung und Förderung chemikalienintensiver, pestizidbelasteter Formen der Landwirtschaft ausgegeben. Mit nur einem winzigen Bruchteil dieser Ressourcen gelingt es den Forschern in der biologischen Landwirtschaft immer wieder, Durchbrüche zu erzielen und Methoden zu entwickeln, die den Ertrag steigern, Kohlenstoff aus der Atmosphäre binden und nahrhaftere und widerstandsfähigere Nutzpflanzen hervorbringen.

KANN MAN SICH AUF BIO-SIEGEL VERLASSEN?

Jedes Land hat seine eigenen Vorschriften im Hinblick auf die Bio-Zertifizierung. In den USA wird das USDA-Bio-Siegel verwendet, das angibt, dass das Lebensmittel oder andere landwirtschaftliche Produkt mit Methoden hergestellt wurde, die Praktiken beinhalten, die den Ressourcen-Kreislauf unterstützen, das ökologische Gleichgewicht fördern und die biologische Vielfalt erhalten. Klärschlamm, Bestrahlung, Gentechnik sowie die meisten synthetischen Pestizide und Düngemittel dürfen nicht verwendet werden. In Deutschland ist das staatliche Bio-Siegel ein Zeichen dafür, dass Lebensmittel den Kriterien der EG-Öko-Verordnung entsprechen und z. B. keine Konservierungsmittel enthalten, nicht mit Pflanzenschutzmitteln erzeugt wurden und frei von Gentechnik sind.

Europäische Produkte, die von Ecocert bzw. in Deutschland von der Tochtergesellschaft Ecocert IMO GmbH biozertifiziert sind, müssen sehr ähnliche Anforderungen erfüllen. Natürlich könnten Kontrollen immer strenger sein, aber sowohl das USDA-Bio-Siegel als auch das Ecocert-Siegel bieten dem Verbraucher ein vertrauenswürdiges Zertifikat, auf das er sich in hohem Maß verlassen kann.

Die Aufrechterhaltung der Seriosität der Bio-Zertifizierung erfordert Wachsamkeit. Organisationen wie die Organic Consumers Association weisen darauf hin, dass große Agrarunternehmen entschieden haben, stark in den ökologischen Landbau zu investieren. Da inzwischen auch multinationale Konzerne darauf aus sind, mit dem Bio-Siegel Geld zu verdienen, drängen viele von ihnen darauf, die Standards zu senken. Als Verbraucher müssen wir darauf achten, dass die wahre Bedeutung von Bio-Lebensmitteln nicht verwässert wird.

WARUM SIND BIO-LEBENSMITTEL SO TEUER?

Die Antwort lautet zum Teil, dass die Bio-Zertifizierung teuer ist. Die Zertifizierung kann Landwirte viele Tausende von Dollar kosten, und die Kosten und der regulatorische Aufwand für die Zertifizierung können insbesondere kleinere Bauernhöfe stark belasten.[8] In Deutschland schlagen die Kosten für den Landwirt mit schätzungsweise 500 Euro pro Jahr zu Buche. Im Grunde werden Biobauern dafür bestraft, dass sie Lebensmittel auf eine Weise anbauen, die die Fruchtbarkeit des Bodens schützt und die Landarbeiter und das gesamte Netzwerk des Lebens, uns eingeschlossen, vor Giften bewahrt.

Stellen Sie sich vor, was passieren würde, wenn diese Situation umgekehrt würde. Was wäre, wenn alle landwirtschaftlichen Betriebe, die Pestizide und chemische Düngemittel verwenden, eine Gebühr für ihre Umweltverschmutzung zahlen müssten und Kontrollen unterworfen wären? Was wäre, wenn Bio-Höfe geringere und nicht strengere Auflagen und Vorschriften zu erfüllen hätten als konventionelle Betriebe? Die Wirtschaftlichkeit der Erzeugung von Bio-Lebensmitteln würde sich schlagartig verändern.

Wenn es eine vernünftigere Lebensmittelpolitik gäbe, würden Bio-Lebensmittel weniger kosten, als es gegenwärtig der Fall ist. Aber bis sich etwas ändert, sieht die traurige Realität so aus, dass es vielen Menschen schwerfällt, sich Bio-Produkte leisten zu können.

PESTIZIDE

Pestizide wurden mit einer Vielzahl von Gefahren für die menschliche Gesundheit in Verbindung gebracht, die von kurzfristigen Problemen wie Kopfschmerzen und Übelkeit bis hin zu chronischen Folgen wie Schädigungen der Fortpflanzungsfähigkeit und Störungen des Hormonsystems reichen. Pestizide wurden mit vielen Krebsarten in Verbindung gebracht, unter anderem mit dem Non-Hodgkin-Lymphom sowie Hirn-, Brust-, Eierstock-, Prostata-, Magen-, Hoden- und Leberkrebs.[9]

Im Jahr 2010 veröffentlichten Wissenschaftler der University of Montreal und der Harvard University eine Studie, die ergab, dass Pestizidrückstände in Lebensmitteln das Risiko eines Kindes, an ADHS zu erkranken, verdoppeln können.[10] Eine andere Studie, die von Forschern des Public Health Institute, des California Department of Health Services und der UC Berkeley School of Public Health durchgeführt wurde, ergab eine Versechsfachung der Risikofaktoren für Autismus-Spektrum-Störungen bei Kindern von Frauen, die während der Schwangerschaft in ihrer Umgebung Organochlorpestiziden ausgesetzt waren.[11]

Als Reaktion auf die Bedenken hinsichtlich des Verzehrs von Lebensmitteln, die mit neurotoxischen Giften besprüht wurden, sowie aufgrund der Bedenken hinsichtlich der sozialen und ökologischen Auswirkungen des Einsatzes von Pestiziden kaufen immer mehr Verbraucher biologisch angebaute Lebensmittel.

Reduziert der Verzehr von Bio-Lebensmitteln wirklich die Belastung Ihres Körpers mit toxischen Chemikalien? Um diese Frage zu beantworten, wählten Dr. Liza Oates und ein Team der RMIT-Universität in Australien nach dem Zufallsprinzip 13 Erwachsene aus. Das Forscherteam verabreichte einigen Bio-Kost und anderen Produkte aus nicht-biologischem Anbau. Die Studie ergab, dass eine nur einwöchige Ernährung mit vorwiegend biologisch angebauten Produkten zu einer 90-prozentigen Verringerung der im Urin nachgewiesenen Pestizidkonzentrationen führte.[12]

Welche Lebensmittel enthalten die meisten Pestizide?

Zum Glück enthalten nicht alle konventionell angebauten Lebensmittel große Mengen an Pestiziden. Die Verbraucherschutzgruppe Environmental Working Group analysierte die Daten von Pestizidrückstandstests des US-Landwirtschaftsministeriums und der amerikanischen Gesundheitsbehörde (FDA) und erstellte eine Liste mit einer Klassifizierung der 48 beliebtesten Frischprodukte in den Vereinigten Staaten.[13] Diese sind nachfolgend aufgelistet, wobei die am stärksten kontaminierten Produkte zuerst aufgeführt sind und die Pestizidbelastung nach unten hin abnimmt. Niedrigere Rangziffern bedeuten also eine höhere Pestizidbelastung. Die ersten 12 nennt die EWG das „schmutzige Dutzend", die am stärksten mit Pestiziden kontaminierten Lebensmittel, und die letzten 15 die „sauberen 15", die am wenigsten mit Pestiziden belasteten Lebensmittel. Diese Klassifizierungen basieren zwar auf Daten, die in den Vereinigten Staaten erhoben wurden, doch angesichts des globalen Charakters des Nahrungsmittelverteilungssystems ist es wahrscheinlich, dass die Zahlen in vielen anderen Ländern ähnlich sind. Mit Sicherheit wissen wir das allerdings nicht.

Das „Dirty Dozen" – das schmutzige Dutzend (hohe Pestizidbelastung, kaufen Sie diese Produkte falls irgend möglich nur aus Bio-Anbau)

1. Erdbeeren
2. Spinat
3. Nektarinen
4. Äpfel
5. Weintrauben
6. Pfirsiche
7. Kirschen
8. Birnen
9. Tomaten
10. Sellerie
11. Kartoffeln
12. Paprikaschoten

Die mittleren 21 (mittlere Pestizidbelastung – einigermaßen wichtig, diese Produkte in Bio-Qualität zu kaufen)

1. Gurken
2. Cherrytomaten
3. Kopfsalat
4. Zuckerschoten
12. Möhren
13. Winterkürbis
14. Apfelsinen
15. Sommerkürbis*

5. Blaubeeren

6. Scharfe Paprikas

7. Grün-/Blattkohl

8. Grüne Bohnen

9. Pflaumen

10. Mandarinen

11. Himbeeren

16. Bananen

17. Schalotten

18. Wassermelone

19. Champignons

20. Süßkartoffeln

21. Grapefruit

Die sauberen 15 (geringe Pestizidbelastung, am wenigsten wichtig, diese Produkte in Bio-Qualität zu kaufen)

1. Brokkoli

2. Blumenkohl

3. Cantaloupe-Melonen

4. Kiwis

5. Honigmelonen

6. Auberginen

7. Mangos

8. Spargel

9. Papayas*

10. Erbsen (gefroren)

11. Zwiebeln

12. Weißkohl

13. Ananas

14. Mais*

15. Avocados

* Einige genetisch veränderte Sommerkürbisse, Papayas und Zuckermais werden konventionell angebaut. Wenn Sie gentechnisch veränderte Lebensmittel vermeiden wollen, wählen Sie diese Produkte aus biologischem Anbau.

Copyright © Environmental Working Group. Wiedergabe mit Genehmigung. Um mehr über die Arbeitsgruppe zu erfahren und um ihre ausgezeichnete Arbeit zu unterstützen, besuchen Sie die Website ewg.org.

Ich werde oft gefragt, ob Menschen, die sich Bio-Lebensmittel nicht leisten können, auf konventionell angebautes Obst und Gemüse verzichten sollten. Die Antwort hierauf lautet eindeutig *„Nein"*. Hunderte von medizinischen Studien haben die enormen gesundheitlichen Vorteile des Verzehrs von Obst und Gemüse gezeigt. Die meisten Obst- und Gemüsesorten, die im Rahmen der Studien verspeist wurden, in denen diese enormen gesundheitsfördernden Wirkungen festgestellt wurden, waren Erzeugnisse aus konventionellem Anbau – unter Einsatz von Pestiziden.

Wenn Sie sich Produkte in Bio-Qualität leisten können, ermutige ich Sie, sich diese zu kaufen. Und wenn Sie sich diese nicht leisten können, hoffe ich, dass Sie sich nicht davon abhalten lassen, eine große Vielfalt an Obst und

Gemüse zu essen und zu genießen. Lassen Sie uns das Perfekte nicht zum Feind des Guten machen.

Wissenschaftler haben herausgefunden, dass Pestizidrückstände auf vielen Obst- und Gemüsesorten verbleiben können. Insbesondere, wenn das Obst und Gemüse nicht aus biologischem Anbau stammt, sollten Sie es gründlich waschen. Reines Wasser scheint genauso wirksam zu sein wie die Verwendung kommerzieller Reinigungsmittel für Obst und Gemüse (und ist sehr viel billiger als diese).[14] Wer noch einen Schritt weiter gehen will, kann eine Backsodalösung herstellen. Dazu werden knapp 30 Gramm Backsoda in 3 Liter Wasser eingerührt. Studien haben gezeigt, dass die meisten Pestizidrückstände entfernt werden, wenn die Produkte aus kommerziellem Anbau 15 Minuten lang in dieser Lösung eingeweicht werden. Wenn Sie möchten, können Sie das Produkt anschließend zum Trocknen in einer Salatschleuder schleudern.[15]

MAßNAHMEN:

Option 1: Wählen Sie mindestens ein Produkt aus dem „schmutzigen Dutzend" aus, das Sie regelmäßig zu sich nehmen, und nehmen Sie sich vor, es von nun an aus biologischem Anbau zu kaufen.

Option 2: Entscheiden Sie sich bei möglichst vielen Lebensmitteln für Bio-Produkte, unter anderem bei allen Produkten aus dem „schmutzigen Dutzend".

Option 3: Bitten Sie um ein Gespräch mit der Person, die in Ihrem örtlichen Supermarkt oder Lebensmittelgeschäft für den Obst- und Gemüseeinkauf zuständig ist. Bringen Sie in Erfahrung, wie viele Bio-Lebensmittel dort verkauft werden, ob sich dieser Anteil im letzten Jahr verändert und in welche Richtung er sich entwickelt hat. Ermutigen, beglückwünschen und unterstützen Sie die für den Obst- und Gemüseeinkauf verantwortliche Person oder geben Sie ihr einen Anstoß in die richtige Richtung.

KAPITEL 27

Die einfache Maßnahme, selber Lebensmittel anzubauen

In meiner Kindheit haben meine Eltern den größten Teil ihrer Nahrungsmittel selbst angebaut. Immerhin hätten sie mich beinahe Kale (Grünkohl) genannt. Auch wenn ich als Kind nicht gerade viel dafür übrighatte, meine Hände in den Dreck zu stecken, habe ich ihnen meistens bei der Gartenarbeit geholfen und bin froh, dass ich mit einem Gefühl der Verbundenheit mit den Jahreszeiten, der Sonne und dem Regen groß geworden bin.

Heute kümmern sich vor allem unsere Zwillingssöhne, die inzwischen im Teenageralter sind, um unseren Familiengarten. Sie lieben es, zu planen, was gepflanzt werden soll. Sie lieben es, die reifen Produkte zu ernten. Und sie lieben es, Rezeptbücher nach interessanten Anregungen zu durchforsten, was sich mit unserer reichhaltigen Ernte machen lässt.

Es gibt nichts Besseres, als in Windeseile einen Salat zu zaubern, in dem sich alle möglichen Geschmacksrichtungen (und medizinisch wirksamen Substanzen) wiederfinden: Blattsalat, Spinat, Rucola, Sauerampfer, Sellerie, Schnittlauch, Rettich, Dill, Petersilie und sogar Minze – all das kann bei uns geerntet werden und liefert uns innerhalb von nur fünf Minuten sämtliche Zutaten für eine nährstoffreiche Geschmacksexplosion.

NAHRUNGSMITTEL FÜR MENSCHEN

Wenn Menschen und vor allem Kinder Zeit damit verbringen, Obst und Gemüse in einem Garten anzubauen, essen sie auch mehr Obst und Gemüse.

Vor einigen Jahren unterrichtete die Gartenbaulehrerin Stacey Murphy eine Gartenbauklasse an der High School for Public Service in Brooklyn, New York. Die Schülerinnen und Schüler hatten eine Mischung verschiedener Salatsorten gepflanzt, und einen Monat später war Erntetag. Jeder Schüler und jede Schülerin erntete von jeder Salatsorte ein Blatt, um anschließend gemeinsam einen Geschmackstest durchzuführen. Viele hatten diese Sorten Blattgemüse noch nie in ihrem Leben gesehen. Sie staunten über die Vielfalt der Farben und Formen und fragten sich laut, wie die Blätter wohl schmecken würden.

Stacey wies die Schülerinnen und Schüler an, auf drei den ersten Bissen gemeinsam zu kosten. Inmitten der unterschiedlichen Reaktionen auf den

Geschmack fiel ihr ein Mädchen auf, das vor sich hinstarrte und ein Salatblatt, das es eigentlich kosten sollte, nur in der Hand hielt. Stacey fragte das Mädchen, warum es das Blatt nicht probiert habe, und es antwortete: „Weil es eben noch in der Erde steckte." Als Stacey sie fragte, wo ihr Salat normalerweise herkomme, antwortete das Mädchen: „Aus einer Tüte."

Während Stacey überlegte, welche Frage sie als Nächstes stellen sollte, begannen die Klassenkameraden des Mädchens ihre Mitschülerin zu animieren, den Salat zu probieren, indem sie ihr erzählten, wie lecker er sei. Nachdem sie ihre Handvoll Blattsalatproben gründlich gewaschen hatte, probierte sie viele der verschiedenen Blätter und stellte fest, dass ihr Sauerampfer besonders gut schmeckte.

Am nächsten Tag bekam Stacey mit, wie das Mädchen in einem Augenblick, in dem es sich unbeobachtet wähnte, in den Garten schlich, sich etwas Sauerampfer pflückte und ihn genussvoll verputzte.

Natürlich kann nicht jeder der Gartenarbeit etwas abgewinnen. Einige Menschen fühlen sich so damit überfordert, für sich selbst oder ihre Familie zu sorgen, dass sie sich nicht auch noch dafür verantwortlich fühlen wollen, sich um einen Haufen Pflanzen kümmern zu müssen. Es ist einfach nicht jedermanns Sache.

Aber in einer unberechenbaren Welt hat das Wissen, in der Lage zu sein, seine eigenen Nahrungsmittel anzubauen, irgendwie etwas Aufbauendes und Beruhigendes. Und Gartenarbeit kann sowohl für den Geist als auch für die Gesundheit gut sein. Sie kann dafür sorgen, dass Sie mehr Zeit an der frischen Luft verbringen und Stress abbauen, und sie kann zu mehr Entspannung führen und sogar Ihr Immunsystem stärken.

Auf globaler Ebene reduziert Gartenarbeit auch Ihren CO_2-Fußabdruck. Sie trägt zum einen dazu bei, dass Lebensmittel nicht möglicherweise Tausende von Kilometern zurücklegen müssen, um auf Ihren Teller zu gelangen, und zum anderen können ein gesunder Garten und ein gutes Kompostierungssystem auch noch dazu beitragen, dass Pflanzen Kohlendioxid absorbieren und in den Boden abgeben.

Und vergessen wir nicht, was vielleicht der beste und grundlegendste Beitrag von Gärten ist – sie ernähren Menschen.

David Young weiß ein wenig darüber. Er ist ein städtischer Farmer im unteren neunten Bezirk von New Orleans. Seit 2009 hat er auf 30 verlassenen Grundstücken, die der Hurrikan Katrina hinterlassen hat, Gärten angelegt. Die Menschen im unteren neunten Bezirk haben keinen Zugang zu vielen guten Lebensmitteln. Tatsächlich ist das nächste Lebensmittelgeschäft mehr als fünfeinhalb Kilometer entfernt. Doch David hilft, die Lücke zu füllen, indem er den bedürftigsten Bewohnern des Bezirks kostenlos oder zu geringen

Preisen Lebensmittel zur Verfügung stellt. Er hat einen kleinen Obsthain mit vielen Obstbäumen angelegt, und die Bewohner des Bezirks sind eingeladen, die Früchte nach Belieben zu pflücken. David rettet auch Bienen, die sonst Kammerjägern zum Opfer fallen würden, und er unterhält im gesamten unteren neunten Bezirk mehr als 60 Bienenstöcke.

Im Jahr 2015 teilte er in der Gemeinde mehr als 1,1 Tonnen Lebensmittel aus. Seine Programme finanziert er teilweise durch Honigverkäufe, und er arbeitet ausschließlich ehrenamtlich. David mag zwar nicht in Dollar bezahlt werden, aber er liebt, was er tut, und schätzt sich glücklich, dass er Produkte anbauen kann, die der Gemeinschaft, in der er lebt, wirklich dienen.

WAS KÖNNEN SIE TUN, WENN SIE EIN ABSOLUTER ANFÄNGER SIND? WIE KÖNNEN SIE LOSLEGEN?

Um ein paar Gemüsesamen zu säen und eine befriedigende Ernte einzufahren, müssen Sie nicht wie David Ihr ganzes Leben damit verbringen, Obst und Gemüse anzubauen.

Ich fragte Stacey Murphy, was für Dinge frischgebackene Gärtner tun können, um damit zu beginnen, etwas Obst und Gemüse anzubauen, woraufhin wir gemeinsam einen einfachen Leitfaden für das Anlegen eines Gartens erstellten. Sie können ihn unter dem Link www.31dayfoodrevolution.com/startgardening herunterladen.

WAS KÖNNEN SIE TUN, WENN SIE NICHT VIEL PLATZ HABEN?

Liz Hodge lebte in einer Wohnung in Brooklyn, New York, die über keinen Garten oder Hinterhof verfügte. Aber sie wollte sich nicht davon abhalten lassen, Gemüse anzubauen, und so richtete sie sich einen Gewächsraum mit Topfpflanzen und Vollspektrum-Tageslichtlampen ein.

Eines Tages fragte Liz' fünfjähriger Sohn, was sie da mache. Sie sagte, sie bestäube die Paprika. Ihr Sohn fragte warum, und sie erklärte ihm, dass es im Haus keine Bienen gebe und normalerweise Bienen die Paprikablüten bestäuben, damit sie zu Paprikafrüchten heranwachsen können. Nachdem er seine Mutter eine Minute lang beobachtet hatte, bestand er darauf, ihr zu helfen, weil sie es, wie er ihr erklärte, „falsch" machte.

Liz zeigte ihrem Sohn, wie sie mithilfe eines Wattestäbchens die Pollen verbreitete. Ihr Sohn versuchte es auch, fügte dann aber die seiner Meinung nach fehlende Komponente hinzu. Er summte wie eine Biene, während er die Blüten bestäubte und kicherte dabei die ganze Zeit.

Manchmal kann Gartenarbeit selbst auf engem Raum Spaß machen.

Viele Menschen, die kein Stück Erde zur Verfügung haben, verwenden Behälter und stellen diese in einen winzigen Patio, auf ein Dach, eine Feuertreppe oder sogar auf eine Fensterbank.

NAHRUNGSMITTEL ANBAUEN UND HOFFNUNG AUFBAUEN

Im Jahr 2016, bevor Marianne Bradley-Kopec ihre spätere Tätigkeit als innovative Köchin an einer Schule in Salt Lake City aufnahm, arbeitete sie als Köchin und Küchenmanagerin für ihr örtliches Essen-auf-Rädern-Projekt, das ältere Menschen und hausgebundene Personen in Hamilton, ihrer Gemeinde in Montana, mit Mahlzeiten versorgt. Als Marianne begann, für das Projekt zu kochen, war sie von der Qualität des Gemüses, das sie mit jeder Mahlzeit liefern sollte, enttäuscht. Alles war aus Dosen und das meiste davon in China verpackt. Marianne wusste, dass es einen Weg geben musste, die Qualität der Mahlzeiten, die sie lieferte, zu verbessern, aber das zur Verfügung stehende Budget ließ das nicht zu. Also recherchierte sie, ob es in ihrer Umgebung Bio-Bauernhöfe gab, fand einen, die Homestead Organics Farm, der sich im wahrsten Sinne des Wortes nur ein Stück weit die Straße hinunter befand – und entwickelte ein ziemlich geniales Konzept.

Marianne gewann ansässige High-School-Schüler dafür, im Rahmen eines gemeinnützigen Projekts auf dem Bio-Hof zu arbeiten. Laura Garber und Henry Wuensche, die Besitzer der Homestead Organics Farm, stellten dem Projekt eine ganze Parzelle zur Verfügung, und die Schülerinnen und Schüler verbrachten ihren Sommer damit, Obst und Gemüse anzupflanzen, zu kultivieren und Tausende Kilogramm Produkte zu ernten, die anschließend an das Projekt Essen auf Rädern gespendet wurden.

Eine örtliche Bank unterstützte das Projekt, das unter dem Namen Cultivating Connections bekannt wurde, indem sie so viel Geld spendete, dass jede Highschool-Schülerin bzw. jeder Schüler bis zum Ende des Sommers 1000 Dollar verdiente. Laura und Henry brachten den Schülerinnen und Schülern alles Mögliche über Bio-Anbau, Kompostierung, Recycling und Nachhaltigkeit bei und engagierten auch Gastredner, die ihnen Alltagsfähigkeiten wie Teambildung, Buchhaltung und Budgetplanung vermittelten.

Als der Sommer sich dem Ende zuneigte, bereitete Marianne mit dem Gemüse der Bio-Farm ein großes Mittagessen zu. Nach dem gemeinsamen Essen fuhren die Schülerinnen und Schüler mit freiwilligen Fahrern los, um die Menschen kennenzulernen, für die sie während des ganzen Sommers Obst und Gemüse angebaut hatten. Es war rührend anzusehen, wie die älteren Menschen sich sofort mit den Schülern verbunden fühlten. An diesem Tag flossen viele Tränen, und Alt und Jung umarmten sich in den Wohnungen der Bedürftigen und hielten Händchen.

Einige der Schülerinnen und Schüler blieben dem Essen-auf-Rädern-Projekt treu und wurden freiwillige Auslieferungsfahrer, andere arbeiten als bezahlte Mitarbeiter auf den Feldern der Farm weiter. Das Cultivating-Connections-Programm läuft noch heute und wurde dank des Engagements und der Großzügigkeit der Homestead Organics Farm sogar noch erweitert. Marianne sagt: „Ich hatte mir in meinen kühnsten Träumen kein besseres Ergebnis wünschen können. Ich habe lediglich den Samen einer Idee gepflanzt, die sich dank vieler wunderbarer, liebevoller Menschen zu etwas Erstaunlichem entwickelt hat."

Obst und Gemüse anzubauen entfaltet Wirkung. Es kann Menschen zusammenbringen, und manchmal kann es sogar dazu beitragen, das Gefüge einer Gemeinschaft zu festigen.

Aber wenn wir viel mehr Obst und Gemüse anbauen würden, bräuchten wir mehr Land. Wo würde dieses Land herkommen? Es gibt eine ausgezeichnete Quelle, die viele Menschen direkt vor ihrer Haustür haben. Im wahrsten Sinne des Wortes.

GEMÜSE ANBAUEN STATT RASEN PFLEGEN

Allein in den Vereinigten Staaten gibt es mehr als 13 Millionen Hektar Land, auf denen Rasen wächst.[1] Gleichzeitig gibt es etwa 6,5 Millionen Hektar Land, auf denen unser gesamtes Obst und Gemüse angebaut wird (In Deutschland ist die gesamte Rasenfläche fast 2 Millionen Hektar groß. Gemüse wird auf ungefähr 130.000, Obst auf etwa 60.000 Hektar angebaut. Anm. d. Verlags). Das bedeutet, dass sich die Obst- und Gemüseproduktion in Amerika verdoppeln könnte, wenn die Hälfte der Rasenflächen des Landes in Bio-Gärten umgewandelt würde. Wenn man bedenkt, dass der amerikanische Rasen jedes Jahr mit 41.000 Tonnen Pestiziden besprüht wird, wäre das auch für unsere Umwelt eine großartige Sache.

Für den typischen amerikanischen Rasen werden jährlich 38.000 Liter zusätzliches Wasser (ohne Regenwasser) verbraucht.[2] Natürlich müssen auch Nutzgärten bewässert werden. Aber Wissenschaftler schätzen, dass für Gärten nur etwa ein Drittel des Wassers verbraucht wird, das für die Bewässerung von Rasenflächen benötigt wird.³ Und Bio-Gärten verbrauchen noch weniger Wasser.

WIE MAN EINE RASENFLÄCHE IN EINEN GARTEN VERWANDELT

Wenn Sie vorhaben, eine Rasenfläche in einen Garten umzuwandeln, klären Sie zunächst, ob der Rasen mit Herbiziden besprüht wurde, die das Pflanzenwachstum beeinträchtigen könnten. Herbizide werden irgendwann weggewaschen, aber falls sie eingesetzt wurden, ist es am besten, zumindest ein paar Zentimeter Regen abzuwarten, damit die Fläche gereinigt wird.

Wenn Ihr Gelände steil ist, müssen Sie möglicherweise zusätzliche Vorbereitungen treffen (z. B. Terrassierung) oder einen Landschaftsplaner konsultieren.

Wenn Ihr Gelände herbizidfrei ist und eine vernünftige Neigung hat, müssen Sie als Nächstes den Rasen entfernen. Am einfachsten ist es, ihn mit Pappe oder Plastikplanen abzudecken und abzuwarten, bis die Grasnarbe abgestorben ist und sich die Wurzelstruktur gelockert hat. In der Regel geht es mit Plastikplanen schneller, und die Wirkung lässt sich schon nach einer Woche feststellen, aber es kann bis zu drei Wochen dauern, bis der Rasen abgestorben ist. (Bermudagras ist deutlich zäher. Falls Sie das haben, sollten Sie einen Landschaftsexperten um Rat fragen.)

Als Nächstes werden die oberen 10 Zentimeter Grasnarbe an Ort und Stelle in Quadraten von etwa 15 mal 15 Zentimeter Größe umgedreht. Wenn das Gras umgedreht wird, kann es keine Fotosynthese mehr durchführen, und alle Überreste sterben ab. Durch das Umdrehen schaffen Sie auch eine lockerere Bodenstruktur, die Ihre zukünftigen Gemüsepflanzen lieben werden. Warten Sie, bis die Erdklumpen in Ihren Händen leicht auseinanderbrechen, was darauf hinweist, dass die Graswurzelstrukturen ausgetrocknet sind.

Geben Sie als Nächstes 5 Zentimeter Kompost hinzu (den Sie selbst herstellen oder in einem Gartenmarkt kaufen können) und harken Sie ihn vorsichtig glatt. Zerkleinern Sie während der Kompostverteilung die Rasenklumpen.

Ihr Pflanzbeet ist jetzt vorbereitet für die Aussaat oder das Setzen von Jungpflanzen.

Hinweis: Wenn Sie einen sehr dichten Lehmboden haben oder ungeduldig sind, können Sie alternativ auch einfach das Gras abdecken, bis es abgestorben ist, und dann 10 Zentimeter Erde auf das abgestorbene Gras und 5 Zentimeter Kompost auf die Erde geben und mit dem Pflanzen beginnen.

DIE VORANSCHREITENDE ERNÄHRUNGSREVOLUTION

Einige Menschen bauen Gemüse auf verlassenen Grundstücken, auf Dächern oder in Hinterhöfen an. Einige ziehen Pflanzen in Kästen auf Fensterbänken oder auf den Mittelstreifen von Straßen. Andere verwandeln Rasenflächen in Gärten.

Man muss nicht alles anbauen, was man isst, nicht einmal 10 Prozent davon. Schon die Aufzucht einer einzigen Tomaten-, Zucchini- oder Petersilienpflanze kann befreiend sein. Der einfache Akt des Pflegens oder Erntens von lebenden Organismen, egal in welchem Ausmaß, kann Ihre Beziehung zu Nahrungsmitteln dauerhaft verändern. Außerdem sparen Sie dadurch Geld, reduzieren Ihren CO_2-Fußabdruck und können gesunde, frische Lebensmittel genießen, die frei von Pestiziden, Herbiziden und chemischen Düngemitteln sind.

MAßNAHMEN:

Option 1: Bringen Sie eine Portion Nüsse, Samen oder Hülsenfrüchte (wie Mandeln, Rettich, Erbsen, Kichererbsen, Mungbohnen, Luzerne, Sonnenblumenkerne, Linsen, Brokkoli oder Soja) zum Keimen, indem Sie sie 12 Stunden lang einweichen und dann mindestens zwei Tage lang zweimal täglich abspülen und abtropfen lassen. Wenn Sie sehen, dass sich „Schwänze" zu bilden beginnen, werden Sie sich dessen bewusst werden, dass Ihre Nahrung im wahrsten Sinne des Wortes lebendig ist! Sie müssen sie nicht in den Boden pflanzen, um am Lebenszyklus teilzuhaben (und um die Bioverfügbarkeit der Nährstoffe, die in Ihrer Nahrung enthalten sind, zu erhöhen). Denken Sie daran, dass Hülsenfrüchtesamen vor dem Verzehr gut gekocht werden sollten.

Option 2: Füllen Sie einen Behälter mit einer Topferde-Mischung, bis er zu drei Vierteln voll ist, und stellen Sie ihn an einen Ort, der entweder im Sommer mindestens sechs Stunden am Tag von der Sonne oder von einem Pflanzenlicht beschienen wird. Pflanzen Sie, sobald es die Jahreszeit zulässt, mindestens einen essbaren Keimling ein und gießen Sie ihn bis zur Ernte regelmäßig.

Option 3: Verwandeln Sie einen Rasen, eine Terrasse, ein Dach, eine Feuertreppe, einen Hof oder einen Garten in einen Gemüsegarten oder einen Gemeinschaftsgarten. Genießen Sie es, hervorragende Nahrungsmittel anzubauen und dazu beizutragen, die Welt in einen fruchtbareren und schöneren Ort zu verwandeln.

 Für eine gesunde Welt essen

Was wir essen, hat Auswirkungen auf unsere Gesundheit und die Gesundheit unserer Kinder. Aber die Auswirkungen sind viel größer. Sie betreffen den gesamten Planeten.

> „Man kann keinen Tag durchleben, ohne dass dies Auswirkungen auf die Welt hat. Was du tust, macht einen Unterschied, und du musst entscheiden, welche Art von Unterschied du machen möchtest."
>
> —Dr. Jane Goodall

ERNÄHRUNG UND UNSER KLIMA

Die Fakten sind ernüchternd.

Kohlendioxid (CO_2), Methan, Distickstoffmonoxid und andere Treibhausgase verdichten sich zu einer Schicht, die unseren Planeten wie eine Decke umgibt, die dafür sorgt, dass die Wärme nicht mehr so gut entweichen kann, und unser Klima dadurch destabilisiert.

Steigende globale Temperaturen lassen die polaren Eiskappen schmelzen und die Meeresspiegel ansteigen und bedrohen die Heimat und die Lebensgrundlagen von Hunderten Millionen Menschen. Der Klimawandel führt in einigen Gebieten zu Wüstenbildung und Dürren, in anderen zu Überschwemmungen, sodass es immer schwieriger wird, verlässlich Nahrungsmittel anzubauen, auf die wir angewiesen sind, um zu überleben.

Während einige Leute darüber debattieren, was den Klimawandel verursacht und in welchem Maße menschliche Aktivitäten ihn antreiben, ist eines klar: Er findet statt. Und wenn wir irgendetwas tun können, um diese sich verschärfende Krise zu lindern, haben künftige Generationen jedes Recht, dies von uns zu erwarten.

Wenn Sie wie ich sind, fühlen Sie sich vielleicht von der Tragweite des Problems überwältigt. Manchmal empfinde ich mich und mein Engagement weniger wie einen Tropfen auf den heißen Stein als vielmehr eher wie einen Tropfen im Ozean.

Wie kann jeder von uns messen, was für Auswirkungen unsere eigenen Entscheidungen haben, wenn man sie in Verhältnis zu dem klimaschädlichen Beitrag setzt, den die gesamte Menschheit leistet?

Viele Unternehmen und politische Entscheidungsträger weigern sich, die Rolle anzuerkennen, die menschliche Aktivitäten beim Klimawandel spielen oder sich dessen enormen Gefahren zu stellen, weil sie befürchten, dass ernsthafte Maßnahmen zur Reduzierung der Treibhausgasemissionen verheerende Auswirkungen auf die Weltwirtschaft haben könnten. Und es gibt einige Gründe, die Anlass zur Sorge geben.

DIE KOSTEN VON VERÄNDERUNGEN

Im Jahr 2008 veröffentlichte die Internationale Energieagentur (IEA) einen Bericht mit dem Titel *Energy Technology Perspectives*.[1] In dieser Meta-Analyse wurde untersucht, was für wirtschaftliche Auswirkungen es haben würde, wenn Maßnahmen ergriffen würden, um den globalen CO_2-Ausstoß auf einem Niveau von 450 ppm zu stabilisieren – einem Niveau, das nach Ansicht vieler Wissenschaftler erforderlich ist, um verheerende Dürren und Überschwemmungen infolge steigender Meeresspiegel zu verhindern. Der Bericht kam zu dem Schluss, dass dies durch massive Investitionen in neue Transportsysteme und neue Systeme der Energieerzeugung und der Energieeffizienz erreicht werden könnte – bei langfristigen Kosten von bis zu 45 Billionen Dollar.

Ich weiß nicht, wie es Ihnen geht, aber für mich klingt das nach unheimlich viel Geld. Sicher, dieses Geld würde natürlich in die Wirtschaft fließen, und es würden eine Menge Arbeitsplätze geschaffen. Aber die Kosten erscheinen doch mehr als nur ein wenig beängstigend.

Aber was wäre, wenn wir den Klimawandel verlangsamen oder sogar umkehren könnten, ohne dass es einen Cent kosten würde? Was wäre, wenn es Möglichkeiten gäbe, sowohl individuell als auch kollektiv Maßnahmen zu ergreifen, die sogar Geld einsparen und zugleich einen Betrag leisten könnten, die Gesundheit und die Lebensqualität der Menschheit zu verbessern?

Wie sich herausgestellt hat, könnte es solche Möglichkeiten tatsächlich geben.

Für einen Lichtblick sorgten im Jahr 2009 Wissenschaftler des niederländischen Forschungsinstituts Environmental Assessment Agency. Sie veröffentlichten in der Zeitschrift *Climatic Change* eine Studie, in der sie die Kosten einer starken CO_2-Reduktion durch Veränderungen in der Energieinfrastruktur berechneten und sie mit dem verglichen, was durch Veränderungen in der Landwirtschaft erreicht werden könnte.[2] Die Forscher kamen zu dem Schluss, dass eine Ernährungsumstellung des Durchschnittsweltbürgers auf eine fleischarme Kost (die sie als maximal 70 Gramm bzw. eine kleine Portion Rindfleisch oder 325 Gramm bzw. drei Portionen Hühnerfleisch und Eier pro Woche definierten) zu einer enormen Einsparung von Treibhausgasemissionen führen würde. Eine solche Umstellung der Ernährung würde dafür sorgen, dass rund 15 Millionen Quadratkilometer landwirtschaftlich genutztes Land frei werden würden, das bepflanzt werden könnte und somit Kohlendioxid aufnehmen würde.

Unterm Strich könnte die Einschränkung des Konsums von Lebensmitteln wie Rindfleisch-Burgern und Bacon dieser Studie zufolge im Laufe der Jahrzehnte 20 Billionen Dollar der Gesamtkosten, die für die Bekämpfung des Klimawandels aufgebracht werden müssen, einsparen und diese Kosten damit effektiv halbieren.

Die Forscher wiesen auch darauf hin, wie der Ersatz von Burgern durch Bohnen zu einer drastischen Senkung des Auftretens von Herzkrankheiten, Krebs, Diabetes, Fettleibigkeit, Alzheimer und anderen chronischen, ernährungsbedingten Krankheiten führen könnte. Dies wiederum könnte ebenfalls erhebliche wirtschaftliche Einsparungen zur Folge haben. Gegenwärtig werden weltweit mehr als 60 Billionen Dollar für die Gesundheitsversorgung ausgegeben.[3] Ein Großteil dieses Geldes fließt in die Behandlung von chronischen und vermeidbaren Krankheiten. Eine Veränderung der globalen Ernährungsgewohnheiten würde nicht nur einen gewaltigen Beitrag zur Bekämpfung des Klimawandels leisten, sondern auch unzählige Leben retten und gleichzeitig immense wirtschaftliche Vorteile mit sich bringen.

WIE SICH IHRE ERNÄHRUNG AUF UNSER KLIMA AUSWIRKT

Warum hat die moderne Tierhaltung so einen enormen Einfluss auf die Treibhausgasemissionen? Es ist ja nicht so, als ob Kühe den ganzen Tag in klimatisierten Geländewagen herumfahren oder vergessen würden, das Licht auszuschalten, wenn sie den Raum verlassen.

Denken Sie daran, dass der Großteil des weltweit erzeugten Fleisches, der Eier und der Milchprodukte in Massentierhaltungsbetrieben produziert wird – also in Betrieben, die die Viehzuchtindustrie als „konzentrierte Tierfütterungsbetriebe" bezeichnet. In diesen Betrieben wird eine große Anzahl von Kühen, Schweinen, Hühnern und anderem Vieh auf engstem Raum zusammengepfercht. Anstatt Gras, Blätter, Insekten, Wurzeln oder irgendetwas anderes zu fressen, das dem ähnelt, wovon sie sich natürlicherweise ernähren, werden die Tiere überwiegend mit Mais und Sojabohnen gefüttert. Anstatt dass die von ihnen ausgeschiedenen Exkremente als Gülle zum Düngen von Weiden und Feldern verwendet werden, sammeln sie sich in riesigen Gülle-Lagunen, die die Luft, die Flüsse und das Grundwasser in der Umgebung verschmutzen. Die meisten der von Menschen verzehrten Schweine und Hühner verbringen ihr ganzes Leben in Massentierhaltungsbetrieben. Viele Rinder beginnen ihr Leben auf Weiden, landen jedoch schließlich in sogenannten „Feedlots", in denen sie mit Mais und Soja zur Schlachtreife gemästet werden und in denen sie einen Großteil ihres Gewichts zulegen.

Während der Mästung in den Feedlots werden pro 450 Gramm zusätzlich erzeugtes Rindfleisch 5,44 Kilogramm Futtermittel eingesetzt.[4] Bei Schweinen werden für jeweils 450 Gramm Fleisch 3,2 Kilogramm Futter verfüttert, bei Hühnern 1,8 Kilogramm Futter für 450 Gramm Fleisch.[5] In all diesen Fällen wird der Großteil des Futters in kalorischer Hinsicht im Wesentlichen verschwendet. (In den meisten Publikationen der Tierhaltungsindustrie wird die Menge des eingesetzten Futters im Verhältnis zum Gewicht des Tieres angegeben und auf dieser Grundlage behauptet, dass während der Mästung von Rindern für jeweils 450 Gramm Gesamtgewichtzunahme 2,7 Kilogramm Futtermittel eingesetzt werden.[6] Dabei ist jedoch zu bedenken, dass weniger als die Hälfte des Gesamtgewichts des Tieres essbarem Fleisch entspricht – weshalb für die Produktion von 450 Gramm Rindfleisch in Wahrheit gut 5,4 Kilogramm Futtermittel erforderlich sind.[7])

Laut dem 2012 erschienenen Buch *Comfortably Unaware* von Richard Oppenlander werden 80 Prozent der weltweiten Sojaernte und 70 Prozent des in den Vereinigten Staaten angebauten Getreides für die Verfütterung an Nutzvieh eingesetzt, das für den menschlichen Verzehr gezüchtet wird.

Pflanzliche Kalorien einzusetzen, um tierische Kalorien zu produzieren, ist per se eine Verschwendung. Und man benötigt dafür viel Land. Insgesamt werden für Nutztierhaltungssysteme (einschließlich Weiden, Viehzuchtbetrieben und Land, auf dem Futter für Tiere angebaut wird) 45 Prozent der Gesamtfläche des Planeten in Anspruch genommen.[8] Weltweit ist die Landfläche, die für den Anbau von Futter für Tiere genutzt wird, achtmal größer als die Landfläche, die für den Anbau von Nahrungsmitteln genutzt wird, die direkt für den menschlichen Verzehr bestimmt sind.[9]

Eine der Hauptquellen für CO_2-Emissionen ist in der heutigen Welt die Entwaldung. Riesige Waldflächen, darunter große Teile des tropischen Regenwaldes, wurden abgeholzt oder niedergebrannt, um Weideland für Nutztiere oder Ackerflächen für den Anbau von Viehfutter zu schaffen. Wälder, die früher Kohlenstoff aus der Atmosphäre aufgenommen haben, geben ihn nun wieder ab, wenn die Vegetation zerstört oder verbrannt wird.

Und so bedeutsam die CO_2-Emissionen für unser globales Klima auch sind, einige andere Gase spielen auch eine große Rolle. Tatsächlich verhindert Methan bis zu 100-mal stärker als Kohlendioxid, dass die Sonnenstrahlung, die zur Erde gelangt, zurück in den Weltraum reflektiert wird, und Distickstoffoxid ist im Hinblick auf die Erwärmung der Erdatmosphäre bis zu 310-mal wirksamer.[10] Methan wird vor allem durch Kuhmist und das Aufstoßen und Blähungen von Kühen freigesetzt. Und eine der Hauptquellen für Distickstoffoxidemissionen ist der Dünger, der für den Anbau von Viehfutter verwendet wird.[11]

WAS BEDEUTET DAS?

Nimmt man alles zusammen, ergeben sich erschreckende Wahrheiten. Als die Ernährungs- und Landwirtschaftsorganisation der Vereinten Nationen die Auswirkungen der industrialisierten Landwirtschaft auf das globale Klima untersuchte, kam sie zu dem Schluss, dass die Viehzucht und insbesondere die industrialisierte Rindfleischproduktion für 18 Prozent der globalen Treibhausgasemissionen verantwortlich ist.[12] Das bedeutet, dass die Fleischproduktion unter dem Strich stärkere Auswirkungen auf den Klimawandel hat als der gesamte Transportsektor – also alle Autos, Lastwagen, Schiffe, Flugzeuge und Züge der Welt – zusammengenommen.

Im Jahr 2014 untersuchten Forscher der Universität Oxford die Ernährungsgewohnheiten von 60.000 Menschen und analysierten deren Nettoauswirkungen auf die Treibhausgasemissionen. Dieser Studie zufolge, die 2014 in der Zeitschrift *Climatic Change* veröffentlicht wurde, trägt der durchschnittliche Fleischesser in den USA fast doppelt so viel zur globalen Erwärmung bei wie der durchschnittliche Vegetarier und fast dreimal so viel wie der durchschnittliche Veganer.[13] In Deutschland liegt der durchschnittliche CO2-Fußabdruck bei mehr als 5 kg CO2 pro Kilogramm verzehrten Fleisches. Eine Halbierung des Fleischkonsums würde eine Einsparung von über 13 Millionen Tonnen CO2 bringen.

Natürlich müssen Sie nicht Vegetarier oder Veganer werden, um zu einem stabilen Klima beizutragen. Unabhängig davon, ob Sie sich vegetarisch ernähren wollen oder nicht, können Sie weniger Fleisch essen und sich von der industrialisierten Massentierhaltung abwenden – und dadurch einen sehr realen Einfluss nehmen. Jeder Bissen zählt.

WASSER BEDEUTET LEBEN

Wasser bedeckt 70 Prozent unseres Planeten. Aber trotz der Tatsache, dass wir auf dem „Wasserplaneten" leben, ist es in Wahrheit so, dass Süßwasser, also das Wasser, in dem wir baden, das wir trinken und mit dem wir unsere Felder bewässern, bemerkenswert knapp ist. Es macht nur etwa 3 Prozent der weltweiten Wasserreserven aus. Und das beunruhigt mich nicht nur, weil ich Ocean heiße.

Da die Weltbevölkerung und unser Wasserverbrauch gewachsen sind, wurde in zunehmend untragbaren Mengen immer mehr Wasser aus dem Boden gepumpt. Die derzeit größten unterirdischen Wasserreserven der Welt in Eurasien, Afrika und Amerika stehen unter Stress.[14]

Laut einem Bericht der Zeitschrift *National Geographic* sind zwei Milliarden Menschen auf Grundwasserreserven angewiesen, die als endlich und bedroht gelten.

Ein Teil unseres Wassers stammt aus Flüssen, Bächen und Seen. Aber können Sie sich vorstellen, was mit der Menschheit geschähe, wenn unsere Brunnen versiegen würden? Milliarden von Menschen würden verhungern.

Wo bleibt unser Grundwasser? Wussten Sie, dass mehr als zwei Drittel davon für die Bewässerung landwirtschaftlich genutzter Flächen verwendet werden?

Ich lebe in Kalifornien, einem Bundesstaat mit 40 Millionen Einwohnern. Wie viele Teile der Welt leidet auch Kalifornien unter Wasserknappheit. Bis zu 65 Prozent des in Kalifornien genutzten Wassers werden aus Grundwasser gewonnen, das nicht so schnell wieder aufgefüllt wird, wie es verbraucht wird.[15] Das Wasser, das wir aus dem Boden pumpen, ist unzählige Jahrtausende lang gespeichert worden, und in den meisten Jahren regnet und schneit es einfach nicht genug, um die Menge, die wir verbrauchen, wieder aufzufüllen.

Als Reaktion auf diese sich zuspitzende Krise ergreifen viele Bewohner des Bundesstaates Maßnahmen, um Wasser zu sparen. Wir installieren Sparduschköpfe und duschen kürzer und wir ersetzen Rasenflächen durch Sträucher und Steingärten.

Diese Maßnahmen helfen. Aber um das Wasserproblem wirklich zu lösen, müssen wir uns ansehen, wohin das meiste Wasser fließt. Und dabei steht die Landwirtschaft im Mittelpunkt. Allein die kalifornische Tierhaltungsindustrie verbraucht mehr Wasser als alle Haushalte und Betriebe des Bundesstaates zusammen.[16] Und trotz dieses gewaltigen Wassereinsatzes importiert Kalifornien immer noch den größten Teil des im Bundesstaat konsumierten Fleisches. (In den USA wird ungefähr so viel Rindfleisch produziert, wie verbraucht wird. Im Bundesstaat Kalifornien werden etwa 9 Prozent der

Gesamtproduktion der USA produziert, aber da in dem Staat 12 Prozent der Bevölkerung der USA leben, wird dort mehr verbraucht als produziert.)[17]

Eine der Pflanzen, die Kalifornien exportiert, ist die Luzerne.[18] Und die Luzerne ist eine durstige Pflanze. Unter dem Strich exportiert Kalifornien jährlich mehr als 379 Milliarden Liter Wasser in Form von Luzernen in Länder wie China, die sie als Viehfutter verwenden. Wie sinnvoll ist es, in einem Bundesstaat, der sich einer potenziell verheerenden Wasserkrise gegenübersieht, mehr als dreimal so viel Wasser wegzutransportieren wie alle Haushalte der Stadt San Francisco zusammen benötigen, damit in China mehr Rindfleisch verzehrt werden kann?

Und das betrifft nicht nur Kalifornien. In seinem Buch *Six Arguments for a Greener Diet* schreibt der Gründer des Center for Science in the Public Interest Dr. Michael Jacobson, dass für Nutzpflanzen, die als Viehfutter angebaut werden, 56 Prozent des in den Vereinigten Staaten verwendeten Wassers verbraucht werden.[19] Laut *National Geographic* werden 6.810 Liter Wasser benötigt, um gerade mal 450 Gramm Rindfleisch von mit Getreide gefütterten Rindern zu produzieren.[20]

Wenn Sie Wasser sparen wollen, könnte die Reduzierung des Konsums von Rindfleisch aus der Massentierhaltung die wirkungsvollste Einzelmaßnahme sein, die Sie ergreifen können.

DER BODEN UNTER UNS

Viele Menschen entscheiden sich für Bio-Produkte, weil sie auf Lebensmittel verzichten wollen, die mit umweltschädlichen und neurotoxischen Pestiziden belastet sein könnten. Andere wollen keine mit Antibiotika und Hormonen vollgepumpten Tiere essen.

Aber Sie können auch noch einen weiteren Grund hinzufügen: den Boden.

Während viele von uns ihn für etwas Totes halten, wimmelt es in einem gesunden Boden in Wahrheit vor Leben. Ein Hektar gesunder Mutterboden kann 1089 Kilogramm Pilze, 680 Kilogramm Bakterien, 408 Kilogramm Regenwürmer, 404 Kilogramm Arthropoden und Algen sowie 60 Kilogramm Protozoen enthalten.[21]

Die Natur braucht tausend Jahre, um drei Zentimeter kostbaren Mutterboden zu bilden. Aber heute verlieren wir unseren Mutterboden in einem alarmierenden Tempo. In den USA beträgt die durchschnittliche Bodenerosionsrate auf den landwirtschaftlich genutzten Flächen 17,2 Tonnen pro Hektar und Jahr.[22] Laut Maria-Helena Semedo, der stellvertretenden Generaldirektorin für natürliche Ressourcen bei der Ernährungs- und Landwirtschaftsorganisation der Vereinten Nationen, wird die weltweit zur Verfügung stehende Acker- und Nutzfläche pro Person im Jahr 2050 nur noch ein Viertel der im Jahr 1960 zur Verfügung stehenden Fläche betragen.[23]

Wenn der Boden weiterhin in einem solchen Maß erodiert, wie es derzeit der Fall ist, könnte der gesamte auf der Welt zur Verfügung stehende Mutterboden innerhalb von 60 Jahren verschwunden sein.

Wohin verschwindet der ganze Mutterboden? Der Großteil wird durch Regen und Bewässerung weggeschwemmt, da nicht nachhaltige landwirtschaftliche Praktiken den Boden destabilisieren und ihn nicht ausreichend mit neuer organischer Substanz anreichern.

Die ernüchternde Realität sieht so aus: Wenn wir den Kurs nicht ändern, werden der Klimawandel, die Erschöpfung der Grundwasserreserven und die Erosion des Mutterbodens dazu führen, dass die nächste Generation auf dem Weg sein könnte, Zeuge einer Massenhungersnot zu werden, wie es sie in der Geschichte der Menschheit noch nie gegeben hat.

Um sich vor Augen zu führen, wo niemand von uns landen will, können Sie sich zum Beispiel die Sahara ansehen, die sich über große Teile Algeriens, Ägyptens, Tunesiens, des Tschad, Marokkos, Eritreas, Nigers, Mauretaniens, Malis und des Sudans erstreckt. Wussten Sie, dass dies einst eine fruchtbare landwirtschaftlich genutzte Gegend war? Dort wurden in großem Umfang Hirse und andere Getreidesorten angebaut, und auf prähistorischen Höhlenzeichnungen ist die Region als reich an Flora und Fauna dargestellt.

Heute trifft das nicht mehr zu. Heute beträgt die durchschnittliche Niederschlagsmenge in der Sahara gerade einmal 25 Millimeter pro Jahr, was zur Folge hat, dass die meisten Lebensformen in der Wüste nicht existieren können. Und sie ist riesig. Die Sahara bedeckt mehr als 8 Prozent der gesamten Landmasse der Erde – eine Fläche, die größer ist als das kontinentale Gebiet der Vereinigten Staaten.[24] Und sie wächst. Nicht nachhaltige landwirtschaftliche Praktiken und der Klimawandel führen dazu, dass sich die mächtige Sahara stetig weiter ausdehnt. Tatsächlich ist sie in den vergangenen 60 Jahren um mehr als 9 Millionen Quadratkilometer gewachsen, und die Geschwindigkeit, mit der die Sahara sich ausdehnt, scheint sich zu beschleunigen.[25]

Aber die gute Nachricht ist, dass wir diese Probleme angehen können – angefangen mit einer Änderung der Art und Weise, wie wir unsere Nahrungsmittel anbauen.

Ronnie Cummins, internationaler Direktor des Umweltschutz-Netzwerks Regeneration International, sagt dazu: „Die Lösung des Problems der globalen Erwärmung und der Klimakrise (sowie der Armut und der Verschlechterung der allgemeinen Gesundheit) befindet sich direkt unter unseren Füßen und an der Spitze unserer Messer und Gabeln".[26]

Der entscheidende Vorteil einer regenerativen Landwirtschaft besteht darin, dass sie dem Boden nicht nur keinen Schaden zufügt, sondern ihn sogar verbessert. Bei der regenerativen Landwirtschaft kommen Technologien zum Einsatz, deren Ergebnis ein gesunder Boden ist, in dem qualitativ hochwertige, nährstoffreiche Nahrungsmittel gedeihen können und die Bodenqualität sich gleichzeitig verbessert, anstatt immer schlechter zu werden. Letztlich führt regenerative Landwirtschaft zu produktiven landwirtschaftlichen Betrieben und gesunden Gemeinschaften und Volkswirtschaften. Sie ist dynamisch und ganzheitlich und bedient sich ökologischer Anbaumethoden. Dazu gehören Kompostierung, schonende Bodenbestellung, Deckfrüchte, Fruchtwechsel, mobile Viehunterstände und Weidewirtschaft. All dies dient dazu, die Nahrungsmittelproduktion und das Einkommen der Landwirte zu erhöhen und, vor allem, die Qualität des Mutterbodens zu verbessern.

Ein gesunder Boden kann Kohlenstoff binden. Pflanzen atmen Kohlendioxid ein, und gut betriebene Landwirtschaft kann dafür sorgen, dass dieser Kohlenstoff der Luft entzogen und im Boden gebunden wird.

Cam und Roxane McKellar betreiben Inveraray Downs, eine 1.250 Hektar große Farm in New South Wales, Australien. Sie bauen viele Feldfrüchte an, unter anderem Weizen, Sorghum, Mais, Sonnenblumen, Gerste, Kichererbsen, Mungbohnen und Sojabohnen.[27] Nach jahrzehntelangem konventionellem Anbau und dem Einsatz von Pestiziden und anorganischen Düngemitteln waren die Qualität und die Produktivität des Bodens im Jahr 2000 beeinträchtigt. Der Schädlingsbefall nahm zu und die McKellars mussten immer größere Mengen an Pestiziden und anorganischen Düngemitteln einsetzen, um die Erträge der Kulturen, die sie anbauten, konstant zu halten. Gleichzeitig stiegen die Kosten für Düngemittel, Treibstoff, Insektizide und Herbizide ins Unermessliche. Cam erinnert sich: „Wir waren auf dem Weg in die Pleite. Alle außer mir verdienten an der Farm!"

Die McKellars suchten nach Alternativen und begannen mit organischer Kompostierung, Fruchtfolge, hoch intensiver Rotationsbeweidung und dem ausgiebigen Einsatz von Gründüngung, also dem Anbau von Pflanzen, die die Erde lockern und dem Boden Nährstoff zufügen. Nach und nach verringerten sie ihre Abhängigkeit von anorganischen Düngemitteln und ersetzten sie durch Alternativen wie Seetang, Fischemulsionen und Kompost.

Mit der Zeit stellten die McKellars die Bodenstruktur wieder her. Ihr Boden speichert nun mehr Wasser, wodurch er weniger anfällig für Austrocknung und Überschwemmungen ist und weniger Bewässerung benötigt.

Infolge all der Veränderungen, die die McKellars durchführten, sind die Produktionskosten von Inveraray Downs inzwischen gesunken, die Ernteerträge und die Qualität der Produkte haben sich verbessert und die Struktur, die Fruchtbarkeit und die Widerstandsfähigkeit der Böden werden allesamt wiederhergestellt. All dies ist gut für den Verbraucher, gut für den Planeten – und auch gut für den Gewinn.

Cam reflektiert: „Grundsätzlich müssen wir mit der Natur arbeiten, nicht gegen sie. Ich hätte schon viel früher zu einem natürlicheren Bewirtschaftungssystem übergehen sollen. Das ist nicht schwer. Klein anfangen, experimentieren und dann expandieren.“

SCHREITEN SIE ZUR TAT

Wir wissen, dass wir einige Dinge tun müssen, wenn wir wollen, dass künftige Generationen ein stabiles Klima haben und unsere Enkelkinder über Wasser und Böden verfügen, damit sie Nahrungsmittel anbauen können. Wir müssen fossile Brennstoffe im Boden belassen, so schnell wie möglich zu erneuerbaren Energien übergehen, regenerative Landwirtschaftspraktiken einführen, die Kohlenstoff binden, uns überwiegend von Pflanzen ernähren und uns bewusst machen, dass unser Handeln *immer* Auswirkungen hat.

Wenn Sie die Bio-Landwirtschaft unterstützen, tragen Sie zu gesünderen Böden und gesünderen Systemen der Nahrungsmittelerzeugung bei. Aber Bio allein reicht vielleicht nicht aus. Bio-Produkte werden zunehmend auf großflächigen Megafarmen angebaut, die vielleicht eine Verbesserung gegenüber der chemikalienintensiven, industrialisierten Landwirtschaft darstellen, aber immer noch weit von einer wirklich nachhaltigen Landwirtschaft entfernt sind. Ganz zu schweigen davon, dass sie nicht als regenerativ bezeichnet werden können.

Wenn Sie die Gelegenheit dazu haben, kann die Unterstützung kleiner, lokaler Biobauern ein wirksamer Weg sein, um Ihre Familie mit gesunden Nahrungsmitteln zu versorgen und zu einer gesünderen lokalen Wirtschaft und einer gesünderen Zukunft für unseren Planeten beizutragen.

MAßNAHMEN:

Option 1: Verpflichten Sie sich, eine Woche lang Ihren Teil zur Lösung des Problems Klimawandel beizutragen, indem Sie Ihren Verzehr von Rindfleisch aus industrialisierter Massenproduktion reduzieren (oder gar kein Rindfleisch mehr essen).

Option 2: Verpflichten Sie sich, eine Woche lang Ihren Teil zur Lösung des Problems Klimawandel beizutragen, indem Sie Ihren gesamten Fleischkonsum einschränken (oder ganz darauf verzichten).

Option 3: Sprechen Sie mit einem Landwirt (vielleicht auf einem Bauernmarkt) oder dem Leiter einer Obst- und Gemüseabteilung in einem Laden. Finden Sie heraus, ob er sich jemals mit dem Thema Kohlenstoffbindung befasst hat und wie er über die Gesunderhaltung des Bodens denkt (oder ob er noch gar nicht darüber nachgedacht hat). Wenn er noch nie darüber nachgedacht hat, könnten Sie ihn vielleicht dazu bringen, sich mit dem Thema zu befassen. Wenn er bereits darüber nachgedacht hat, lernen Sie vielleicht etwas Neues. In jedem Fall werden Sie eines der wichtigsten Probleme unserer Zeit ansprechen: Wie können wir Kohlenstoff binden und die Gesundheit des Bodens verbessern und gleichzeitig auf nachhaltige Weise ausreichend nahrhafte Nahrungsmittel für die Zukunft der Menschheit anbauen?

Setzen Sie auf Lebensmittel, bei deren Erzeugung keine Grausamkeit zum Einsatz kommt

Sogar Menschen, die Fleisch essen – vielleicht sogar insbesondere Menschen, die Fleisch essen –, haben ein Interesse daran, dass die gehaltenen Tiere gut leben und artgerecht behandelt werden.

Und Angehörige aller sozialen Schichten sind entsetzt, wenn sie von den Bedingungen erfahren, die in den heutigen sogenannten „konzentrierten Tierfütterungsbetrieben" – auch als Tierfabriken bekannt – herrschen.

Warnung: Auf den nächsten Seiten stehen einige Wahrheiten, die möglicherweise etwas schwer zu verdauen sind. Aber ich glaube, dass wir alle eher in der Lage sind, bewusste Entscheidungen zu treffen, wenn wir die Wahrheit kennen und uns von der Realität leiten lassen.

In den USA werden mehr als 90 Prozent der 280 Millionen Legehennen, die es in unserem Land gibt, in enge Käfige gezwängt, die so klein sind, dass die Hühner nicht einmal ihre Flügel ausbreiten können.[1] Jedes Tier verbringt sein ganzes Leben auf einem Platz, der kaum größer ist als ein Blatt Papier. In Deutschland haben viele Legehennen nur geringfügig mehr Platz: In Kleingruppen-Käfigen bleiben ihnen im Schnitt 800 Quadratzentimeter.

In diesen furchtbaren beengten Stallungen haben die Tiere keinen Auslauf, um normalen Aktivitäten wie der Futtersuche, dem Staubbaden oder neugierigen Erkundungen nachzugehen. Es ist ihnen nicht möglich, ihre natürliche Hackordnung herzustellen oder auch nur einen noch so winzigen persönlichen Raum zu bekommen. Viele Hennen werden so verrückt, dass sie versuchen, sich gegenseitig zu Tode zu picken. Die Reaktion der Tierindustrie? Anstatt diesen armen Vögeln mehr Platz zum Atmen zu geben oder Auslauf zu verschaffen, schneidet man ihnen in den Legebatterien die Schnäbel ab.[2] Hennen mit gekürzten Schnäbeln leiden unter akuten und chronischen Schmerzen am Schnabel, am Kopf und im Gesicht. Die schmerzhafte Prozedur hindert sie zwar nicht daran, sich weiterhin gegenseitig zu hacken, aber ihre Versuche, einander zu verletzen, bleiben weitgehend folgenlos.

Wie Hühner werden auch Schweine in industrialisierten Massentierhaltungsbetrieben ihr ganzes Leben lang unter stark beengten Bedingungen im Stall gehalten. Und wie Hühner werden auch viele Schweine durch den Stress verrückt. Unter diesen Bedingungen attackieren viele von ihnen die Schwänze und Hinterteile ihrer Leidensgenossen und werden sogar kannibalisch. Die Reaktion der Industrie besteht darin, den Schweinen die Schwänze abzuschneiden.[3] Dieser Vorgang, der als „Schwanzkupieren" bezeichnet wird, wird normalerweise am ersten Lebenstag des Schweins vollzogen. Obwohl das Kupieren der Schwänze sehr schmerzhaft ist, wird es in der Regel ohne Betäubung durchgeführt. Die Schweinebabys quieken vor Schmerzen, wenn ihre empfindlichen Schwänze buchstäblich zerstückelt werden.

Die traurige Wahrheit, die Fans von „Schweinchen Wilbur und seine Freunde" oder „Ein Schweinchen namens Babe" nicht erfreuen dürfte, ist, dass 60 bis 70 Prozent der mehr als fünf Millionen Zuchtschweine in den USA in Boxen gehalten werden, die so klein sind, dass sie sich darin weder bewegen, noch sich umdrehen oder soziale Beziehungen aufbauen könnten.[4] In konventionellen Mastbetrieben in Deutschland leben die Tiere unter denselben Bedingungen. Schweine gelten als genauso intelligent wie Hunde, aber sie werden gehalten wie geparkte Autos: Seite an Seite, Box an Box in einer dreckigen, stinkenden Lagerhalle.

Und es sind nicht nur Hühner und Schweine, die leiden. Kühe sind Säugetiere mit einem starken Drang, eine enge Bindung zu ihren Jungen aufzubauen. Doch in der industrialisierten Massentierhaltung werden ihnen ihre Babys in der Regel am ersten Lebenstag weggenommen, damit die gesamte Muttermilch für die Menschen zur Verfügung steht. Die Mutterkühe weinen dann tagelang hilflos, ohne jegliche Hoffnung, ihre Kälber jemals wiederzusehen. Viele der männlichen Jungtiere werden in Kälberställe gesteckt, wo sie in Boxen gesperrt werden, von denen einige nur 60 Zentimeter breit sind.[5] Dort werden sie möglicherweise am Hals angekettet, um jede Aktivität einzuschränken, sodass es ihnen unmöglich ist, sich umzudrehen, sich zu strecken oder sich auch nur bequem hinzulegen. Die Kälber werden mit Absicht so beengt gehalten, damit sich keine Muskeln entwickeln können und ihr Fleisch auf diese Weise „zart" bleibt.

Einige Kalbfleischgenießer preisen das „weiche, zarte Fleisch, das einem auf der Zunge zergeht" – anscheinend ohne sich dessen bewusst zu sein, dass dieses Fleisch von einem Tier stammt, das sich in seinem Leben nie frei bewegen durfte.[6]

Wenn ich an die Bedingungen denke, unter denen heute Milliarden von Tieren gehalten werden, bin ich zutiefst traurig. Ich glaube, wenn wir als Menschen Tiere halten, haben wir eine Verantwortung, sie als die fühlenden Wesen zu behandeln, die sie sind. Sie gehören auf Bauernhöfe und Felder – nicht in Fabriken und Feedlots. Ich kenne niemanden, der möchte, dass Tiere unter qualvollen Bedingungen gehalten werden.

Und vielen Landwirten widerstrebt dies auch. Sie haben sich nicht entschieden, Tiere zu züchten, weil sie gerne grausam sind. Aber sie müssen die Kosten niedrig halten, und um in einer Branche wettbewerbsfähig zu sein, die oft mit sehr geringen Gewinnspannen arbeitet, müssen sie auf Praktiken zurückgreifen, die herzzerreißend sind.

DER HÜHNERZÜCHTER, DER SEINE MEINUNG ÄUSSERTE

1992 errichtete Craig Watts aus Fairmont, North Carolina, auf einem Grundstück, das sich seit fast 200 Jahren im Besitz seiner Familie befand, vier Hühnerställe und schloss einen Vertrag mit Perdue Farms, in dem er sich verpflichtete, das Unternehmen mit Hühnerfleisch zu beliefern. Perdue lieferte ihm Küken und Hühnerfutter, garantierte ihm die Abnahme seiner Produktion und gab Craig spezifische Anweisungen für eine profitable Aufzucht der Tiere. Er verdiente weniger als fünf Cent für jedes Pfund Hühnerfleisch – nie genug, um dem Schuldenkreislauf zu entkommen, der auf seinem landwirtschaftlichen Betrieb lastete.

Von wirtschaftlichem Druck getrieben, tat Craig, was Perdue ihm vorschrieb – auch wenn das bedeutete, die Hühner grausam zu behandeln. Er war jahrzehntelang Herr über Ställe, die mit Zehntausenden von elend vor sich hinvegetierenden Vögeln überfüllt waren. Sie waren so gezüchtet worden, dass ihnen in kürzester Zeit riesige Brüste wuchsen, und ihre Beine waren nicht in der Lage, ihre krankhaft fettleibigen Körper zu tragen. Die Zeitschrift *Poultry Science* hat berechnet, dass ein Mensch, wenn er genauso schnell wachsen würde wie die heutigen Hühner in den Mastbetrieben, im Alter von acht Wochen 300 Kilogramm wiegen würde.[7]

Anstatt gackernd in der Erde nach Würmern zu graben, wie es Hühner tun sollten, verbrachten diese Vögel ihr Leben damit, in ihren eigenen Exkrementen zu hocken, während ihre Bäuche rot und wund wurden und sie alle Federn verloren.

Craigs Vertrag mit Perdue verbot ihm ausdrücklich, seine Hühner jemals in die Sonne oder an frische Luft zu lassen. Laut Perdue würde diese Stimulierung die Hühner dazu verleiten, sich zu bewegen – und auf diese Weise Kalorien zu verbrauchen, was die Gewinne schmälern würde.

Craig missfiel das, aber er glaubte, keine andere Wahl zu haben. Unterdessen inspizierte Perdue wöchentlich seinen Zuchtbetrieb und bedachte ihn ausschließlich mit hervorragenden Beurteilungen. Craig wurde etliche Male zum „Spitzenproduzenten" gekürt.

Im Jahr 2014 sah Craig eines Tages einen Werbespot im Fernsehen, in dem Jim Perdue, der Vorstandsvorsitzende des Unternehmens und dessen Leiter in dritter Generation, durch einen sauberen, nicht überfüllten Hühnerstall ging, in dem sich ausgewachsene Hühner tummelten, und davon sprach, „das Richtige zu tun" und „auf Käfighaltung zu verzichten". Damals wie heute trugen die Verpackungen des Unternehmens sogar ein Siegel des US-Landwirtschaftsministeriums, das bestätigte, dass die Hühner „käfigfrei" gehalten wurden. Laut Craig war das der Moment, in dem bei ihm der Bullshit-Alarm ertönte. Es war eine Sache, von den wirtschaftlichen Zwängen genötigt zu werden, Hühner unter erbärmlichen Bedingungen zu halten. Aber es war eine gänzlich andere Sache, sich daran mitschuldig zu machen, Lügen darüber zu verbreiten, wie die Tiere tatsächlich gehalten wurden.

Craig lud Leah Garces, die Vorsitzende des US-amerikanischen Zweigs der Tierschutzorganisation „Compassion in World Farming", ein, seine Mastställe zu besichtigen – und eine Kamera mitzubringen. Leah dokumentierte die Bedingungen, unter denen Craigs Hühner leben mussten, und veröffentlichte schließlich ein Video, das die Welt der Hühnerzucht erschütterte. Es war nicht das Werk eines investigativen Journalisten oder eines verdeckten Ermittlers, der ein Worst-Case-Szenario enthüllte. Vielmehr zeigte ein Landwirt der Welt, was in einem vom US-Landwirtschaftsministerium zertifizierten Betrieb gängige Praxis ist.

Das Video zeigt nicht, wie Craig die Hühner abends zu Bett bringt und ihnen Gutenachtgeschichten vorliest. Craig zeigte leidende Hühner, die nicht stehen konnten und in Haufen von Exkrementen lagen. Und er sagte: „Ich kann nicht für ein Huhn sprechen. Ich kann nur sagen, was ich sehe. Und nein, sie sind nicht glücklich. Und sie sind definitiv nicht gesund."

Das Video verbreitete sich viral und wurde von Millionen Menschen angesehen.

Craig setzte seine Arbeit noch ein weiteres Jahr fort, dann konnte er es nicht mehr aushalten. Er kündigte seinen Vertrag mit Perdue, verpachtete sein Land an einen Farmer, der Getreide anbaut, und stieg in Vollzeit bei Socially Responsible Agriculture Project ein, einer Organisation, die sich für ein Ende des Systems der Massentierhaltung einsetzt. Craig hat es sich nun zur Aufgabe gemacht, darüber zu informieren, wie wahnsinnig die Massentierhaltung ist, und Farmern dabei zu helfen, ihre Betriebe auf eine artgerechtere und nachhaltigere Tierhaltung umzustellen.

Das System der Massentierhaltung, sagte Craig mir, sei völlig aus den Fugen geraten. Die Unternehmen, die dieses System vorantreiben, haben einen gewaltigen politischen Einfluss und zwingen die Farmer in eine Art vertragliche Knechtschaft. Die Tiere leiden und die Umwelt wird zerstört. Craig für seinen Teil hat es sich zur Aufgabe gemacht, die Wahrheit ans Licht zu bringen und sich für Veränderungen einzusetzen.

DIE NORMALISIERUNG DER GRAUSAMKEIT

In vielen Ländern der Welt gibt es Gesetze gegen Tierquälerei. Aber in den USA wird für Tiere, die für den menschlichen Verzehr bestimmt sind, in jedem Bundesstaat ausdrücklich festgelegt, dass die Tierschutzgesetze für sie nicht gelten.[8] Das Ergebnis ist, dass Tieren in der Tierhaltungsindustrie routinemäßig Dinge angetan werden, für die man ins Gefängnis käme, wenn man sie einem Hund oder einer Katze antäte.

Gene Baur, Vorsitzender von Farm Sanctuary, erläuterte mir diese Praxis: „Die meisten Tierschutzgesetze klammern Nutztiere aus, solange die Praktiken von der Agrarindustrie als normal angesehen werden. Tatsache ist, dass Schlechtes normal geworden ist, und egal wie grausam es ist: Normal ist legal."

Eine vom Meinungsforschungsunternehmen Lake Research Partners durchgeführte Umfrage ergab, dass 94 Prozent der US-Amerikaner der Ansicht sind, dass Tiere, die zur Nahrungsmittelerzeugung gehalten werden, es verdienen, nicht misshandelt zu werden und nicht unter grausamen Bedingungen leben zu müssen. Und 71 Prozent der US-Amerikaner unterstützen der Umfrage zufolge verdeckte investigative Aktionen von Tierschutzorganisationen, die das Ziel haben, die Misshandlung von Tieren in der Massentierhaltung aufzudecken.[9] In Deutschland sehen dies die Verbraucher ähnlich: Laut einer repräsentativen Emnid-Umfrage sprachen sich 85 Prozent der Befragten für strengere Tierschutzkontrollen in der Massentierhaltung aus, 82 Prozent hielten auch heimliche Aufnahmen von Aktivisten für gerechtfertigt.

DER VERSUCH, DIE WAHRHEIT ZU VERBERGEN

Aus Sorge, dass die Verbraucher anfangen die Wahrheit herauszufinden und eine Veränderung der Behandlung der Tiere in den modernen Tierfabriken verlangen könnten, haben führende Vertreter der Agrarindustrie sich für „Knebel"-Gesetze starkgemacht, um Missbräuche in der Massentierhaltung und in Schlachthöfen vor den Augen der Öffentlichkeit zu verbergen.[10] Sechs US-Bundesstaaten haben diese Gesetze inzwischen in Kraft gesetzt und drohen jedem, der ohne Erlaubnis Fotos oder Videos von landwirtschaftlichen Betrieben macht, mit Gefängnisstrafen.

Einer dieser Staaten ist Kansas. Am 28. Juni 2013 wurde George Steinmetz, ein Fotograf, der für *National Geographic* arbeitet, verhaftet und kurz ins Gefängnis gesteckt, nachdem er für eine Serie über Ernährung Luftaufnahmen von einer Mastanlage gemacht hatte. Steinmetz fotografierte in vielen gefährlichen Situationen, unter anderem in Kriegsgebieten - seine Bilder sind preisgekrönt. Aber es waren seine Fotos von US-amerikanischen Mastanlagen, die er während eines Gleitschirmflugs von einem Gelände machte, auf dem sich Hunderttausende Rinder drängten, die ihn hinter Gitter brachten. Nach dem Gesetz von Kansas ist es illegal, „einen Tierhaltungsbetrieb zu betreten, um Aufnahmen in Form von Fotos, Videoaufnahmen oder auf irgendeine andere Weise zu machen". Offenbar betrachteten die Mastanlagenbetreiber das Gleitschirmfliegen als eine Form des illegalen Eindringens.[11]

„Das war eine ziemliche Überraschung für mich", kommentierte Steinmetz. „Ich wurde im Iran und im Jemen festgenommen und als potenzieller Spion verhört, aber nie verhaftet. Und dann werde ich in den USA ins Gefängnis gesteckt."

Was ist es, das diese Betreiber von Massentierhaltungsbetrieben uns nicht sehen lassen wollen? Eins kann ich Ihnen sagen: Sie haben diese Gesetze nicht eingeführt, weil sie Angst hatten, dass wir Bilder von Brokkolifarmen machen würden.

WAS PASSIERT, WENN GRAUSAMKEITEN ENTDECKT WERDEN

Die Aufgabe der Fleischinspektoren des US-Landwirtschaftsministeriums (USDA) ist es, die Behandlung der Tiere und die Lebensmittelsicherheit zu überwachen. Sie sind dafür verantwortlich, sicherzustellen, dass die Gesetze gegen übermäßige Tierquälerei eingehalten werden, so unzureichend diese Gesetze auch sein mögen. In Deutschland ist der Tierschutz zwar als Staatsziel in der Verfassung niedergeschrieben und es gibt zahlreiche gesetzliche Vorgaben hierzu. Allerdings wird kaum überwacht, ob die Vorschriften zum Tierwohl umgesetzt werden.

Leider müssen die Fleischinspektoren des USDA aufgrund des großen Einflusses der Interessen der Agrarindustrie oft eine enorme Menge an Tieren überprüfen. Oft müssen sie bis zu 140 Tiere pro Minute begutachten.[12]

Und wenn diese Inspektoren Probleme aufdecken, wird ihnen das nicht immer gedankt.

Nach 29 Jahren als Fleischinspektor des USDA wurde Jim Schrier im Jahr 2013 in einer Schlachtanlage von Tyson Foods in Iowa eingesetzt.[13] Nach einem in den USA geltenden Bundesgesetz müssen Schweine vor der Fesselung völlig bewusstlos sein und dürfen keine Schmerzen empfinden können. In der Tyson-Foods-Schlachtanlage sah Schrier, dass Schweine, die zum Schlachten gefesselt wurden, wild um sich traten und sich hin- und herwarfen – ein klarer Verstoß gegen die Bundesvorschriften.

Schrier tat genau das, was er tun sollte. Er berichtete seinem Vorgesetzten in der Befehlshierarchie von den eindeutigen Verstößen gegen die Vorschriften. Doch als er seine Bedenken vortrug, wurde der Vorgesetzte Berichten zufolge sehr wütend, und eine Woche später wurde Schrier in eine andere, 193 Kilometer entfernte Schlachtanlage versetzt. Anschließend versetzte das USDA Schrier dauerhaft in eine Anlage in einem anderen Bundesstaat.

Nach fast drei Jahrzehnten im Dienst des USDA sah Jim Schrier sich gezwungen, sich zwischen seiner Arbeit und seiner Familie zu entscheiden. Das Ganze sah stark nach einer Art Anti-Whistleblower-Vergeltungsmaßnahme aus.

Als Jims Schriers Frau Tammy eine Petition auf Change.org lancierte, in der sie die Geschichte darlegte und verlangte, dass ihr Mann seinen alten Job zurückbekommen sollte, waren einige der ersten Unterzeichner ehemalige Mitarbeiter, die in dem von Schrier bemängelten Schlachtbetrieb gearbeitet hatten und seine Erkenntnisse bestätigten.[14] Sie sagten, dass er es verdient habe, belohnt anstatt bestraft zu werden, und forderten, dass die gesamte Anlage inspiziert werden sollte.

Bis Ende 2013 hatten mehr als 200.000 Menschen die Petition unterzeichnet. Als man sich im USDA der aufgeheizten Stimmung bewusst wurde, wurde Jim Schrier eine Arbeitsstelle angeboten, die sehr viel näher bei seiner Familie lag, und der Schlachtbetrieb in Columbus Junction, Iowa, den er bemängelt hatte, war gezwungen, Korrekturmaßnahmen zu ergreifen. Die Kampagne wurde als Erfolg gewertet.

Meistens wird ein Wandel erst möglich, wenn die Wahrheit ans Licht kommt.

Im Jahr 2012 führten verdeckte Ermittlungen zu einer 497-Millionen-Dollar-Strafe gegen die inzwischen nicht mehr existierende Hallmark Meat Packing Company in Chino, Kalifornien, und zur vorübergehenden Schließung der Central Valley Meat Company wegen „ungeheuerlicher, grausamer Haltung und Behandlung von Nutztieren", wie die Bundesermittler die Zustände bezeichneten.[15] Als Reaktion auf die weitverbreitete Empörung der Öffentlichkeit wurden in Kalifornien und Michigan Gesetze verabschiedet, die ein schrittweises Verbot von Legebatterien vorsahen, und neun US-Bundesstaaten haben sich Kanada und der gesamten Europäischen Union angeschlossen, um auf ein Verbot der Haltung von Schweinen im Kastenstand hinzuarbeiten.

Wir haben noch einen sehr langen Weg vor uns, bis wir die für die Lebensmittelerzeugung gehaltenen Tiere auch nur annähernd artgerecht behandeln. Aber wir beginnen, einige Fortschritte zu machen.

DIE ANTIBIOTIKA-VERBINDUNG

Um Tiere unter miserablen Bedingungen am Leben zu halten und dafür zu sorgen, dass sie schneller an Gewicht zunehmen, ist die industrialisierte Fleischindustrie dazu übergegangen, in der Massentierhaltung routinemäßig Antibiotika in das Futter zu mischen.

Die meisten der heute verwendeten Antibiotika (80 Prozent der in den USA und 66 Prozent der in Europa verwendeten Antibiotika) werden nicht an kranke Menschen verabreicht, sondern routinemäßig an Nutztiere in Massentierhaltungsbetrieben verfüttert.[16]

Diese Praxis hat zu der raschen Entwicklung antibiotikaresistenter, manchmal auch „Superbugs" genannter Bakterien geführt, die mit keinem bekannten Antibiotikum mehr behandelbar sind.

Im Jahr 2011 ergab eine Studie der Environmental Working Group, dass 81 Prozent des in US-amerikanischen Supermärkten angebotenen Truthahnhackfleischs und 55 Prozent des Rinderhackfleischs mit diesen Superbugs belastet waren.[17] In Deutschland enthielten 2015 bei einer Untersuchung durch den BUND 88 Prozent des bei Discountern gekauften Putenfleisches antibiotikaresistente Keime.

Gegen Antibiotika resistente Bakterien drohen nun, verbreitete Infektionen wieder tödlich zu machen. Viele Gesundheitsbehörden befürchten, dass wir kurz davorstehen könnten, in eine „Post-Antibiotika-Welt" einzutreten – eine Welt, in der die Gefahr besteht, dass bis 2050 jährlich Millionen von Menschen sterben könnten.[18]

Angesichts der Tatsache, dass antibiotikaresistente Bakterien für medizinische Behandlungen und Krankenhausaufenthalte bereits Kosten in Höhe von mehr als 55 Milliarden Dollar verursachen und schon jetzt allein in den USA jedes Jahr Zehntausende von Menschen töten, könnte man behaupten, dass die modernen Massentierhaltungsbetriebe zu einer Art Biowaffenfabrik geworden sind.[19] In ihnen werden Bakterien gezüchtet, die mehr Menschen töten als alle Formen des Terrorismus auf der ganzen Welt zusammen.[20] Für Deutschland geht das Bundesministerium für Gesundheit davon aus, dass die

Kosten pro Infektionskrankheit durch resistente Erreger mehr als doppelt so hoch sind wie bei Erkrankungen aufgrund von empfindlichen Erregern.

WAS SIE TUN KÖNNEN

Wenn Sie darüber, wie in der industrialisierten Tierhaltung mit Tieren umgegangen wird, so entsetzt sind, wie ich es bin, und wenn Sie dafür sorgen wollen, dass auch künftige Generationen noch auf Antibiotika zurückgreifen können, die wirken, habe ich gute Nachrichten.

Sie können eine Menge tun.

Sie können sich entscheiden, sich überwiegend oder ausschließlich pflanzlich zu ernähren. Jeder in Tierfabriken erzeugte Burger und jeder Hähnchenflügel, den Sie nicht essen, ist ein Häppchen, der einem grausamen System weggenommen wird – und zugleich eine gute Tat für unsere Süßwasserreserven, den Mutterboden und das Klima. Und darüber hinaus tun Sie damit auch noch etwas Gutes für Ihre Gesundheit.

Und wenn Sie sich dafür entscheiden, tierische Produkte zu verzehren, können Sie dies auf eine Weise tun, die diejenigen Betriebe fördert, die das Richtige tun.

Es gibt keinen Grund dafür, dass Sie Ihr hart verdientes Geld jemals dafür ausgeben sollten, Industrien zu unterstützen, die von Quälerei profitieren.

Wenn Sie Fleisch, Milchprodukte oder Eier essen möchten, ist es wichtig zu wissen, was die Etiketten und Zertifizierungen bedeuten. Einige von ihnen stehen für eine ernsthafte Verpflichtung zu ethischem Verhalten. Andere sind kaum mehr als von PR-Agenturen konzipierte Botschaften zur Aufpolierung des Firmenimages.

In den Vereinigten Staaten sagt der Begriff *natürlich* dem Verbraucher zum Beispiel nichts darüber, was an die Tiere verfüttert wurde, welche Medikamente ihnen möglicherweise verabreicht wurden oder ob sie unter artgerechten Lebensbedingungen gehalten wurden.[21] Ein Tier könnte mit vollkommen unnatürlicher und genetisch veränderter Nahrung gefüttert, mit unsäglicher Grausamkeit behandelt und mit Hormonen und Antibiotika vollgepumpt worden sein – und dennoch könnte das Fleisch, das von diesem Tier stammt, mit dem Etikett „natürlich" versehen werden, bevor es auf den Markt kommt. Die einzige Anforderung, um ein Fleischprodukt mit einem Etikett mit der Aufschrift „natürlich" versehen zu können, ist, dass der Hersteller versichert, dass das Produkt keine künstlichen Zusatzstoffe oder Farbstoffe enthält und nach der Schlachtung nur „minimal verarbeitet" wurde.

WAS DIE TIERSCHUTZETIKETTEN BEDEUTEN

In den USA sagt Ihnen das „USDA Organic"-Label auf Produkten tierischen Ursprungs, dass die Tiere mit Bio-Futter gefüttert wurden und die Produkte frei von zugesetzten Hormonen und Antibiotika sind. Leider sagt es nichts darüber aus, wie die Tiere behandelt wurden. Und auf dem Markt gibt es viele Tierwohlangaben, die nicht von Dritten verifiziert wurden und daher möglicherweise nichts zu bedeuten haben.

Von unabhängigen Dritten verifizierte Tierschutzlabels, die tatsächlich eine Bedeutung haben, sind „Certified Humane" (aus zertifiziert artgerechter Haltung), „Animal Welfare Approved" (mit Tierwohl-Garantie), „Certified Grassfed" (von zertifiziert mit Gras gefütterten Tieren) und für Fisch „Certified Sustainable Seafood" (aus zertifiziert nachhaltigem Fischfang).

Wenn Produkte sowohl mit dem „USDA Organic"-Label als auch mit dem „Certified Humane"-Label, dem „Animal Welfare Approved"-Label oder dem „Certified Grassfed"-Label ausgezeichnet sind, können Sie sicher sein, dass die Tiere nicht nur mit biologisch angebauter Nahrung gefüttert wurden, sondern auch ohne jegliche Form von Grausamkeit gehalten wurden. Und wenn Sie tierische Produkte essen wollen, gibt es nichts Authentischeres, als den Bauernhof zu besuchen, auf dem die Tiere gehalten werden, von dem die Produkte stammen, und sich mit eigenen Augen ein Urteil zu bilden, wie sie tatsächlich leben.

In Deutschland wird die Zertifizierung von Bio-Fleisch neben dem staatlichen Symbol einerseits über das Bio-Siegel der Europäischen Union, andererseits über private Siegel beispielsweise von Demeter, Naturland oder Bioland geregelt. Letztere sind meist strenger in der Zertifizierung als die EU-Verordnung. Einen praktischen Vergleich über die verschiedenen Bio-Gütesiegel bietet beispielsweise der WWF unter www.wwf.de/fileadmin/user_upload/WWF-Vergleich_Guetesiegel_Fleisch.pdf.

Käufer aufgepasst: Bei Hühnern und Eiern bedeuten „cage free" (nicht aus Käfighaltung) und sogar „free range" (Freilandhaltung) oft nicht viel. Käfigfrei gehaltene Hühner müssen mindestens 0,14 Quadratmeter Platz pro Huhn zur Verfügung haben, während ihnen in der Freilandhaltung sage und schreibe eine Fläche von mindestens 0,19 Quadratmetern gewährt werden muss. Die Bezeichnung „pasture-raised" (Weidehennen) bedeutet hingegen, dass jedem Huhn 10 Quadratmeter zur Verfügung stehen müssen. Dies bietet unseren gefiederten Freunden eine deutlich höhere Lebensqualität.

Ein vollständiges Verzeichnis der Etiketten auf Lebensmitteln und dessen, was sie bedeuten, finden Sie unter dem Link www.31dayfoodrevolution.com/labels.

IST ES FALSCH, FLEISCH ZU ESSEN?

Vegetarier, die aus ethischen Gründen kein Fleisch essen, werfen eine wichtige Frage auf. Warum lieben wir Haustiere und essen Schweine?

Mal im Ernst: Warum können wir einen Hund oder eine Katze in unser Zuhause aufnehmen, in unser Herz schließen und als Teil der Familie betrachten, aber gleichzeitig Kühe oder Schweine, die genauso klug und sensibel sein können wie Hunde oder Katzen, ungeheuren Grausamkeiten aussetzen, bevor sie getötet werden, damit sie als Abendessen auf unserem Teller landen?

Ich glaube, jeder von uns zieht seine Grenze im Hinblick auf ethische Bedenken beim Essen unter anderem darauf basierend, was einem nahesteht. Viele Menschen in der modernen Welt wären entsetzt bei dem Gedanken, Schimpansen, Hunde oder Katzen zu essen, da wir dazu neigen, sie eher als mit uns verwandt anzusehen. Einige Menschen empfinden dieses Gefühl der Nähe gegenüber allen Säugetieren. Bei einigen erstreckt es sich auf Vögel, Fische oder sogar auf Schalentiere.

Ich habe tiefen Respekt davor, wie jeder einzelne Mensch im Hinblick auf seine moralische Integrität empfindet. Und ich weiß auch, dass wir in der realen Welt leben. Jeder, der schon einmal einen Garten bewirtschaftet hat, weiß, dass selbst der Anbau von Bio-Kohl die Tötung von Blattläusen und Schnecken mit sich bringen kann, und dass man auch hungrige Kaninchen, Erdhörnchen und Rehe fernhält, von denen einige verhungern könnten. Die schlichte Tatsache, in dieser Welt zu leben, geht damit einher, in irgendeiner Weise sowohl am Tod als auch am Leben teilzuhaben.

Als ein bewusster Mensch mit Gewissen möchte ich so wenig Schaden anrichten und so viel Gutes tun, wie es mir vernünftigerweise nur irgend möglich ist. Und ich möchte dazu beitragen, die tatsächlichen Auswirkungen der Entscheidungen, die wir treffen, ins Bewusstsein zu rücken, damit wir so weitgehend wie möglich im Einklang mit den Werten stehen können, die wir nicht nur für Tiere, sondern auch für uns selbst hochhalten.

Aus diesem Grund habe ich mich persönlich dafür entschieden, mich überwiegend vegan zu ernähren (gelegentlich genehmige ich mir ein wenig quecksilberarmen Wildfisch und Eier von Hühnern aus Weidehaltung). Aber das bedeutet nicht, dass das auch für Sie die optimale Wahl sein muss. Man muss kein Vegetarier oder Tierrechtsaktivist sein, um sich um das Wohl von Tieren Gedanken zu machen und zu wollen, dass sie mit Respekt behandelt werden. Man muss nicht komplett auf tierische Produkte verzichten, um weniger Fleisch zu essen und auf Fleisch von Tieren aus der Massentierhaltung zu verzichten.

Wir können alle dazu beitragen, sinnlose Tierquälerei zu beenden und ein humaneres System der Nahrungsmittelproduktion mitzugestalten.

MAßNAHMEN:

Option 1: Laden Sie den Leitfaden für Lebensmitteletiketten herunter, der unter dem Link www.31dayfoodrevolution.com/labels verfügbar ist. Gehen Sie bei Ihrem nächsten Einkauf in die Abteilungen mit Fleisch-, Milch- und Eierprodukten und sehen Sie nach, welche Angaben und Etiketten verwendet werden. Prüfen Sie, was sie tatsächlich bedeuten. Wenn Sie etwas Neues erfahren, erzählen Sie es mindestens einer anderen Person.

Option 2: Kontrollieren Sie die Etiketten auf allen Produkten tierischen Ursprungs in Ihrem Kühlschrank, Ihrer Tiefkühltruhe oder den Lebensmittelgeschäften bei Ihnen vor Ort – und sagen Sie „nein" zu mindestens einem Produkt, das nicht Ihren ethischen Maßstäben entspricht.

Option 3: Wenn Sie das nächste Mal in einem Restaurant sind, in dem Produkte tierischen Ursprungs serviert werden, fragen Sie den Kellner, ob sie frei von Antibiotika sind und ob die Tiere auf einer Weide gehalten wurden oder aus Massentierhaltungsbetrieben stammen. Wenn der Kellner es nicht weiß, fragen Sie, ob er es überprüfen kann. Wenn die Antwort „ja" lautet, bedanken Sie sich. Wenn die Antwort „nein" lautet, bitten Sie ihn, dem Inhaber des Restaurants mitzuteilen, dass Sie es begrüßen würden, wenn er auf antibiotikafreie Produkte umstellen würde. Wenn Sie Extrapunkte sammeln wollen, fragen Sie, ob Sie Ihr Anliegen direkt einem Vorgesetzten mitteilen können. Man muss kein Fleischesser sein, um sich für das Tierwohl zu interessieren und das Bewusstsein zu schärfen. Das kann jeder tun.

 Setzen Sie sich für gesunde Lebensmittel für alle ein

Vor einigen Jahren ging ich in einen 7-Eleven-Laden in Oakland, Kalifornien. In der Kassenschlange vor mir stand eine Frau, wahrscheinlich in den Vierzigern, mit zwei kleinen Kindern. Sie wirkte ziemlich müde. Ihre Kinder zerrten an ihr, und sie schien erschöpft. Außerdem sah sie so aus, als hätte sie mehr als 20 Kilogramm Übergewicht.

> „Jeder, der einmal mit Armut zu kämpfen hatte, weiß, wie außerordentlich teuer es ist, arm zu sein."
>
> —*James A. Baldwin*

Als ich bemerkte, wie abgekämpft sie war, tat sie mir leid. Sie hatte einen schweren Tag.

Normalerweise nehme ich nicht den Inhalt der Einkaufskörbe anderer Leute in Augenschein. Ehrlich gesagt finde ich das unhöflich. Aber als ich in der Schlange wartete, konnte ich nicht umhin, mitzubekommen, dass ihr Einkaufskorb mit zuckerhaltigen Cerealien und Softdrinks, verarbeiteten Fleischprodukten, Chips, Eiscreme und Dosensuppen gefüllt war.

Ich spürte, dass sich eine gewisse Voreingenommenheit bei mir einschlich, und ich dachte, dass das Gewicht dieser Frau und ihre Erschöpfung wahrscheinlich auf ihre Ernährung zurückzuführen waren.

In dem Moment bekam ich mit, dass sie ihre Einkäufe mit Lebensmittelmarken bezahlte.

Und dann wurde mir einiges klar. Die Frau vor mir hatte wahrscheinlich Mühe, überhaupt über die Runden zu kommen und ihre Familie zu ernähren. Das Letzte, was sie brauchte, war ein hochnäsiger Kunde hinter ihr, der sie arrogant wegen des Inhalts ihres Einkaufkorbs kritisierte.

Die Familie verließ den Laden und steuerte den Parkplatz an. Als sie gingen, war ich beschämt und schickte ihnen ein kleines Gebet hinterher – ich wünschte ihnen Gesundheit und Zufriedenheit.

Aber ich wusste auch, dass viel mehr als nur Gebete nötig sein würden, um dieser Familie und Millionen anderen einkommensschwachen Familien zu helfen, Zugang zu gesunder Nahrung und einem gesunden Leben zu erhalten, das sie verdienen.

Im Jahr 2014 litten schätzungsweise weltweit 795 Millionen Menschen, darunter mehr als 48 Millionen US-Amerikaner (einer von sieben Bürgern), 4 Millionen Kanadier (einer von acht) und 13,5 Millionen Europäer (etwa 2 Prozent der Bevölkerung) an Hunger oder lebten in Haushalten, die als „nahrungsunsicher" bezeichnet werden.[1] Nach offiziellen Definitionen bedeutet „nahrungsunsicher", dass ein Haushalt nicht ohne Weiteres über ernährungsphysiologisch angemessene und sichere Lebensmittel verfügt. Auch aus Deutschland gibt es traurige Zahlen zu vermelden: Jährlich sterben 100.000 Menschen an den Folgen einer Mangelernährung.

Während viele von uns Nahrungsunsicherheit mit Bildern von hungernden Menschen in Äthiopien oder Indien verbinden, sieht die Realität so aus, dass dieses Phänomen in der entwickelten Welt häufiger mit Fettleibigkeit assoziiert ist. Eine Studie aus dem Jahr 2012, an der 66.553 Erwachsene teilnahmen, ergab, dass die Wahrscheinlichkeit, fettleibig zu sein, bei denjenigen, die von Nahrungsunsicherheit betroffen waren, um 32 Prozent höher lag als bei denjenigen, die davon nicht betroffen waren.[2] Die billigsten Kalorien stecken häufig in Junkfood, und der Verzehr von Junkfood führt wiederum zu erhöhten Raten von Fettleibigkeit und anderen Gesundheitsproblemen. Nahrungsunsicherheit und Armut stehen in direktem Zusammenhang mit dem erhöhten Auftreten von Krebs, Herzkrankheiten, Diabetes und den meisten anderen lebensstilbedingten chronischen Krankheiten unserer Zeit.[3]

In der Tat ist die Wahrscheinlichkeit, dass Kinder, die in Armut leben, an schlechter Gesundheit leiden, im Vergleich zu Kindern, die in Haushalten mit hohem Einkommen leben, siebenmal höher.[4]

Während ich in dem 7-Eleven in West Oakland meine Batterien kaufte, dachte ich über diese Familie nach und fragte mich: Wie konnte es nur so weit kommen? Wie kommt es, dass Menschen, die ohnehin schon Mühe haben, auch nur ihre Miete zu bezahlen und ihre Familien zu ernähren, am ehesten an ernährungsbedingten und lebensbedrohlichen Krankheiten leiden, die gerade sie sich am wenigsten leisten können?

FOLGEN SIE DEM GELD

Es gibt viele Faktoren, die zur Armut beitragen. Und es gibt eine Menge Gründe, warum viele Menschen mit niedrigem Einkommen, insbesondere in den entwickelten Industrieländern, keinen Zugang zu sicheren, erschwinglichen und gesunden Lebensmitteln haben – und in der Regel noch stärker von Junkfood abhängig sind als die Allgemeinbevölkerung.

Ein Grund dafür ist die Subventionierung von Nahrungsmitteln durch die Steuerzahler.

Seit 1995 hat das US-Landwirtschaftsministerium mehr als 277 Milliarden Dollar an Subventionen bereitgestellt – in erster Linie für die Erzeuger landwirtschaftlicher Grunderzeugnisse wie Mais, Soja, Reis und Weizen.[5] Diese Produkte, von denen einige in die ganze Welt verschifft werden, enden meist als Viehfutter oder werden raffiniert und zu Lebensmitteln und Süßungsmitteln wie Maissirup mit hohem Fructosegehalt verarbeitet.

Gleichzeitig gingen zwischen 1995 und 2012 weniger als 0,03 Prozent – also weniger als 30 Cent von jeweils 1000 Dollar – der US-Agrarsubventionen an die Apfel- oder Gemüsebauern.[6] Das gleiche Muster zeigt sich weltweit, da die Regierungen im Wesentlichen Junkfood subventionieren – und das auf Kosten der Nahrungsmittel, von denen wir alle wissen, dass wir mehr davon essen sollten. Unterm Strich führt dieses Subventionssystem zu einer Marktverzerrung, die jeden, ob reich oder arm, in die falsche Richtung drängt.

Egal ob Sie ein Anhänger der freien Marktwirtschaft sind oder ein Sozialist, der auf einen intervenierenden Staat setzt, dieses System ist einfach nur verrückt.

Theoretisch könnten Agrarsubventionen in gewisser Weise sinnvoll sein. Landwirte arbeiten hart, und viele von ihnen gehen angesichts von Dürren, Überschwemmungen und Marktkräften, die sich ihrer Kontrolle entziehen, Risiken ein. Ich persönlich kann der Idee einiges abgewinnen, dass der Staat die Bauern schützt und gleichzeitig für billige Lebensmittel sorgt, die arme Menschen für die Ernährung ihrer Familien benötigen.

Das Problem ist, dass die meisten der von unserer Regierung gezahlten Subventionen an Mega-Agrarkonzerne gehen, die bereits ohne die Hilfe der Steuerzahler ziemlich viel Geld verdienen.[7] Und die Folge dieser Subventionen ist eine Marktverzerrung, die auf unfaire Weise dafür sorgt, dass die Preise für genau die Lebensmittel sinken, die uns krank machen.

Es gibt zum Beispiel Kuchenröllchen mit Marshmallowfüllung, die sind billiger als Möhren, unter anderem, weil sie 14 Zutaten enthalten, die aus hoch subventionierten, verarbeiteten Produkten hergestellt werden, darunter Maissirup, Maissirup mit hohem Fructosegehalt, Maisstärke und gehärtetes Pflanzenfett.[8]

Als ich mich mit Managern von Coca-Cola traf, um mit ihnen darüber zu reden, was erforderlich wäre, damit das Unternehmen auf gentechnikfreie Produkte umsteigt, erklärten sie mir, dass ihre Produkte in Europa de facto gentechnikfrei sind, da die Softdrinks dort mit Zucker gesüßt werden. In den USA hingegen sind die wirtschaftlichen Gegebenheiten anders und treiben die Unternehmen dazu, statt Zucker Maissirup mit hohem Fructosegehalt zu verwenden. Der Grund dafür? In den USA wird Mais vom amerikanischen Steuerzahler subventioniert. Somit wird Maissirup mit hohem Fructosegehalt, der fast vollständig aus gentechnisch verändertem Mais hergestellt wird, ebenfalls subventioniert. Dadurch ist er billiger als Zucker, und infolgedessen senkt seine Verwendung den Preis der Getränke.

Unter dem Strich subventionieren die Steuerzahler in den USA Unternehmen wie Coca-Cola und geben ihnen Anreize, reichlich gentechnisch veränderten Maissirup mit hohem Fructosegehalt zu verwenden. Der Verbrauch dieses Süßungsmittels geht allmählich zurück, aber es wird immer noch so ausgiebig verwendet, dass eine durchschnittliche Frau in den USA alle zweieinhalb Jahre so viel Maissirup mit hohem Fructosegehalt zu sich nimmt, wie sie selber wiegt.[9]

DIE VERBINDUNG ZWISCHEN SUBVENTIONEN UND DEN NAHRUNGSMITTELENTSCHEIDUNGEN DER VERBRAUCHER

Diese Subventionen haben also einen künstlichen Effekt auf die Lebensmittelpreise. Aber wissen wir, ob sie sich wirklich und tatsächlich auf die Gesundheit von Menschen mit niedrigem Einkommen auswirken? Um es mit einem Wort zu sagen: Ja.

Im Rahmen einer Studie, die im Jahr 2016 in der wissenschaftlichen Zeitschrift *JAMA Internal Medicine* veröffentlicht wurde, untersuchten Forscher der Centers for Disease Control and Prevention und anderer Institutionen, was 10.000 US-Amerikaner nach eigenen Angaben aßen.[10] Anschließend berechneten die Wissenschaftler, wie viele Nahrungsmittel, die die Teilnehmer der Studie zu sich nahmen, solche waren, die von der Regierung subventioniert wurden.

Sie stellten fest, dass mehr als die Hälfte der von US-Amerikanern aufgenommenen Kalorien aus subventionierten Nahrungsmitteln stammten und die in einem hohen Maß aus subventionierten Nahrungsmitteln bestehende Kost reich an Milchprodukten, einfachen Kohlenhydraten (wie Zucker und Weißmehlerzeugnissen) und Fleisch von (mit Getreide und Soja gefütterten) Tieren aus der Massentierhaltung war. Zudem stellten sie fest: Je mehr subventionierte Lebensmittel die Teilnehmer der Studie konsumierten, desto weniger Obst, Gemüse, Nüsse, Samen und qualitativ hochwertige Lebensmittel aßen sie.

Es zeigte sich, dass ärmere und weniger gebildete Bevölkerungsschichten wesentlich höhere Mengen an subventionierten Nahrungsmitteln zu sich nahmen. Das alte Sprichwort „In der Not schmeckt jedes Brot" trifft in einem hohen Maße zu. Dafür verantwortlich ist ein Subventionssystem, das unter dem Strich dafür sorgt, dass die ärmsten Bevölkerungsschichten auf Junkfood zurückgreifen müssen, um über die Runden zu kommen.

Im Vergleich zu den Menschen, die am wenigsten subventionierte Nahrungsmittel zu sich nahmen, hatten diejenigen, die am meisten davon aßen, ein um 37 Prozent höheres Risiko, fettleibig zu sein. Außerdem bestand bei ihnen ein um 34 Prozent höheres Risiko, Anzeichen einer erhöhten Entzündungstätigkeit zu entwickeln, und ein um 14 Prozent höheres Risiko, einen erhöhten Cholesterinspiegel zu haben.

Das alles bedeutet, dass die Steuerzahler in den USA Hunderte Milliarden Dollar ausgeben, um Junkfood billiger zu machen und gleichzeitig dafür zu sorgen, dass für echte, gesunde Lebensmittel ein Wettbewerbsnachteil entsteht.

Leider ist dieses Phänomen nicht auf die USA beschränkt. In den 30 Mitgliedsstaaten der Organisation für wirtschaftliche Zusammenarbeit und Entwicklung stellen die Regierungen eine Reihe von Subventionen zur Verfügung, die als „Erzeugerunterstützung" bekannt sind.[11] Diese Subventionen machen für die Erzeuger insgesamt durchschnittlich 31 Prozent der Gesamteinnahmen aus, die sie mit dem Verkauf von Getreide, Öl, Zucker und Produkten tierischen Ursprungs erzielen.[12] Irgendwie werden Obst, Gemüse, Nüsse, Samen und Hülsenfrüchte - also genau die Nahrungsmittel, von denen wir wissen, dass wir mehr davon essen sollten – in der Gleichung weitgehend außen vor gelassen.

Natürlich wird niemand gezwungen, Junkfood zu essen. Unabhängig davon, ob bestimmte landwirtschaftliche Erzeugnisse subventioniert werden oder nicht, sind wir alle – jeder von uns – letztendlich selber dafür verantwortlich, was für Nahrungsmittel wir in unseren Mund stecken und was wir unseren Kindern zu essen geben. Aber wäre es nicht sinnvoller, wenn wir als Gesellschaft dafür sorgen würden, es ein wenig zu erleichtern, das Richtige zu tun? Ist die Subventionierung von Junkfood und die damit einhergehende Verteuerung gesunder Lebensmittel nicht ein bisschen so, als würde man uns dafür belohnen, wenn wir unangeschnallt Auto fahren, und uns eine Geldstrafe auferlegen, wenn wir Sicherheitsgurte anlegen, um sicher zu fahren?

Wie sähe unsere Welt aus, wenn wir, anstatt Junkfood und mit Getreide gefütterte Nutztiere zu subventionieren, dafür sorgen würden, dass alle Menschen Zugang zu erschwinglichen gesunden Nahrungsmitteln hätten?

Als ich mir dessen bewusst wurde, wie die Realität der Agrarsubventionen aussieht, und an die Abermillionen von Menschen dachte, die an ernährungsbedingten Krankheiten leiden, deren Entstehung mit Steuergeldern gefördert wird, fühlte ich mich schrecklich. Aber dann wurde mir etwas Wichtiges klar.

Es muss nicht so sein. Ein Markt, der stark manipuliert wird, um den Interessen einer Agrarindustrie-Elite zu dienen, hat nichts Natürliches oder Freies.

Die gute Nachricht lautet: Jedes Mal, wenn man auf etwas stößt, das in der Welt nicht stimmt, entdeckt man auch etwas, das besser sein könnte. Jedes Problem birgt zugleich eine Lösung, die nur darauf wartet, umgesetzt zu werden. Jedes Problem bietet eine Gelegenheit, etwas zu verändern.

Und einige Leute finden und fördern Lösungen, die funktionieren.

In den USA hat die gemeinnützige Organisation „Wholesome Wave" ein Programm ins Leben gerufen, das darauf abzielt, beim Einkauf mit Lebensmittelmarken den Kauf von Obst und Gemüse zu fördern. Benutzer kaufen mit Lebensmittelmarken ein, wie sie es normalerweise tun würden, aber wenn sie Obst oder Gemüse kaufen, verdoppelt sich ihre Kaufkraft, indem sie zur Belohnung „Ernährungsbonus" genannte Gutscheine oder Coupons erhalten. Das Programm hat sich als äußerst effektiv erwiesen. In den Gegenden, in denen es angeboten wird, erreicht es 500.000 Menschen und setzt jährlich 10,6 Millionen Dollar (und mehr!) für Obst und Gemüse frei. Das hilft nicht nur den Armen und älteren Menschen, mehr frisches, lokal angebautes Obst und Gemüse zu kaufen, sondern es hilft auch den Bauern, mehr von ihrer Ernte verkaufen zu können. Weitere Informationen (in englischer Sprache) finden Sie auf der Website www.wholesomewave.org.

WO ÜBERRASCHENDERWEISE DIE MEISTEN NAHRUNGSMITTEL DER WELT PRODUZIERT WERDEN

Vor zehn Jahren war ich in Guatemala in einem Dorf am Ufer des Atitlán-Sees. Dort erzählte man mir, dass die Dorfbewohner den größten Teil ihrer Nahrungsmittel biologisch selbst anbauen. Sie hatten nicht viel Geld, aber die Produkte, die sie selbst anbauten, kosteten sie keinen Cent. Sie bewahrten Samen auf, kompostierten ihre Lebensmittelabfälle und hegten und pflegten den Boden, als ob ihr Leben davon abhinge – was ja auch der Fall war.

Die guatemaltekischen Dorfbewohner, die ich besucht habe, stehen nicht alleine da. Auch wenn in weiten Teilen der industrialisierten Welt große Agrarunternehmen das Nahrungsmittelgeschäft übernommen haben, sind Kleinbauern und Hinterhofgärten für die weltweite Ernte von grundlegender Bedeutung. Weltweit werden in rund 500 Millionen bäuerlichen Familienbetrieben 80 Prozent der Nahrungsmittel angebaut.[13]

Auch wenn viele von uns denken mögen, dass Landwirte männlich sind, sieht die Realität oft ganz anders aus. Frauen in ländlichen Gebieten bauen weltweit mindestens die Hälfte aller Nahrungsmittel an.[14] Auf der ganzen Welt sind es vor allem Frauen, die für das Saatgut verantwortlich sind, und oft sind sie auch die Wächterinnen über die biologische Vielfalt der Agrarprodukte.

Aber die Frauen erhalten nicht die Anerkennung, die ihnen gebührt. In Indien sind es zum Beispiel, wie an vielen anderen Orten der Welt, die Landbesitzer, die offiziell als „Bauern" eingestuft werden. Weniger als 13 Prozent der Frauen, die in Indien Nahrungsmittel anbauen, verfügen über Eigentumsrechte an dem Land, das sie bestellen. Deshalb werden Frauen, die Nahrungsmittel anbauen, in der Regel als Landarbeiterinnen eingestuft, während Männer, die lediglich Eigentumsrechte an dem Land besitzen, wahrscheinlich als Bauern gelten. Laut Oxfam International leisten Frauen in Indien 80 Prozent der landwirtschaftlichen Arbeit.[15] In Afrika sehen die Statistiken ähnlich aus. Schätzungen zufolge gehen 80 Prozent der auf dem Kontinent erzeugten Nahrungsmittel auf das Konto von Frauen.[16]

Warum ist diese geschlechtsspezifische Unterscheidung wichtig? Weil Frauen für die Arbeit, die sie leisten, Anerkennung finden sollten. Und auch noch aus einem anderen Grund: Wenn Frauen mehr Anerkennung finden und bessere Chancen haben, verbessert sich tendenziell das Wohlergehen ihrer ganzen Familie und der Gemeinschaft, in der sie leben. Die Ernährungs- und Landwirtschaftsorganisation der Vereinten Nationen berichtet, dass in Entwicklungsländern eine monatliche Erhöhung des Einkommens einer Frau um 10 Dollar die gleichen positiven Auswirkungen im Hinblick auf die Ernährungssituation und Gesundheit der Kinder hat wie eine monatliche Erhöhung des Einkommens eines Mannes um 110 Dollar.[17]

Wenn wir wirklich wollen, dass Hunger zu unseren Lebzeiten ausgemerzt wird, müssen wir die Ursachen der Armut an der Wurzel packen. Entgegen dem weitverbreiteten Irrglauben wird der weltweite Hunger in Wahrheit nicht durch einen Mangel an Nahrungsmitteln verursacht. Er wird durch einen Mangel an Gerechtigkeit verursacht. Wir produzieren mehr als genug Nahrungsmittel, um jeden lebenden Menschen ernähren zu können. Menschen hungern, weil sie arm sind und nicht genug Geld haben, um die produzierten Lebensmittel kaufen zu können.

Kleinbäuerliche Betriebe, die meistens von Frauen bewirtschaftet werden, sind für die weltweite Ernährungssicherheit von elementarer Bedeutung. Im Vergleich zu industrialisierten Betrieben bauen Kleinbauern im Durchschnitt mehr Nahrungsmittel pro Hektar Anbaufläche an und benötigen weniger Wasser und Chemikalien. Sie bauen mehr, vielfältigere, sicherere, nachhaltigere und gesündere Produkte an – und produzieren weniger Abfall. Und das Geld, das sie verdienen, wird sofort vor Ort reinvestiert.

Laut einem UN-Bericht aus dem Jahr 2013 mit dem Titel *Smallholder, Food Security, and the Environment* (Kleinbauern, Ernährungssicherheit und Umwelt) können Investitionen in kleinbäuerliche Betriebe dazu beitragen, mehr als 1 Milliarde Menschen aus der Armut zu befreien.[18]

Die Anerkennung und das Wohlergehen der Kleinbauern zu fördern, könnte eine der wirksamsten Maßnahmen sein, die die Weltgemeinschaft ergreifen kann, wenn wir den Hunger bekämpfen und die Ernährungssicherheit auf unserem Planeten erhöhen wollen.

UND ES BETRIFFT NICHT NUR LÄNDLICHE GEMEINDEN

Gegenden, in denen die Bewohner keinen Zugang zu nahrhaften, hochwertigen und erschwinglichen Lebensmitteln haben, werden als Lebensmittelwüsten bezeichnet.[19] Offiziellen Klassifizierungen zufolge gelten Gegenden als Lebensmittelwüsten, wenn sie in einem städtischen Gebiet liegen und die in ihnen lebenden Menschen in einem Umkreis von 1,6 Kilometern keinen Supermarkt oder Lebensmittelladen erreichen können oder wenn der nächste Lebensmittelladen oder Supermarkt in einem ländlichen Gebiet weiter als 16 Kilometer entfernt ist.

Der Stadtteil South Los Angeles ist eine bekannte Lebensmittelwüste.

Ron Finley, der in der Gegend einen großen Bio-Garten betreibt, sagt, dass dort durch Drive-in-Fastfood-Restaurants mehr Menschen getötet werden als durch Schüsse aus fahrenden Autos. Er fügt hinzu, dass es in der Gegend einfacher ist, an Alkohol zu kommen als an eine Banane.

Im Jahr 2011 hatte Ron die Nase voll davon, 45 Minuten fahren zu müssen, um an etwas richtig Gesundes zu essen zu kommen. Also beschloss er, selbst etwas anzubauen. Er verwandelte den 46 mal 3 Meter langen Grünstreifen an der Straße vor seinem Haus in einen Nutzgarten, baute Gemüse an und verteilte es kostenlos an alle Passanten. Das verstieß gegen eine städtische Verordnung und bescherte ihm eine Geldstrafe. Als Ron sich weigerte, sie zu bezahlen, wurde ein Haftbefehl gegen ihn erlassen. Ron wehrte sich und gewann schließlich vor Gericht. Sein Ruhm als „Gangster-Gärtner" war geboren.

Rons TED-Videovortrag über seine Maßnahmen haben inzwischen mehr als vier Millionen Menschen gesehen. Als ihm im Jahr 2016 eine Zwangsräumung seines gemieteten Hauses drohte, konnte durch eine globale GoFundMe-Kampagne genug Geld für das gemeinnützige Ron-Finley-Projekt gesammelt werden, um es zu kaufen.

Inzwischen hat sich Rons Gartenprojekt weit über den Seitenstreifen vor seinem Haus hinaus ausgedehnt. Er bestellt einen Hinterhofgarten, der von Hunderten von Familienmitgliedern, Freunden, Nachbarn und interessierten Gruppen gemeinsam genutzt wird. Im Jahr 2017 baute er Orangen, Birnen, Granatäpfel, Papyrus, Zuckerrohr, Mandeln, Rosmarin, Artischocken, Mangold, blühenden Sellerie, mexikanische Ringelblumen, russischen roten Kohl, Minze, Süßkartoffeln, Brombeeren, Fenchel, Pflaumen, Bananen, Limabohnen, Sonnenblumen, von allein gewachsene Green-Zebra-Tomaten, Äpfel, roten Löwenzahn, Mais, Kapuzinerkresse und Aprikosen an.

Ron teilt seine Ernte immer noch kostenlos mit der Gemeinschaft. Manchmal kommen Nachbarn mitten in der Nacht auf einen Imbiss vorbei. Ron gibt den Hungrigen zu essen und versorgt die Menschen, die es am dringendsten benötigen, mit echten, gesunden Nahrungsmitteln. Aber er baut viel mehr an als nur Obst und Gemüse. So wie er die Dinge sieht, trägt er dazu bei, das Gefüge der Gemeinschaft selbst wachsen zu lassen.Und er ist nicht der einzige.

Im Zentrum von Detroit, Michigan, hat die Michigan Urban Farming Initiative eine „Agrihood" (Agrargemeinschaft) gegründet, die 2.000 Haushalte im Umkreis von 5,2 Quadratkilometern um die Farm mit kostenlosen, frischen Produkten versorgt.[20] Mit finanzieller Unterstützung von BASF, General Motors und anderen in der Gegend tätigen Unternehmen liefert sie auch Lebensmittel an lokale Märkte, Restaurants und Suppenküchen. Diese Agrargemeinschaft ist einer von vielen Lichtblicken, die in Detroit aufkommen. Im Jahr 2000 gab es innerhalb der Stadtgrenzen Detroits schätzungsweise 80 Stadtfarmen.[21] Im Jahr 2016 waren es bereits 1.400, und die städtischen Farmer produzieren jedes Jahr schätzungsweise 181.000 Kilogramm frisches Obst und Gemüse für die Stadtbewohner.[22]

DIE EINFACHE WIRKUNG DES NAHRUNGSMITTELANBAUS

Angesichts der gewaltigen Probleme in der heutigen Welt ist es leicht, auf technologische Durchbrüche zu hoffen. Und manchmal ist Technologie wirklich beeindruckend. Vom iPhone über selbstfahrende Autos bis hin zur Tröpfchenbewässerung kann Technologie unser Leben mit Komfort, Effizienz, Konnektivität und Wissen bereichern.

Aber vergessen wir nicht, dass der Anbau von Nahrungsmitteln eines der grundlegendsten und schönsten Dinge ist, die ein Mensch tun kann.

Endea Woods aus Boardman, Oregon, ist Mutter von sieben Kindern. Als sie ihre Kinder großzog, lebte die Familie weit entfernt von Lebensmittelgeschäften und das Geld war knapp. Sie lebten in einer Umgebung, die, wie sie sagte, „jeden zum Hungern gezwungen hätte". Ihre Lösung? Einen Garten anlegen! Der mit Kompost bestellte Garten ernährte nicht nur ihre Familie, sondern trug auch dazu bei, dass ihr ganzer Clan sich robuster Gesundheit erfreute. Doch sie erinnert sich daran, dass sie manchmal Mühe hatte, genug Gemüse zum Kochen zu ernten, weil ihre Kinder am liebsten direkt aus dem Garten aßen!

Wenn wir Nahrungsmittel anbauen, erlangen wir unsere Selbstversorgung zurück. Wir verbinden uns mit der lebendigen Erde. Wir nehmen an etwas Kostbarem und Uraltem teil, das seit Jahrtausenden ein grundlegender Bestandteil der menschlichen Erfahrung ist.

Überall auf der Welt, vom ländlichen Indien bis zum städtischen Detroit, bauen Menschen frische Bio-Produkte an, um ihre Familien und ihre Gemeinschaften zu ernähren. Und wo auch immer Sie leben, ob in einer winzigen Wohnung oder auf einer weitläufigen Farm, Sie können sich diesen Menschen anschließen und Sie können sie feiern. Sie können sie auf Bauernmärkten unterstützen. Sie können Geld sammeln, um ihre Bemühungen zu unterstützen. Und Sie können sie anspornen und ihre Geschichten erzählen. Ich glaube, dass ein Bauer oder Gärtner mit jedem Samen, den er sät, um echte, gesunde Nahrungsmittel wachsen zu lassen, zugleich einen Samen der Hoffnung für unsere Welt sät.

MAßNAHMEN:

Option 1: Setzen Sie sich mit einer lokalen Tafel in Verbindung und finden Sie heraus, wie Sie etwas Gesundes beisteuern können.

Option 2: Spenden oder sammeln Sie Geld, um eine Organisation zu unterstützen, die dazu beiträgt, Gemeinschaften aus der Armut zu befreien, indem sie in ihr langfristiges Wohlergehen investiert. Einer meiner persönlichen Favoriten ist die gemeinnützige Organisation „Trees for the Future". Für jedes verkaufte Exemplar dieses Buches spende ich Geld, um es der Organisation zu ermöglichen, in einer einkommensschwachen Gemeinde einen Bio-Obst- oder Nussbaum zu pflanzen. Erfahren Sie mehr und spenden Sie selbst unter dem Link www.31dayfoodrevolution.com/trees.

Option 3: Wenden Sie sich an die gewählten Mandatsträger, die Ihre Stadt, Ihren Bezirk, Ihren Kongressbezirk, Ihren Bundesstaat oder Ihr Land vertreten, und bitten Sie um ein Treffen. Oder nehmen Sie, falls ein Mandatsträger zu einer Bürgerversammlung einlädt, an dieser teil. Fragen Sie den Mandatsträger, was er unternimmt, um zu einer besseren Ernährung und Gesundheit für einkommensschwache Menschen in Ihrer Gemeinschaft beizutragen. Lassen Sie ihn wissen, dass dieses Thema Ihnen am Herzen liegt und dass Sie möchten, dass positive Maßnahmen ergriffen werden. Viele gewählte Vertreter glauben, dass jede Person, die ihnen gegenüber ihre Meinung kundtut, stellvertretend für viele Tausende anderer Menschen stehen könnte, die genauso denken, sich aber nicht die Zeit genommen haben, sich zu äußern. Sorgen Sie also dafür, dass Ihre Stimme gehört wird!

KAPITEL 31

Nutzen Sie den Tag: Zeit zum Handeln

Und? Wie sieht es aus? Sie haben das letzte Kapitel erreicht! Egal, ob Sie jede einzelne von mir in diesem Buch vorgeschlagene Maßnahme in die Tat umgesetzt oder die Seiten nur überflogen haben – ich möchte Sie an dieser Stelle herzlich willkommen heißen und Ihnen danken, dass Sie dabei sind.

Ist Ihr Verhältnis zu Lebensmitteln dabei, sich zu verändern? Ist Ihr Leben dabei, sich zu verändern?

Denken Sie in irgendeiner Weise anders über Lebensmittel? Sind Sie sich stärker dessen bewusst, was gesund ist und was nicht? Tun Sie irgendetwas, um die Unterstützung zu bekommen, die Sie brauchen, oder um die Menschen der Gemeinschaft, in der Sie leben, zusammenzubringen? Sind Sie sich der ethischen und globalen Auswirkungen Ihrer Beziehung zu Nahrungsmitteln stärker bewusst?

Verspüren Sie eine größere Übereinstimmung zwischen Ihren Werten und Ihrem Handeln?

Befindet sich in Ihrem Kühlschrank mehr Gemüse, oder haben Sie vor, mehr Gemüse zu essen?

Wie auch immer Ihre Antworten ausfallen, ich hoffe, Sie warten nicht, bis Sie Ihr Ziel erreicht haben, um stolz auf sich zu sein. Ich hoffe, dass Sie auf jeden einzelnen Schritt stolz sind, den Sie auf diesem Weg gehen.

Die Wahrheit ist: Jedes Mal, wenn Sie sich für echte Lebensmittel statt für verarbeitetes Junkfood entscheiden, sind Sie Teil der Food Revolution. Jedes Mal, wenn Sie sich für Bohnen statt für Burger oder für knusprige Selleriestangen statt für Kartoffelchips entscheiden, sind Sie Teil der Food Revolution. Jedes Mal, wenn Sie sich für Bio-Produkte, lokal erzeugte, fair gehandelte, unter artgerechten Bedingungen erzeugte oder nicht gentechnisch veränderte Lebensmittel entscheiden, sind Sie Teil der Food Revolution. Und jedes Mal, wenn Sie die Botschaft verbreiten, jedes Mal, wenn Sie sich mit Freunden, Ihrer Familie oder Ihrer Gemeinschaft über gesunde Ernährung austauschen oder gemeinsam mit ihnen etwas Gesundes essen, sind Sie Teil der Food Revolution.

Ich danke Ihnen für jeden einzelnen Schritt, den Sie gehen, um den Status quo hinter sich zu lassen und sich dadurch für die Gesundheit und die Welt einsetzen, die Sie sich wünschen.

UND JETZT BEURTEILEN SIE SICH SELBST

Ich habe Sie zu Beginn der Teile eins, zwei, drei und vier jeweils aufgefordert, einen Test zu machen. Ich möchte Sie einladen, die Tests zu wiederholen und zu sehen, wie Sie abschneiden.

Wenn Sie möchten, können Sie die Tests unter dem Link www.31dayfoodrevolution.com/quizzes online durchführen, Ihre Ergebnisse mit anderen vergleichen und sich einer Gemeinschaft von Gleichgesinnten anschließen.

Wenn Sie nicht genau da sind, wo Sie sein möchten, lassen Sie sich davon bitte nicht unter Druck setzen. Wenn Sie erst einmal wissen, wo Sie stehen, können Sie bewusste Entscheidungen darüber treffen, wohin Sie gehen möchten.

Mit Ihren Essensentscheidungen haben Sie im wahrsten Sinne des Wortes die Macht, den Lauf Ihres Schicksals zu beeinflussen und zu ändern. Sie können sich herkömmlich ernähren und werden mit großer Wahrscheinlichkeit an den herkömmlichen Krankheiten leiden. Sie können Ihren Beitrag zum gegenwärtigen Zustand leisten, der so aussieht, dass die Erzeugung von Nahrungsmitteln mit Tierquälerei und Umweltzerstörung einhergeht und sowohl bei den Landwirten als auch bei den Verbrauchern zur Entstehung von Krebs beitragen kann.

Oder Sie vollziehen einen Wandel – und begeben sich auf einen neuen Weg. Sie können für eine andere Option eintreten und das, was Sie sich für Ihr Leben und für die Welt, in der Sie leben, wünschen, stärker mit dem, was Sie tun, in Einklang bringen.

Meiner Meinung nach entsteht aus Wissen Verantwortung.

Manche Dinge im Leben sind so. Wenn man einmal etwas weiß, gibt es kein Zurück mehr.

Man kann es nicht oft genug sagen: Krebs schert sich nicht darum, was Sie denken oder glauben. Das Gleiche gilt für Diabetes, Herzkrankheiten oder Demenz. Aber all diese Krankheiten scheren sich sehr wohl um das, was Sie essen, sogar in einem sehr hohen Maße. Alle diese Krankheiten scheren sich darum, wie Sie leben.

Essen Sie weniger Produkte tierischen Ursprungs und weniger industriell verarbeitete Lebensmittel. Essen Sie mehr Vollwertprodukte – vor allem Obst und Gemüse. Achten Sie darauf, wo Ihre Lebensmittel herkommen und wie sie produziert werden.

Und achten Sie darauf, dass Ihr Leben und die Welt, in der Sie leben, sich zum Besseren verändern.

ZEIT ZUM AUSTAUSCH MIT ANDEREN

Wenn Sie irgendetwas verändert haben oder irgendeinen Erfolg hatten, seitdem Sie angefangen haben, dieses Buch zu lesen, ist jetzt ein guter Zeitpunkt zum Feiern. Sie können den wichtigsten Erfolg, den Sie im vergangenen Monat errungen haben, in den sozialen Netzwerken posten und Ihre Freunde und Ihre Angehörigen wissen lassen, dass Sie bei etwas, das Ihnen wichtig ist, Fortschritte machen. Haben Sie eine neue Art der Gemüsezubereitung entdeckt, die Ihnen besonders zugesagt hat? Haben Sie einen Samen gesät? Oder ein Junkfood aufgegeben, von dem Sie dachten, dass Sie Ihr Leben lang davon abhängig sein würden? Sind Sie auf Bio-Produkte umgestiegen, haben Sie Fleisch aus Massentierhaltung oder zuckerhaltigen Softdrinks ein für alle Mal abgeschworen?

Benutzen Sie den Hashtag #foodrevolution, damit andere Lebensmittelrevolutionäre mit Ihnen feiern können.

Sie können auch von Ihnen geschätzten Menschen von einem inspirierenden Buch oder einem inspirierenden Film erzählen oder davon, was der Film oder das Buch für Sie bedeutet. Wenn Sie das nächste Mal jemandem ein Geschenk machen wollen, könnten Sie statt eines trendigen neuen Gadgets oder des iPhone 18 (ich habe den Überblick verloren, welche Nummer gerade dran ist) auch etwas in Betracht ziehen, bei dem der Beschenkte etwas über das Thema Gesundheit erfährt.

Einige Dinge sind zu wichtig und zu schön, um sie für sich zu behalten. Ich persönlich glaube, Gesundheit ist eines dieser Dinge. Lernen wir also etwas darüber. Leben wir gesund. Und lassen wir andere an dem teilhaben, was wir wissen.

Stellen wir uns einen Moment lang gemeinsam vor, welche Auswirkungen die Entscheidungen, die Sie treffen, am Ende der Reise gehabt haben werden. In welche Richtung sind Sie in Ihrem Leben unterwegs? Wenn Sie am Ende Ihres Lebens zurückblicken, wer möchten Sie dann gewesen sein? Wie hätten Sie gerne gelebt? Wie hätten Sie gerne auf Ihren Körper achtgegeben? Und wie werden Ihre Ernährungsentscheidungen den Verlauf Ihres Schicksals geprägt haben?

Sie haben genau jetzt, in diesem Moment, die Wahl. Sie können den Weg, den Sie eingeschlagen haben, fortsetzen, und dieser Weg wird Sie an das Ziel bringen, zu dem Sie unterwegs sind. Aber wenn etwas mehr möglich ist, wenn Ihnen eine vielversprechendere, bessere oder gesündere Alternative offensteht, dann ist genau jetzt der Moment, in dem Sie die Chance haben, den Schritt in das Leben zu wagen, das Sie am Ende auch gelebt haben könnten.

Welches Leiden oder welche Krankheit würden Sie *nicht* durchmachen müssen? Was ist es Ihnen wert, wenn Ihre Angehörigen sich daran erfreuen können, Sie lange bei sich zu haben, weil Sie lange und erfüllt leben und gesund und wohlauf sind?

Und da wir gerade von Ihren Lieben sprechen – kennen Sie jemanden, der mit Übergewicht oder Fettleibigkeit kämpft? Jemanden, der an Bluthochdruck oder Diabetes Typ 2 leidet oder an Krebs erkrankt ist? Was wäre es wert, diesen Menschen intensiver helfen zu können? Was würden Sie dafür geben, in der Lage zu sein, das Leben der Menschen, die Sie lieben, positiv zu beeinflussen?

Und ich möchte Sie bitten, einen Moment lang über das Schicksal unseres Planeten nachzudenken. Was halten Sie, tief in Ihrem Inneren, von Massentierhaltungsbetrieben? Was glauben Sie, macht es mit uns als Menschen, Teil einer Spezies zu sein, die die Tiere, die wir halten, um Nahrungsmittel zu produzieren, dazu zwingt, in unerbittlichem Elend dahinvegetieren zu müssen? Und wie würde es sich auf Ihr Gewissen auswirken, wenn Sie dabei helfen würden, dies zu ändern? Wie würde es sich anfühlen, Teil einer Spezies zu sein, die sich ihrer Verantwortung bewusst ist und die Tiere und unseren Planeten mit Respekt behandelt, anstatt mit Grausamkeit und ausbeuterischen Methoden?

Und sorgen Sie sich, wie ich, um die Zukunft unseres Klimas, unserer Wasserreserven und unserer Fähigkeit, künftige Generationen einer ständig wachsenden Weltbevölkerung zu ernähren? Was wäre es wert, wenn Sie wüssten, dass Sie einen Beitrag zu einer Zukunft leisten könnten, in der alle Menschen Zugang zu gesunder Nahrung haben, in der das Klima stabil ist und in der es genug Wasser für alle gibt? Wie würde es sich anfühlen, wenn Sie mit der tiefen Befriedigung leben könnten, zu wissen, dass Ihr Leben einen Beitrag zu der Welt leistet, die Sie sich für sich selbst und für alle, die Sie lieben, wünschen?

Genau jetzt, in diesem Augenblick, stehen Sie und ich – und unsere gesamte Spezies – vor einem Moment der Entscheidung. Wir wissen alle, dass Massentierhaltungsbetriebe, der Einsatz von Chemikalien, Antibiotika und zugesetztem Zucker und die Produktion und der Verzehr von verarbeitetem Junkfood nicht nur zu Leid und Krankheiten führen, sondern auch zu wirtschaftlichem und ökologischem Chaos. Es führt zur Ausbeutung von Tieren und Landarbeitern und dazu, dass immer mehr Gifte auf unser Land und unsere Nahrung gekippt werden, und zu unsäglichem Leid für Milliarden von Menschen.

Aber wir haben eine andere Option.

Wenn Sie Ihre Essensentscheidungen mit Ihren Werten in Einklang bringen, geschieht etwas Außergewöhnliches. Natürlich kann sich Ihre Gesundheit verbessern. Sie können abnehmen, fühlen sich vielleicht energiegeladener, schlafen besser, haben einen stabileren Hormonhaushalt und bessere Laune. Aber vielleicht beginnen Sie auch, eine Art Überschwänglichkeit zu verspüren. Ein Gefühl der Freude. Ein Gefühl, das tief aus Ihrem Inneren kommt, weil Sie das Gefühl haben, auf dem richtigen Weg zu sein.

Essen wird zu einem Akt der Liebe zu Ihrem Körper. Essen wird zu einem Geflecht von Beziehungen, und wenn Sie Ihren Platz in diesem Geflecht finden, etabliert sich eine Art von Gleichgewicht. Sie fühlen sich in Ihrem Körper wohler und Sie fühlen sich in Ihrer Welt mehr zu Hause.

Wenn Sie mehr regional erzeugte Lebensmittel essen, vertiefen Sie Ihr Gemeinschafts- und Zugehörigkeitsgefühl. Wenn Sie unter humaneren Bedingungen erzeugte Nahrungsmittel konsumieren, erweitern Sie die Mitleidsfähigkeit Ihres Herzens. Wenn Sie sich nachhaltiger ernähren, vertiefen Sie Ihre Verbindung mit der Weltgemeinschaft. Und wenn Sie sich gesünder ernähren, senden Sie Ihrem Körper ein Signal, dass Sie es wert sind, gehegt und gepflegt zu werden.

Jeder Bissen ist eine Gelegenheit, für das Leben und die Welt einzutreten, die Sie sich wünschen.

Willkommen bei der Food Revolution.

MAßNAHMEN:

Option 1: Posten Sie einen Beitrag über einen Ernährungs- oder Gesundheitserfolg. Essen Sie keine Kartoffelchips oder Brathähnchen mehr, oder haben Sie sieben Tage hintereinander einen grünen Smoothie getrunken? Haben Sie einen Feiertag überstanden, ohne schwach zu werden? Sind Sie mit einer Gruppe von Freunden in ein Restaurant gegangen, in dem gesunde Speisen angeboten werden, oder haben Sie sich einem Projekt solidarischer Landwirtschaft angeschlossen? Teilen Sie etwas mit, was Sie getan haben, egal, ob es sich um etwas Großes oder Kleines handelt. Verwenden Sie den Hashtag #foodrevolution.

Option 2: Füllen Sie auf www.31day foodrevolution.com/quizzes alle vier in diesem Buch vorgestellten Tests aus. Sehen Sie, wie Sie im Vergleich zu anderen abschneiden, und treten Sie mit einer Gemeinschaft von Gleichgesinnten in Kontakt. Haben Sie Verbesserungspotenzial? Entscheiden Sie sich für einen nächsten Schritt, um Ihre Punktzahl noch weiter zu erhöhen.

Option 3: Besorgen Sie sich diverse Exemplare von Büchern oder Filmen, die Ihnen gefallen haben und von denen Sie glauben, dass sie eine positive Wirkung haben könnten – und verteilen Sie sie an Freunde oder Menschen, die Ihnen etwas bedeuten. Und hier ein Trick, der die Chancen verdreifachen sollte, dass diese Menschen lesen oder sehen, was Sie ihnen geschenkt haben. Schieben Sie bei einem Buch einen oder zwei Post-it-Zettel als Lesezeichen ein, auf denen zum Beispiel stehen könnte: „Dieser Teil hat mich an dich erinnert" oder „Ich würde mich freuen zu hören, was du von diesem Kapitel hältst!" Bei einer DVD können Sie einen Post-it vorne auf die Hülle kleben, auf dem zum Beispiel stehen könnte: „Ich fand den Teil, der bei 16:32 beginnt, toll! Dabei musste ich ganz doll an dich denken!"

REZEPTE FÜR DIE GESUNDHEIT

Ein Hinweis für diejenigen, die eine zucker-, öl- und/oder salzarme Kost zu sich nehmen: Sie können die in den Rezepten genannten Mengen ersetzen.

Zucker: Die meisten dieser Rezepte werden nur mit Früchten gesüßt, zum Beispiel mit Datteln, aber in einigen wenigen Fällen verwenden wir eine kleine Menge an flüssigem Süßungsmittel wie Ahornsirup. In der Regel können Sie die Menge reduzieren oder durch Stevia ersetzen, wenn Sie dies wünschen.

Öl: Wenn in einem Rezept Öl vorgesehen ist, kann es oft weggelassen oder durch Wasser ersetzt werden. Bei Wok-Rezepten oder beim kurzen Anbraten können Sie die Zutaten in der Regel mit einer kleinen Menge Wasser oder Gemüsebrühe anstelle des Öls garen.

Salz: Salz ist in diesen Rezepten immer optional. Eine säurehaltige Zutat wie Zitronensaft oder Essig ist eine gute Möglichkeit, Geschmack hinzuzufügen, ohne Salz zu verwenden. In einigen Rezepten finden Sie Tamari/Sojasoße und Miso, die Natrium enthalten. Wenn Sie sich natriumarm ernähren, sollten Sie die Verwendung von natriumreduzierter Sojasoße in Betracht ziehen, weniger verwenden oder gar keine Sojasoße hinzufügen.

Ein Wort zu gentechnisch veränderten Produkten: Wenn Sie gentechnisch veränderte Produkte meiden wollen, stellen Sie sicher, dass alle Mais-, Raps- und Sojaprodukte (Tamari, Edamame, Tofu, Miso usw.) aus ökologischem Anbau stammen oder nicht gentechnisch verändert sind.

Zur Verwendung von Produkten tierischen Ursprungs: Alle hier vorgestellten Rezepte basieren auf Vollwertprodukten pflanzlichen Ursprungs. Wenn Sie sich dafür entscheiden, einige Produkte tierischen Ursprungs aus einer bewusst ausgewählten Quelle in Ihre Ernährung aufzunehmen, können Sie diese als Ersatz für andere Zutaten oder als Beilage hinzufügen.

Frühstücksrezepte

Der Smoothie meiner Liebsten

von Phoenix Robbins

Meine Frau Phoenix weicht gerne Chiasamen in Wasser ein, um eine Paste herzustellen, die sie im Kühlschrank aufbewahrt und unseren Gerichten während der Woche hinzufügt. Sie verwendet die Paste in Smoothies, um einem bereits nährstoffreichen Frühstück noch mehr Nährstoffe hinzuzufügen. Durch das Einweichen der Chiasamen wird ihre Zerkleinerung im Mixer erleichtert und ihre Bioverfügbarkeit erhöht. Chiasamen liefern Proteine, Ballaststoffe und die überaus wichtigen Omega-3-Fettsäuren.

Vorbereitungszeit: 10 Minuten
Für 2–4 Personen (entspricht ca. 950 ml und eignet sich gut zum Teilen, oder Sie bewahren den Rest im Kühlschrank auf)

Zutaten:

140 g gehacktes grünes Blattgemüse, zum Beispiel Spinat, Grünkohl, Mangold, Römersalat, Pak Choi, Löwenzahngrün oder Blattkohl
480 ml Flüssigkeit: Wasser, Kokosnusswasser, Pflanzenmilch oder Sprudelwasser
150–350 g frisches und/oder gefrorenes Obst, zum Beispiel Banane, Beeren, Limette, Mango, Kirschen, Apfel, Pfirsich, Nektarine, Orange, Avocado, Birne, Ananas, Trauben, Feigen, Aprikosen oder Passionsfrucht
2–3 Esslöffel Chiapaste (siehe Hinweis) oder 1 Esslöffel Chiasamen
Um die Geschmacksrichtung zu variieren oder den Smoothie mit noch mehr Nährstoffen zu versehen, können Sie Folgendes hinzugeben: Hanfsamen, Kürbiskerne, Mandelbutter, Cashewnüsse, Walnüsse, Joghurt auf pflanzlicher Basis, Proteinpulver, frische Kräuter, Ingwerwurzel, Kurkumawurzel, Kakao, Zimt, Vanilleextrakt.

Zubereitung:

Alle Zutaten in einen Hochleistungsmixer geben und 1 bis 2 Minuten lang mixen. In ein oder zwei Gläser oder ein Einmachglas füllen und genießen!

Hinweis: Zur Herstellung der Chiapaste einfach 1 Teil Chiasamen und 3 Teile Wasser in einen verschlossenen Behälter geben. Mindestens 2 bis 3 Stunden lang einweichen.

Tipp: Viele Menschen beginnen gerne mit einer größeren Menge Obst und reduzieren den Obstanteil, wenn sie sich an die Aromen des frischen Gemüses gewöhnt haben, um den Fruchtzuckergehalt zu senken.

Blaubeer-Chia-Brei

von Ocean Robbins

Dieser erfrischende Brei ist ein köstlicher Snack am Nachmittag oder Abend, aber er eignet sich auch hervorragend als Frühstück. Er ist reich an Omega-3-Fettsäuren, Protein, Ballaststoffen, Probiotika und Antioxidantien. Er eignet sich zum Mitnehmen und ist köstlich!

Vorbereitungszeit:
20 Minuten, plus 6 Stunden ruhen lassen
Für 2–4 Personen

Zutaten:

6 Esslöffel ganze Chiasamen
620 ml kalte Pflanzenmilch oder Joghurt
2 Esslöffel Ahornsirup oder andere Süßungsmittel (optional)
1 Teelöffel Vanille-Extrakt
260–390 g frische oder gefrorene Blaubeeren

(Fortsetzung)

Zubereitung:

Die Chiasamen in einen großen Glasbehälter mit Deckel geben (Einmachgläser sind sehr gut geeignet) und Milch, Sirup und Vanille-Extrakt darübergießen. Gut schütteln oder umrühren und 15 Minuten ruhen lassen. Blaubeeren hinzufügen und nochmals umrühren.

Die Mischung mindestens 6 Stunden in den Kühlschrank stellen, am besten über Nacht.

Den Brei aus dem Kühlschrank nehmen, gut umrühren und in Servierschalen geben. Denken Sie daran, die Chiasamen gut zu kauen, damit Ihr Körper die in ihnen enthaltenen Nährstoffe aufnehmen kann.

Süßkartoffel-Scones

von Dr. Dean Ornish, www.ornish.com

Diese Scones sind eine wunderbare Ergänzung zu einem Brunch. Gewürze, Rosinen und vitaminreiche Süßkartoffeln mit orangefarbenem Fleisch geben den Scones ein köstliches Aroma und liefern reichlich Ballaststoffe, gesundheitsfördernde Nährstoffe und schützende Antioxidantien.

Vorbereitungszeit: 1 Stunde und 20 Minuten
Backzeit: 20 Minuten
Ergibt 12 Scones

Zutaten:

450 g rotschalige Süßkartoffeln mit orangem Fruchtfleisch, gewaschen und mit der Gabel eingestochen
250 g Vollkornweizenmehl zum Backen oder glutenfreies Mehl
2 Teelöffel aluminiumfreies Backpulver
½ Teelöffel Natron
1½ Teelöffel Zimt
¼ Teelöffel frisch gemahlene Muskatnuss
¾ Teelöffel feines Meersalz
120 g pflanzlicher Naturjoghurt
2 Esslöffel flüssiger Süßstoff, zum Beispiel Ahornsirup oder Honig
70 g Rosinen

Zubereitung:

Ofen auf 200 °C vorheizen.

Süßkartoffel locker in Aluminiumfolie wickeln. Backen, bis sie sehr weich ist, je nach Größe etwa 40 bis 50 Minuten. Aus dem Ofen nehmen. Folie entfernen, Kartoffel in Längsrichtung durchschneiden und abkühlen lassen. (Die Süßkartoffel kann bis zu zwei Tage im Voraus gebacken werden.)

Wenn die Süßkartoffel ausreichend abgekühlt ist, das Fruchtfleisch aus der Schale schöpfen und mit einer Gabel zu einer weichen Paste pürieren. 560 g pürierte Süßkartoffelpaste abwiegen (die verbleibende Süßkartoffelpaste für andere Verwendungen beiseitestellen).

Ein Backblech mit Backpapier auslegen. In einer mittelgroßen Schüssel Mehl, Backpulver, Natron, Zimt, Muskatnuss und Salz verrühren. In einer kleinen Schüssel Joghurt und Süßstoff vermengen. Die Süßkartoffel unter Zuhilfenahme der Fingerspitzen oder mithilfe zweier Gabeln in die trockenen Zutaten krümeln, bis die Mischung bröckelig aussieht. Um zu verhindern, dass die Scones zäh werden, die Joghurtmischung vorsichtig mit so wenigen Hüben wie möglich unterheben, sodass ein weicher, feuchter Teig entsteht. Nur so lange rühren, bis keine trockenen Mehlflecken mehr vorhanden sind. Die Rosinen vorsichtig unterheben.

Die Masse in 12 abgerundeten Häufchen auf einem vorbereiteten Backblech verteilen. 20 Minuten backen, bis der Teig gepufft und leicht gebräunt ist. Aus dem Ofen nehmen und auf einem Rost abkühlen lassen.

Da die Scones kein Öl enthalten, werden sie am besten frisch innerhalb weniger Stunden nach dem Backen gegessen.

Frittata mit Austernpilzen

vom Koch Jason Wyrick, thevegantaste.com, für Dr. Neil Barnard aus: Powerfoods für das Gehirn

Die Frittata ist ein Omelett auf italienische Art, und diese hier wird durch die Verwendung von Tofu und die Zugabe von Nährstoff-Kraftwerken wie Spinat und Austernpilzen auf gesunde Weise aufgepeppt.

Vorbereitungszeit: 20 Minuten
Backzeit: 25 Minuten
Ergibt 2–4 Portionen

(Fortsetzung)

Zutaten:

340 g extra fester Tofu
½ Teelöffel gemahlene Kurkuma
½ Teelöffel Meersalz oder schwarzes Salz, auf zwei Portionen verteilt
2 kleine rote Kartoffeln, gewaschen und gewürfelt
½ Teelöffel Olivenöl
2 Zehen Knoblauch, gehackt
300 g Babyspinatblätter, gewaschen und gehackt
6 grüne Frühlingszwiebeln, in Scheiben geschnitten
Antihaft-Kochspray
100 g gehackte Austernpilze
Gehackte Petersilie zum Garnieren

Zubereitung:

Den Backofen auf 190 °C vorheizen.

Den Tofu in ein Mixgerät geben und Kurkuma und einen ¼ Teelöffel der Salzmenge hinzufügen. Pürieren, bis die Masse glatt und cremig ist, gegebenenfalls zwischendurch stoppen und die Seiten der Rührschüssel freischaben. In eine Schüssel geben.

Kartoffeln in Öl schwenken und mit etwas Salz bestreuen. Kartoffeln 10 Minuten rösten. Aus dem Ofen nehmen und beiseitestellen.

Während die Kartoffeln garen, eine Pfanne mit Antihaft-Kochspray besprühen und Knoblauch, Spinat und Frühlingszwiebeln dünsten, bis der Spinat zusammenfällt, etwa 3 Minuten.

In einer großen Schüssel Tofu, Kartoffeln und Spinatmischung vermengen. Eine 15 mal 15 cm große Backform oder Gusseisenpfanne mit Kochspray besprühen und die Tofumischung in die Backform umfüllen. Mit Folie abdecken und 25 Minuten backen.

Wenn die Frittata nur noch wenige Minuten garen muss, die Pilze mit dem restlichen ¼ Teelöffel Salz vermengen. Eine Bratpfanne mit Kochspray besprühen und bei starker Hitze erhitzen; Pilze hinzufügen und anbraten, bis sie braun und leicht knusprig werden, dabei gelegentlich umrühren, etwa 5 bis 6 Minuten.

Frittata aus dem Ofen nehmen, mit den Austernpilzen und gehackter Petersilie belegen und servieren.

Mächtige Möhren-Rosinen-Muffins

von Brenda Davis, Ernährungsberaterin, www.brendadavisRD.com

Im Handel erhältliche Muffins sind wie kleine Kuchen mit viel Fett, Zucker und weißem Mehl, die oft bis zu 500 Kalorien enthalten. Bereiten Sie stattdessen diese Vollwert-Muffins zu, indem Sie getrocknete und frische Früchte für die Süße und Nuss- oder Samenbutter anstelle von Öl verwenden.

Mit einem Mixgerät lassen sich die Muffins schnell und einfach zubereiten! Am besten schmecken sie direkt aus dem Ofen. Die, die nicht innerhalb von zwei Tagen verzehrt werden, können eingefroren werden.

Vorbereitungszeit: 15 Minuten
Backzeit: 25 Minuten
Ergibt 12 Muffins

Zutaten:

180 g Haferflocken
30 g Leinsamen, gemahlen
2 Teelöffel Backpulver
½ Teelöffel Natron
½ Teelöffel Salz (optional)
2 Teelöffel Zimt
½ Teelöffel Ingwer
¼ Teelöffel gemahlene Nelke
¼ Teelöffel gemahlene Muskatnuss
360 ml Pflanzenmilch
80 g Tahin oder Mandelbutter
1 große Möhre, grob gehackt
125 g Apfelmus, ungesüßt
190 g Datteln (mit kochendem Wasser oder Dampf aufweichen, falls sie sehr hart sind)
1 Esslöffel Zitronensaft oder Apfelessig
1 Teelöffel Vanille-Extrakt
150 g Rosinen
125 g Walnüsse, grob gehackt

(Fortsetzung)

Zubereitung:

Den Backofen auf 175 °C vorheizen. Ein Muffinblech für 12 Muffins besprühen oder auslegen und beiseitestellen.

In einem Mixer Haferflocken, Leinsamen, Backpulver, Natron, Salz, Zimt, Ingwer, Nelken und Muskatnuss vermengen. Die Mischung in eine große Schüssel geben.

Milch, Tahin, Möhren, Apfelmus, Datteln, Zitronensaft und Vanille-Extrakt in den Mixer geben und die Mischung zunächst bei niedriger Geschwindigkeit mixen. Die Geschwindigkeit allmählich erhöhen, bis die Mischung sämig ist.

Die feuchten Zutaten in die trockenen geben und nur kurz miteinander verrühren. Rosinen und Walnüsse unterheben. Den Teig gleichmäßig in die Muffinmulden verteilen und 25 bis 30 Minuten beziehungsweise so lange backen, bis ein hineingesteckter Zahnstocher sauber herauskommt. Muffins aus der Form nehmen, auf einem Kuchengitter abkühlen lassen und sofort servieren.

Hirse mit Aprikosen-Apfel-Kompott und warmer Kokosmilch

von Caryn Hartglass und Gary De Mattei,
www.responsibleeatingandliving.com

Hirse ist ein gesundes, glutenfreies Getreide, das eine gute Quelle für wichtige Nährstoffe wie Magnesium ist.

Vorbereitungszeit: 5 Minuten
Zubereitungszeit: 40 Minuten
Ergibt 2 Portionen

Zutaten:

200 g Hirse
480 ml Wasser

Kompott:
1 Apfel, gewürfelt
8 getrocknete Aprikosen, gewürfelt
2 Zimtstangen
¼ Teelöffel frisch geriebene Muskatnuss
120 ml kochendes Wasser

Garnierung:
120 ml Kokosnussmilch, erwärmt
1–2 Esslöffel gemahlene Leinsamen oder gemahlene Nüsse

Zubereitung:

In einem mittleren Topf 480 ml Wasser zum Kochen bringen und die Hirse einrühren. Die Hitze reduzieren und zugedeckt simmern lassen, bis das gesamte Wasser absorbiert und die Hirse nach etwa 30 Minuten weich ist. Das Kochfeld abschalten, aber den Deckel noch mindestens 5 Minuten auf dem Topf lassen.

Während die Hirse kocht, Apfel und Aprikosen in eine Pfanne geben und Zimtstangen, Muskatnuss und 120 ml kochendes Wasser hinzufügen. Bei mittlerer bis hoher Hitze zum Kochen bringen. Die Hitze reduzieren und etwa 8 Minuten oder so lange köcheln lassen, bis das gesamte Wasser absorbiert ist und die Äpfel und Aprikosen weich, aber nicht matschig sind. Auf dem Boden der Pfanne sollte sich ein wenig Sirup gebildet haben.

Die Hirse in Schalen füllen und das Kompott darauf geben. Warme Kokosmilch darüber tröpfeln und mit einer Prise geriebener Muskatnuss und gemahlenen Leinsamen bestreuen.

Peppiger Ingwer-Smoothie

von Dr. Mark Hyman, aus: Iss Fett, werde schlank, *www.drhyman.com*

Dieses cremige, leicht (aber auf eine gute Art!) scharfe Getränk eignet sich hervorragend für den Start in den Tag. Ingwer ist sehr gut für die Verdauung.

Vorbereitungszeit: 10 Minuten
Ergibt 2 Portionen

Zutaten:

360 ml Pflanzenmilch
2 Esslöffel rohe Mandelbutter
2 Teelöffel geriebener Ingwer
¼ Teelöffel geriebene Muskatnuss
1 Handvoll Babyspinat oder grünes Blattgemüse nach Wahl

Zubereitung:

Alle Zutaten in einen Mixer geben und pürieren, bis der Smoothie eine sämige und cremige Konsistenz hat. Sofort servieren.

Snacks und Zwischenmahlzeiten

Deos Cashew-Frischkäse

von Deo Robbins

Meine Mutter hat sich damit selbst übertroffen! Dieser vielseitige Dip und Aufstrich schmeckt besser als normaler Frischkäse, und man nimmt mit jedem Bissen eine gesunde Dosis an Probiotika zu sich. Er eignet sich als Dip für Gemüse, als Brot-, Bagels- oder Crackeraufstrich oder als Beigabe zu Tofurührei, um dies noch reichhaltiger zu machen. Mit etwas Wasser verdünnt ist Cashew-Frischkäse auch ein hervorragendes Salatdressing.

Vorbereitungszeit: 10 Minuten, zusätzlich 15 bis 18 Stunden Einweich- und Fermentierungszeit
Ergibt 360 ml

Zutaten:

210 g rohe Cashewkerne, über Nacht eingeweicht
6 Kapseln probiotisches oder Acidophilus-Pulver guter Qualität
1–2 Esslöffel mildes weißes Miso (Miso ist salzig – beginnen Sie mit 1 Esslöffel, und fügen Sie nach Bedarf mehr hinzu)
1½ Esslöffel Hefeflocken
1 Teelöffel Zwiebelpulver
½ Teelöffel Salz

Zubereitung:

Eingeweichte Cashewnüsse abspülen und abtropfen lassen. In einen Hochgeschwindigkeits-Mixer mit genügend Wasser geben und so lange mixen, bis die Cashewnussmasse seidig ist. In eine Schüssel mit Deckel füllen.

Probiotische Kapseln öffnen und probiotisches Pulver einrühren.

Schüssel mit einem Käsetuch abdecken (damit die Masse atmen kann, aber nicht austrocknet – Sie können auch ein leichtes Geschirrtuch verwenden) und 7 bis 10 Stunden an einem warmen Ort (zum Beispiel im Ofen bei eingeschaltetem Ofenlicht oder zusammen mit einem Glas heißem Wasser) aufbewahren, bis die Masse einen schön würzigen Duft entfaltet. An seinem vollen, joghurtartigen Aroma erkennen Sie, wann der Käse fertig ist.

Nach der Fermentierung der Käsemasse 8 Esslöffel in eine Schüssel geben und Miso, Hefeflocken, Zwiebelpulver und Salz einrühren und so lange pürieren, bis alles gut vermengt ist. Diese Mischung dann wieder in die größere Menge der Käsemasse einrühren. Mit einem Deckel abdecken und 3 bis 4 Stunden bei Raumtemperatur ruhen lassen.

Im Kühlschrank etwa eine Woche haltbar.

Hummus mit gegrillten roten Paprikas

von Deo Robbins

Wenn Sie Ihr Hummus zu Hause zubereiten, sparen Sie eine Menge Geld und haben die Möglichkeit, eine Vielzahl von Geschmacksrichtungen zu kreieren.

Vorbereitungszeit: 10 Minuten
Ergibt 500 g

Zutaten:

Eine 400-g-Dose Kichererbsen oder 275 g gekochte Kichererbsen
100 g geröstete rote Paprika in Wasserlake
1 Esslöffel Tahin
60 ml Zitronensaft
3 Esslöffel gehackte Frühlingszwiebeln
1 Esslöffel gehackter Knoblauch (etwa 3 Zehen – oder nach Belieben weniger)
1 Teelöffel gemahlener Kreuzkümmel
½ Teelöffel schwarzer Pfeffer
Gemüsebrühe, zum Verdünnen (optional)

Zubereitung:

Bei der Verwendung von Kichererbsen aus der Dose die Kichererbsen abtropfen lassen und abspülen und die Flüssigkeit aufbewahren.

Kichererbsen, geröstete Paprika, Tahin, Zitronensaft, grüne Zwiebeln, Knoblauch, Kreuzkümmel und schwarzen Pfeffer in eine Küchenmaschine oder einen Mixer geben und so lange pürieren, bis die Masse sämig ist.

(Fortsetzung)

Um die Konsistenz cremiger zu machen, Kichererbsenflüssigkeit hinzufügen; bei Verwendung gekochter Kichererbsen Wasser oder Gemüsebrühe hinzugeben.

Variationen: einen Bund Koriander, Basilikum oder Petersilie hinzugeben oder die gerösteten roten Paprika weglassen und stattdessen die Kräuter hinzufügen. Sie können auch Cannellini-Bohnen anstelle von Kichererbsen verwenden.

Schnittlauch-Dip und -aufstrich

von Deo Robbins

Sie können diesen köstlichen Aufstrich auf Bagels oder Toast oder als Dip für Cracker oder Chips verwenden. Er ist auch für alle Gerichte gut geeignet, für die Sie sonst saure Sahne verwenden würden.

Vorbereitungszeit: 10 Minuten
Ergibt 720 ml

Zutaten:

Zwei 340-g-Pakete fester Seidentofu
4½ Esslöffel Reisessig
1½ Teelöffel Zwiebelpulver
1½ Teelöffel Salz
6 Esslöffel Olivenöl (oder nach Belieben weniger)
75–120 g fein gehackter Schnittlauch oder grüne Zwiebeln

Zubereitung:

Tofu, Reisessig, Zwiebelpulver und Salz in die Schüssel einer Küchenmaschine geben und etwa 30 Sekunden verarbeiten, bis alles gut vermengt ist.
Die Verarbeitung unter langsamer Zugabe von Olivenöl fortsetzen und so lange weiter mischen, bis die Masse cremig ist (ca. 30 Sekunden).
Die Mischung in eine Schüssel geben und Schnittlauch einrühren. Optimal gelingt der Dip, wenn er vor dem Servieren zugedeckt und kalt gestellt wird.

Gebackene Kichererbsen-Nuggets

Verändertes Rezept von Holly Yzquierdo

Diese eiweißhaltigen Nuggets sind ein fantastischer Snack, eine Vorspeise (versuchen Sie es mit Barbecuesauce!) oder eine Garnierung für jede Art von Salat.

Vorbereitungszeit: 15 Minuten
Backzeit: 30 Minuten
Ergibt 4 Nuggets

Zutaten:

Eine 400-g-Dose Kichererbsen, abgetropft und gespült
1 Esslöffel Hefeflocken
1 Teelöffel granulierte Zwiebel
½ Teelöffel Knoblauchpulver
½ Teelöffel Salz
1 Esslöffel Paniermehl oder Panko (kann glutenfrei sein), zusätzlich
55 g zum Panieren

Zubereitung:

Ofen auf 175 °C vorheizen. Ein Backblech mit Backpapier auslegen.

Kichererbsen in eine Küchenmaschine geben und einige Sekunden lang verarbeiten.

Alle anderen Zutaten außer den 55 Gramm Paniermehl bzw. Panko hinzufügen. Noch einige weitere Sekunden weiterverarbeiten, bis alles gut vermischt ist und eine krümelige Konsistenz hat.

Die 55 Gramm Paniermehl in eine Schüssel geben. Einen Teelöffel Kichererbsenmischung aus der Rührschüssel schöpfen und zu einer Kugel rollen, dann zu einem Nugget formen. Jedes Nugget im Paniermehl wälzen.

Die Nuggets mit Zwischenraum auf ein vorbereitetes Backblech legen. 20 Minuten backen, dann umdrehen und 10 weitere Minuten backen. Die Nuggets vor dem Verzehr abkühlen lassen.

Wraps mit Wildpilzen und Salat

vom Koch Jason Wyrick, thevegantaste.com,
für Dr. Neil Barnard aus: Power Foods für das Gehirn

Diese Wraps sind eine köstliche, elegante Art, mehr wilde Pilze zu essen. Sie sind äußerst vielseitig – verwenden Sie jede Art von Pilzen, die Sie mögen.

Vorbereitungszeit: 15 Minuten
Zubereitungszeit: 5 Minuten
Ergibt 2–4 Wraps

Zutaten:

- 2 Köpfe Baby Pak Choi, in dünne Scheiben geschnitten
- 8–10 frische Shiitake-Pilze, in dicke Scheiben geschnitten
- 40 g Austernpilze, grob gehackt
- 6–8 grüne Zwiebeln, in Scheiben geschnitten
- 2 Zehen Knoblauch, gehackt
- 1 Teelöffel frischer Ingwer, gerieben
- 3 Esslöffel Wasserkastanien, gewürfelt
- ¼ Teelöffel chinesisches Fünf-Gewürze-Pulver oder ¼ Teelöffel schwarzer Pfeffer plus eine Prise Nelken
- 2 Teelöffel natriumreduzierte Tamari- oder Sojasoße
- 3 Esslöffel Hoisin-Sauce, gemischt mit 2 Esslöffeln Wasser
- ½ Teelöffel Chili-Paste
- 15 g Bohnensprossen
- ¼ Tasse Enoki-Pilze, gehackt
- 30 g geröstete Mandelstifte
- 4 Salatblätter (vorzugsweise Kopfsalat)

Zubereitung:

Einen Wok oder eine breite, flache Sauteuse auf hoher Flamme erhitzen. Pak Choi hineingeben und ca. 30 Sekunden dünsten, bis er zusammenfällt. Shiitake-Pilze hinzugeben und weitere 30 Sekunden dünsten.

Austernpilze, grüne Zwiebeln, Knoblauch, Ingwer und Wasserkastanien hinzufügen und eine weitere Minute dünsten.

Chinesisches Fünf-Gewürze-Pulver hinzufügen und umrühren. Sofort Tamari- oder Sojasoße und Hoison-Mischung einrühren, falls Sie sie verwenden. Chilipaste einrühren und weitere 15 Sekunden garen.

Vom Herd nehmen und sofort Bohnensprossen, Enoki-Pilze und Mandelstifte hinzufügen. In Salatblättern servieren.

Mini-Zucchini-Pizzen

von Ocean Robbins

Sehen wir den Tatsachen ins Auge: Der beste Teil der Pizza ist der Belag – warum nicht mal gesunde und kalorienarme Zucchini als Teig verwenden?

Vorbereitungszeit: 10 Minuten
Backzeit: 12 Minuten
Ergibt 4 Pizzen

Zutaten:

- 2 mittelgroße Zucchini, in Längsrichtung in Streifen geschnitten, etwa 0,6 cm dick
- 60 ml Pizzasoße
- 90 g veganer Käse, gerieben
- Für den Belag gewürfeltes Gemüse, zum Beispiel Zwiebeln, Champignons und Paprika oder Gewürze (optional)

Zubereitung:

Den Ofen auf 190 °C vorheizen und ein Backblech leicht mit Olivenöl oder Antihaft-Kochspray besprühen. Die Zucchinischeiben auf das Backblech legen. Jede Scheibe mit Soße bedecken, dann mit dem veganen Käse bestreuen und den gewünschten Belag daraufgeben. 10 bis 12 Minuten backen und sofort servieren.

Leckere Suppen und Eintöpfe

Champignon-Gersten-Suppe

von Jessica Meyers Altman, www.gardenfreshfoodie.com

Wenn es draußen kalt ist, können Sie es sich mit einer Schale dieser warmen, herzhaften Suppe gemütlich machen.

Vorbereitungszeit: 25 Minuten
Kochzeit: 2 Stunden
Ergibt 6–8 Portionen

Zutaten:

- 1 große gelbe Zwiebel, gehackt
- 2 Möhren, gewürfelt
- 3 Stangen Sellerie, gewürfelt
- 300 g Champignons, in Scheiben geschnitten
- 2 oder 3 Zehen Knoblauch, gehackt (etwa 1 Esslöffel)
- 200 g ungekochte Gerste
- 1½ Esslöffel getrockneter Dill (oder eine halbe Handvoll frischer Dill)
- 1½ Teelöffel getrockneter Thymian (oder 1 Esslöffel frischer)
- 1½-2 Teelöffel Salz (optional)
- ½ Teelöffel schwarzer Pfeffer
- 2 kleinere Lorbeerblätter (oder 1 großes)
- 1600–1900 ml Gemüsebrühe oder Wasser
- 165 g geschnittener Chinakohl
- Saft von 1 Zitrone (etwa 2 Esslöffel; nach Belieben mehr oder weniger)
- ½ Handvoll frische Petersilie, gehackt, falls gewünscht zusätzlich zum Garnieren
- Weiteres grünes Blattgemüse wie Spinat oder Grünkohl

Zubereitung:

In einem großen Topf bei großer Hitze Zwiebeln mit etwas Wasser kurz anbraten, damit sie nicht am Boden ankleben, und weiter braten, bis sie glasig werden. Möhren, Sellerie, Knoblauch und Champignons zugeben und ca. 3 Minuten braten, bis sie ein wenig weich sind.

Gerste, Dill, Thymian, Salz, Pfeffer, Lorbeerblätter und Brühe oder Wasser hinzugeben. Zum Kochen bringen und auf niedriger Stufe 30 Minuten lang weiter simmern lassen.

Chinakohl dazugeben und weitere 30 bis 60 Minuten köcheln lassen, bis die Gerste gar ist.

Zitronensaft, Petersilie und grünes Blattgemüse unmittelbar vor dem Servieren einrühren. Mit zusätzlichem Zitronensaft oder Salz und Pfeffer abschmecken.

Leckere Linsensuppe mit Zitrone

von Phoenix Robbins

Diese Suppe enthält nährstoffreiche Zutaten wie Linsen und Meerespflanzen (die in Naturkostläden, Asienmärkten und in vielen Supermärkten zu finden sind), aber die Zitrone gibt ihr eine leichte und erfrischende Note.

Vorbereitungszeit: 15 Minuten
Kochzeit: 60 Minuten
Ergibt 6 Portionen

Zutaten:

3 Esslöffel Olivenöl
2 Teelöffel Knoblauch, gehackt
1 große Zwiebel, gehackt
150–210 g Grün- oder Blattkohlblätter, gehackt
1700 ml Gemüsebouillon oder Wasser mit 3 Würfeln Gemüsebrühe
200 g rote Linsen, ungekocht
1 Teelöffel Meerespflanzen (Arame, Kombu usw.)
60 ml Tamari- oder Sojasoße
120 ml Zitronensaft (nach Belieben mehr oder weniger)
Zitronenscheiben und Schnittlauch zum Garnieren

(Fortsetzung)

Zubereitung:

Öl in einem Suppentopf bei mittlerer Hitze erhitzen. Knoblauch und Zwiebel hinzufügen und einige Minuten sautieren, bis die Zwiebel glasig ist.

Restliche Zutaten außer dem Zitronensaft und den Garnierungen hinzufügen und zum Kochen bringen.

Die Hitze reduzieren und 45 Minuten bis 1 Stunde köcheln lassen, bis die Linsen und das Gemüse gar sind.

Zitronensaft hinzugeben, mit Zitronenscheiben und Schnittlauch garnieren und servieren.

Indische Currysuppe

von Frances Moore Lappé, aus: Diet for a Small Planet, *www.smallplanet.org*

Das San Francisco Ecology Center ist berühmt für seine Suppen. Ed Lubin vom Center bietet diese Suppe an, die, wie er sagt, „ein Favorit unserer Mittagskunden" ist. Sie ist köstlich und einfach zu kochen.

Vorbereitungszeit: 30 Minuten
Kochzeit: 60 Minuten
Ergibt 6–8 Portionen

Zutaten:

3–4 Esslöffel Olivenöl
2 Zwiebeln, grob gehackt
2 oder 3 Zehen Knoblauch, gehackt
1 Möhre, gehackt
2 Stängel Sellerie, gehackt
1 grüne Paprika, gehackt
1 kleine Rübe oder Pastinake, gerieben
1 großer Apfel oder 2 kleine der Sorte Pepping oder andere Äpfel, entkernt und gehackt
110 g Tomatenmark
2 Esslöffel Petersilie, gehackt
1 Teelöffel Currypulver
370 g gekochte Kichererbsen oder eine 400-g-Dose, nicht abgetropft
Salz- oder Gemüsegewürzpulver

Zubereitung:

Öl in einem großen Topf bei mittlerer Hitze erhitzen und Zwiebeln und Knoblauch einige Minuten anbraten, bis die Zwiebeln glasig sind. Möhre, Sellerie, Paprika, Rübe bzw. Pastinake, Apfel, Tomatenmark, Petersilie, Currypulver und 1200 ml Wasser hinzufügen und 45 Minuten bis 1 Stunde köcheln lassen. Kichererbsen in einem Mixer pürieren, bis die Masse sämig ist, und in den Suppentopf geben. Weiteres Wasser hinzugeben, falls die Suppe zu dickflüssig ist. Abschmecken und gegebenenfalls nachwürzen.

Nochmals erwärmen und servieren oder weiter köcheln lassen, je länger desto besser.

Cremige Möhrensuppe

von John Robbins

Jeder liebt Möhren bzw. Karotten. Weil sie so weit verbreitet und preiswert sind, wissen wir vielleicht nicht zu schätzen, wie nahrhaft sie sind. Wie ihr Name schon sagt, sind sie im Königreich der Nahrungsmittel eine der reichhaltigsten Quellen für Carotinoide. Der regelmäßige Verzehr von Carotinoiden wurde mit einem bis zu 50 Prozent geringeren Risiko assoziiert, an Lungenkrebs, Blasenkrebs, Gebärmutterhalskrebs, Prostatakrebs, Dickdarmkrebs, Kehlkopfkrebs und Speiseröhrenkrebs zu erkranken.

Vorbereitungszeit: 10 Minuten
Kochzeit: 15 Minuten
Ergibt 4 Portionen

Zutaten:

3 große Möhren, klein geschnitten
1 große gelbe Zwiebel, gehackt
80 geröstete Cashewkerne (vorzugsweise trocken geröstet, ungesalzen oder salzarm)
2 Esslöffel Sojasoße
2 Teelöffel Currypulver (mehr, wenn Sie es scharf mögen)
½ Handvoll frische Petersilie, gehackt

(Fortsetzung)

Zubereitung:

Möhren, Zwiebel und 720 ml Wasser zusammen in einen Kochtopf geben. Zugedeckt zum Kochen bringen, dann die Hitze herunterdrehen und 10 Minuten köcheln lassen.

Gekochtes Gemüse, Kochflüssigkeit, Cashewnüsse, Sojasoße und Currypulver in ein Mixergerät geben und cremig pürieren, oder einen Pürierstab verwenden.

Heiß servieren und nach Belieben mit Petersilie garnieren.

Sämige Maissuppe

von Caryn Hartglass und Gary De Mattei,
www. responsibleeatingandliving.com

Diese Suppe steht ganz oben auf der Liste der herzhaften Gerichte für das Wohlbefinden. Um den bestmöglichen Geschmack zu erhalten, vergessen Sie nicht, den Kümmel hinzuzufügen.

Vorbereitungszeit: 10 Minuten
Kochzeit: 20 Minuten
Ergibt 4–6 Portionen

Zutaten:

Eine 450-g-Packung gefrorener Mais oder 600 g frische Maiskörner
2 mittelgroße Zwiebeln, gehackt
2 Zehen Knoblauch, gehackt
2 mittelgroße Kartoffeln, in kleine Würfel geschnitten (schälen, wenn es keine Bio-Kartoffeln sind)
1 Möhre, in kleine Stücke geschnitten (schälen, wenn es keine Bio-Möhre ist)
1 Esslöffel getrocknete Petersilie
1 Esslöffel getrockneter Salbei
1 Esslöffel Kümmelkörner
240 ml ungezuckerte Pflanzenmilch
Salz
Pflanzlicher Joghurt, zum Garnieren

Zubereitung:

In einem großen Suppentopf bei mittlerer Hitze Mais, Zwiebeln und Knoblauch in etwa 120 ml Wasser unter häufigem Umrühren etwa 5 Minuten sautieren.

Kartoffeln, Möhre, Petersilie, Salbei und Kümmel zusammen mit weiteren 1300 ml Wasser hinzugeben. Zum Kochen bringen, dann die Hitze reduzieren, abdecken und etwa 30 Minuten köcheln lassen, bis die Kartoffeln weich sind.

Die Suppe mit einem Stabmixer oder einem normalen Mixgerät zu etwa zwei Dritteln pürieren, sodass die Suppe eine cremige Konsistenz hat, jedoch auch noch einige Mais-, Kartoffel- und Möhrenstückchen vorhanden sind.

Mit Milch und Salz abschmecken. Die Suppe bis zum Servieren köcheln lassen. Auf jede gefüllte Suppenschale ein Joghurthäubchen geben.

Mexikanische Limettensuppe

von Rip Esselstyn aus The Engine 2 Diet

Diese herzhafte und verspielt gewürzte Suppe eignet sich hervorragend für Gäste. Servieren Sie sie in großen Schalen und bröseln Sie gesunde Chips darüber.

Vorbereitungszeit: 20 Minuten
Kochzeit: 25 Minuten
Ergibt 4–6 Portionen

Zutaten:

    1 große Zwiebel, gehackt
    30 g Champignons, geviertelt
    2 Lorbeerblätter
    2 Zehen Knoblauch, gehackt oder gepresst
    3 Poblano-Paprikas, geröstet, entkernt und gehäutet, in dünne Streifen geschnitten
    Zwei 900-g-Packungen Gemüsebrühe
    2 Maiskolben, in 2 runde Stücke à 2 cm geschnitten
    4 mittelgroße rote Kartoffeln, gekocht und in 2,5-cm-Würfel geschnitten
    1 Bund Koriander, abgespült und gehackt
    Schale von 1 Limette
    Saft von 3 Limetten

(Fortsetzung)

4 Tomaten, gehackt
2 Avocados, in Scheiben geschnitten
Mais-Tortilla-Streifen

Zubereitung:

In einem großen Suppentopf bei mittlerer Hitze Zwiebeln, Champignons und Lorbeerblätter mit etwas Wasser oder natriumarmer Gemüsebrühe 5 Minuten lang sautieren, bis die Zwiebeln braun werden.

Knoblauch, Poblano-Paprikas und 240 ml Brühe hinzufügen. 5 Minuten lang gelegentlich umrühren, bis die Paprikastreifen anfangen, weich zu werden.

Restliche Brühe, Mais und Kartoffeln hinzugeben. Zugedeckt 10 Minuten kochen, bis die Kartoffeln weich sind. Vom Herd nehmen und zugedeckt 5 Minuten ruhen lassen.

Koriander, Limettenschale und Limettensaft unmittelbar vor dem Servieren in die Suppe einrühren.

Mit Tomaten, Avocado und gesunden Mais-Tortilla-Streifen garniert servieren.

Chili mit schwarzen Bohnen und Espresso

von Mark Bittman, aus: How to Cook Everything Vegetarian, *www.markbittman.com*

Vegetarische Chili-Rezepte sind einfach online zu finden, aber dieses verdient besondere Aufmerksamkeit. Es ist leicht zuzubereiten und gut geeignet, wenn man viele Gäste hat. Der Espresso/Kaffee verleiht dem Gericht wirklich eine besondere Note; falls Sie empfindlich auf Koffein reagieren, sollten Sie es mit koffeinfreiem Kaffee probieren.

Vorbereitungszeit: 20 Minuten
Kochzeit: 1–1,5 Stunden, in denen Sie kaum etwas tun müssen
Ergibt 6–8 Portionen

Zutaten:

3 Esslöffel neutrales Öl, zum Beispiel Traubenkern- oder Maisöl
2 Zwiebeln, gehackt
2 Esslöffel Knoblauch, gehackt

650 g reife gewürfelte Tomaten (etwa 1½ Pfund ganze; können aus der Dose sein; nicht abtropfen lassen)

120–240 ml frisch gebrühter Espresso oder 240–480 ml gebrühter Kaffee oder 2 Esslöffel Espressopulver

2 Esslöffel Chilipulver

50 g dunkelbrauner Zucker oder 3 Esslöffel Melasse

Eine 7,5-cm-Zimtstange

450 g getrocknete schwarze Bohnen, gewaschen, gut durchgesehen und, falls gewünscht, eingeweicht

Salz und schwarzer Pfeffer

Zubereitung:

Öl in einem großen Topf mit dicht schließendem Deckel bei mittlerer bis hoher Hitze erhitzen. Sobald es heiß ist, Zwiebeln hinzufügen und unter gelegentlichem Rühren etwa 5 Minuten anbraten, bis sie weich sind. Knoblauch hinzugeben und eine weitere Minute braten.

Tomaten, Espresso, Chilipulver, braunen Zucker, Zimtstange und schwarze Bohnen unterrühren und mit Wasser bedecken. Zum Kochen bringen, dann die Hitze senken, damit die Flüssigkeit gleichmäßig, aber nicht heftig brodelt. Zugedeckt unter gelegentlichem Rühren 30 bis 40 Minuten lang köcheln lassen, bis die Bohnen weich werden. Eine ordentliche Prise Salz und Pfeffer hinzufügen.

Weiter köcheln lassen, bis die Bohnen weich sind, also weitere 45 Minuten bis zu 1½ Stunden. Abschmecken und gegebenenfalls mit mehr Salz und Pfeffer nachwürzen. Servieren oder zugedeckt bis zu 3 Tage im Kühlschrank aufbewahren.

Salate und Dressings

Würziger Krautsalat ohne Mayo

von Mark Bittman, aus: How to Cook Everything (Completely Revised 10th Anniversary Edition), www.markbittman.com

Diese Art Krautsalat ist geschmackvoller und enthält viel weniger Öl als eine Restaurantversion. Die Kombination aus viel Dijonsenf, Schalotten und etwas Knoblauch und Chili verleiht ihm ein pikantes Aroma.

Vorbereitungszeit: 30 Minuten
Ergibt 6–8 Portionen

Zutaten:

2 Esslöffel Dijonsenf, nach Belieben mehr oder weniger
2 Esslöffel Sherry-Essig, Rotweinessig oder frisch gepresster Zitronensaft
1 kleine Knoblauchzehe, gehackt
1 Esslöffel gehackter frischer Chili, zum Beispiel Jalapeño, Thai, Serrano oder Habanero, nach Belieben mehr oder weniger (optional)
60 ml Erdnussöl oder natives Olivenöl extra
300 g Wirsing, China-, Grün- und/oder Rotkohl, entkernt und zerkleinert
1 große rote oder gelbe Paprika, von Stielansatz und Kernen befreit und gewürfelt oder zerkleinert
35 g Schalotte, gehackt, nach Belieben mehr oder weniger
Salz und schwarzer Pfeffer
½ Handvoll frische Petersilie, gehackt

Zubereitung:

Für die Zubereitung des Dressings Senf und Essig in einer kleinen Schüssel zusammen mit dem Knoblauch und dem Chili vermengen. Das Öl nach und nach hinzufügen und dabei die ganze Zeit weiter rühren.

Den Kohl, die Paprika und die Schalotte in eine große Schüssel geben und mit dem Dressing vermengen.

Mit Salz und Pfeffer bestreuen und in den Kühlschrank stellen, bis der Salat servierfertig ist. (Am besten lässt man den Krautsalat etwa eine Stunde ruhen, damit er geschmacklich etwas milder wird; der Kohl wird auch etwas weicher werden und ein wenig Saft absondern. Sie können den Krautsalat auch bis zu 24 Stunden ruhen lassen. Vor dem Fortfahren den Saft abgießen.)
Kurz vor dem Servieren mit Petersilie bestreuen.

Kraut-Möhren-Salat auf mexikanische Art: 2 mittelgroße Möhren reiben und diese anstelle der Paprika verwenden. Verwenden Sie frisch gepressten Limettensaft anstelle von Essig. Wenn Sie möchten, können Sie statt Petersilie Koriander hinzufügen.

Apfelkrautsalat: Verwenden Sie wie in der vorhergehenden Variante Möhren statt Paprika. Nehmen Sie 1 mittelgroße geriebene Zwiebel anstelle der Schalotte. Zerkleinern oder reiben Sie 2 mittelgroße Granny-Smith-Äpfel oder 1 großen (oder irgendeine andere herbe, knackige Apfelsorte), und geben Sie die geriebenen Äpfel in den Salat. Zitronensaft oder Apfelessig ist bei dieser Variante die beste Wahl für das Dressing.

Caesar Salad mit Hanfsamen

von Jenny Brewer, www.nourishingnutrition.com

Hanfsamen (normalerweise im Naturkostladen und im Online-Lebensmittelhandel erhältlich) sind reich an gesunden Fetten, Protein und Nährstoffen wie Magnesium. Sie lassen sich wunderbar auf Salate streuen, und wenn man sie mit einer Flüssigkeit vermischt, verwandeln sie sich in eine cremige Basis für Dressings und Dips. Geröstete, über den Salat gebröselte Nori-Algen fügen diesem ein leicht „fischiges" Aroma hinzu, weshalb dieses Rezept an einen traditionellen Caesar Salad erinnert.

Vorbereitungszeit: 20 Minuten
Ergibt 4–6 Portionen

Zutaten:

100 g Hanfsamen
2 oder 3 Zehen Knoblauch, gehackt
1 Esslöffel Hefeflocken

(Fortsetzung)

1 Esslöffel Dijonsenf
½ Esslöffel Tamari
Saft von 1 großen Zitrone
½ Handvoll frische Petersilie
Salz und schwarzer Pfeffer

1 Kopf Römersalat, gewaschen und in mundgerechte Stücke gerupft
300 g Babyspinat, gehackt
1 Avocado, in Stücke geschnitten (optional – aber köstlich!)
Ein 5-g-Päckchen Nori Snacks (das kleine Päckchen mit gerösteten
    Blättern; optional)

Zubereitung:

Hanfsamen, Knoblauch und 180 ml Wasser in einen leistungsstarken Mixer geben und so lange mixen, bis die Masse glatt und cremig ist. Hefeflocken, Senf, Tamari, Zitronensaft und Petersilie hinzufügen und gut vermengen. Nach Belieben mit Salz und Pfeffer abschmecken.

Salat und Spinat in eine große Schüssel geben, das Dressing darüber gießen (wahrscheinlich bleibt noch Dressing übrig, was gut ist!) und vermengen. Salate auf Servierteller geben und mit Avocadostücken belegen. Geröstete Nori-Blätter darüber krümeln und servieren.

Der schnellste Schwarze-Bohnen-Salat

von Ann Crile Esselstyn, in: Essen gegen Herzinfarkt
von Dr. Caldwell B. Esselstyn Jr.

Dr. Esselstyn hat Zehntausenden von Menschen geholfen, Herzkrankheiten vorzubeugen und diese wieder rückgängig zu machen. Seine Frau Ann kreiert viele der von ihnen beiden vorgeschlagenen Rezepte selbst und sagt über dieses: „Diesen Salat könnten wir im Sommer zu jeder Mahlzeit essen. Es ist auch der Salat, den ich zubereite, wenn ich zu einer Feier etwas mitbringen soll, weil er sich so schnell zubereiten lässt und so gut ankommt, dass sich jeder Nachschläge holt. Er lässt sich leicht strecken, indem man mehr Tomaten oder gefrorenen Mais hinzufügt. Verwenden Sie wie immer jede Menge Koriander."

Vorbereitungszeit: 10 Minuten
Ergibt 4–6 Portionen

Zutaten:

Zwei 400-g-Dosen oder 540 g schwarze Bohnen, gut abgetropft und
abgespült
1 sehr große Tomate, gehackt
Eine 450-g-Packung Tiefkühlmais
½ Vidalia Zwiebel oder rote Zwiebel, gehackt
Eine 170-g-Dose geschnittene oder gewürfelte Wasserkastanien,
abgetropft und abgespült
1 Bund Koriander oder Petersilie, gehackt
Saft und Schale von ½ Limette
3 Esslöffel Balsamicoessig oder je nach Geschmack mehr

Zubereitung:

Bohnen, Tomaten, Mais, Zwiebel und Wasserkastanien in eine große Schüssel
geben (eine gläserne sieht hübsch aus) und alles vermengen. Das Abspülen
der Bohnen sorgt dafür, dass der Salat nicht grau aussieht.

Koriander, Limettensaft und -schale sowie Essig hinzugeben und erneut
vermengen.

Ohne sonstige Beilagen oder mit gebackenen Mais-Tortilla-Chips servieren.

Grünkohlsalat mit Äpfeln und getrockneten Kirschen

von Dr. Joel Fuhrman, www.drfuhrman.com

Auf der Website von Dr. Joel Fuhrman finden sich viele gesunde und schmackhafte Rezepte wie dieses mit antioxidantienreichem Grünkohl, der mit Äpfeln
und Trockenfrüchten kombiniert wird, die dem Salat einen Hauch von Süße
verleihen. Dieses Rezept demonstriert auch, wie man Grünkohl massiert,
um ihn zart zu machen – eine Technik, die Sie bestimmt immer wieder
anwenden wollen.

Vorbereitungszeit: 15 Minuten
Ergibt 2–4 Portionen

(Fortsetzung)

Zutaten:

1 Bund Grünkohl, zähe Stängel und Mittelrippen entfernt
1 Avocado, gehackt
2 Esslöffel Zitronensaft
1 Esslöffel weißer Balsamicoessig
100 g Rotkohl, klein geschnitten
1 großer Apfel, entkernt und gehackt
2 Esslöffel gehackte, ungesüßte, ungeschwefelte, getrocknete Kirschen,
      Blaubeeren oder Johannisbeeren (siehe Hinweis)
½ mittlere rote Zwiebel, gehackt
2 Esslöffel Schnittlauch, gehackt

Zubereitung:

Jedes Grünkohlblatt zusammenrollen und in dünne Scheiben schneiden. Zusammen mit der Avocado, dem Zitronensaft und dem Essig in eine große Rührschüssel geben. 2 bis 3 Minuten lang die Avocado, den Zitronensaft und den Essig mit den Händen in den geschnittenen Grünkohl einmassieren, bis der Grünkohl anfängt weich zu werden und zusammenzufallen und jedes Blättchen bedeckt ist.

Rotkohl, Apfel, getrocknete Kirschen, Zwiebel und Schnittlauch untermischen. Sofort servieren.

Hinweis: Falls Sie Probleme haben, ungesüßte, ungeschwefelte Kirschen oder Blaubeeren zu finden, können Sie diese online bei verschiedenen Händlern bestellen.

Tolles Tahin-Dressing

von Ocean Robbins

Tahin oder Sesamkörnerpaste macht dieses Dressing reichhaltig und cremig. Es kann zu fast jeder Art von Salat verwendet werden, als Soße über Quinoa oder Reis und Bohnen oder in einem Veggie Wrap.

Vorbereitungszeit: 10 Minuten
Ergibt 900 ml

Zutaten:

300 ml neutrales Öl, zum Beispiel Raps-, Sonnenblumen-, Traubenkern-
oder Mandelöl oder – falls Sie das Aroma mögen – Avocado- oder
Olivenöl

120 ml Leinsamenöl, so frisch wie möglich (falls dies nicht verfügbar ist,
können Sie eines der oben aufgeführten Öle verwenden oder MCT-Öl
ausprobieren)

240 ml Zitronensaft

120 ml Shoyu oder Tamari-Sojasoße oder sojafreie Coco-Aminos (je
nachdem, wie salzig Sie Ihr Dressing haben möchten)

½ mittelgroße Zwiebel, gehackt

1 oder 2 Zehen Knoblauch

60 ml Tahin

1 Esslöffel Ahornsirup

15 g Hefeflocken (optional, aber empfohlen)

Zubereitung:

Alle Zutaten in einen Mixer geben und gut pürieren. Im Kühlschrank bis zu
einer Woche gut haltbar.

Hauptgerichte und Gemüse

Gedämpftes grünes Gemüse mit Walnuss-Parmesan

von Caryn Hartglass and Gary De Mattei,
www.responsibleeatingandliving.com

Blattgemüse ist besonders köstlich, wenn es mit diesem leicht zuzuberei-
tenden, käsigen „Parmesan" abgerundet wird, der nur aus Walnüssen, Hefeflocken und einer Prise Salz hergestellt wird.

Vorbereitungszeit: 15 Minuten
Garzeit: 30 Minuten
Ergibt 4 Portionen

Zutaten:

450 g Grünkohl (etwa 8–10 große Blätter) oder anderes grünes Blattgemüse
    wie Blattkohl, Spinat oder Mangold
30 g Walnüsse
2 Esslöffel Hefeflocken
Eine Prise Salz

Zubereitung:

Einen Topf Wasser mit Dampfgarer-Korb vorbereiten und auf große Hitze
stellen.

Das Gemüse waschen. Die Blätter von den Stielen rupfen. Die Stiele zum
Entsaften oder für die Zubereitung von Suppe aufheben.

Die Blätter grob in 5 bis 7,5 cm breite Stücke schneiden.

Sobald das Wasser kocht, das Blattgemüse hineingeben und 5 bis 10 Minuten köcheln lassen.

Walnüsse auf einem Schneidebrett oder in einer Küchenmaschine fein
hacken. Mit der Nährstoffhefe schwenken. Nach Belieben salzen.

Sobald die Blätter zart sind, das Gemüse aus dem Dampfgarer nehmen. In eine Schüssel geben. Mit Walnuss-Hefeflocken-Gemisch bedecken und gut vermengen. Sofort servieren.

Kohl mit Zwiebeln und Pinienkernen

von Michael Pollan, www.michaelpollan.com

Der fabelhafte Schriftsteller Michael Pollan schrieb einen großartigen Satz über das Essen, als er sagte: „Essen Sie echte Lebensmittel, nicht zu viel und vorwiegend Pflanzen." Wie schön, dass wir seinen Rat befolgen und dieses köstliche pflanzliche Rezept nach Herzenslust (und Bauchgefühl) genießen können!

Vorbereitungszeit: 10 Minuten
Garzeit: 20 Minuten
Ergibt 4–6 Portionen

Zutaten:

50 g Pinienkerne
1½ Esslöffel Natives Olivenöl extra
2 gelbe Zwiebeln (etwa 340 g insgesamt), in dünne Keile geschnitten
2 Sträuße Toskanischer Kohl oder Schwarzkohl (etwa 680 g insgesamt), Stiele entfernt, Blätter gehackt
1 Esslöffel frischer Zitronensaft
½ Teelöffel getrocknete rote Paprikaraspeln, zerdrückt
¾ Teelöffel koscheres Salz

Zubereitung:

Eine große, tiefe Pfanne bei mittlerer Hitze erhitzen. Pinienkerne hineingeben und unter häufigem Umrühren 3 bis 4 Minuten goldbraun rösten; beiseitestellen.

In derselben Pfanne Öl bei mittlerer Hitze erhitzen. Zwiebeln zugeben und unter gelegentlichem Rühren dünsten, bis sie nach 12 bis 15 Minuten tief goldbraun und zart sind. Schwarzkohl, Zitronensaft und 60 ml Wasser hinzugeben und leicht schwenken. Zugedeckt 3 bis 4 Minuten garen, bis die Blätter soeben zusammenfallen.

Vom Herd nehmen und die beiseitegestellten Pinienkerne, rote Paprikaraspeln und Salz hinzufügen. Gut durchmengen und servieren.

Quinoa mit Walnüssen

von Deo Robbins

Champignons, Walnüsse und Quinoa mit hohem Proteingehalt werden kombiniert, um ein sättigendes, Pilaw-artiges Gericht zu kreieren, das man einfach so genießen oder in eine Zucchini oder Aubergine füllen kann.

Vorbereitungszeit: 10 Minuten
Garzeit: 30 Minuten
Ergibt 4 Portionen

Zutaten:

- 1–2 Esslöffel Olivenöl
- 1 mittelgroße Zwiebel, klein gehackt
- 1 Stange Sellerie, klein gehackt
- 1 mittelgroße Möhre, klein gehackt
- 6 Champignons, in dünne Scheiben geschnitten
- 70 g ungekochte Quinoa, 5 Minuten eingeweicht, abgespült und abgetropft
- ½ Teelöffel schwarzer Pfeffer
- ½ Teelöffel getrockneter Rosmarin
- 1–2 Esslöffel Sojasoße oder Kokosnuss-Aminos
- 65 g Walnüsse, gehackt
- ½ Handvoll frische Petersilie, gehackt

Zubereitung:

Öl in einem Kochtopf bei mittlerer bis hoher Hitze erhitzen. Zwiebel, Sellerie und Möhre hinzufügen und ca. 5 Minuten unter gelegentlichem Umrühren dünsten. Champignons zugeben und 1 Minute weiterrühren.

Quinoa, 480 ml Wasser, Pfeffer, Rosmarin und Sojasoße unterrühren. Zugedeckt zum Kochen bringen. Dann die Hitze herunterdrehen und 25 Minuten köcheln lassen.

Gekochte Quinoa in eine Schüssel geben und mit Walnüssen und Petersilie schwenken. Heiß oder kalt servieren.

Scharfe gebackene Süßkartoffeln

von Deo Robbins

Süßkartoffeln sind ein traditionelles Festtagsgericht, aber diese von Natur aus schmackhaften Knollen können problemlos das ganze Jahr über auf den Speiseplan kommen. Ihr Nährstoffprofil, unter anderem ihr Mangan- und Kaliumgehalt, die Ballaststoffe und die Vitamine C, B_1, B_2 und B_6, macht sie zu einem Superstar unter den gesunden Nahrungsmitteln.

Vorbereitungszeit: 10 Minuten
Backzeit: 40 Minuten
Ergibt 4 Portionen

Zutaten:

4 lange, dünne Süßkartoffeln, gut gewaschen
2 Esslöffel Olivenöl
2 Esslöffel Paprika
½ Teelöffel schwarzer Pfeffer
½ Teelöffel Zwiebelpulver
½ Teelöffel Knoblauchpulver
½ Teelöffel getrockneter Thymian
½ Teelöffel getrockneter Rosmarin
¼ Teelöffel Cayennepfeffer
½ Teelöffel Salz (optional)

Zubereitung:

Ofen auf 190 °C vorheizen. Ein Backblech oder eine flache Pfanne leicht einölen.

Süßkartoffeln der Länge nach vierteln, dann in der Mitte halbieren. In eine große Schüssel geben. Olivenöl hinzufügen und mit den Händen durchheben, sodass die Kartoffeln mit dem Öl bedeckt sind.

Gewürze und Salz darüber streuen und untermischen, sodass die Kartoffeln mit der Gewürzmischung umhüllt sind.

Stücke auf das vorbereitete Backblech legen. 20 Minuten von einer Seite backen. Die Stücke umdrehen und noch etwa 15 Minuten oder so lange weiter backen, bis sie leicht gebräunt sind.

Gebratener Blumenkohl-Couscous

Aus Dumm wie Brot: Wie Weizen schleichend Ihr Gehirn zerstört, *von Dr. David Perlmutter, mit Kristin Loberg, copyright © 2013. Nachdruck mit Genehmigung von Little, Brown and Company, ein Impressum der Hachette Book Group, Inc.*

Tritt zur Seite, Grünkohl – jetzt genießt der Blumenkohl seine Zeit im Scheinwerferlicht als Gemüse Nummer 1! Blumenkohl gehört zur Familie der Kreuzblütler und hat eine Vielzahl gesundheitsfördernder Eigenschaften. Außerdem bekommt er während der Verarbeitung eine dem Reis ähnliche Textur, sodass er bei Wok-Gerichten hervorragend als Alternative verwendet werden kann. Dieses Rezept ist als Beilage gedacht; wenn Sie ein herzhafteres Gericht wünschen, fügen Sie Bohnen, Nüsse und Gemüse hinzu.

Vorbereitungszeit: 10 Minuten
Garzeit: 10 Minuten
Ergibt 4 Portionen

Zutaten:

- 1 Kopf Blumenkohl
- 2 Esslöffel Olivenöl
- 1 Zwiebel, fein gewürfelt
- 1 Knoblauchzehe, gehackt
- Salz und schwarzer Pfeffer
- 1 Esslöffel frische Kräuter nach Wahl, gehackt
- 1 Esslöffel Zitronensaft

Zubereitung:

Den Blumenkohl in 5–7,5 cm große Stücke schneiden und in die Rührschüssel einer Küchenmaschine geben. Den Blumenkohl so lange zerkleinern, bis er winzigen Nuggets ähnelt. Gut aufpassen, denn aus den Nuggets wird schnell Püree.

Wenn Sie keine Küchenmaschine haben, den Blumenkohl über die grobe Fläche einer Küchenreibe reiben oder ihn mit einem sehr scharfen Kochmesser zerkleinern.

(Optional: die Blumenkohl-Nuggets auf saubere Geschirr- oder Papiertücher legen und die Feuchtigkeit auswringen. Dies führt zu einem weniger breiigen Wok-Gericht.)

Olivenöl in einer großen Pfanne erhitzen. Zwiebel und Knoblauch hinzufügen und unter Rühren ca. 3 Minuten anbraten, bis sie weich sind. Die rohen Blumenkohl-Nuggets hinzugeben, mit Salz und Pfeffer abschmecken und unter Rühren so lange garen, bis der Blumenkohl anfängt, sich nach ca. 5 Minuten zu färben.

Vom Herd nehmen und frische Kräuter und Zitronensaft einrühren. Abschmecken und eventuell nachwürzen.

Hinweis: Viele werfen den Strunk des Blumenkohls weg und verwenden nur die Röschen, um Couscous zuzubereiten, doch es gibt absolut keinen triftigen Grund dafür. Der Strunk schmeckt nur ein wenig kräftiger als die Röschen und ergibt mindestens eine weitere Portion.

Mariniertes Tempeh

von Caryn Hartglass und Gary De Mattei,
www.responsibleeatingandliving.com

Tempeh ist eine fermentierte, vollwertige und nährstoffreiche Sojaquelle. Einmal gekocht, kann dieses Tempeh in einer Vielzahl von Gerichten verwendet werden, zum Beispiel in Wok-Gerichten oder sogar in Scheiben geschnitten auf einem Sandwich. Lust auf ein Tempeh-Reuben-Sandwich?

Vorbereitungszeit: 10 Minuten
Backzeit: 45 Minuten
Ergibt 4 Portionen

Zutaten:

Marinade
480 ml Gemüsebrühe oder Wasser
240 ml trockener Weißwein oder Wermut (falls gewünscht, können Sie alkoholfreien Wein oder zusätzliche Gemüsebrühe oder Wasser verwenden)
120 ml frisch gepresster Zitronensaft
1 Teelöffel Zwiebelpulver
1 Teelöffel getrocknete Petersilie
1 Teelöffel getrockneter Salbei
1 Teelöffel getrockneter Rosmarin
1 Teelöffel getrockneter Thymian

(Fortsetzung)

1 Teelöffel Paprika
1 Lorbeerblatt
1 Teelöffel schwarzer Pfeffer
4 Zehen Knoblauch, gepresst
Salz

Zwei 200-g-Pakete Tempeh

Zubereitung:

Ofen auf 190 °C vorheizen.

In einer großen Schüssel die Zutaten der Marinade gründlich mischen.

Das Tempeh auf ein großes Backblech mit hohen Seiten legen. Die Marinade über das Tempeh gießen. Mit einem Blatt Backpapier bedecken und dieses mit Aluminiumfolie abdecken.

45 Minuten lang backen. Vor dem Servieren aus dem Ofen nehmen und abkühlen lassen.

Deos köstliches Gemüse

von Deo Robbins

Zusätzlich zu all den anderen Dingen, die ich an meiner Mutter liebe, gelingt es ihr, ein supertolles Gemüsegericht zu zaubern.

Vorbereitungszeit: 10 Minuten
Garzeit: 15 Minuten
Ergibt 4 Portionen

Zutaten:

1 Esslöffel Kokos- oder Olivenöl
2 gelbe Zwiebeln, in Scheiben geschnitten
2 Zehen Knoblauch, gehackt
2 Sträuße Grünkohl, gewaschen, Stiele entfernt, Blätter in dünne Streifen geschnitten
1 Teelöffel Sojasoße
Salz und schwarzer Pfeffer

Zubereitung:

Kokosöl in einer Pfanne bei mittlerer Hitze erhitzen. Zwiebeln hinzufügen und häufig umrühren, bis sie nach etwa 5 Minuten anfangen weich zu werden. Knoblauch und Grünkohl einrühren. Sojasoße zugeben und die Pfanne abdecken. Das Salz in der Sojasoße zieht etwas Saft aus dem Kohl, und der Deckel hält den Dampf zurück, der das Gemüse weich macht. Nach etwa 3 Minuten den Deckel zum Umrühren entfernen und dann wieder auflegen, damit das Gemüse im eigenen Saft dünsten kann.

Einige weitere Male rühren und wieder abdecken, bis der Grünkohl nach etwa 10 Minuten die gewünschte Zartheit erreicht hat. Falls er in der Pfanne anzuhaften beginnt, kann mehr Sojasoße oder eine kleine Menge Wasser hinzugefügt werden. Mit Salz und Pfeffer abschmecken und servieren.

Schwarzaugenbohnen auf thailändische Art

von Caryn Hartglass and Gary De Mattei,
www.responsibleeatingandliving.com

Einige glauben, dass der Verzehr von Augenbohnen am Neujahrstag Glück bringt. Augenbohnen in einer reichhaltigen und würzigen Kokosnuss-Curry-Sauce? Wer braucht schon Glück, wenn es gutes Essen gibt?

Vorbereitungszeit: 10 Minuten
Kochzeit: 30 Minuten
Ergibt 8–10 Portionen

Zutaten:

900 g gekochte Schwarzaugenbohnen oder drei 400-g-Dosen
1 rote Zwiebel, gehackt
1 Zimtstange
1 Teelöffel Senfpulver
1 Teelöffel Kreuzkümmel
1 Teelöffel Kurkuma
1 Teelöffel getrocknete rote Paprikaraspeln
½ Teelöffel Chili-Pulver
½ Teelöffel gemahlener Koriander
¼ Teelöffel Cayennepfeffer
240 ml passierte Tomaten

(Fortsetzung)

240 ml Kokosnussmilch
Salz und Pfeffer

Zubereitung:

Alle Zutaten zusammen mit 240 ml Wasser in einen großen Topf geben und bei mittlerer Hitze erhitzen.

Unter gelegentlichem Umrühren köcheln lassen, bis die Flüssigkeit nach etwa 30 Minuten zu einem dickflüssigen Eintopf reduziert ist. Die Zimtstange herausnehmen.

So wie es ist, ist es köstlich, aber man kann es auch mit Gemüse auf Quinoa servieren.

Nudelauflauf mit Hefeflocken-„Käse"

von Deo Robbins

Hefeflocken sind für jede Art von Kost eine tolle Ergänzung. Sie sind eine ausgezeichnete Proteinquelle und enthalten alle essenziellen Aminosäuren. Sie sind besonders reich an Lysin und Tryptophan und eine willkommene Ergänzung zu den meisten Getreidearten.

Vorbereitungszeit: 15 Minuten
Koch- und Backzeit: 30 Minuten
Ergibt 6 Portionen

Zutaten:

340–400 g brauner (oder anderer) Reis oder Penne-Nudeln
180 ml Raps-, Kokos- oder anderes Pflanzenöl
70 g halbgriffiges Vollkornweizenmehl oder glutenfreies Allzweckmehl
1 Zwiebel, gehackt
2 Zehen Knoblauch, zerdrückt
2 Esslöffel Sojasoße oder Tamari
1½ Teelöffel Salz
1 Prise Kurkuma
Schwarzer Pfeffer
60 g Hefeflocken

Zubereitung:

Ofen auf 175 °C vorheizen. Eine 23-x-33-cm-Backform (entspricht einer 30-cm-Springform) einölen.

Nudeln nach Packungsanweisung bissfest kochen; abgießen, abtropfen lassen und in einer Rührschüssel beiseitestellen.

840 ml Wasser in einem abgedeckten Topf zum Kochen bringen, die Hitze reduzieren und weiter köcheln lassen.

120 ml des Öls in einem großen Topf bei mittlerer Hitze erhitzen. Nach und nach das Mehl in das erhitzte Öl einrühren und bei mittlerer Hitze so lange verrühren, bis die Mischung glatt ist und sprudelt. Erhitztes Wasser hinzugeben, dann Zwiebel, Knoblauch, Sojasoße, Salz, Kurkuma und schwarzen Pfeffer nach Belieben einrühren. 5 Minuten weiter rühren, während die Mischung eindickt und kocht. Hefeflocken und die restlichen 60 ml Öl hinzugeben.

Drei Viertel der Soße mit den gekochten Nudeln vermengen, dann die Nudeln in der vorbereiteten Auflaufform verteilen. Den Rest der Soße darüber gießen. 15 Minuten backen. Die Oberfläche 1 bis 3 Minuten hellbraun grillen.

Leckereien und Desserts

Tolle „Eiscreme"

von Ocean Robbins

Dies ist unser Dessert, wenn wir etwas Schnelles, Schmackhaftes und Nahrhaftes genießen möchten. Es gibt unendlich viele Variationsmöglichkeiten, und sie sind alle köstlich! Die meisten Menschen genießen dieses Dessert wie ein Softeis aus dem Schälchen, andere füllen es in ein Hörnchen. Sie werden schon heute beginnen wollen, Bananen einzufrieren, damit Sie sie immer griffbereit haben, um diese köstliche Leckerei zuzubereiten.

Vorbereitungszeit: 10 Minuten
Ergibt 4 Portionen

Zutaten:

- 2 große reife Bananen, geschält, in Stücke geschnitten und gefroren (etwa 115 g Bananenstücke)
- 120–180 ml pflanzliche Milch
- 1 kernlose Navelorange, geschält und zerkleinert
- 70 g gefrorene Pfirsichscheiben
- 30 g gefrorene Mangoscheiben
- 1 Teelöffel Vanille-Extrakt
- 30 g rohe Walnüsse oder Cashewkerne (optional, falls Sie eine cremigere Konsistenz wünschen)

Zubereitung:

Alle Zutaten in den Mixer geben und vermengen, bis alles zerkleinert ist (falls Sie einen Vitamix haben, verwenden Sie den Stößel, um alle Zutaten zu vermischen und dabei eine dicke Konsistenz zu erhalten).

Dieses Dessert wird am besten sofort gegessen, da bei erneutem Einfrieren ein fester Eisblock entsteht.

Variationen: Sie können andere gefrorene Früchte wie Blaubeeren oder einen Teelöffel rohes Kakaopulver oder einen Esslöffel Erdnussbutter hinzufügen. Oder Sie lassen die gefrorenen Pfirsich- und Mangoscheiben weg und bestreuen stattdessen jede Dessertportion mit einer Prise Zimt, Muskatnuss und/oder Kürbiskuchengewürz.

Erdnussbutter-Fudge-Bällchen

von Ocean Robbins

Dies ist nicht das gesündeste Rezept, das Sie in diesem Buch finden – aber die Bällchen sind wirklich köstlich!

Vorbereitungszeit: 35 Minuten
Ergibt 20 Bällchen

Zutaten:

Erdnussbutter-Bällchen:
170 g ungesalzene Erdnussbutter
6 große reife Medjool-Datteln, entkernt
2 Teelöffel Vanille-Extrakt
¼ Teelöffel Salz
2 Esslöffel Hafermehl

Fudge-Überzug:
90 g Kokosbutter (ist nicht dasselbe wie Kokosöl)
35 g ungesüßtes Kakaopulver
1 Teelöffel Vanille-Extrakt
75–150 g Ahornsirup (je nach gewünschter Süße)

Zubereitung:

Ein kleines Backblech mit Backpapier auslegen.

Erdnussbutter, Datteln, Vanille-Extrakt und Salz in eine Küchenmaschine geben und gut vermischen. Die Mischung in eine Schüssel umfüllen, Mehl hinzufügen und mit den Händen vermengen, bis das Mehl von der Masse absorbiert ist.

Aus der Masse 2,5-cm-Durchmesser-Bällchen formen, auf ein vorbereitetes Backblech legen und in den Gefrierschrank stellen, währenddessen den Fudge-Überzug zubereiten.

(Fortsetzung)

Die Kokosbutter in einer mittelgroßen Glasschüssel in der Mikrowelle (ca. 1 Minute) oder in einem Topf auf der Herdplatte schmelzen. Kakaopulver, Vanille-Extrakt und Ahornsirup in die geschmolzene Kokosbutter einrühren, bis die Masse sämig ist.

Erdnussbutterbällchen aus dem Gefrierschrank nehmen. Ein Bällchen nach dem anderen in den Fudge tauchen und einen Löffel zum Bestreichen benutzen. Erneut auf ein Backblech legen und mindestens 15 Minuten in den Gefrierschrank stellen, damit der Fudge-Überzug fest wird. Die Bällchen werden am besten gekühlt oder gefroren aufbewahrt.

Walnuss-Cookies

von Brenda Davis, www.brendadavisRD.com

Diese Cookies sind erstaunlich! Sie enthalten kein Öl oder zugesetzten Zucker und sind glutenfrei. Außerdem sind sie eine erstaunliche Omega-3-Fettsäuren-Quelle!

Vorbereitungszeit: 45 Minuten
Backzeit: 20 Minuten
Ergibt 3 Dutzend kleine Cookies

Zutaten:

300 g entsteinte Datteln, lose verpackt
60 g Tahin oder 45 g Mandelbutter
25 g Leinsamen, gemahlen
1 Teelöffel Vanille-Extrakt
¼ Teelöffel Salz (optional)
250 g Walnüsse, fein gehackt (oder im Mixer grob gemahlen)
100 g Haferflocken, zu Mehl gemahlen
Walnuss- oder Pekannusshälften (optional)

Zubereitung:

Ofen auf 150 °C vorheizen. Zwei Backbleche leicht einölen oder mit Silikon-Backmatten auslegen.

Die Datteln mit 180 ml Wasser in einen kleinen Topf geben und etwa 5 Minuten kochen, bis sie weich sind. Sobald sie weich sind, mit einer Gabel zerdrücken.

Die Datteln in eine große Schüssel geben und mit Tahin, Leinsamen, Vanille-Extrakt und Salz vermengen. Nüsse und gemahlene Haferflocken hinzufügen und alles gut verrühren.

Teelöffelweise auf vorbereitete Backbleche geben und mit einer Gabel herunterdrücken (Gabel nach jedem Cookie in Wasser tauchen, damit die Masse nicht anklebt). Mit einer Walnuss- oder Pekannusshälfte belegen.

Etwa 20 Minuten backen, bis sie gebräunt sind.

Food Babe's Kokos-Creamsicle-Beeren-Pops

von Vani Hari, www.foodbabe.com

Achten Sie darauf, dass Sie dieses köstliche Eis am Stiel mit reiner Kokosmilch aus der Dose oder frischer Kokosmilch zubereiten.

Vorbereitungszeit: 5 Minuten, zusätzlich 2 Stunden Gefrierzeit
Ergibt 4 Eis am Stiel

Zutaten:

300 ml Kokosmilch
65 g gemischte Beeren (größere Erdbeeren eventuell durchschneiden)
1 Teelöffel Orangenschale
60 ml frisch gepresster Orangensaft
2 Esslöffel Ahornsirup, Kokosnektar oder Honig
1 Prise Meersalz

Zubereitung:

Alle Zutaten in einen großen Krug oder eine Schüssel geben und gut vermengen.

Die Stieleisförmchen bis oben füllen und die Stiele in die Formen stecken. Mindestens 2 Stunden oder über Nacht einfrieren. Guten Appetit!

Gebackene Äpfel mit Cashew-Creme

von Jenny Brewer, www.nourishingnutrition.com

Dieses cremige, süße Apfeldessert ist so köstlich, dass Sie so viel werden zubereiten wollen, dass noch Reste übrig bleiben! Äpfel haben viel Vitamin C und sind eine Quelle für gesunde Ballaststoffe wie Pektin.

Vorbereitungszeit: 15 Minuten
Backzeit: 30 Minuten
Ergibt 4 Backäpfel

Zutaten:

- 6 Datteln, entkernt und mindestens 10 Minuten in heißem Wasser eingeweicht
- 1½ Esslöffel Kokosöl
- 1½ Teelöffel Zimt
- 1 Prise Salz (optional)
- 4 Backäpfel, zum Beispiel von der Sorte Honeycrisp oder Fuji, gewaschen und entkernt; die Unterseite intakt lassen, damit sie die Dattelmischung halten kann

Zubereitung:

Den Ofen auf 190 °C vorheizen.

Die Datteln, das Kokosöl, den Zimt und das Salz in eine Küchenmaschine geben und so lange pürieren, bis die Datteln komplett zerkleinert und alle Zutaten gut vermischt sind.

Den Hohlraum jedes Apfels mit der Dattelmischung füllen. Die Äpfel in eine niedrige Auflaufform legen. So viel Wasser in die Form füllen, dass der Boden der Form bis zu einer Höhe von etwa 2,5 cm gefüllt ist. Etwa 30 Minuten backen, bis die Äpfel weich sind, aber noch ihre Form behalten.

Mit einem großen Schlag Cashewcreme servieren (Rezept folgt).

Cashew-Creme

Vorbereitungszeit: 35 Minuten
Ergibt 300 g

Zutaten:

180 g rohe, ungesalzene Cashewnüsse, mindestens 30 Minuten eingeweicht
(je länger, desto besser – idealerweise über Nacht)
60 ml Wasser oder ungezuckerte pflanzliche Milch (Milch macht die
Creme sämiger)
1 Esslöffel Ahornsirup
1 Teelöffel Vanille-Extrakt

Zubereitung:

Cashewnüsse abtropfen lassen und abspülen. In eine Küchenmaschine geben
und mit der Pulse-Funktion zerkleinern, bis sie eine feine Konsistenz haben.
Bei laufendem Motor die restlichen Zutaten hinzugeben und die Verarbeitung fortsetzen, bis die Mischung cremig ist; gegebenenfalls anhalten und
die Seiten der Rührschüssel abschaben. Bei Bedarf mehr Flüssigkeit hinzufügen, um die gewünschte Konsistenz zu erlangen. Abschmecken und nach
Belieben zusätzlichen Ahornsirup hinzugeben. Die Creme mit einem Löffel
über die gebackenen Äpfel geben und servieren.
   Die restliche Creme im Kühlschrank aufbewahren und innerhalb von 5
Tagen verzehren. Sie schmeckt hervorragend als Dressing zu einer Vielzahl
von Früchten oder in Haferflocken eingerührt.

Kurkuma-Milch

von Kris Carr, Crazy Sexy Juice: 100 Säfte, die deinem Leben Schwung
geben, *www.kriscarr.com*

Kurkuma hat unglaubliche entzündungshemmende Eigenschaften. Diese
goldene Kurkuma-Milch kann kalt serviert werden oder man genießt sie
aufgewärmt als Gutenachtgetränk.

(Fortsetzung)

Vorbereitungszeit: 10 Minuten
Ergibt 3–4 Portionen

Zutaten:

720 ml Mandelmilch
120 ml Kokosmilch aus der Dose (mit vollem oder reduziertem Fettgehalt)
1½ Teelöffel Kurkumapulver oder ein 2,5-cm-Stück frische Kurkumawurzel, geschält
Ein 1¼-cm-Stück Ingwer, geschält
½ Teelöffel gemahlener Zimt
¼ Teelöffel gemahlener Kardamom
2 Esslöffel Ahornsirup

Zubereitung:

Alle Zutaten in einen Mixer geben und cremig pürieren. Sofort servieren oder in einem luftdichten Behälter im Kühlschrank bis zu 4 Tage aufbewahren.

Food-Revolution-Speiseplan

Die Umsetzung dieses Fünf-Tage-Speiseplans wird Ihnen dabei helfen, bei Ihrer Food Revolution einen guten Start hinzulegen! Umfassende Speisepläne einschließlich Einkaufslisten und Kochtipps, die Ihre Zeit in der Küche effizienter und angenehmer machen, finden Sie online unter dem Link 31dayfoodrevolution.com/mealplan.

Food-Revolution-Speiseplan

	Tag 1	Tag 2	Tag 3	Tag 4	Tag 5
Früh-stück	Der Smoo-thie meiner Liebsten*	Blaubeer-Chia-Brei*	Haferbrei mit Zimt, Rosinen, Walnüssen und Banane	Hirse mit Aprikosen-Apfel-Kompott und warmer Kokosmilch*	Austern-pilz-Frittata
Mittag-essen	Grüner Salat mit Dressing Ihrer Wahl, eine Avocado und Ihre Lieblings-Cracker	Grünkohl-salat mit Äpfeln und getrockneten Kir-schen und dem Rest der sä-migen Mais-suppe*	Rest des Grün-kohlsalats* mit Ihrem Lieb-lingscracker, bestrichen mit Deos Cas-hew-Frisch-käse, Tomaten-scheiben und Gewürzen	Quinoa mit Walnüssen* auf grünem Salat und Dressing Ihrer Wahl	Rest der Schwarz-augen-bohnen auf thailän-dische Art*
Abend-essen	Sämige Maissuppe*	Quinoa mit Walnüssen* und Deos köstliches Gemüse*	Cremige Möhrensuppe* (mit gerösteten Kürbiskernen bestreuen)	Schwarzau-genbohnen auf thailän-dische Art* mit einer gebackenen Süßkartoffel	Mariniertes Tempeh* auf Caesar Salad mit Hanf-samen*
Ideen für zwischen-durch	Apfelschei-ben mit Mandel- oder Erd-nussbutter	Sellerie mit Deos Cashew-Frischkäse*	Rest des Blaubeer-Chia-Breis*	Möhren mit Deos Ca-shew-Frisch-käse* oder Nussbutter	Mächtige Möhren-Rosinen-Muffins*

*das Rezept finden Sie in diesem Buch

ANHANG

Organisationen, die Gutes tun

GESUNDE NAHRUNGSMITTEL KAUFEN

- **Thrive Market** (31dayfoodrevolution.com/thrive) ist ein mitgliedschaftsbasierter US-amerikanischer Online-Händler, der unverderbliche natürliche und biologische Lebensmittel zu reduzierten Kosten anbietet.
- **Local Harvest** (localharvest.org/csa/) bietet ein Verzeichnis der solidarischen Landwirtschaftsgemeinschaften in den USA (CSA: community supported agriculture). Für Deutschland finden Sie ein dementsprechendes Verzeichnis unter www.solidarische-landwirtschaft.org.
- **Eat Well Guide** (eatwellguide.org) bietet eine durchsuchbare (und wachsende) Datenbank, die mehr als 25.000 sorgfältig ausgewählte Restaurants, Bauernhöfe, Märkte und andere Quellen für lokale, nachhaltige Lebensmittel umfasst. Die Plattform greentable.org bietet ähnliche Informationen für Bio-Restaurants und nachhaltige Lieferanten und Zulieferer aus Deutschland.
- Das **International Community Supported Agriculture Network** (urgenci.net) ist ein Netzwerk für solidarische Landwirtschaft, das Bürger, Kleinbauern, Verbraucher und Aktivisten mit dem Ziel zusammenbringt, weltweit Programme für nachhaltige Landwirtschaft zu verbreiten und zu unterstützen.

GESUNDE NAHRUNGSMITTEL ANBAUEN

- **Food Not Lawns** (foodnotlawns.com) – Nahrungsmittel statt Rasenflächen – ist ein Netzwerk von Gärtnern und Aktivisten, die in nachbarschaftlichen, auf Freundschaften basierenden Gemeinschaften Lebensmittel, Saatgut, Werkzeuge, Land, Fertigkeiten und andere Ressourcen austauschen.

- Das **Socially Responsible Agriculture Project** (sraproject.org) – das Projekt für sozial verantwortliche Landwirtschaft – hilft Gemeinschaften, sich gegen Massentierhaltung und Agrarfabriken zu behaupten, und unterstützt Bauern beim Übergang zu nachhaltigeren und humaneren Landwirtschaftssystemen.
- **Tower Garden** (towergarden.com) ist ein vertikales Anbausystem, bei dem Obst, Gemüse und Kräuter in hohen, turmartigen Pflanzbehältern angebaut werden. Die Pflanzbehälter können mit Erde gefüllt sein, oder das ganze System kann mittels der Hydroponik- oder der Aeroponik-Technik funktionieren.
- Das **Food Is Free Project** (foodisfreeproject.org) lehrt Menschen, wie sie sich mit ihren Nachbarn zusammentun und an ihrer Straße vor den Häusern Gemeinschaftsgärten anlegen können, in denen jeder kostenlos Obst und Gemüse ernten kann. Mehr als 300 über die ganze Welt verstreute Städte haben in Grundschulen, gemeinschaftlich genutzten Kunsträumen, Kirchen und kleinen Unternehmen Food-Is-Free-Projekte gestartet.
- **Grow Your Own Vegetables** (31dayfoodrevolution.com/garden) – Baut euer eigenes Gemüse an – bietet Online-Kurse und -Schulungen an, um Hinterhofgärtnern zum Erfolg zu verhelfen.

GESUNDE NAHRUNGSMITTEL VERBREITEN

- **Wholesome Wave** (wholesomewave.org) ist eine gemeinnützige Organisation, die die finanziellen Mittel bereitstellt, um den Kauf von Obst und Gemüse mit Lebensmittelmarken im Rahmen des Nahrungsergänzungs-Hilfsprogramms (SNAP) dadurch zu belohnen, dass der Wert der für den Kauf von Obst und Gemüse eingesetzten Lebensmittelmarken verdoppelt wird. Das Hilfsprogramm unterstützt mehr als 500.000 Menschen und 1.400 Bauernmärkte in 49 US-Bundesstaaten (und es werden immer mehr!).
- **Opportunity International** (opportunity.org) bietet Mikrokredite an, die weltweit Millionen von Menschen helfen sollen, Unternehmen zu gründen und der Armut zu entkommen. Fünfundneunzig Prozent der Kredite der Hilfsorganisation gehen an Frauen, und die Rückzahlungsrate beträgt satte 99 Prozent. Die international tätige Hilfsorganisation hat ein sehr dynamisches Agrarkreditportfolio, das zur Förderung von Ernährungssicherheit und Nachhaltigkeit beiträgt.

- **Planting Justice** (plantingjustice.org) befähigt Menschen, die von verbreiteter sozialer Ungleichheit betroffen sind, die erforderlichen Kompetenzen und Ressourcen zu erwerben, um Ernährungssouveränität zu gewinnen, wirtschaftliche Gerechtigkeit zu fördern und dazu beizutragen, das Zusammenleben in der Gemeinschaft, in der sie leben, zu verbessern. Die Organisation, der vor allem die Schaffung und der Erhalt von Arbeitsplätzen und gesunde Ernährung am Herzen liegt, betreibt eine Bio-Baumschule, die mehr als 1.100 Pflanzen in die gesamte USA vertreibt, und bildet angehende Anführer von Gemeinschaften aus, gesunde Lebensmittel anzubauen, zu ernten und zuzubereiten.
- **Das Food Empowerment Project** (foodispower.org) hat zum Ziel, eine gerechtere und nachhaltigere Welt zu schaffen, indem es denjenigen Gemeinschaften, die es am dringendsten benötigen, Informationen und Beratung über gesunde Ernährung zur Verfügung stellt.
- **Trees for the Future** (31dayfoodrevolution.com/trees) hat in Dutzenden von Ländern mehr als 145 Millionen Bäume gepflanzt und Hunderttausende Hektar Böden wiederbelebt und damit das Leben von Menschen in Tausenden von Gemeinden verbessert. Die Organisation stellt Bio-Obst- und Bio-Nussbäume in den Vordergrund, die für nachwachsende Generationen als eine gesunde Nahrungsquelle dienen können. Das Food Revolution Network arbeitet mit der Organisation zusammen, indem es für den Verkauf jedes Produkts (einschließlich jedes Exemplars dieses Buches!) die Pflanzung eines Obst- oder Nussbaums finanziert.

IMMER WEITER LERNEN

- **NutritionFacts.org** stellt Tausende Lehrvideos und Artikel mit fundierten Ratschlägen zu den wichtigsten Ernährungsfragen unserer Zeit zur Verfügung. Gegründet wurde die Plattform von Dr. Michael Greger, dem Bestseller-Autor von „How Not To Die".
- Das **Physician's Committee for Responsible Medicine** (pcrm. org), gegründet von Dr. Neal Barnard, bietet forschungsgestützte Gesundheitsinformationen und macht sich für gesunde Ernährung und wissenschaftliche Forschung über Ernährung stark.
- **ChrisBeatCancer.com** ist das Online-Portal von Chris Wark, dem Bestseller-Autor von „Chris gegen den Krebs". Wark ist ein Krebsüberlebender, der zu einem Vorreiter in Sachen Gesundheit geworden ist. Wenn jemand, der mir am Herzen liegt, mit Krebs

konfrontiert ist und mich um Rat bittet, ist dies normalerweise die erste Anlaufstelle, an die ich ihn verweise.

- **Ornish.com** ist eine Fundgrube für kostenlose Beratung und Informationen von einem der weltweit führenden Experten für Lebensstilmedizin.
- **DrFuhrman.com**, gegründet von Dr. Joel Fuhrman, dem Autor des Bestsellers „Eat to Live", bietet personalisierte Beratung im Hinblick auf Vitamine und Nahrungsergänzungsmittel sowie Rezepte und eine riesige Bibliothek an Wissen darüber, wie eine exzellente Ernährung für dauerhaftes Wohlbefinden sorgen kann.
- **The Truth About Cancer** (die Wahrheit über Krebs) – thetruthaboutcancer.com – bietet unkonventionelle Informationsquellen über natürliche und alternative Ansätze zur Vorbeugung und Behandlung von Krebs sowie zu den Ursachen für die Entstehung von Krebs und Lösungen im Kampf gegen diese Krankheit.

LIFESTYLE-ANWENDUNGEN

- **Forks Over Knives** (forksoverknives.com) bietet einen auf Rezepten mit pflanzlichen Nahrungsmitteln basierenden Vollwert-Online-Kochkurs und einen Mahlzeitenplaner mit dem Ziel, Ihnen dabei zu helfen, die Lektionen aus dem äußerst beliebten Dokumentarfilm „Gabel statt Skalpell" in die Tat umzusetzen.
- **Green Smoothie Girl** (greensmoothiegirl.com) bietet Kurse, Schulungen und Seminare zur Unterstützung der Entgiftung, der Sättigung mit Mikronährstoffen und der allgemeinen Gesundheit an.
- **Crazy Sexy Wellness** (kriscarr.com) wurde von der Bestseller-Autorin und „Krebsüberlebenden" Kris Carr gegründet. Kris bietet Wellness-Tipps, Ernährungsempfehlungen und inspirierende Informationen, die Ihnen dabei helfen sollen, mit Leidenschaft, Zielstrebigkeit und Lebensfreude zu leben.
- **Well.org**, gegründet von Dr. Pedram Shojai, bietet eine Reihe von Programmen, Schulungen, Filmen und anderen Ressourcen, die darauf ausgerichtet sind, einen gesunden Körper, inneren Frieden, globale Nachhaltigkeit und ein bewusstes und gesundes Wirtschaften zu fördern.
- **Bright Line Eating** (brightlineeating.com) wurde von Dr. Susan Peirce Thompson mit dem einfachen Ziel gegründet, die Adipositas-Epidemie für immer zu beenden. Füllen Sie unter dem Link

www.31dayfoodrevolution.com/foodquiz ihren Fragebogen aus, um herauszufinden, ob Sie unter bestimmten Esssüchten leiden und wie Sie Ihre bahnbrechenden Erkenntnisse anwenden können.

BILDUNGSARBEIT UND ENGAGEMENT

- Das **American College of Lifestyle Medicine** (lifestylemedicine.org) bietet Schulungen, Qualifikationen und Unterstützung an, um Fachleute aus dem Gesundheitswesen dabei zu unterstützen, auf Ernährung und Lebensstil zu setzen, um die Gesundheit ihrer Patienten positiv zu beeinflussen.
- **Foodbabe.com**, gegründet von der Bestseller-Autorin Vani Hari, untersucht die Schwindeleien der Lebensmittelindustrie und stellt Artikel über gesundes Essen, gesundes Einkaufen und die Planung von Mahlzeiten sowie entsprechende Leitfäden bereit, damit man seine Familie sicher und gut ernähren kann.
- Das **Center for Food Safety** (centerforfoodsafety.org) steht an vorderster Front, wenn es darum geht, eine mächtige Lebensmittelbewegung zu organisieren, die das Modell industrieller Nahrungsmittelerzeugung bekämpft und sich für biologische, ökologische und nachhaltige Alternativen einsetzt. Die gemeinnützige Organisation bietet Informationen für die allgemeine Öffentlichkeit und beschäftigt zwei Dutzend Anwälte, die sich für unbedenkliche Lebensmittel für alle einsetzen.
- Die **Environmental Working Group** (ewg.org) bietet bahnbrechende Forschungserkenntnisse und Informationen, um dazu beizutragen, dass Verbraucher fundierte Entscheidungen treffen können und Bürgerengagement zu fördern.
- Die **Organic Consumers Association** (organicconsumers.org) setzt sich dafür ein, die Verbraucher von der Vertrauenswürdigkeit biologischer Landwirtschaft zu überzeugen und sich für ihr Wachstum sowie für die Gesundheit von Kindern, die Rechenschaftspflicht von Unternehmen, fairen Handel und ökologische Nachhaltigkeit einzusetzen.
- **Green America** (greenamerica.org) versucht, die Macht von Verbrauchern, Investoren, Unternehmen und des Marktes zu nutzen, um eine sozial gerechte und ökologisch nachhaltige Gesellschaft zu schaffen. Die Organisation schlägt eine Brücke zwischen bewussten Verbrauchern und ethischen Unternehmen, um eine saubere, grüne, dynamische Wirtschaft zu fördern.

- **Roots & Shoots** (rootsandshoots.org), gegründet von Dr. Jane Goodall, bietet Instrumente, gemeinschaftliche Unterstützung und Assistenz, um jungen Menschen aller Altersgruppen zu helfen, Initiativen zu starten, die die Welt zum Besseren verändern.
- **Mercy For Animals** (mercyforanimals.org) steht an vorderster Front der Bewegung, die es sich zum Ziel gemacht hat, Tierquälerei aufzudecken und Nutztiere zu schützen. Egal ob es um Massentierhaltung geht oder um die Vorstandsetagen von Unternehmen, ob um Gerichte der Justiz oder das Urteil der öffentlichen Meinung – Mercy For Animals spricht sich gegen Grausamkeit aus und setzt sich für Mitgefühl ein.

Schließen Sie sich der Food Revolution an

Wenn die Botschaft dieses Buches Sie angesprochen hat, unterstützen Sie bitte unser Engagement für gesunde, ethische und nachhaltige Lebensmittel für alle und schließen Sie sich uns an. Sie erhalten Zugang zu exzellenten Quellen und Informationen, einer soliden globalen Gemeinschaft und topaktuellen Erkenntnissen, die Sie auf Ihrem Weg der Food Revolution unterstützen und bestärken werden. Weitere Informationen finden Sie unter dem Link www.31dayfoodrevolution.com/join.

Über den Autor

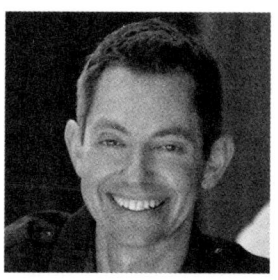 Ocean Robbins ist Mitbegründer und Geschäftsführer des „Food Revolution Network", einer globalen Gemeinschaft von mehr als 500.000 Mitgliedern, die sich dafür einsetzen, dass alle Menschen Zugang zu gesunden, ethischen und nachhaltigen Lebensmitteln bekommen. Robbins hat Online-Summits und -Kurse veranstaltet und organisiert, die mehr als eine Million Teilnehmer aus 190 Nationen erreicht haben. Er hat als außerordentlicher Professor am Friedensforschungsinstitut der Chapman University gelehrt und ist Gründer von Youth for Environmental Sanity (YES!), einer globalen gemeinnützigen Organisation, die er im Alter von 16 Jahren aus der Taufe hob und 20 Jahre lang leitete. Er hat persönlich Veranstaltungen geleitet, an denen Hunderttausende von Menschen aus mehr als 65 Nationen teilgenommen haben, und auf diesen Veranstaltungen Vorträge gehalten. Er wurde unter anderem mit dem Freedom's Flame Award des National Voting Rights Museum and Institute, dem Harmon Wilkinson Award für herausragende Beiträge im Bereich der Geistes- und Sozialwissenschaften und dem nationalen Jefferson Award for Outstanding Public Service ausgezeichnet. Er lebt mit seiner Frau und seinen eineiigen Zwillingssöhnen in Kalifornien.

Danksagungen

Mein Dank geht an meine geliebte Lebenspartnerin Phoenix, die mir seit 24 Jahren zur Seite steht und mich herausfordert, liebt und inspiriert (und wir fangen gerade erst an!). Du bist das größte Wunder in meinem Leben. Und an meine Zwillingsjungen River und Bodhi, die mich demütig machen und erstaunen und die mich so viel darüber gelehrt haben, wer ich bin, was ich wertschätze und was wirklich im Leben zählt.

Unendlich dankbar bin ich meinem Vater John – meinem Kollegen und einem meiner besten Freunde, der einen Weg beschritten hat, der Millionen von Menschen inspiriert hat (mich eingeschlossen!) –, und meiner Mom Deo, die für mich der liebevollste Mensch ist, den ich je kennengelernt habe.

Mein Dank gilt auch meinem Agenten Doug Abrams und Lara Love Hardin und dem ganzen Team von Idea Architects für ihre brillante Hilfe bei der Verwirklichung dieses Buchs. Mein tiefer Dank geht an meine Entwicklungslektorin bei Idea Architects, Katherine Vaz. Ihr Scharfblick und Ihre stetige Unterstützung waren ungeheuer wichtig und für das Entstehen dieses Buches fundamental. Die Leserinnen und Leser müssen Ihnen dafür dankbar sein, dass Sie geholfen haben, jede einzelne Seite in Form zu bringen, klarer zu machen und sprachlich feinzuschleifen.

Und ein herzliches Dankeschön an Karen Murgolo und allen bei Grand Central Publishing – dafür, dass Sie an mich und an dieses Buch geglaubt haben. Danke für Ihre Unterstützung und Ihr Engagement bei dieser gemeinsamen Mission.

Mein Dank gilt Dr. Joel Fuhrman, Jennifer Brewer, Lauren Kretzer, AnnMarie Roth, Emily Honeycutt, Stacey Murphy, Kris Carr, Sage Lavine, Dr. Susan Peirce Thompson und Ryan Eliason für die hilfreichen Einblicke, die Sie mir gewährt haben, für Ihre stetigen Ratschläge und für Ihre redaktionelle Hilfe.

Ich bedanke mich bei Michael Carwile, Sierra Kohlruss und dem gesamten Team des Food Revolution Networks für eure Hilfe bei dem Vorhaben, diese Welt zu verändern. Mein besonderer Dank geht an Alysha Vandergriff, Amy Smith, Carly Verble, Carrie Weaver, Chelsea Chapman, Emily Cohn, Gregg Boggs, Janna Fackrell, Jon More, Kaia Alexander, Liana Minassian, Lindsay Oberst, Lionel Church, Mark Romero, Rachel Chernick, Sarah Warbuck, Stefan Vintila, Veronica Monet, Victoria Carwile und Zach Edwards. Ihr habt unsere gemeinsamen Unternehmungen mit enormem Talent und mit Leidenschaft und Hingabe bereichert, und dafür bin ich euch für immer dankbar.

Vielen Dank Amie Hamlin, Angela D'Amico, Anne Swan, Aryana und Aaran Solh, Carol Brinkman, Craig Watts, Dorothy Prabhu, Emily Iaconelli, Francine Reagan-Pollock, Gina Lemos, Ginny Trierweiler, Heather Fleming, Kate McGoey-Smith, Mabel Pais, Marianne Bradley-Kopec, Dr. Pat Spensley, Paul Figueroa, Rhonda Hogan, Ron Finley, Sarah Medlicott, Shannon Briggs und Stephanie Prima – dafür, dass Sie mir so großzügig Ihre Geschichten anvertraut haben und mich an Ihrer Weisheit haben teilnehmen lassen.

Ich bedanke mich bei allen, die so großzügig Rezepte zu diesem Buch beigetragen haben, unter anderem bei Ann und Dr. Caldwell Esselstyn, Brenda Davis, Caryn Hartglass, Dr. David Perlmutter, Dr. Dean Ornish, Deo Robbins, Francis Moore Lappé, Gary de Mattei, Holly Yzquierdo, Jason Wyrick, Jenny Brewer, Jessica Meyers Altman, Dr. Joel Fuhrman, John Robbins, Kris Carr, Mark Bittman, Dr. Mark Hyman, Michael Pollan, Dr. Neal Barnard, Phoenix Robbins, Rip Esselstyn und Vani Hari.

Vielen Dank meinem großzügigen Unterstützerteam für euer ehrliches Feedback, eure fürsorgliche Aufmerksamkeit, eure Hilfe und euren Rat bei der Verwirklichung dieses Buchs. Ganz besonders bedanke ich mich bei Alice Helscher, Anne Becker, Anne Meng, Barb Dennis, Bettie Banks, Cecilia Jones, Claire Zammit, Delisa Renideo, Francine Regan-Pollock, Gail Cooper, Kari Hamerschlag, Kathleen Elliot, Kathy Bottroff, Leonny Priest, Lily Clair, Sarah Higdon, Sheila Clark-Edmands, Stella Montane, Stephanie Prima, Veronica Monet, Yvonne Williams-McMillan, Zoe Putnam und allen anderen, die mir so viel Zeit und Aufmerksamkeit geschenkt haben.

Und vielen Dank, liebe Leserin und lieber Leser – dafür, dass Sie sich Gedanken darum machen, was Sie essen, und wie sich das, was Sie essen, auf Ihre Gesundheit und unseren Planeten auswirkt. Gemeinsam verändern wir, Bissen für Bissen, den Lauf der Ernährungsgeschichte und setzen uns für die Gesundheit ein, die wir und unsere Welt verdienen.

Referenzen

VORWORT

1. See K. Northstone, C. Joinson, P. Emmett, et al., „Are Dietary Patterns in Childhood Associated with IQ at 8 Years of Age? A Population-Based Cohort Study", *Journal of Epidemiology and Community Health* 66, no. 7 (2012): 624–28; D.B. Jackson and K.M. Beaver, „The Role of Adolescent Nutrition and Physical Activity in the Prediction of Verbal Intelligence During Early Adulthood: A Genetically Informed Analysis of Twin Pairs", *International Journal of Environmental Research and Public Health* 12, no. 1 (2015): 385–401; and K.M. Purtell and E.T. Gershoff, „Fast Food Consumption and Academic Growth in Late Childhood", *Clinical Pediatrics* 54, no. 9 (2015): 871–77.
2. T.N. Akbaraly, E.J. Brunner, J.E. Ferrie, et al., „Dietary Pattern and Depressive Symptoms in Middle Age", *British Journal of Psychiatry* 195, no. 5 (2009): 408–13.
3. S.C. Moore, L.M. Carter, and S. van Goozen, „Confectionery Consumption in Childhood and Adult Violence", *British Journal of Psychiatry* 195 (2009): 366–67; M.B. Liester and J.D. Moore-Liester, „Is Sugar a Gateway Drug?", *Journal of Drug Abuse* 1, no. 1 (2015): 8.
4. See, respectively, S.M. Booker, „Headliners: Maternal Nutrition and Child Cancer: Mother's Prepregnancy Diet May Influence Child Cancer Risk, „ *Environmental Health Perspectives*" 112, no. 15 (2004): A877; M.R. Keleher, R. Zaidi, S. Shah, et al., „Maternal High-Fat Diet Associated with Altered Gene Expression, DNA Methylation, and Obesity Risk in Mouse Offspring", *PLoS ONE* 13, no. 2 (2018): e0192606; University of Granada, „Diet During Pregnancy and Early Life May Affect Children's Behavior and Intelligence", *ScienceDaily*, September 13, 2013.
5. „Obesity and Cancer", National Cancer Institute, 2017.
6. C.A. Thomson, T.E. Crane, D.O. Garcia, et al., „Association Between Dietary Energy Density and Obesity-Associated Cancer: Results from the Women's Health Initiative", *Journal of the Academy of Nutrition and Dietetics* 118, no. 4 (2018): 617–26.
7. A. Sánchez-Villegas, E. Toledo, J. de Irala, et al., „Fast-Food and Commercial Baked Goods Consumption and the Risk of Depression", *Public Health Nutrition* 15, no. 3 (2011): 424.
8. S. Mahabir, „Association Between Diet During Preadolescence and Adolescence and Risk for Breast Cancer During Adulthood", *Journal of Adolescent Health* 52, no. 5 (2013): 30–35.
9. M.A. Makary and M. Daniel, „Medical Error — The Third Leading Cause of Death in the US", *BMJ* 353 (2016): i2139.

EINFÜHRUNG

1. Aaron Foley, „City of Detroit Hits Record Unemployment Rate: Almost 30 Percent", MLive, August 28, 2009.
2. Tom Philpott, „From Motown to Growtown: The Greening of Detroit", Grist, August 25, 2010.
3. Stephanie Held, „10 Detroit Urban Farms Rooting Goodness into the City", Daily Detroit, July 6, 2015.

TEIL EINS: ENTGIFTEN

KAPITEL 1

1. „Food Availability (Per Capita) Data System", U.S. Department of Agriculture, last updated 2017.
2. Sharon Basaraba, „Protein Needs for People over 70", VeryWell Fit, April 17, 2018.
3. Sophie Egan, „How Much Protein Do We Need", New York Times, July 28, 2017.
4. „EFSA Sets Population Reference Intakes for Protein", European Food Safety Authority, February 9, 2012.
5. „2018 Protein Powder Study", Clean Label Project.
6. I. Delimaris, „Adverse Effects Associated with Protein Intake Above the Recommended Dietary Allowance for Adults", ISRN Nutrition 13 (July 2013): http://dx.doi.org/10.5402/2013/126929.
7. M.E. Levine et al., „Low Protein Intake Is Associated with a Major Reduction in IGF-1, Cancer, and Overall Mortality in the 65 and Younger But Not Older Population", Cell Metabolism 19, no. 3 (2014): 407–17.

KAPITEL 2

1. J. Hallmayer et al., „Genetic Heritability and Shared Environmental Factors Among Twin Pairs with Autism", Archives of General Psychiatry 68, no. 11 (2011): 1095–1102.
2. Hannah Furfaro, „Children of Smart Fathers Have Higher Risk of Autism", Scientific American, May 14, 2017.
3. Carey Reed, „Genius and Autism May Share Genetic Link, Study Finds", PBS, May 2, 2015.
4. Keith Matheny, „Can Men Pass Exposure to PBBs to Kids? Emory U. Study Seeks Volunteers", Detroit Free Press, March 12, 2018.
5. „Birth Defects and Environmental Causes", Oshman & Mirisola, LLP, 2018.
6. M.J. Carvan III et al., „Mercury-Induced Epigenetic Transgenerational Inheritance of Abnormal Neurobehavior Is Correlated with Sperm Epimutations in Zebrafish", PLOS ONE 12, no. 5 (2017): e0176155.
7. D. Zeevi et al., „Personalized Nutrition by Prediction of Glycemic Responses", Cell 163, no. 5 (2015): 1079–94.

KAPITEL 3

1. „Dietary Risks Are Leading Cause of Disease Burden in the US and Contributed to More Health Loss in 2010 than Smoking, High Blood Pressure, and High Blood Sugar", Institute for Health Metrics and Evaluation, July 10, 2013.
2. Ibid.
3. See M. Mekonnen and A. Hoekstra, „A Global Assessment of the Water Footprint of Farm Animal Products", Ecosystems 15 (2012): 401–15; „How Does Meat in the Diet Take an Environmental Toll?" Scientific American; and Food and Agriculture Organization of the United Nations, Livestock's Long Shadow—Environmental Issues and Options (Rome: 2006).
4. For diabetes, see Jonathan Shaw, „A Diabetes Link to Meat", Harvard Magazine, January–February 2012. For Alzheimer's, see W.B. Grant, „Using Multicountry Ecological and Observational Studies to Determine Dietary Risk Factors for Alzheimer's Disease", Journal

of the American College of Nutrition 35, no. 5 (2016): 476–89. For cancer, see V. Bouvard et al., „Carcinogenicity of Consumption of Red and Processed Meat", International Agency for Research on Cancer Monograph Working Group, Lancet Oncology, October 2015.

KAPITEL 4

1. See „The Industry", Natural Foods Investor; Natural and Organic Foods in the U.S., 5th Edition.
2. „European Organic Market Growth in Double Digits", Fresh Plaza, February 16, 2017.
3. Nicole Pierce, „Organic Food Companies Who Sold Out to Mega Food Corporations", Trace Botanicals, January 19, 2016.
4. „Amazon Plans to Buy Whole Foods: What Does This Mean for the Future of Food?", Food Revolution Network, June 21, 2017.
5. Katherine Paul and Ronnie Cummins, „Here's How to Boycott Organic Imposters", Organic Consumers Association, July 21, 2017.
6. Ben Blatt, „Unacceptable Ingredients", Slate.com, February 18, 2014.
7. „Unacceptable Ingredients for Food", Whole Foods Market.
8. Amy Lebrock, „Good Growth: Farmers Markets Still On the Rise", Sustainable America Blog, August 6, 2014.
9. Diane Quagliani, „Survey Reveals Farmers Market Growth Trends", Progressive Grocer, August 24, 2015.
10. European CSA Research Group, Overview of Community Supported Agriculture in Europe, May 2016.
11. „Celeriac: This Ugly Root Is a Superfood for Cleansing Your Kidneys", Juicing for Health, November 22, 2017.
12. Jason Mathers, „Is Online Shopping Better for the Environment?", Environmental Defense Fund, December 21, 2013.

KAPITEL 5

1. For European data, see „The Challenge of Obesity in the WHO European Region and the Strategies for Response", World Health Organization, 2007. For American data, see Christopher J. L. Murray, „The Vast Majority of Americans Are Overweight or Obese, and Weight Is a Growing Problem Among US Children", Institute for Health Metrics and Evaluation.
2. Sarah Schmidt, „U.S. Weight Loss & Diet Industry: Stuck in Survival Mode?", Market Research Blog, January 23, 2017.
3. "Obesity: „Slim Chance of Return to Normal Weight", *BBC News*, July 17, 2015.
4. L. Yazdanpanah et al., „Literature Review on the Management of Diabetic Foot Ulcer", *World Journal of Diabetes* 6, no. 1 (2015): 37–53.
5. Jordan Gaines Lewis, „What Happens to Your Brain When You Give Up Sugar", *Chicago Tribune*, March 1, 2015.
6. Alyssa Raiola, „Here's Exactly How Many Pounds (!) of Sugar Americans Eat in a Year", *Greatist*, December 19, 2016.
7. „What Is Food Addiction?" Food Addiction Institute. URL https://foodaddictioninstitute.org/what-is-food-addiction/ [09.08.2020]

KAPITEL 6

1. „Key Safety Questions About Teflon Nonstick Coatings", Chemours.
2. „Healthy Home Tip 6: (Still) Skipping the Nonstick", Environmental Working Group, November 12, 2009.
3. Susan Chamberlain, „Bird-Safe Cookware: Is There a Killer in Your Kitchen?" Petcha. 4. Steve Dale, „Fatal Fumes, " *Chicago Tribune*, March 26, 1995.
5. Kamal Patel, „Are Cast Iron Pans Unsafe?" Examine.com, December 12, 2017.
6. Matthew Hoffman, „Pots, Pans, and Plastics: A Shopper's Guide to Food Safety", WebMD, December 19, 2008.
7. For diabetes and obesity, see Fiona Macdonald, „BPA Exposure Has Been Linked to an Increase in Diabetes and Obesity", Science Alert, September 29, 2015. For heart disease, see Daniel J. DeNoon, „BPA May Be Linked to Heart Disease Risk", WebMD, January 12, 2010. For asthma, see Mandy Oaklander, „The Link Between Asthma and This Chemical, Time Health", October 7, 2014. For cancer and reproductive problems, see A. Konieczna et al., „Health Risk of Exposure to Bisphenol A (BPA)", *Roczniki Panstwowego Zakladu Higieny* 66, no. 1 (2015): 5–11. For liver problems, see K.M. Min et al., „Bisphenol A Impairs Mitochondrial Function in the Liver at Doses Below the No Observed Adverse Effect Level", *Journal of Korean Medical Science* 27, no. 6 (2012): 644–52. For ADHD, see S. Tewar et al., „Association of Bisphenol A Exposure and Attention-Deficit/Hyperactivity Disorder in a National Sample of U.S. Children", *Environmental Research* 150 (2016): 112–18.
8. C.Z. Yang et al., „Most Plastic Products Release Estrogenic Chemicals: A Potential Health Problem That Can Be Solved", *Environmental Health Perspectives* 119 (2011): 989–96.
9. „Global WASH Fast Facts", Centers for Disease Control and Prevention, April 11, 2016.
10. M.T. Do et al., „Chlorination Disinfection By-Products and Pancreatic Cancer", *Environmental Health Perspectives* 113, no. 4 (2005): 418–24.
11. R.D. Morris et al., „Drinking Water and Cancer", *Environmental Health Perspectives* 103, no. 8S (1995): 225–31.
12. BioMed Central/Environmental Health, „Drinking Tap Water Disinfected with Chlorine May Harm Fetus, Study Suggests", *ScienceDaily*, June 5, 2008.
13. Joseph Hattersley, „Chlorine on Tap: Don't Drink It", What Doctors Don't Tell You, February 2004.
14. „Flint Water Crisis Fast Facts", CNN Library, April 8, 2018.
15. Darryl Fears, „It's Not Just Flint. Lead Taints Water Across the U.S., EPA Records Show", *Washington Post*, March 17, 2016.
16. Olivia Kelly, „The 20 Dublin omes with the Highest Levels of Lead in Water", *Irish Times*, May 5, 2015.
17. Esa Nummi, „An Update on the ‚Lead-Free by 2014' Mandate—Europe", ThermoFisher Scientific, September 29, 2015.
18. David Andrews and Bill Walker, „Erin Brockovich Carcinogen in Tap Water of More Than 200 Million Americans", EWG.org, September 20, 2016.
19. „Drugs in the Drinking Water? Don't Ask and Officials Won't Tell", Food Revolution Network, March 25, 2016.
20. Sandra Laville and Matthew Taylor, „A Million Bottles a Minute: World's Plastic Binge,As Dangerous as Climate Change'", *Guardian*, June 28, 2017; URL https://www.theguardian. com/environment/2017/jun/28/a-million-a-minute-worlds-plastic-bottle-binge-as-

dangerous-as-climate-change [09.08.2020]„Global Bottled Water Market to Reach $280 Billion by 2020", Water Quality Products, September 21, 2016.

21. H.H. Le et al., „Bisphenol A Is Released from Polycarbonate Drinking Bottles and Mimics the Neurotoxic Actions of Estrogen in Developing Cerebellar Neurons", *Toxicology Letters* 176, no. 2 (2008): 149–56.
22. Laville and Taylor, „A Million Bottles a Minute".

Kapitel 7

1. „America's $165 Billion Food-Waste Problem", *CNBC*, April 22, 2015.
2. „Food Waste: Britons Are Worst Offenders in Europe", *Week UK* August 12, 2015.
3. „12 Ways to Save Big on Groceries and Shop on a Budget", My Money Coach.

TEIL ZWEI: ENTGIFTUNG

1. K. Adams, W.S. Butsch, and M. Kohlmeier, „The State of Nutrition Education at US Medical Schools", Journal of Biomedical Education 2015: http://dx.doi.org/10.1155/2015/357627

Kapitel 8

1. P. Anand et al., „Cancer Is a Preventable Disease That Requires Major Lifestyle Changes", Pharmaceutical Research 25, no. 9 (2008): 2097–2116.
2. David Chan, „Where Do the Millions of Cancer Research Dollars Go Every Year?" Slate, February 7, 2013.
3. Kimberly Leonard, „Global Cancer Spending Reaches $100 Billion", US News and World Report, May 5, 2015.
4. American Institute for Cancer Research, The AICR 2015 Cancer Awareness Survey Report, 2015.
5. Rick Mullin, „Cost to Develop New Pharmaceutical Drug Now Exceeds $2.5 Billion", Scientific American, November 24, 2014.
6. „Food Fight! The Association vs. the Institute", Block Center, April 28, 2014.
7. Kat Kinsman, „Activists Call Foul on KFC Bucket Campaign", CNN, April 28, 2010.
8. John Robbins, „Greed, Cancer and Pink KFC Buckets", Huffington Post, May 17, 2010.
9. „Chemicals in Meat Cooked at High Temperatures and Cancer Risk", National Cancer Institute, July 11, 2017.
10. Anand et al., „Cancer Is a Preventable Disease".
11. „Eating Mushrooms Daily ‚May Cut Breast Cancer Risk by Two Thirds'" Telegraph, March 16, 2009.
12. M. Zhang et al., „Dietary Intake of Mushrooms and Green Tea Combine to Reduce the Risk of Breast Cancer in Chinese Women", International Journal of Cancer 124, no. 6 (2009): 1404–8.
13. Joel Fuhrman, „Mighty Mushrooms: Boost Immune Function and Guard Against Cancer" Dr. Fuhrman, May 31, 2017.
14. S. Patel and A. Goyal, „Recent Developments in Mushrooms as Anti-Cancer Therapeutics: A Review", 3 Biotech 2, no. 1 (2012): 1–15.
15. Fuhrman, „Mighty Mushrooms".
16. Eric Metcalf, „The Anti-Cancer Diet: Foods That Prevent Cancer" Everyday Health.

17. Linus Pauling Institute, „Cruciferous Vegetables" April 2017, Oregon State University.
18. J.V. Higdon et al., „Cruciferous Vegetables and Human Cancer Risk: Epidemiologic Evidence and Mechanistic Basis", Pharmacological Research 55, no. 3 (2007): 224–36.
19. „Celery First Used as a Medicine", Texas AgriLife Extension Service.
20. S. Madhusudhan, „7 Incredible Benefits of Celery in Fighting the Risk of Cancer", NDTV Food, January 23, 2017.
21. Christina Sarich, „Compound in Celery Found to Destroy 86 % of Lung Cancer Cells", Natural Society, September 28, 2014.
22. E.J. Choi and G.H. Kim, „Apigenin Induces Apoptosis Through a Mitochondria/Caspase-Pathway in Human Breast Cancer MDA-MB-453 Cells", *Journal of Clinical Biochemistry and Nutrition* 44, no. 3 (2009): 260–65.
23. X. Pan et al., „Effect of Apigenin on Proliferation and Apoptosis of Human Lung Cancer NCI-H460 Cells", *Nan Fang Yi Ke Da Xue Xue Bao (Journal of Southern Medical University)* 33, no. 8 (2013): 1137–40.
24. J.H. Lee et al., „Anti-inflammatory Mechanisms of Apigenin: Inhibition of Cyclooxygenase-2 Expression, Adhesion of Monocytes to Human Umbilical Vein Endothelial Cells, and Expression of Cellular Adhesion Molecules", *Archives of Pharmacal Research* 30, no. 10 (2007): 1318–27.
25. D.Y. Lim et al., „Luteolin Decreases IGF-II Production and Downregulates Insulin-Like Growth Factor-I Receptor Signaling in HT-29 Human Colon Cancer Cells", *BMC Gastroenterology* 12 (2012): 9.
26. V. Elangovan et al., „Chemopreventive Potential of Dietary Bioflavonoids Against 20-Methylcholanthrene-Induced Tumorgenesis", *Cancer Letters* 87, no. 1 (1994): 107–13.
27. Shubra Krishan, „11 Super Health Benefits in Just One Celery Stalk" Care 2; „Celery and Celery Seed Are Powerful, Proven Healers", DoctorMurray.com.

KAPITEL 9

1. Michael Greshko, „How Many Cells Are in the Human Body — and How Many Are Microbes?", *National Geographic*, January 13, 2016.
2. M. Lyte, „Microbial Endocrinology in the Microbiome-Gut-Brain Axis: How Bacterial Production and Utilization of Neurochemicals Influence Behavior", *PLoS Pathogens* 9, no. 11 (2013): e1003726.
3. Jane Brody, „Unlocking the Secrets of the Microbiome", *New York Times*, November 6, 2017.
4. Rachel O'Regan, „What's the Link Between Sugar and Gut Health?", I Quit Sugar, April 10, 2017.
5. A. Moshfegh, J. Goldman, and L. Cleveland, „What We Eat in America, NHANES 2001–2002: Usual Nutrient Intakes from Food Compared to Dietary Reference Intakes", U.S. Department of Agriculture, Agricultural Research Service, 2005.
6. S.B. Eaton, „The Ancestral Human Diet: What Was It and Should It Be a Paradigm for Contemporary Nutrition?", *Proceedings of the Nutrition Society* 65, no. 1 (2006): 1–6.
7. For British data, see „Dietary Fibre", British Nutrition Foundation, January 2017. For U.S. data, see Kathleen Zelman, „Fiber: How Much Do You Need?", WebMD, April 7, 2016.
8. Martha Stewart, „4 Habits for a Healthy Gut", CNN Health, June 18, 2014.
9. For WHO, see International Agency for Research on Cancer, „IARC Monographs Volume 112: Evaluation of Five Organophosphate Insecticides and Herbicides", World Health

Organization, March 20, 2015. For California, see Cheryl Hogue, „California to List Glyphosate as a Carcinogen", *Chemical and Engineering News*, July 3, 2017.

10. „Glyphosate Formulations and Their Use for the Inhibition of 5-Enolpyruvyls-hikimate-3-phosphate Synthase", Google Patents, August 30, 2002.

11. C. Benbrook, „Trends in Glyphosate Herbicide Use in the United States and Globally", *Environmental Sciences Europe* 28 (2016): 3.

12. „Monsanto Caught Ghostwriting Stanford University Hoover Institution Fellow's Published Work", *CBS SFBay Area*, August 4, 2017.

13. M.A. Faria, „Glyphosate, Neurological Diseases-and the Scientific Method", *Surgical Neurology International* 6 (2015): 132.

14. V. Tzin and G. Galili, „New Insights into the Shikimate and Aromatic Amino Acids Biosynthesis Pathways in Plants", *Molecular Plant* 3, no. 6 (2010): 956–72.

15. „IARC's Report on Glyphosate", Monsanto, April 21, 2017.

16. B. Cohn et al., „DDT Exposure in Utero and Breast Cancer", *Journal of Clinical Endocrinology & Metabolism* 100, no. 8 (2015): 2865–72.

17. „CDC: 4 out of 5 Americans Prescribed Antibiotics Each Year", *CBS News*, April 11, 2013.

18. Maryn McKenna, „The Coming Cost of Superbugs: 10 Million Deaths per Year", *Wired*, December 15, 2014.

19. Review on Antimicrobial Resistance, *Antimicrobial Resistance: Tackling a Crisis for the Health and Wealth of Nations*, 2014.

20. „Fact Sheet: Antibiotic Resistance", World Health Organization, February 5, 2018.

21. T. Van Boeckel et al., „Global Trends in Antimicrobial Use in Food Animals", *Proceedings of the National Academy of Sciences* 112, no. 18 (2015): 5649–54.

22. „CDC: 1 in 3 Antibiotic Prescriptions Unnecessary", Centers for Disease Control and Prevention, May 3, 2016.

23. Jane Brody, „Unlocking the Secrets of the Microbiome", *New York Times*, November 6, 2017.

24. „Probiotics", WebMD, July 18, 2017.

25. T.A. Tompkins, I. Mainville, and Y. Arcand, „The Impact of Meals on Probiotic Transit Through a Model of the Human Upper Gastrointestinal Tract", *Beneficial Microbes* 2, no. 4 (2011): 295–303.

26. K.Y. Park, J.K. Jeong, Y.E. Lee, and J.W. Daily III, „Health Benefits of Kimchi (Korean Fermented Vegetables) as a Probiotic Food", *Journal of Medicinal Food* 17, no. 1 (2014): 6–20.

27. „In 2018, Kombucha Is Getting Big—and Craftier", Well and Good, December 7, 2017.

28. D. Banerjee et al., „Comparative Healing Property of Kombucha Tea and Black Tea Against Indomethacin-Induced Gastric Ulceration in Mice: Possible Mechanism of Action", *Food & Function* 1, no. 3 (2010): 284–93.

29. P. Dipti et al., "Lead Induced Oxidative Stress: Beneficial Effects of Kombucha Tea", *Biomedical Environment Sciences* 16, no. 3 (2003): 276–82.

Kapitel 11

1. „6 Scientifically Proven Fruits That Can Reverse Hair Loss", Natural Living Ideas, November 6, 2016.

2. Jessica Maki, „Berries Keep Your Brain Sharp", *Harvard Gazette*, April 26, 2012.

3. Catherine Pearson, „Cognitive Impairment Study Shows Berries Significantly Slow Degeneration", *Huffington Post*, April 26, 2012.

4. „World Alzheimer Report 2015 Reveals Global Cost of Dementia Set to Reach US $1 Trillion by 2018", Alzheimer's Disease International, August 25, 2015.
5. A. Cassidy et al., „High Anthocyanin Intake Is Associated with a Reduced Risk of Myocardial Infarction in Young and Middle-Aged Women", *Circulation* 127 (2013): 188–96.
6. Ruth Schuster, „Archaeologists Find 780,000-Year-Old Remains of Prehistoric Man's Meal", *Haaretz*, December 5, 2016. URL https://www.haaretz.com/archaeology/ MAGAZINE-780–000-year-old-remains-of-plant-diet-found-in-israel-1.5469914 [09.08.2020]
7. Emilio Ros, „Health Benefits of Nut Consumption", *Nutrients* 2, no. 7 (2010): 652–82.
8. D. Jenkins et al., „Possible Benefit of Nuts in Type 2 Diabetes", *Journal of Nutrition* 138, no. 9 (2008): 1752–56.
9. Emily Esfahani Smith, „The Lovely Hill: Where People Live Longer and Happier", *Atlantic*, February 4, 2013.
10. M. Aldemir et al., „Pistachio Diet Improves Erectile Function Parameters and Serum Lipid Profiles in Patients with Erectile Dysfunction", *International Journal of Impotence Research* 23 (2011): 32–38.
11. „Worldwide Revenue of Pfizer's Viagra from 2003 to 2017 (in Million U.S. Dollars)", Statistica, February 2018.
12. „Food Allergy Facts and Statistics for the U.S.", Food Allergy Research and Education.

KAPITEL 12

1. Federation of American Societies for Experimental Biology, "Eating Green Leafy Vegetables Keeps Mental Abilities Sharp", *Science Daily*, March 30, 2015.
2. Richard Alleyne, „Spinach Boosts Muscle Strength, Just as Popeye Always Said", *Telegraph*, June 26, 2012.
3. A. Olsen, C. Ritz, L. Kramer, and P. Møller, „Serving Styles of Raw Snack Vegetables. What Do Children Want?", *Appetite* 59, no. 2 (2012): 556–62.
4. Emily Honeycutt, „How to Teach Your Kids to Love Healthy, Plant-Powered Foods (from a Mother Who Knows)", Food Revolution Network, July 7, 2017.

Kapitel 13

1. „Cause of Death: Alzheimers-Dementia by Country", World Life Expectancy.
2. For dementia, see Y. Pu et al., „Dietary Curcumin Ameliorates Aging-Related Cerebrovascular Dysfunction Through the AMPK/Uncoupling Protein 2 Pathway", Cellular Physiology and Biochemistry 32, no. 5 (2013): 1167–77; and S. Mishra and K. Palanivelu, „The Effect of Curcumin (Turmeric) on Alzheimer's Disease: An Overview", Annals of Indian Academy of Neurology 11, no. 1 (2008): 13–19. For heavy metals, see W. Garcia-Nino and J. Pedraza-Chaverri, „Protective Effect of Curcumin Against Heavy Metals-Induced Liver Damage", Food Chemisty Toxicology no. 69 (2014): 182–201. For heart disease, see W. Wongcharoen and A. Phrommintikul, „The Protective Role of Curcumin in Cardiovascular Diseases", International Journal of Cardiology 133, no. 2 (2009): 145–51.
3. „Curcumin", UCLA Alzheimer Translation Center.
4. „Turmeric", Cancer Research UK, August 6, 2015.
5. K.A. Steinmetz et al., „Vegetables, Fruit, and Colon Cancer in the Iowa Women's Health Study", American Journal of Epidemiology 139, no. 1 (1994): 1–15.

6. H. Li et al., „An Intervention Study to Prevent Gastric Cancer by Micro-Selenium and Large Dose of Allitridum", Chinese Medical Journal (English) 117, no. 8 (2004): 1155–60.

7. E.A. Lissiman et al., „Garlic for the Common Cold", *Cochrane Database of Systematic Reviews* 11 (2014).

8. M. Maghbooli et al., „Comparison Between the Efficacy of Ginger and Sumatriptan in the Ablative Treatment of the Common Migraine", *Phytotherapy Research* 28, no. 3 (2014): 412–15.

9. Pasupuleti Visweswara Rao and Siew Hua Gan, „Cinnamon: A Multifaceted Medicinal Plant", *Evidence-Based Complementary and Alternative Medicine* 2014.

10. A.K. Maji and P. Banerji, „Phytochemistry and Gastrointestinal Benefits of the Medicinal Spice, Capsicum Annuum L. (Chilli): A Review", *Journal of Complementary and Integrative Medicine* 13, no. 2 (2016): 97–122.

11. C. Kang, „Gut Microbiota Mediates the Protective Effects of Dietary Capsaicin Against Chronic Low-Grade Inflammation and Associated Obesity Induced by High-Fat Diet", *mBio* 8, no. 3 (2017): e00470–17.

12. M. Chopan and B. Littenberg, „The Association of Hot Red Chili Pepper Consumption and Mortality: A Large Population-Based Cohort Study", *PloS ONE* 12, no. 1 (2017): e0169876.

Kapitel 14

1. „Calories in Beverages: Salted Caramel Mocha with Nonfat Milk Without Whipped Cream", Calorie King.

2. Kris Gunnars, „Why Is Coffee Good for You? Here Are 7 Reasons", Authority Nutrition, April 30, 2018.

3. M.H. Eskelinen and M. Kivipelto, „Caffeine as a Protective Factor in Dementia and Alzheimer's Disease", Journal of Alzheimer's Disease 20, no. S1 (2010): 167–74.

4. M.H. Eskelinen et al., „Midlife Coffee and Tea Drinking and the Risk of Late-Life Dementia: A Population-Based CAIDE Study", Journal of Alzheimer's Disease 16, no. 1 (2009): 85–91.

5. „Starbucks, Others Must Carry Cancer Warning in California, Judge Rules", CBS News, March 30, 2018.

6. David Katz, „What You Need to Know About the Coffee Cancer Warning in California", Vice News, April 2, 2018.

7. Catherine Paddock, „Coffee Drinking May Halve Risk of Mouth and Throat Cancer", Medical News Today, December 12, 2012.

8. See, respectively, „Study: Coffee Reduces Uterine Cancer Risk", video, CBS News, May 3, 2010; American Association for Cancer Research, „Coffee Consumption Associated with Reduced Risk of Advanced Prostate Cancer", ScienceDaily, December 8, 2009; C. Holick et al., „Coffee, Tea, Caffeine Intake, and Risk of Adult Glioma in Three Prospective Cohort Studies", Cancer Epidemiology, Biomarkers & Prevention 19, no. 1 (2010): 39–47; Lund University, „Coffee May Protect Against Breast Cancer, Study Shows", ScienceDaily, April 25, 2008; Hannah Osborne, „Coffee Reduces Liver Cancer Risk", Newsweek, May 25, 2017; Gan Weng et al., „The Effect of Caffeine on Cisplatin-Induced Apoptosis of Lung Cancer Cells", Experimental Hematology & Oncology 4 (2015): 5; and Erikka Loftfield et al., „Coffee Drinking and Cutaneous Melanoma Risk in the NIH-AARP Diet and Health Study", Journal of the National Cancer Institute 107, no. 2 (2015).

9. Harvard T.H. Chan School of Public Health, „Increasing Daily Coffee Consumption May Reduce Type 2 Diabetes Risk", Harvard University.

10. S. Bidel et al., „Coffee Consumption and Risk of Total and Cardiovascular Mortality Among Patients with Type 2 Diabetes", *Diabetologia* 49, no. 11 (2006): 2618–26.
11. „Coffee Is Number One Source of Antioxidants", Phys.org, August 29, 2005.
12. „Does Caffeinated Coffee Have More Antioxidants than Decaffeinated Coffee?", Dr. Gourmet.
13. Lorenzo Emden, „Decaffeination 101: Four Ways to Decaffeinate Coffee", Coffee Confidential.
14. „The Economics of Coffee", PBS Independent Lens.
15. Garrett Oden, „Cold Brew Coffee—Everything You Need to Know", Coffee Brew Guides, September 28, 2015.
16. „Tea—A Brief History of the Nation's Favourite Beverage", UK Tea & Infusions Association.
17. „Green Tea Cancer Treatment", Cancer Tutor, February 26, 2017.
18. Chris Irvine, „Three Cups of Tea Can Cut Breast Cancer Risk by a Third", *Telegraph*, January 22, 2009; Laura Newcomer, „13 Reasons Tea Is Good for You", *Time*, September 4, 2012.
19. T. Murase et al., „Green Tea Extract Improves Endurance Capacity and Increases Muscle Lipid Oxidation in Mice", *American Journal of Physiology: Regulatory, Integrative, and Comparative Physiology* 288, no. 3 (2005): R708–15.
20. C.L. Shen et al., „Green Tea Polyphenols Benefits Body Composition and Improves Bone Quality in Long-Term High-Fat Diet-Induced Obese Rats", *Nutrition Research* 32, no. 6 (2012): 448–57.
21. D. Grassi et al., „Black Tea Consumption Dose-Dependently Improves Flow-Mediated Dilation in Healthy Males", *Journal of Hypertension* 27, no. 4 (2009): 774–81.
22. M.W. Ho, „Green Tea, the Elixir of Life?", Science in Society, January 7, 2018.
23. „Black Iced Tea with Lemon", Lipton.com.
24. World Health Organization, *Global Status Report on Alcohol and Health 2014*, May 12, 2014.
25. W.Y. Chen et al., „Moderate Alcohol Consumption During Adult Life, Drinking Patterns, and Breast Cancer Risk", *JAMA* 306, no. 17 (2011): 1884–90.
26. „17 Surprising Benefits of Grapes", Organic Facts, January 18, 2018.
27. See, respectively, „Not Just for the Heart, Red Wine Shows Promise as a Cavity Fighter", American Chemical Society, May 21, 2014; W. Dunn et al., „Modest Wine Drinking and Decreased Prevalence of Suspected Nonalcoholic Fatty Liver Disease", *Hepatology* 47, no. 6 (2008): 1947–54;

   A. Gea et al., „Alcohol Intake, Wine Consumption and the Development of Depression: The PREDIMED Study", *BMC Medicine* 11 (2013): 192; and E.J. Neafsey and M.A. Collins, „Moderate Alcohol Consumption and Cognitive Risk", *Neuropsychiatric Disease and Treatment* 7 (2011): 465–84.
28. „Foods That Fight Cancer: Grapes and Grape Juice", American Institute for Cancer Research.
29. „Resveratrol—Many Actions Against Cancer", CANCERactive.
30. C. Gupta et al., „Chemosensitization of Tumors by Resveratrol", *Annals of the New York Academy of Sciences* 1215, no. 1 (2011): 150–60.
31. „Moderate Red Wine Consumption May Reduce Prostate Cancer Risk", CABI, September 24, 2004.
32. „Resveratrol—Many Actions Against Cancer".
33. Katherine Zeratsky, „Does Grape Juice Offer the Same Heart Benefits as Red Wine?", Mayo Clinic, July 18, 2017.
34. Amanda Fiegl, „A Brief History of Chocolate", Smithsonian, March 1, 2008.

35. William J. Cromie, „Cocoa Shows Promise as Next Wonder Drug", Harvard Gazette, February 22, 2007.
36. Brierley Right, „11 Anti-Aging Drinks", Eating Well.
37. N. Hollenberg et al., „Flavanols, the Kuna, Cocoa Consumption, and Nitric Oxide", Journal of the American Society of Hypertension 3, no. 2 (2009): 105–12.
38. Linda Rao, „Dark Chocolate Can Pack a Big Antioxidant Wallop", Prevention, November 3, 2011.
39. I. Janszky et al., „Chocolate Consumption and Mortality Following a First Acute Myocardial Infarction: The Stockholm Heart Epidemiology Program", Journal of Internal Medicine 266, no. 3 (2009): 248–57.
40. „Cocoa, the Health Miracle", Medicine Hunter.
41. Michael Joseph, „Dark Chocolate vs. Milk Chocolate: Which Is Better?", Nutrition Advance, October 28, 2016.
42. „Cocoa Production in a Nutshell", Make Chocolate Fair.
43. Brian O'Keefe, „Inside Big Chocolate's Labor Problem", Fortune, March 1, 2016.

Kapitel 15

1. „Staple Foods: What Do People Eat", FOA.org.
2. „Whole Grains", American Heart Association, May 1, 2017; „Nutrition and Healthy Eating", Mayo Clinic, July 18, 2017; „Whole Grains", European Food Information Council, July 9, 2015.
3. „What's Wrong with Grains", Paleo Hacks.
4. Jane Brody, „The Fats You Do Not Need to Fear, and the Carbs That You Do", *New York Times*, October 19, 2015.
5. For heart disease, see „Whole Grains and Fiber", American Heart Association. For gum disease, see T. Anwar et al., „Whole Grain and Fiber Intakes and Periodontis in Men", *American Journal of Clinical Nutrition* 83, no. 6 (2006): 1395–400.
6. „Foods That Fight Cancer: Whole Grains", American Institute for Cancer Research.
7. Sarah Knapton, „Daily Bowl of Quinoa Could Save Your Life, Says Harvard University", *Telegraph*, March 24, 2015.
8. Nancy Shute, „Gluten Goodbye: One-Third of Americans Say They Are Trying to Shun It", *NPR*, March 9, 2013.
9. Julie Upton, „Think You're Sensitive to Gluten? Think Again", *US News and World Report*, June 11, 2015.
10. A. Capannolo et al., „Non-Celiac Gluten Sensitivity Among Patients Perceiving Gluten-Related Symptoms", *Digestion* 92, no. 1 (2015): 8–13.
11. K.C. Maki et al., „Digestive and Physiologic Effects of a Wheat Bran Extract, Arabino-Xylan-Oligosaccharide, in Breakfast Cereal", *Nutrition* 28, no. 11–12 (2012): 1115–21.
12. N. Horiguchi, H. Horiguchi, and Y. Suzuki, „Effect of Wheat Gluten Hydrolysate on the Immune System in Healthy Human Subjects", *Bioscience, Biotechnology, and Biochemistry* 69, no. 12 (2005): 2445–49.
13. D.L. Jenkins et al., „Effect of Wheat Bran on Serum Lipids: Influence of Particle Size and Wheat Protein", *Journal of the American College of Nutrition* 18, no. 2 (1999): 159–65.
14. Ryan Andrews, „Phytates and Phytic Acid", Precision Nutrition.

Kapitel 16

1. Peter Graham and Carroll Vance, „Legumes: Importance and Constraints to Greater Use", *Plant Physiology* 131, no. 3 (2003): 872–77.
2. University Health Center, „A High Fiber Diet", University of Maryland.
3. D. Aune et al., „Legume Intake and the Risk of Cancer: A Multisite Case-Control Study in Uruguay", *Cancer Causes Control* 20, no. 9 (2009): 1605–15.
4. James Gallagher, „Processed Meats Do Cause Cancer", *BBC News*, October 26, 2015.
5. „Foods That Fight Cancer: Dry Beans and Peas (Legumes)", American Institute for Cancer Research.
6. I. Darmadi-Blackberry, „Legumes: The Most Important Dietary Predictor of Survival in Older People of Different Ethnicities", *Asia Pacific Journal of Clinical Nutrition* 13, no. 2 (2004): 217–20.
7. Ryan Andrews, „Phytates and Phytic Acid", Precision Nutrition.
8. Steven Gundry, „15 Ways to Reduce Lectins in Your Diet", GundryMD, May 23, 2017.
9. Dan Buettner, „The Island Where People Forget to Die", *New York Times Magazine*, October 24, 2012.
10. James Hambin, „The Next Gluten", *Atlantic*, April 24, 2017.
11. Joe Leech, „Dietary Lectins: Everything You Need to Know", Healthline Authority Nutrition, April 1, 2015.
12. N.D. Noah, A.E. Bender, G.B. Reaidi, and R.J. Gilbert, „Food Poisoning from Raw Red Kidney Beans", *British Medical Journal* 281, no. 6234 (1980): 236–37.
13. Okinawa Centenarian Study, okicent.org/study.html.
14. H. Wiseman, J.D. O'Reilly, H. Adlercreutz, et al. „Isoflavone Phytoestrogens Consumed in Soy Decrease F2-Isoprostane Concentrations and Increase Resistance of Low-Density Lipoprotein to Oxidation in Humans", *American Journal of Clinical Nutrition* 72 (2000): 395–400.
15. Y. Seiichiro et al., „Soy, Isoflavones, and Breast Cancer Risk in Japan", *Journal of the National Cancer Institute* 95, no. 12 (2003): 906–13.
16. Allison Aubrey, „For Breast Cancer Survivors, Eating Soy Tied to a Longevity Boost", NPR, March 7, 2017.
17. Sally Fallon and Mary Enig, „Tragedy and Hype: Third International Soy Symposium", Weston Price Foundation, March 6, 2000.
18. L. Rizzi, I. Rosset, M. Roriz-Cruz, „Global Epidemiology of Dementia: Alzheimer's and Vascular Types", *BioMed Research International* 2014.
19. „What Adventists Mean to You", World Life Expectancy. 20. S.E. File et al., „Eating Soya Improves Human Memory", *Psychopharmacology (Berlin)* 157, no. 4 (2001): 430–36.
21. Josh Wingrove, „Tofu, other soy products linked to memory loss", *Globe and Mail*, July 7, 2008, updated May 2, 2018.
22. Wake Forest University Baptist Medical Center. „Soy Phytoestrogens May Block Estrogen Effects", *ScienceDaily*, January 16, 2006.
23. J.C. Vanegas et al., „Soy Food Intake and Treatment Outcomes of Women Undergoing Assisted Reproductive Technology", Fertility and Sterility 103, no. 3 (2015): 749–55.
24. L. Mínguez-Alarcón et al., „Male Soy Food Intake Was Not Associated with In Vitro Fertilization Outcomes Among Couples Attending a Fertility Center", Andrology 3, no. 4 (2015): 702–8.
25. J.M. Hamilton-Reeves et al., „Clinical Studies Show No Effects of Soy Protein or Isoflavones on Reproductive Hormones in Men: Results of a Meta-Analysis", Fertility and Sterility 94, no. 3 (2010): 997–1007.

26. M. Messina, G. Redmond, „Effects of Soy Protein and Soybean Isoflavones on Thyroid Function in Healthy Adults and Hypothyroid Patients: A Review of the Relevant Literature", Thyroid 16, no. 3 (2006): 249–58.
27. World Wildlife Fund, „Soy Facts".
28. Marygrace Taylor, „Is Soy Good or Bad for You? We Have the Science-Backed Answer", Rodale's Organic Life, May 17, 2017.

Kapitel 17

1. International Agency for Research on Cancer, „IARC Monographs Evaluate Consumption of Red Meat and Processed Meat", World Health Organization, October 26, 2015.
2. Casey Dunlop, „Processed Meat and Cancer—What You Need to Know", Cancer Research UK, October 26, 2015.
3. „Higher Risk of Heart Disease, Diabetes from Eating Meat", web video, Harvard School of Public Health, 2010.
4. Sarah Boseley, „Processed Meats Rank Alongside Smoking as Cancer Causes—WHO", *Guardian*, October 26, 2015.
5. Harrison Wein, „Risk in Red Meat?", National Institutes of Health, March 26, 2012.
6. Alex Robinson, „The Ultimate Red Meat: Venison vs. Beef", *Outdoor Life*, May 1, 2013.
7. C. Daley et al., „A Review of Fatty Acid Profiles and Antioxidant Content in Grass-Fed and Grain-Fed Beef", *Nutrition Journal* 9 (2010): 10.
8. R. Sinha et al., „2-Amino-1-Methyl-6-Phenylimidazo[4,5-b]Pyridine, a Carcinogen in High-Temperature-Cooked Meat, and Breast Cancer Risk", *Journal of the National Cancer Institute* 92, no. 16 (2000): 1352–54.
9. C.P. Chiu, D.Y. Yang, B.H. Chen, „Formation of Heterocyclic Amines in Cooked Chicken Legs", *Journal of Food Protection* 61, no. 6 (1998): 712–19.
10. Jill Ettinger, „Chickens Fed Arsenic, Food and Water Contaminated", Organic Authority, March 9, 2011.
11. „The High Cost of Cheap Chicken", *Consumer Reports*.
12. „Milestone: 50 Percent of Fish Are Now Farmed", Live Science, September 8, 2009.
13. M. Chen et al., „Dairy Fat and Risk of Cardiovascular Disease in 3 Cohorts of US Adults", *American Journal of Clinical Nutrition* 104, no. 5 (2016): 1209–17.
14. B. Melnik, J. Swen, and G. Schmitz", Over-Stimulation of Insulin/IGF-1 Signaling by Western Diet May Promote Diseases of Civilization: Lessons Learnt from Laron Syndrome", *Nutrition & Metabolism (London)* 8 (2011): 41.
15. M. Huncharek, J. Muscat, and B. Kupelnick, „Dairy Products, Dietary Calcium and Vitamin D Intake as Risk Factors for Prostate Cancer: A Meta-analysis of 26,769 Cases from 45 Observational Studies", *Nutrition and Cancer* 60, no. 4 (2008): 421–41.
16. D.M. Swallow, „Genetics of Lactase Persistence and Lactose Intolerance", Annual Review of Genetics 37, no. 1 (2003): 197–219.
17. B. Pribila et al., „Improved Lactose Digestion and Intolerance Among African-American Adolescent Girls Fed a Dairy-Rich Diet", Journal of the American Dietetic Association 100, no. 5 (2000): 524–28.
18. S. Mishkin, „Dairy Sensitivity, Lactose Malabsorption, and Elimination Diets in Inflammatory Bowel Disease", American Journal of Clinical Nutrition 65, no. 2 (1997): 564–67.

19. D.F. Hebeisen et al., „Increased Concentrations of Omega-3 Fatty Acids in Milk and Platelet Rich Plasma of Grass-Fed Cows", International Journal for Vitamin and Nutrition Research 63, no. 3 (1993): 229–33.
20. L.J. Schurgers et al., „Nutritional Intake of Vitamins K_1 (Phylloquinone) and K_2 (Menaquinone) in the Netherlands", Journal of Nutritional & Environmental Medicine 9, no. 2 (1999): 115–22.
21. S. Rautianen et al., „Dairy Consumption in Association with Weight Change and Risk of Becoming Overweight or Obese in Middle-Aged and Older Women: A Prospective Cohort Study", American Journal of Clinical Nutrition 103, no. 4 (2016): 979–88.
22. K. Aleisha Fetters, „5 Reasons to Start Eating Full-Fat Dairy, According to Science", US News and World Report, October 28, 2016.
23. „Top Trends in Prepared Foods 2017: Exploring Trends in Meat, Fish and Seafood; Pasta, Noodles and Rice; Prepared Meals; Savory Deli Food; Soup; and Meat Substitutes", Global Data, June 2017.
24. „Adventist Health Studies: Finding for AHS-2", Loma Linda University School of Public Health.

TEIL DREI: NETZWERK

1. Markham Heid, „Feeling Lonely Is as Unhealthy as Smoking 15 Cigarettes a Day", *Prevention*, May 13, 2014.
2. For heart disease, see P.M. Eng, E.B. Rimm, G. Fitzmaurice, and I. Kawachi, „Social Ties and Change in Social Ties in Relation to Subsequent Total and Cause-Specific Mortality and Coronary Heart Disease Incidence in Men", *American Journal of Epidemiology* 155, no. 8 (2002): 700–9. For breast cancer, see „Kaiser Permanente Study Shows Women with More Social Connections Have Higher Breast Cancer Survival Rates", Kaiser Permanente, December 11, 2016.

Kapitel 19

1. N. Christakis and J. Fowler, „The Spread of Obesity in a Large Social Network over 32 Years", *New England Journal of Medicine* 357 (2007): 370–79.

Kapitel 20

1. Mary Brophy Marcus, „Feeling Lonely? So Are a Lot of Other People, Survey Finds", CBS News, October 12, 2016.

Kapitel 21

1. Kimberly Warner, PhD, et al, „Oceana Reveals Mislabeling of America's Favorite Fish: Salmon", October 2015.
2. Hart Research Associates, „Key Findings from a Survey of Women Fast Food Workers", memorandum, October 5, 2016.
3. E. Helander et al., „Weight Gain over the Holidays in Three Countries", *New England Journal of Medicine* 375 (2016): 1200–2.

Kapitel 22

1. „Stress and the Sensitive Gut", Harvard Health Publishing, August 2010.
2. Elizabeth Heubeck, „Boost Your Health with a Dose of Gratitude", WebMD, January 11, 2006.
3. Amy Morin, „7 Scientifically Proven Benefits of Gratitude That Will Motivate You to Give Thanks Year-Round", *Forbes*, November 24, 2014.
4. R. A. Emmons and M. E. McCullough, „Counting Blessings Versus Burdens: An Experimental Investigation of Gratitude and Subjective Well-Being in Daily Life", *Journal of Personality and Social Psychology* 84, no. 2 (2003): 377–89.
5. Mikaela Conley, „Thankfulness Linked to Positive Changes in Brain and Body", *ABC News*, November 23, 2011.
6. Rick Hamlin, „What Saying Grace Says About You", *Huffington Post*, March 3, 2011.
7. Lauren F. Winner, „Saying Grace: An Ode to an Old-Fashioned Ritual", *O, The Oprah Magazine*, August 2004.

Kapitel 23

1. Marisa Tsai, „Eight Countries Taking Action Against Harmful Food Marketing", Foodtank, 2016.
2. Sam Rourke, „Failing to Make the Grade: How the School Lunch System Is Falling Short of Its Purpose", *Artifacts*, September 2012.
3. Rachael Rettner, „Family Meals Help Kids Eat More Fruit & Veggies", LiveScience, December 19, 2012.
4. Laurie Tarkin, „Benefits of the Dinner Table Ritual", *New York Times*, May 3, 2005.

Kapitel 24

1. Holly Bailey, „Martin Luther King's Unfinished Legacy Is Visible in Desperately Poor Selma", *Yahoo News*, April 2, 2018.
2. „Child Poverty", National Center for Children in Poverty, January 2018.
3. Hannah Richardson, „Child Poverty: Pale and Hungry Pupils ‚Fill Pockets with School Food'", *BBC News*, April 2, 2018.
4. H. C. Storey et al., „A Randomized Controlled Trial of the Effect of School Food and Dining Room Modifications on Classroom Behaviour in Secondary School Children", *European Journal of Clinical Nutrition* 65, no. 1 (2011): 32–38.
5. Shula Edelkind, ed., *The Feingold Bluebook* (Feingold Association of the United States, 2003).
6. Ibid.
7. Ibid.
8. Ed Bruske, „New Study Says School Food May Make Kids Fatter", *Grist*, March 15, 2010.
9. Food and Nutrition Service, *White Paper: USDA Foods in the National School Lunch Program* (USDA, February 2016).
10. „Shifts Needed to Align with Healthy Eating Patterns", chapter 2 in *Dietary Guidelines 2015–2020*, Health.gov.
11. „School Lunch Standards in Europe", European Food Information Council, May 9, 2012.
12. Jenny Anderson, „A Typical Week of School Lunch for Kids in Paris vs. New York", *Quartz*, October 9, 2015.
13. Pauliina Siniauer, „The EU Is Starting a Massive Program to Improve School Lunch Across Europe", *Saveur*, June 26, 2017.

14. „New Data Find Climate-Friendly, Healthy Meals Within Reach for Public Schools", Friends of the Earth, February 15, 2017.

15. Soumya Karlamangla, „L.A. County Launches Campaign Against Childhood Obesity", *Los Angeles Times*, October 11, 2015.

16. S. Whaley et al., *Achieving Healthy Weight Early in Life* (Connecting the Dots, 2014).

17. Lisa Lagasse MHS and Roni Neff, PhD, „Balanced Menus: A Pilot Evaluation of Implementation in Four San Francisco Bay Area Hospitals", Johns Hopkins School of Public Health, April 12, 2010.

18. Katherine Martinko, „What Happens When a School District Reduces Meat and Dairy Consumption?", Treehugger, February 27, 2017.

19. „Historic Meat Reduction Project Launched in Bahia, Brazil", Humane Society International, March 21, 2018.

TEIL VIER: TRANSFORMATION

Kapitel 25

1. Allison Kopicki, „Strong Support for Labeling Genetically Modified Foods", *New York Times*, July 27, 2013.

2. Dan Flynn, „Early Editorials Against GMO Labeling Initiative in Washington State", Food Safety News, September 6, 2013.

3. AgriSystems International, „Whole Foods Market Announces Mandatory Labeling of GMO Foods", *AgriSystems Newsletter*, May 10, 2013.

4. „Five Major Food Companies Announce GMO Labeling. What Should We Expect at the Grocery Store?", GMO Inside, March 28, 2016.

5. „Verification FAQs", Non-GMO Project.

6. Dean Chase, „The Death of the ‚Big Food' Era Is Imminent After the Industry's Biggest Lobbying Group Crumbles", *Quartz*, March 5, 2018.

7. John Fagan, „GMO Myths and Truths Report", Earth Open Source, May 19, 2014.

8. Michael Hansen, „Reasons for Labeling of Genetically Engineered Foods", *Consumer Reports*, March 19, 2012.

9. Anne Steele, „Bayer's Deal For Monsanto", *Wall Street Journal*, September 14, 2016.

10. Douglas Main, „Glyphosate Now the Most-Used Agricultural Chemical Ever", *Newsweek*, May 11, 2018.

11. Doug Gurian-Sherman, „The Battle Over the Most Used Herbicide Heats Up as Nearly 100 Scientists Weigh In", Civil Eats, March 10, 2016.

12. C. Benbrook, „Trends in Glyphosate Herbicide Use in the United States and Globally", *Environmental Sciences Europe* 28, no. 3 (2016).

13. International Agency for Research on Cancer, „IARC Monographs Volume 112: Evaluation of Five Organophosphate Insecticides and Herbicides", World Health Organization, March 20, 2015.

14. Cheryl Hogue, „California to List Glyphosate as a Carcinogen", *Chemical and Engineering News*, July 3, 2017.

15. J.D. Heyes, „Monsanto Roundup Harms Human Endocrine System at Levels Allowed in Drinking Water, Study Shows", Global Research, April 5, 2015.

16. T. Vered and G. Gad, „New Insights into the Shikimate and Aromatic Amino Acids Biosynthesis Pathways in Plants", *Molecular Plant* 3, no. 6 (2010): 956–72; „Glyphosate Formulations and Their Use for the Inhibition of 5-Enolpyruvylshikimate-3-Phosphate Synthase", Google Patents, August 30, 2002; „2017 Could Be a Terrible Tipping Point for Antibiotic Resistance", Food Revolution Network, January 12, 2017.

Kapitel 26

1. Roger Cohen, „The Organic Fable", New York Times, September 6, 2012.
2. „Farm Worker Health Concerns", National Farm Worker Ministry, April 21, 2009.
3. Lorraine Chow, „California Widow Sues Monsanto Alleging Roundup Caused Her Husband's Cancer", BuzzFlash, March 11, 2016.
4. John Reganold, „Can We Feed 10 Billion People on Organic Farming Alone?", Guardian, August 14, 2016.
5. E. Cassidy et al., „Redefining Agricultural Yields: From Tonnes to People Nourished per Hectare", Environmental Research Letter 8 (2013): 034015.
6. Mark Gold, The Global Benefits of Eating Less Meat (New Delhi: Navodanya in collaboration with Compassion in World Farming Trust, 2004).
7. United Nations Conference on Trade and Development, Wake Up Before It Is Too Late (Geneva: United Nations, 2013).
8. Maria Trimarchi, „What Is Organic Certification?", HowStuffWorks, January 16, 2008.
9. For lymphoma, see, D. Luo et al., „Exposure to Organochlorine Pesticides and Non-Hodgkin Lymphoma: A Meta-analysis of Observational Studies", Scientific Reports 6 (2016): 25768. For brain cancer, see „Heavy Pesticide Exposure Linked to Brain Cancer", Reuters, June 12, 2007. For breast cancer, see Lindsay Konkel, „DDT Linked to Fourfold Increase in Breast Cancer Risk", National Geographic, June 16, 2005. For ovarian, prostate, stomach, and testicular cancers, see Lorelei Walker and Nancy Hepp, „Cancer Research and Resources", Collaborative on Health and the Environment, September 2016. For liver cancer, see Sara Miller, „Exposure to Pesticides May Increase Risk of Liver Cancer", LiveScience, April 11, 2017.
10. University of Montreal, „Pesticide Exposure May Contribute to ADHD, Study Finds", ScienceDaily, May 17, 2010.
11. E. Roberts et al., „Maternal Residence near Agricultural Pesticide Applications and Autism Spectrum Disorders Among Children in the California Central Valley", Environmental Health Perspectives 115, no. 10 (2007): 1482–89.
12. L. Oates et al., „Reduction in Urinary Organophosphate Pesticide Metabolites in Adults After a Week-Long Organic Diet", Environmental Research 132 (2014): 105–11.
13. „EWG's Shopper's Guide to Pesticides in Produce", Environmental Working Group, 2018.
14. Walter Krol, „Removal of Trace Pesticide Residues from Produce", June 28, 2012, Connecticut Agricultural Experiment Station.
15. Janet Pelley, „Baking Soda Washes Pesticides from Apples", Chemical and Engineering News, November 3, 2017.

Kapitel 27

1. Tim DeChant, „The Great (Big) American Lawn", Per Square Mile, April 8, 2011.
2. Beth Huxta, „The Dark Side of Lawns", Rodale Organic Life, November 26, 2010.
3. "Edible Gardens Versus Lawns", Urban Plantations, July 2015.

Kapitel 28

1. International Energy Agency, *Energy Technology Perspectives 2008: Scenarios and Strategies Until 2050* (Paris: OECD/IEA, 2008).
2. E. Stehfest et al., „Climate Benefits of Changing Diet", *Climatic Change* 95, no. 1–2 (2009): 83–102.
3. „Spending on Health: A Global Overview", World Health Organization, April 17, 2012.
4. „On Average, How Many Pounds of Corn Make One Pound of Beef?", Cooperative Extension System, October 7, 2008.
5. Jess McNally, „Can Vegetarianism Save the World?", *Stanford Magazine*, January 2010.
6. John Lawrence and Shane Ellis, „Monthly Returns from Cattle Feeding", *Iowa State University Extension and Outreach*, September 2008.
7. Rosie Nold, „How Much Meat Can You Expect from a Fed Steer?", *iGrow*, January 2, 2013.
8. P. Thornton et al., „Livestock and Climate Change", *Livestock Exchange*, International Livestock Research Institute issue brief, November 2011.
9. Cornell University, „U.S. Could Feed 800 Million People with Grain that Livestock Eat, Cornell Ecologist Advises Animal Scientists", *Cornell Chronicle*, August 7, 1997.
10. For methane, see „The Climate Impacts of Methane Emissions", Environmental Defense Fund, April 2012. For nitrous oxide, see „Nitrous Oxide", Scottish Environment Protection Agency.
11. „Main Sources of Nitrous Oxide Emissions", What's Your Impact.
12. Food and Agriculture Organization of the United Nations, „Livestock a Major Threat to Environment", FAO Newsroom, November 2006.
13. P. Scarborough et al., „Dietary Greenhouse Gas Emissions of Meat-Eaters, Fish-Eaters, Vegetarians and Vegans in the UK", *Climatic Change* 125, no. 2 (2014): 179.
14. Laura Parker, "What You Need to Know About the World's Water Wars", *National Geographic*, July 14, 2016.
15. Nathan Halverson, „9 Sobering Facts About California's Groundwater Problem", *Reveal*, June 25, 2015.
16. Eric Holthaus, „The Thirsty West: 10 Percent of California's Water Goes to Almond Farming", *Slate*, May 14, 2014.
17. Dennis Silverman, *Beef in California Agriculture*, UCI Sites, Office of Information Technology, University of California, Irvine.
18. „USGS Estimates Vast Amounts of Water Used in California", *Desert Sun*, August 21, 2014.
19. Michael Jacobson and the Center for Science in the Public Interest, *Six Arguments for a Greener Diet* (Washington, DC: Center for Science in the Public Interest, 2006), 90.
20. „Thirsty Food", *National Geographic*.
21. „Soil Quality", Grace Communications Foundation.
22. Preston Sullivan, „Soil Management", National Sustainable Agriculture Information Service, May 2004.
23. Chris Arsenault, „Only 60 Years of Farming Left If Soil Degradation Continues", *Scientific American*.
24. „9 Interesting Facts About the Sahara Desert", Conservation Institute, June 12, 2013.
25. „7 Important Facts About the Sahara Desert", *Asia-Pacific Economics Blog*, March 26, 2015.
26. Ronnie Cummins and Regeneration International.
27. „Higher Quality Food Through Regenerated Soils & Reduced Inputs", Soils for Life, September 2012.

Kapitel 29

1. „Barren, Cramped Battery Cages", Humane Society of the United States.
2. „Debeaking Birds Has Got to Stop", Poultry Press 17, no. 3 (2007).
3. Yuzhi Li, „Research Reaffirms the Necessity of Tail Docking for Pigs", National Hog Farmer, December 30, 2016.
4. „Crammed into Gestation Crates", Humane Society of the United States.
5. „Animal Rights Group Releases Video from Veal Farm", Columbus Dispatch, August 30, 2010.
6. Tom Regan, Empty Cages: Facing the Challenge of Animal Rights (Lanham: Rowan & Littlefield, 2005), 90.
7. R.F. Wideman et al., „Pulmonary Arterial Hypertension (Ascites Syndrome) in Broilers: A Review", Poultry Science 92 (2013): 64–83.
8. Katherine Hessler and Tanith Balaban, „Agricultural Animals and the Law", GPSOLO, 26, no. 5 (July/August 2009).
9. American Society for the Prevention of Cruelty to Animals, „ASPCA Research Shows Americans Overwhelmingly Support Investigations to Expose Animal Abuse on Industrial Farms", press release, February 17, 2012.
10. Cody Carlson, „The Ag Gag Laws: Hiding Factory Farm Abuses from Public Scrutiny", Atlantic, March 20, 2012.
11. Rachel Tepper, „George Steinmetz, National Geographic Photographer, Arrested Taking Photos of Kansas Feedlot", Huffington Post, July 11, 2013.
12. U.S. Department of Agriculture, „USDA Announces Additional Food Safety Requirements, New Inspection System for Poultry Products", Release No. 0163.14, July 31, 2014.
13. „Whistleblower Profile: Jim Schrier", Food Integrity Campaign.
14. „Help a Meat Inspector Punished for Reporting Inhumane Conditions!", Change.org, December 3, 2013.
15. Victoria Kim, „Chino Slaughterhouse to Pay $300,000 in Settlement", Los Angeles Times, November 16, 2012; Cindy Galli and Brian Ross, „Plant Closed by USDA Supplied Beef for In-N-Out Burger", ABC News, August 21, 2012.
16. For the U.S., see Bryan Walsh. „New Report Says FDA Allowed ‚High Risk' Antibiotics to Be Used on Farm Animals", Time, January 28, 2014. For Europe, see „Massive Overuse of Farm Antibiotics Continues in Europe", Compassion in World Farming, October 17, 2016.
17. Environmental Working Group, „Superbugs Invade American Supermarkets", press release, 2013.
18. „UK Supermarkets ‚Contributing to Antibiotics Crisis'", The Week, November 14, 2017.
19. „Antibiotic-Resistant Infections Cost the U.S. Healthcare System in Excess of $20 Billion Annually", CISION PRNewswire, October 12, 2009.
20. For antiobiotic resistance statistics, see Centers for Disease Control, „Antibiotic Resistance Threats in the United States", 2013. For terrorism statistics, see „Number of Casualties Due to Terrorism Worldwide Between 2006 and 2016", Statista, July 2017.
21. Candy Sagon, „Antibiotic-Free Meat: What the Label Isn't Telling You", AARP Healthy Living Blog, July 12, 2012.

KAPITEL 30

1. For world data, see „World Hunger Falls to Under 800 Million, Eradication Is Next Goal", Food and Agricultural Organization of the United Nations, May 27, 2015. For American data, see „Poverty and Hunger Fact Sheet", Feeding America, September 2017. For Canadian data, see „Household Food Insecurity in Canada", PROOF Food Insecurity Policy Research, February 22, 2018. For European data, see R. Loopstra et al., „Rising Food Insecurity in Europe", Lancet 385, no. 9982 (2015): 2041.
2. L. Pan et al., „Food Insecurity Is Associated with Obesity Among US Adults in 12 States", Journal of the Academy of Nutrition and Dietetics 112, no. 9 (2012): 1403–9.
3. F. Heidery et al., „Poverty as a Risk Factor in Human Cancers", Iranian Journal of Public Health 42, no. 3 (2013): 341–43.
4. „UNNATURAL CAUSES: Is Inequality Making Us Sick?", Episode One, „In Sickness and In Wealth", California Newsreel with Vital Pictures, Inc., 2008.
5. Eric Painin, „How Billions in Tax Dollars Subsidize the Junk Food Industry", Fiscal Times, July 25, 2012.
6. Ibid.
7. David Dayen, „The Farm Bill Still Gives Wads of Cash to Agribusiness. It's Just Sneakier About It", New Republic, February 4, 2014.
8. Painin, „Tax Dollars Subsidize the Junk Food Industry".
9. Joe Leech, „High Fructose Corn Syrup: Just Like Sugar, or Worse?", Healthline Authority Nutrition, January 8, 2015.
10. K. Siegal et al., „Association of Higher Consumption of Foods Derived from Subsidized Commodities with Adverse Cardiometabolic Risk Among US Adults", JAMA Internal Medicine 176, no. 8 (2016): 1124–32.
11. Stefan Tangermann, „Farming Support: The Truth Behind the Numbers", OECD Observer, May 2004.
12. Daniel Sumner, „Agricultural Subsidy Programs", Concise Encyclopedia of Economics, 2008.
13. Chris Arsenault, „Family Farms Produce 80 Percent of World's Food, Speculators Seek Land", Reuters, October 16, 2014.
14. A.N. Rao, ed. Food, Agriculture and Education: Science and Technology Education and Future Human Needs (Oxford: Pergamon Press, 2013), 222.
15. „Women Do 80 % of Farm Work, Own Only 13 % Land: Oxfam", Hindu Business Line, October 2016.
16. „Africa: Women Are Behind 80 Percent of Continent's Food Production", AllAfrica, October 31, 2009.
17. „The Female Face of Farming", Food and Agriculture Organization of the United Nations.
18. „Investing in Small-Scale Farmers Can Help Lift Over 1 Billion People out of Poverty—UN Report", United Nations News, June 4, 2013.
19. Sarah Sugar, „Oases in the Urban ‚Food Desert'?". Yale Environment Review, March 26, 2015.
20. „America's First Sustainable Urban Agrihood", Michigan Urban Farming Initiative, November 2016.
21. Amanda Hurley, „Detroit Is Designing a City with Space for Everyone, Including Goats", Next City, June 6, 2016.
22. Jessica Leigh Hester, „Growing Pains for Detroit's Urban Farms", CityLab, August 30, 2016.

Index

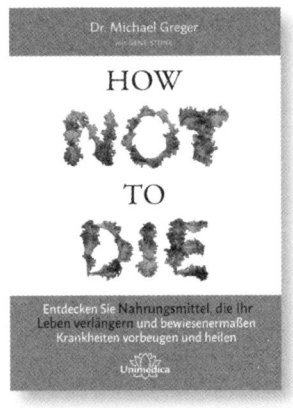

Dr. Michael Greger / Dr. Gene Stone

HOW NOT TO DIE

Entdecken Sie Nahrungsmittel, die Ihr Leben verlängern und bewiesenermaßen Krankheiten vorbeugen und heilen

512 Seiten, geb., € 24,80

Die meisten aller frühzeitigen Todesfälle ließen sich verhindern – und zwar, so überraschend es klingen mag, durch einfache Änderungen der eigenen Lebens- und Ernährungsweise. Dr. Michael Greger, international renommierter Arzt, Ernährungswissenschaftler und Gründer des Online-Informationsportals Nutritionfacts.org, analysiert in How Not To Die die häufigsten 15 Todesursachen der westlichen Welt, zu denen z.B. Herzerkrankungen, Krebs, Diabetes, Bluthochdruck und Parkinson zählen, und erläutert auf Basis der neuesten wissenschaftlichen Forschungsergebnisse, wie diese verhindert, in ihrer Entstehung aufgehalten oder sogar rückgängig gemacht werden können. Er erklärt, welche Lebensmittel besonders wertvoll und gesund für die verschiedenen Organe und Funktionen des Körpers sind.

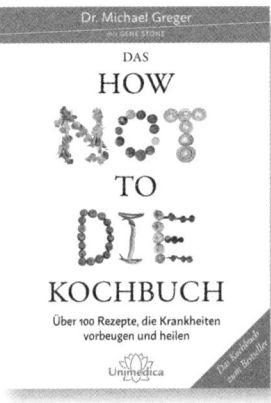

Dr. Michael Greger / Dr. Gene Stone

DAS HOW NOT TO DIE KOCHBUCH

Über 100 Rezepte, die Krankheiten vorbeugen und heilen

272 Seiten, geb., € 29,00

Der Ernährungsguru, Arzt und begeisterte Wissenschaftsfreak Dr. Michael Greger hat dem Drängen Tausender Fans nachgegeben und ein Begleitkochbuch zu seinem internationalen Bestseller How Not To Die verfasst. In diesem Buch finden Sie Rezepte für sämtliche Tageszeiten und Anlässe, von leckeren Ideen für Frühstück, Mittag- und Abendessen über Snacks für zwischendurch, Salate, Suppen und Beilagen bis hin zu Desserts oder Getränken. Ob Arme Ritter mit Beerensoße, Goldenes Quinoa-Taboulé, Grünkohlsalat mit göttlichem Avocado-Dressing, Lasagne aus geröstetem Gemüse, Blumenkohlsteaks mit Chermoula-Soße oder Mandel-Schokoladen-Trüffel und Knusprig gefüllte Bratäpfel – mit diesen Gerichten verwöhnen Sie nicht nur Ihre Seele, sondern stärken auch nachhaltig Ihre Gesundheit.

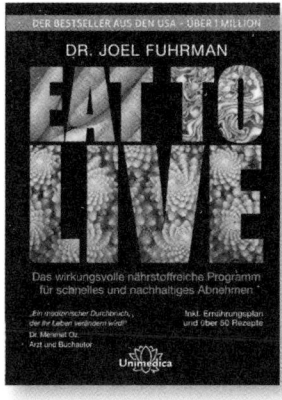

Dr. Joel Fuhrman

EAT TO LIVE

*Das wirkungsvolle, nährstoffreiche Programm
für schnelles und nachhaltiges Abnehmen*

432 Seiten, geb., € 24,80

EAT TO LIVE ist das Grundlagenwerk für gesunde Ernährung. Der amerikanische Erfolgsautor und Arzt Dr. Fuhrman stellt damit ein mächtiges Werkzeug zur Verfügung, um dauerhaft Gewicht zu verlieren und die Gesundheit wiederzuerlangen. In den USA ist es ein Dauerbrenner, über 1 Million verkaufte Bücher sprechen für sich.

Joel Fuhrman zeigt, wie allein mit der richtigen Ernährung Bluthochdruck, Diabetes, Autoimmunkrankheiten, Migräne, Asthma und Allergien dauerhaft geheilt werden können. Mit seinem 6-Wochenplan kann man Heißhungerattacken und Verlangen nach Junkfood hinter sich lassen. Das Geheimnis liegt in der Nährstoffdichte, das bedeutet die Einnahme von viel nährstoffreicher Nahrung. Übergewichtige sind trotz Überernährung meistens damit unterversorgt.

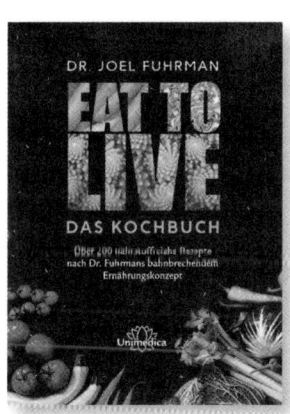

Dr. Joel Fuhrman

EAT TO LIVE - DAS KOCHBUCH

Über 200 nährstoffreiche Rezepte nach Dr. Fuhrmans bahnbrechendem Ernährungskonzept

448 Seiten, geb., € 34,00

In seinem Kochbuch präsentiert der erfolgreiche Arzt 200 köstliche und kerngesunde Rezepte: Von fruchtigen Smoothies, knack-frischen Salaten, Frühstücksideen wie Haferbrei mit Blaubeeren und Polenta-Frittata, über cremige Suppen und deftige Eintöpfe, exotische Pfannengerichte, Tempeh mit Pistazienkruste und Auberginen-Cannelloni bis verführerischen Desserts wie Fuhrmans Eiskonfekt oder Pfirsich-Sorbet. Neben dieser Vielzahl innovativer Menüs für alle Anlässe enthält EAT TO LIVE – DAS KOCHBUCH die neuesten ernährungswissenschaftlichen Erkenntnisse, wertvolle Ratschläge zu den hochwertigsten Zutaten, Tipps für die Küchenausstattung, den Einkauf, Zubereitungsweisen, Würzmittel sowie inspirierende Erfahrungsberichte von Menschen, die dank dem Bestseller EAT TO LIVE zu einem völlig neuen Lebensgefühl gefunden haben.

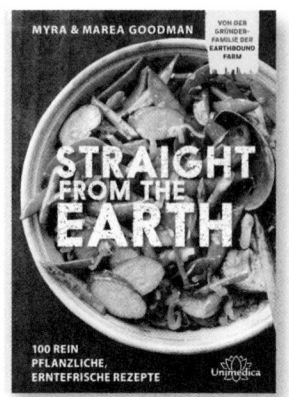

Goodman Myra / Goodman Marea

STRAIGHT FROM THE EARTH

100 rein pflanzliche, erntefrische Rezepte

248 Seiten, geb., € 24,00

100 verführerische rein pflanzliche Rezepte, die auch Nicht-Veganer verzaubern werden. Myra Goodman und ihre Tochter Marea sind ausgezeichnete Köchinnen und Teil der Gründerfamilie der Earthbound Farm, die sich von einem Feld mit ein paar Himbeerreihen zu einem der größten Bio-Erzeuger Nordamerikas entwickelt hat.. Für ihre Kreationen verwenden sie nur die frischesten Bio-Zutaten und überraschen mit faszinierenden Geschmackskombinationen. Neben Informationen über den biologischen Landbau und Zutaten wie Nüsse und Samen, Soja und Kokosnüsse berichten die Autorinnen auch über ihre Gründe dafür, sich vegan zu ernähren Die Rezepte verwenden spielerische Gewürzkombinationen und sind von kulinarischen Traditionen aus der ganzen Welt inspiriert. Myras und Mareas erklärtes Ziel ist es, alle leidenschaftlichen Genießer an ihrer Freude und Begeisterung teilhaben und jeden einzelnen Bissen zu einem Fest werden zu lassen..

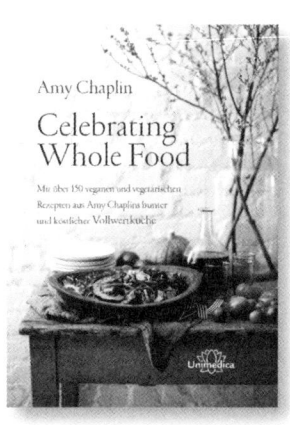

Amy Chaplin

CELEBRATING WHOLE FOOD

Mit über 150 veganen und vegetarischen Rezepten aus Amy Chaplins bunter und köstlicher Vollwertküche

408 Seiten, geb., € 34,00

Frisch, überwiegend pflanzlich, vollwertig, naturbelassen und lecker – so sieht eine ideale Ernährung aus. In dem preisgekrönten Kochbuch Celebrating Whole Food nimmt uns Amy Chaplin in über 150 überwiegend veganen, glutenfreien Rezepten mit auf einen Streifzug durch die facettenreiche Welt der vollwertigen Küche. Von Quinoa-Muffins über feurige Karottensuppe mit Kokosmilch bis hin zu Salat mit gerösteten Kürbisspalten – für ein gesundes, nachhaltiges und unglaublich köstliches Jahr. Ihre 20-jährige Erfahrung als Küchenchefin vieler vegetarischer Restaurants auf der ganzen Welt teilt Chaplin heute gerne mit ihren Kunden, zu denen auch Hollywood-Stars gehören. Diesen bringt sie bei, die heimischen Vorratsschränke mit Getreidesorten, Nüssen, Samen, Kräutern und Gewürzen zu füllen und daraus faszinierende Gerichte zuzubereiten.

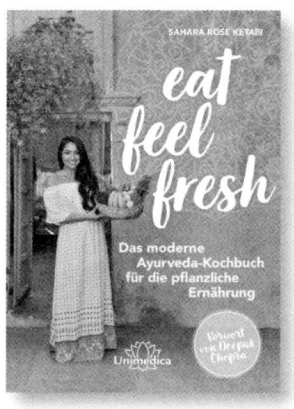

Sahara Rose Ketabi

EAT FEEL FRESH

Das moderne Ayurveda- Kochbuch
für die pflanzliche Ernährung

256 Seiten, geb., € 24,80

Im Ayurveda ist Nahrung Medizin mit unermesslicher Heilkraft – jedoch nur dann, wenn die wechselnden individuellen Bedürfnisse jedes Einzelnen erkannt werden. Indem Sie Ihren spezifischen Körper-Geist-Typ, Ihr Dosha, erkunden, finden Sie heraus, welche Nahrungsmittel ideal für Ihre Verdauung sind. Dabei zeigt Ihnen Ketabi, wie Sie sich auf den Wechsel der Jahreszeiten und auf Klimaveränderungen einstellen können.

Eat Feel Fresh enthüllt die leichte Seite des Ayurveda. Die über 100 basischen, veganen, milchfreien und glutenfreien Gerichte geben Ihrem Körper und Ihrem Geist Nahrung und führen zu innerer Balance und Harmonie. Ketabis leckere Rezepte reichen dabei von traditionellen ayurvedischen Gerichten wie Tridosha-Kichari und grünem Thai-Curry bis hin zu neuen Interpretationen westlicher Klassiker wie der Süßkartoffel-Pesto-Pizza oder dem Kichererbsen-Burger. Nie war es leichter, sich zu verwöhnen.

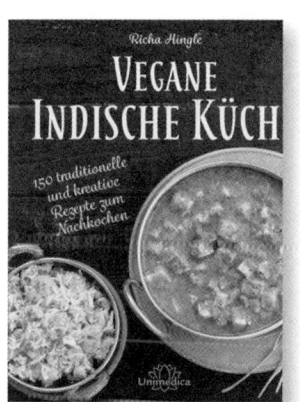

Richa Hingle

VEGANE INDISCHE KÜCHE

*150 traditionelle und kreative
Rezepte zum Nachkochen*

336 Seiten, geb., € 29,00

Vielfältig, unverwechselbar, bunt und würzig – das ist die indische Küche. Scharfe Currys, cremige Spinatgerichte und dampfende Tandoori-Pfannen laden ein. Ein Bissen und man steht auf einem Markt in Mumbai.

Die erfolgreiche vegane US-Bloggerin Richa Hingle stammt selbst aus Indien und hat die traditionellen Rezepte ihrer Kindheit mit modernen Küchenpraktiken kombiniert. Sie zeigt, wie einfach es ist, Gerichte der indischen Küche vegan zuzubereiten – und das unglaublich lecker. Wer hätte gedacht, dass man Gerichte wie Rasmalai, Sandesh oder Gulab Jamun auch milchfrei genießen könnte? Alle 150 Rezepte des Buches sind schnell umzusetzen, sie sind gesund und nahrhaft, allergikerfreundlich und bieten häufig soja- und glutenfreie Varianten.

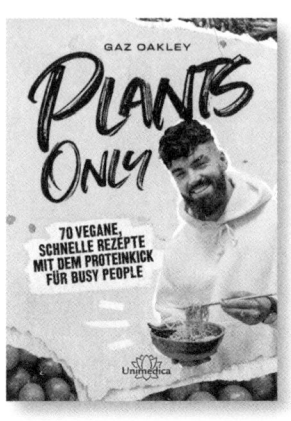

Gaz Oakley

PLANTS ONLY

70 vegane, schnelle Rezepte mit dem
Proteinkick für busy people

224 Seiten, geb., € 24,80

Für sein neuestes Kochbuch Plants Only hat der vegane
Starkoch Gaz Oakley 70 wahre Geschmacksexplosion
kreiert. Und nicht nur das: Der sympathische Brite
konzentriert sich auf Gerichte für einen modernen, urbanen
Lifestyle, mit dem auch busy people blitzschnell den extra
Proteinkick bekommen. Seit dem riesigen Erfolg seines ersten Buchs Vegan 100 ist
Gaz Oakley in aller Munde. Auch in Plants Only hat der vegane Superstar trotz des
Fokus auf schnelle Rezepte wieder Extravagantes auf Lager: Denn wer erwartet schon
BBQ-„Hack"braten oder scharf-fruchtigen indischen Hähnchencurry-Pie in einem rein
pflanzlichen Kochbuch? Und wem läuft nicht bei süß-scharfem Kochbananen-Salat
oder Tofu-Snacks mit Erdnusskruste das Wasser im Mund zusammen? Die brandneuen
Rezepte werden von authentischen Food-Fotos des Autors perfekt in Szene gesetzt. Mit
diesen Gerichten hauen Sie garantiert jeden vom Hocker.

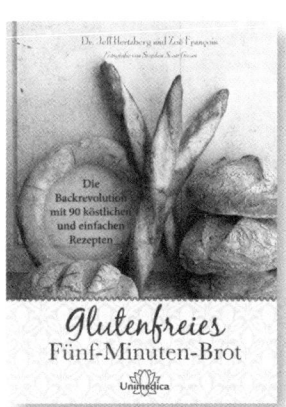

Jeff Hertzberg / Zoë François

GLUTENFREIES FÜNF-MINUTEN-BROT

Die Backrevolution mit 90 köstlichen
und einfachen Rezepten

316 Seiten, geb., € 29,80

Deftiges Bauernbrot, Vollkornbrot, französische Baguettes,
Brot aus dem Tontopf, Challah und sogar feines
Dessertgebäck wie Brioches, Donuts oder Pekan-Karamell-
Schnecken – alles glutenfrei und selbst gemacht! Frisches, ofenwarmes glutenfreies
Brot in weniger als fünf Minuten Vorbereitungszeit pro Tag. Ein Traum, der dank dieses
Buches wahr wird und vielen Menschen mit Glutenunverträglichkeit das Leben auf
köstliche Weise bereichern wird!
Glutenfreies Backen ist anders als das Backen mit Weizenmehl. Aber es ist kein
Hexenwerk! Dr. Jeff Hertzberg und Zoë François haben ihre revolutionäre Fünf-Minuten-
Backmethode auf Brote und andere Teigwaren angepasst, die ohne Weizen und
belastende Getreidesorten auskommen, und 90 fantastische, glutenfreie Backrezepte
mit einfach erhältlichen Zutaten entwickelt.

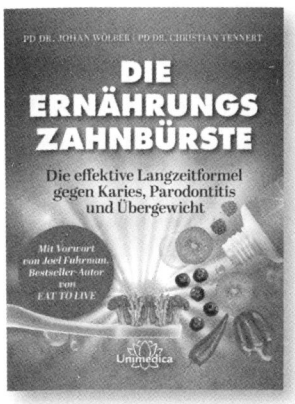

Dr. Johan Wölber / Dr. Christian Tennert

DIE ERNÄHRUNGS-ZAHNBÜRSTE

Die effektive Langzeitformel gegen
Karies, Parodontitis und Übergewicht

216 Seiten, geb., € 26,99

In DIE ERNÄHRUNGS-ZAHNBÜRSTE erläutern die Wissenschaftler mit viel Humor die sechs Prinzipien einer mundgesunden Ernährung. Ihre revolutionäre Erkenntnis: Die Entfernung von Zahnbelag durch Zähneputzen bekämpft nicht die eigentliche Ursache. Diese liegt viel tiefer: Es ist unsere ungesunde Ernährung mit viel Zucker, entzündungsfördernden Fetten und tierischen Proteinen, die den gesamten Organismus aus dem Gleichgewicht bringt. Brokkoli und Co., Omega-3-Fettsäuren und Präbiotika gegen Karies und Parodontitis – so lautet ihr Motto, um die Sache von innen anzugehen. Ein spektakulärer Ansatz, der sogar Diabetes, Übergewicht und Herz-Kreislauf-Erkrankungen entgegenwirkt!

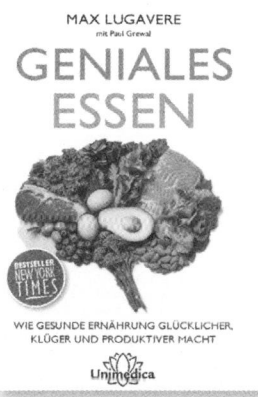

Max Lugavere / Paul Grewal

GENIALES ESSEN

Wie gesunde Ernährung glücklicher,
klüger und produktiver macht

448 Seiten, geb., € 24,80

Durch die richtige Ernährung das Demenzrisiko senken: Mit Geniales Essen legt Max Lugavere einen wirkmächtigen Leitfaden vor, mit dem die Funktion und Gesundheit des Gehirns optimiert werden kann. So überrascht es nicht, dass sein New York Times Bestseller schon als Gebrauchsanweisung für das Gehirn bezeichnet wurde.

Lugavere, mittlerweile eine der führenden Stimmen zum Thema Gesundheit, verbindet bahnbrechende Forschungsergebnisse zu Demenzprävention und Ernährungswissenschaft. Dabei deckt er die erstaunliche Verbindung zwischen Ernährung, Lebensstil und Gehirnfunktion auf. Abgerundet wird das Werk mit dem Genius Plan, der die Grundlagen der Ernährung für eine optimale Gehirnleistung bildet und einer Rezeptsammlung, mit der Sie direkt zur Tat schreiten können.

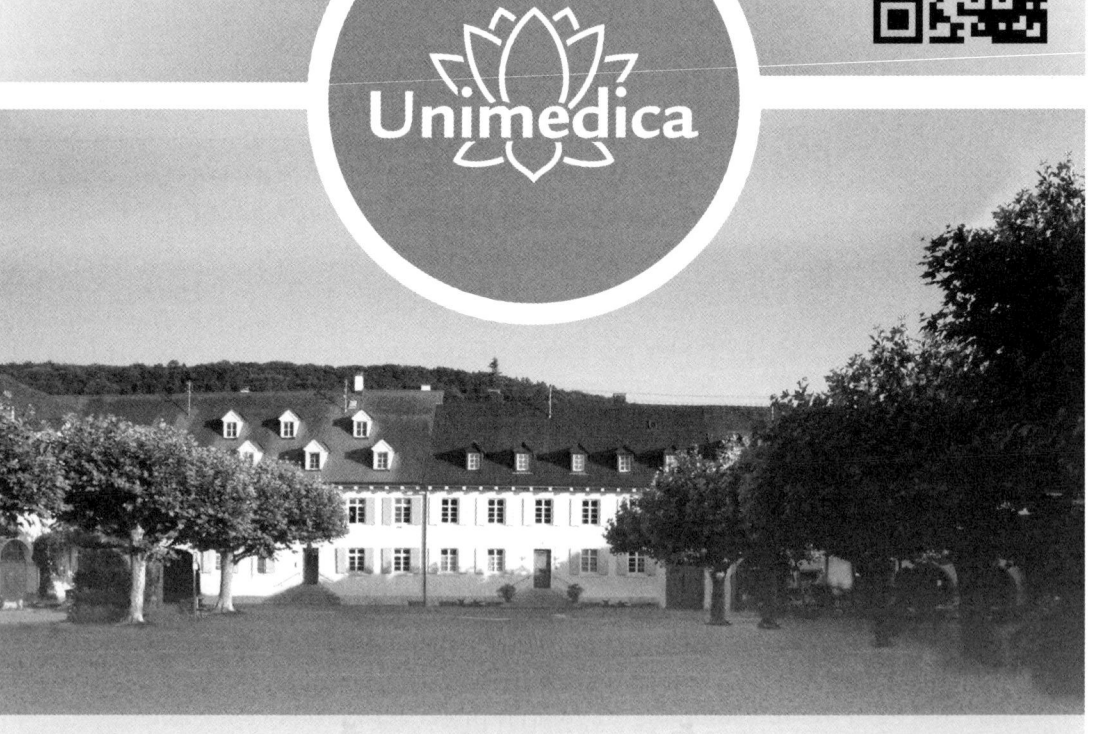